临床输血救治理论与实践

主 编 李 卉 刘景汉

编 委（以姓氏汉语拼音为序）

车 辑（首都医科大学附属北京安贞医院）

黄文荣（中国人民解放军总医院）

李 卉（中国人民解放军总医院）

李 健（中国人民解放军总医院）

李 洁（中国人民解放军总医院）

林 园（中国人民解放军海军总医院）

刘景汉（中国人民解放军总医院）

欧阳锡林（中国人民解放军总医院第一附属医院）

师红梅（中国人民解放军总医院）

孙桂香（中国人民解放军总医院）

王 嵘（中国人民解放军第 306 医院）

谢 菲（中国人民解放军总医院）

辛海莉（中国人民解放军总医院）

徐丽昕（中国人民解放军总医院第一附属医院）

人民卫生出版社

图书在版编目(CIP)数据

临床输血救治理论与实践/李卉,刘景汉主编.—北京：
人民卫生出版社,2015
ISBN 978-7-117-20915-1

Ⅰ.①临…　Ⅱ.①李…　②刘…　Ⅲ.①输血-研究
Ⅳ.①R457.1

中国版本图书馆 CIP 数据核字(2015)第 134738 号

人卫社官网	www. pmph. com	出版物查询，在线购书
人卫医学网	www. ipmph. com	医学考试辅导，医学数据
		库服务，医学教育资源，
		大众健康资讯

临床输血救治理论与实践

主　　编：李　卉　刘景汉
出版发行：人民卫生出版社（中继线 010-59780011）
地　　址：北京市朝阳区潘家园南里 19 号
邮　　编：100021
E - mail：pmph @ pmph.com
购书热线：010-59787592　010-59787584　010-65264830
印　　刷：中国农业出版社印刷厂
经　　销：新华书店
开　　本：787×1092　1/16　印张：21　插页：3
字　　数：511 千字
版　　次：2015 年 8 月第 1 版　2015 年 11 月第 1 版第 2 次印刷
标准书号：ISBN 978-7-117-20915-1/R・20916
定　　价：66.00 元

李卉,女,中国人民解放军总医院输血科副主任医师,从事临床输血救治工作十余年,擅长采用血细胞分离治疗血液系统、免疫系统疾病,并与外科专家共同开创外周血干细胞和血小板对组织器官的修复治疗;经过多年的临床积淀,对急重症输血和疑难输血也有专门研究。目前担任中国医师协会输血科分会委员、《中国医刊》杂志编委、全国医师定期考核输血专业编辑委员会副秘书长;兼任国家干细胞工程产品

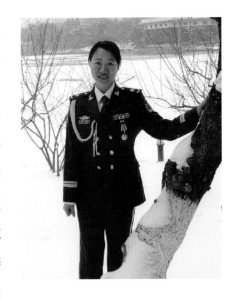

产业化基地专家顾问,致力于自身血液免疫细胞的提取、储存与自身临床应用研究。发表论文 40 余篇,第 1 作者论著 15 篇;参与国家、军队课题研究 7 项;获得省部级科技进步二等奖 1 项;获得专利 1 项;主编专著 6 本,参编专著 6 本,均由人民卫生出版社出版,其中主编的《临床输血个案精选》将单病种个体化输血治疗理念传播到临床治疗一线,受到广泛好评;参编多媒体教材 1 部;因医疗工作突出,荣获三等功 1 次。

主编简介

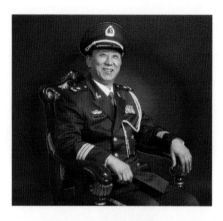

刘景汉，军队文职1级，一级教授，主任医师，博士生导师。输血科学术带头人，全军临床输血中心主任，全军首席专家，享受国务院政府特殊津贴，国家有突出贡献中青年专家，荣获第六届"中国医师奖"，2012年荣获首届"中国临床输血终身成就奖"，是我国输血领域首届树兰医学奖被提名人。中华医学会临床输血学分会主任委员，中国医师协会输血科医师分会首创会长，国家卫生和计划生育委员会输血专业医师定期考核专家委员会主任委员，全国医师定期考核输血专业编辑委员会主任委员。获得国家、军队和省（部）级较高水平的科技（医疗）成果二等奖以上19项，承担并负责国家自然科学基金项目，军队重大指令性课题和军队重点课题10余项。培养、指导博士和硕士研究生10多名，主编专著11部，在国内外发表较高学术水平论文300余篇。《中国输血杂志》副主编，《临床输血与检验》常务副主编。是国内研究低温保存血小板的第一人，也是国内率先展开成分输血、净化血液研究并应用于临床的开拓者和领跑者，他研究的《深低温保存血小板在外科手术中的应用》的论文，被国家评为"高影响力作者"，刊登该文章的《中国输血杂志》也被评为"高影响力期刊"。多次被评选为科技先进工作者，总后学雷锋先进个人，并荣获三等功5次。

前 言

　　随着医学检测与治疗手段的持续更新，从事临床各科的工作人员非常需要最新的临床输血知识。目前市面上已有的临床输血指南是以循证医学为基础，目的是为了使临床输血诊治趋于规范化。然而，临床输血的内容涵盖输血相关理念认知的更新、临床输血实际操作、输血救治的进一步思考和与输血相关医学知识的过渡与衍生。临床救治的每一个环节都与临床输血息息相关，包括查体、检查、化验及指标检测。因此，本书以诊断、分析、抢救、治疗为全书的脉络主线，希望通过对临床输血救治理论与实践经验的结合，强调临床输血实践的重要性，提高临床输血医师的综合判断能力及解决临床输血问题的实际能力。

　　输血是临床抢救危重患者的主要手段之一，输血要求安全有效。全国有数万家医院，每个医院都由输血科/临床科室共同承担输血相关工作。医院对输血患者都应进行实验技术检测/分析（包括输血相容性检测、血常规、血生化、凝血功能、血气分析等）；临床输血治疗效果及不良反应进行分析与评估。然而，输血专业的从业人员与临床医师相比，知识面比较薄弱，需要加强临床知识；另一方面，临床相关专业的医护人员对输血相关的新的实验技术检测、与输血相关药物配伍、输血及单采治疗等知识的了解又有限；许多医院输血科的专业人员与临床相关医护人员对输血疗效的沟通比较缺乏，这往往造成临床输血救治不及时、救治方案有误、疗效评估欠缺、不良反应处理不当。

　　本书共有 12 章，根据目前医院输血在急诊科、各大内外科、麻醉科、重症监护室的具体疑难输血和紧急输血情况进行逐一分析，涵盖了输血相关会诊、急救、临床观察处理，实验室检测方法的更新与应用，检测、诊断及治疗药物的更新，诊断治疗方法的更新，对于重要知识点还有侧重诊治体会。全书条理清晰，实用性、指导性强，具有操作性，适用于各科临床医师、护师，输血科专业人员及医学院校师生阅读参考。

刘景汉

2015 年 2 月

目　录

第一章

输血相关检测

第一节　心电图和心电监护

心电图或心电监护可以监测心率和心律,发现和诊断心律失常,发现心肌缺血、心肌梗死、电解质紊乱,评估心脏起搏器的功能,评估药物治疗的效果,判断麻醉深度、是否有缺氧及 CO_2 的蓄积和容量不足,观察特殊手术操作引起的不良反应等。

一、心电图异常的病因分析

出现心电图异常的高危因素包括:高血压、高脂血症、糖尿病,有冠心病家族病史、吸烟史或被动吸烟史、过度肥胖(尤其腹部肥胖)等。

二、心电图异常合并的临床症状

多数患者中有胸痛胸闷、肩背腹痛、恶心、心悸心慌,夜间偶发胸痛、心前区不适,阵发性叹气样呼吸或呼吸困难,以及类似心脏神经官能症等症状。

三、心电图异常判断标准

1. ST 段下移的判断标准　采用“3 个 1”:“1×1”即 ST 段 J 点后 80 毫秒处开始计算 ST 段水平、下斜水平型或低垂型下移≥0.1mV,持续时间≥1 分钟,ST 段恢复1分钟后,再次下移≥0.1mV 为另一次发作。

ST 段抬高诊断标准与 ST 段下移诊断标准一致,也采用了“3 个 1”标准。

2. 心律失常分析　房性期前收缩按其发生频率高低及严重程度分 4 个等级,即房性期前收缩<50 次/天为 0 级,<220 次/天为Ⅰ级,220～1000 次/天为Ⅱ级,1000～10 000 次/天 为Ⅲ级,10 000 次/天伴有阵发性房颤、阵发性房扑为Ⅳ级;

室性期前收缩参照 LOWN 分级法:即室性期前收缩<100 次/天为Ⅰ级,100～720 次/天(<30 次/小时)为Ⅱ级,721～10 000 次/天(>30 次/小时)为Ⅲ级,>10 000 次/天伴有短阵室性心动过速为Ⅳ级。

超过Ⅱ级均列入频发房性期前收缩或室性期前收缩,并进行干预性治疗。

四、心电图异常表现

1. 频发房性期前收缩,房性期前收缩联律。

2. 频发室性期前收缩,室性期前收缩联律,成对室性期前收缩,多源性多形性室性期前收缩,R 波顶端、上升支或下降支有切迹顿挫的异常形态室性期前收缩。

3. 心动过速或心动过缓。窦性心动过速、室上性心动过速和阵发性室性心动过速,心室率≥130 次/分。窦性心动过缓,心室率<50 次/分,窦性心动过缓伴有明显差异的不齐,RR 间距>0.4 秒。

4. 伴有快速心室率的房扑、房颤。

5. ST-T 改变在两个或两个以上导联,ST 段压低或上移≥0.1mV,T 波明显低平双向倒置。

6. 其他有左室肥大,右室肥大,P 波明显异常,左束支阻滞,新发现的右束支阻滞,新发现的左前分支阻滞,病理性或等位性 Q 波,高度房室阻滞,心动过缓,心室率<50 次/分,停搏,逸搏,逸搏心律等。而轻度异常 ECG 有偶发期前收缩,窦性心动过速(心率≥100 次/分),一度、二度 I 型房室阻滞,原有的左前分支或右束支阻滞,窦性心动过缓(心率<50 次/分,无停搏、逸搏,不伴显著差异的不齐),ST-T 改变在两个导联以下,ST 段上移或下移<0.1mV 等。

五、心电监护适用范围

心电监护主要用于心肌缺血、心肌梗死、心律失常、心衰患者的临床监护,也常用于中等以上手术的围术期患者和其他需要进行心电监护的危重患者。此外,心电监护对低钾、低钙等电解质改变的早期发现亦有作用。

心电监护的主要观察指标如下:

1. 定时观察并记录心率和心律。

2. 观察是否有 P 波,P 波的形态、振幅和时间是否正常。

3. 测量 P-R 间期、Q-T 间期是否在正常范围。

4. 观察 QRS 波群形态、振幅及时间是否正常,有无"漏搏"现象。

5. 观察 T 波方向、形态、振幅是否正常。

6. 注意有无异常波形出现。

7. 观察心脏起搏器有无故障。

六、心肌缺血的监测

心肌缺血为冠状动脉供血量不能满足心肌对能量的需要,相对于心肌氧需的氧供下降,缺乏足够的血流亦不利于清除有害的代谢产物。围术期引起心肌缺血的因素很多,除原有的疾病外,尚与下列因素有关:

1. 患者本人 ①年龄;②体质。

2. 手术大小、种类、手术部位及手术操作。

3. 麻醉因素 ①药物;②缺氧、二氧化碳蓄积;③麻醉深浅度。

4. 容量不足 贫血、长时间低血压、低体温。

围术期心肌缺血监测,心电图是最常用和最方便的监测手段。首先应将监测仪中 ECG 监测调至诊断模式,以检测 ST 段变化。一旦心电图出现缺血性改变则提示心肌缺血严重。其次,ECG 导联的数量与位置可影响心肌缺血的检出结果,在 12 导联中,V_4 和

V_5 导联最为敏感。

第二节 血压监测

血压即动脉血压,分收缩压和舒张压,并由此派生出平均动脉压和脉压。这4种血压各有其生理意义。

一、收缩压和舒张压

正常成人收缩压(SBP)≤140mmHg(18.6kPa),SBP<90mmHg为低血压,<70mmHg脏器血流减少,<50mmHg易发生心脏停搏。正常成人舒张压≤90mmHg(12kPa)。

二、脉压

脉压就是收缩压减去舒张压的差值。其正常范围介于20～60mmHg(2.67～8.0kPa)之间。

1. 脉压值过低,是指脉压值小于20mmHg(2.67kPa),常见于:①心排出量不足,如休克、血容量不足、心动过速、严重心功能损害(如心肌炎、心力衰竭)以及瓣膜狭窄。②左室或主动脉流出道有梗阻。③使用血管收缩剂后。

2. 脉压值过高,是指脉压值大于60mmHg(8.0kPa)。其原因多由于:①窦性心动过速;②完全性房室传导阻滞;③剧烈的体力活动;④强烈的情绪作用;⑤主动脉瓣反流、动静脉瘘;⑥高热、贫血、甲亢等。

三、平均动脉压(MAP)

1. 平均动脉压计算公式 平均动脉压是心动周期的平均血压,简单的计算有两种。①舒张压＋(脉压/3);②(收缩压＋2×舒张压)/3。

2. 平均动脉压计算图 根据平均动脉压计算图计算MAP:该计算图有3条刻度线,左侧纵线的刻度为收缩压数据,中间纵线的刻度是MAP的数据,右侧列线的刻度为舒张压数据。使用时,首先分别在左右列线上找到收缩压和舒张压的数据刻度点,过这两点的连线与中间纵线上的交点刻度即为MAP数据(图1-1)。

3. 平均动脉压检测的临床意义 可作为重要内脏的灌注压来考虑。有时收缩压、舒张压可以低下,只要平均动脉压保持原水平。若收缩压的降低在允许范围内,而平均动脉压偏低,则需结合其内脏功能情况,决定是否需要做出处理。

孕产妇高危因素评估:妊娠中期(18～26周)MAP>85mmHg作为预测子痫前期指标之一,也是预测妊娠高血压综合征(PIH)指标之一。

脑血流量评估:平均动脉压在一定范围(一般认为60～160mmHg)内变化时,脑血流量保持稳定,当超过一定范围时,平均

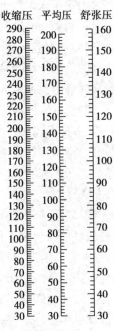

单位:mmHg

图1-1 平均动脉压计算图

动脉压升高时,脑血流量将持续增加,导致脑水肿。

围麻醉期血流动力学评估:主要应用于肝移植患者、心血管手术患者围麻醉期血流动力学的稳定性评估。

四、自动测压法

自动测压法又称为自动化无创测压法(automated noninvasive blood pressure,NIBP),是当今临床麻醉和重症监护中使用最为广泛的血压监测方法之一,也是最为常规的监测项目。尽管自动化无创血压监测技术相对安全,但是在长时间频繁测定过程中有可能引起损伤包括疼痛、瘀斑、肢体水肿、静脉淤血和血栓性静脉炎,甚至筋膜间隙综合征。

第三节　体温监测

体温的恒定是维持机体各项生理功能的基本保证。围术期患者体温紊乱的现象普遍存在。无论低体温还是高体温,都会引发患者心血管系统、神经系统、内分泌系统、免疫系统等功能障碍,导致严重的并发症,甚至死亡。人体中心体温正常范围在 $36.0 \sim 37.5 \, ℃$ 之间。

一、低体温

(一)引起体温降低的原因

1. 患者周围环境

(1)室温降低。

(2)手术床温度低。

(3)碘酒、酒精对裸露皮肤大面积消毒,蒸发带走大量热量,也相当于物理降温。

(4)胸、腹腔等大手术,术野大,暴露时间长,不感蒸发显著。

(5)大量使用冷液体冲洗体腔。

(6)静脉快速输入大量低温液体或冷藏库血。

(7)机械通气时吸入冷干气体或半开放回路散失热量。

2. 麻醉因素

(1)全麻:麻醉状态下,温觉反应阈值轻度升高,冷觉反应阈值显著降低。阈值区间由正常的 $0.2 \, ℃$ 增加到 $2 \sim 4 \, ℃$。所以全麻时,温度最大阈值区间可增大 20 倍,中心体温变化可达到 $4 \, ℃$。

(2)局麻:局麻药可引起外周血管扩张,相对较高的皮温可误导中枢温度调节系统,使其耐受较高的热量丧失仍不触发冷反应,导致体温下降。

(3)患者情况:对热量代谢失代偿,如创伤、烧伤、颅脑损伤及甲状腺功能减退等患者,体温会有所下降。有研究表明,创伤患者的低体温和死亡率呈明显相关性:当体温大于 $32 \, ℃$,死亡率随体温降低明显增加;当体温低于 $32 \, ℃$ 时,不管是否存在休克、伤情评分多少以及输入液体量多少,死亡率基本上为 100%。所以,对创伤患者低体温程度的划分不同于其他,目前公认的划分标准为:浅体温 $36 \sim 34 \, ℃$,中度低温 $34 \sim 32 \, ℃$,深低温 $< 32.0 \, ℃$。

(4)年龄:小儿和婴儿,体表面积相对于体重较大,且体温调节机能不完善,易受外界环境的影响。老年人血管调节反应差,代偿能力低下,对体温调节能力低下,也易受周围环境温度的影响。

3. 医疗目的性降温

(1)心血管手术。

(2)神经外科手术。

(3)对创伤大、出血多的手术，一定程度上降低体温可增加患者对手术的耐受性，减少休克的发生。

(4)控制高热。

(5)脑复苏。

(二)低体温对生理的影响

1. 有益作用　在一定的低温状态下，心脏、脑等多器官的氧耗降低，从而使细胞的高能物质得以储存。体温每降低 1℃，机体基础代谢率（BMR）下降 8%；温度降至 28℃ 时，代谢率降低约 50%。体温降到 25℃ 时，心肌耗氧量可以降低 50%。另外术中低温能明显防止组织缺血、缺氧。低温还可稳定细胞膜，减少毒性产物的生成，有利于器官功能的保护。这也是围术期进行目的性降温的理论基础。

2. 不利因素　低体温对机体的不利影响因素多数是由于体温过低而引起的一系列并发症造成的。甚至有学者认为围术期低体温有害无利。低体温主要的不利作用有以下几方面：

(1)麻醉苏醒延迟：低体温时，内脏血液减少，肝脏功能降低，肾血液及肾小球滤过率减少。依赖于肝脏代谢、肾脏排出的药物，如吗啡、维库溴铵等，半衰期就会相对延长。中心体温每下降 1℃，吸入麻醉药 MAC 降低 5%；中心体温下降 2℃，维库溴铵的肌松作用将延长 2 倍以上；中心体温下降 3℃，阿曲库铵作用时间延长 60%，而新斯的明的起效时间也将延迟 20%。药物代谢的减慢显著延长了麻醉苏醒的时间和术后恢复室的停留时间，必然相对增加了围术期其他并发症的危险性。

(2)影响凝血功能：临床上，低体温对患者凝血系统功能有显著影响，尤其是深低温对体外循环患者的意义更为重要。低温抑制凝血功能的机制主要有以下几方面：

抑制凝血因子活性。有研究将低温作为唯一因素来判断对凝血级联反应的影响：在不同温度条件下（39~28℃），测定正常血浆标本的部分激活凝血酶原时间（APTT）、凝血酶原时间（PT）、凝血酶时间（TT），发现这几项指标在体温低于 35℃ 时，都随温度降低而明显延长。这说明，在已知凝血因子水平正常的情况下，低温抑制了凝血级联反应，导致凝血功能障碍。

降低血小板功能。低温可影响血小板膜受体的功能，使血小板变形能力减弱，血小板含量下降，聚集和释放功能降低。低温还可能通过抑制血栓素 B_2 的释放而抑制血小板的聚集及血栓形成。

凝血相关酶活性下降。凝血相关酶的活性对低温相对更加敏感，只要体温低于正常就会使各种酶活性下降，导致凝血功能障碍。

(3)增加心血管系统并发症：低体温可直接抑制窦房结功能，减慢传导，抑制心肌收缩力，降低室颤阈。心电图表现为 P-R 间期、Q-T 间期延长，QRS 增宽，S-T 太高或降低，T 波低平或双向。低温还可引起低血钾。低钾是导致室速、室颤等心律失常的重要原因。在一定范围内，体温的降低与血清钾降低成正比。低温还可降低心肌对儿茶酚胺的反应性，抑制心功能,严重时还可能引起心衰。

低温下肺血管对缺氧的反应性降低,肺血管阻力增加,通气血流比例失调,导致缺氧加重,右心负荷增加。低体温也可引起外周血管收缩,导致术后高血压。寒战增加了氧耗和二氧化碳生成,易导致高碳酸血症,引起心率加快、血压增加和肺动脉高压,加重心脏负荷。中度低温可抑制缺氧性脑血管收缩反应(HPV)50%,而体温过低,心脏意外的发生率增加约55%。术中低温的患者术后心肌缺血的发生率可达到术中体温正常者的3倍。

(4)增加伤口感染率:即使体温轻度降低,也可直接损害机体免疫功能,尤其是抑制中性粒细胞的氧化杀伤作用。此外,低温减少皮肤血流和氧供,抑制组织对氧的摄取,延迟伤口愈合。因此,术后自然发生的发热也是人体自我保护的机制之一。人为干扰这种发热可以加重感染。围术期低温还与蛋白质消耗和骨胶质合成减少有相关性,蛋白质衰竭导致负氮平衡,使伤口延迟愈合及感染几率增加。有报道术中温度低于35℃,伤口的感染率增加3倍,住院时间延长20%。

(5)其他影响:低温时血管收缩,血液黏滞性增高,增加了组织低灌注的危险。同时氧离曲线左移,释放到组织中的氧减少。体温每降低1℃,氧合血红蛋白亲和力增加5.7%。低温抑制胰岛素等分泌,增加甲状腺素和促甲状腺素等激素分泌,使围术期易发生高血糖等内分泌紊乱的症状。术后寒战增加耗氧量100%,升高眼内压、颅内压,还可牵拉伤口肌肉而加剧疼痛。

二、高体温

体温每升高1℃,新陈代谢率增加约10%。

1. 高体温的分级

低热:37.5~38℃

中等度热:38.1~39℃

高热:39.1~41℃

超高热:>41℃

2. 引起高体温的原因

(1)原发病:甲亢、嗜铬细胞瘤等患者及风湿热、变态反应、大面积烧伤、脑出血、急性溶血反应以及某些恶性肿瘤等均会造成体温升高。

(2)感染。

(3)呼吸做功增强。

(4)药物。

(5)过高的环境温度。

(6)恶性高热。

第四节　呼吸力学的检测

呼吸异常的临床症状主要表现为咳嗽、咳痰、喘息、胸闷、气短、乏力和呼吸困难,通过呼吸力学检测可以判定呼吸异常的因素与程度,下面对主要测定进行阐述。

一、肺功能测定

（一）肺功能试验的临床意义

肺功能检查用于早期检出肺、气道病变,鉴别呼吸困难的原因,诊断病变部位评估疾病的病情严重程度及其预后,评定药物或其他治疗方法疗效,评估肺功能对手术的耐受力或劳动强度耐受力及对危重病人的监护等。肺功能检查通常包括通气功能、换气功能、呼吸调节功能及肺循环功能。检查项目繁多,临床上最为常用的是通气功能检查,它可对大多数胸肺疾病做出诊断;其他检查如弥散功能测定、闭合气量测定、气道阻力测定、膈肌功能测定、运动心肺功能试验、气道反应性测定等,可对通气功能检查作不同程度的补充。肺功能试验包括常规肺功能(FVC、FEV_1 和呼气流量峰值)和支气管扩张试验。

（二）肺功能测定的应用范围

1. 通过测定肺功能容量的大小,了解通气功能损害程度,鉴别肺通气功能:阻塞性、限制性、混合性通气功能障碍的类型。

2. 对有吸烟病史的人检测是否有气流阻塞存在以及诊断慢性阻塞性肺疾病,是鉴别气道梗阻的类型如胸内型、胸外型的"金标准"。

3. 用于胸腹部外科手术前,进行肺功能评估,了解肺通气储备容量大小,以评价肺功能对手术的承受能力及发生术后肺部合并症的危险程度。

4. 支气管激发试验用于确诊支气管哮喘。对可疑哮喘病人或以咳嗽表现为主的可疑哮喘患者进行鉴别诊断,也可以用于急、慢性支气管炎、过敏性鼻炎等疾病的鉴别诊断,了解有无气道高反应性。

5. 支气管扩张试验,了解阻塞后可用于有阻塞性通气功能障碍的患者的可逆程度,是否可以恢复正常或接近正常。

6. 弥散功能测定是诊断肺换气功能不全的"金指标",用于肺间质性疾病及肺实质病变的诊断。

（三）肺功能测定的适应证和禁忌证

1. 适应证 观察长期吸烟者,急、慢性支气管炎,呼吸困难原因不明确,可疑性哮喘,需做胸腹部手术者及其他手术且年龄在 50 岁以上者。

以下患者非常必要进行术前肺功能评估:①胸部手术;②上腹部手术;③有大量吸烟史和咳嗽史;④全麻患者;⑤年龄大于 70 岁;⑥有呼吸系统疾病。

2. 禁忌证 对近两周内有大咯血者,气胸,巨大肺大疱不准备手术者,肺结核活动期。心功能不稳定者慎做最大通气量测定,高血压患者,血压未控制好的慎做。

（四）不同呼吸系统疾病的肺功能

1. 慢性阻塞性肺疾病 慢性阻塞性肺疾病的肺功能改变,单纯慢性支气管炎患者主要为呼吸道阻塞,肺实质不受影响,DLCO、RV/TLC%无明显改变,主要为通气功能异常。单纯慢性支气管炎合并肺气肿时,气体交换的肺有效面积减少,从而使弥散量降低,并伴有不同程度的通气功能、气体分布、血流分布异常。

2. 支气管哮喘 支气管哮喘对肺功能的影响,以有无并发肺气肿而不同,单纯性哮喘、支气管痉挛、管腔狭窄,加上气管黏膜发炎肿胀,分泌物黏稠,引起通气功能障碍。常规的肺功能 FEV/FVC 明显降低,由于大量气体滞留于肺脏内,引起肺脏过度充气,RV/TLC 比值增高,而弥散功能无明显改变,DLCO、DLCO/VA 与正常人无差异。合并肺间质病变时,DLCO、DLCO/VA 明显降低,RV、RV/TLG ％相对增高,FVC、TLC 减低,表现为限制性通气功能障碍。

3. 支气管扩张　支气管扩张的肺功能改变通常表现为气流的受限,肺功能检查显示为 FEV_1、FVC 的下降。FVC 的下降提示气道可能存在痰液的阻塞或者肺部炎症。吸烟可加重肺功能的损害和气道的阻塞,部分患者存在气道的高反应性。

4. 气胸　气胸时由于对维持心肺正常生理功能的胸腔负压消失,肺萎缩,患侧肺容量及弥散面积相应减少,通气/血流 V/Q 比例下降,导致通气功能障碍,弥散量降低,DLCO、Dm 和 Vc 降低,出现低氧血症。故气胸时肺的通气功能和弥散功能均受到损害,肺复张后通气功能迅速恢复,Vc、VA、$FEV_{1.0}$、FVCPEF、MVV 随着肺的复张基本恢复正常,但弥散功能 DLCO 和 Dm 恢复较慢,故临床上部分气胸患者肺复张后仍存在一定时间的低氧血症,主要与弥散功能障碍有关,即与 DLCO、Dm 和 Vc 有关,而与肺泡通气量、通气/血流比值均无关,且 DLCO 与 Dm 相关性更显著,通过随访气胸患者,弥散功能约 1 个月左右完全恢复正常。

5. 胸腔积液　胸腔积液限制了肺组织的扩张,导致肺活量和肺总量的减少和限制性通气;同时反映阻塞性通气功能障碍的参数 FVC％、$FEV_{1.0}$％、$FEV_{1.0}$/FVG％、VC25％、VC50％随着积液量的增多逐渐降低,这是因为胸腔积液患者的呼吸控制异常和胸廓疾病的共同特征是肺泡通气不足,导致低氮血症和高碳酸血症,此时常并发呼吸道反复感染,因此在限制性通气功能障碍的基础上常并发阻塞性通气功能障碍。RV 增高显示肺实质受压影响气道通气,出现阻塞性通气功能障碍,而 RV/TLC 增大也反映健侧肺代偿性过度膨胀呈代偿性肺气肿。胸腔积液可导致肺容积减少和限制性通气功能障碍,肺容积的减少必然导致弥散膜面积的减少和 DLCO％的减退,由此也可以解释胸腔积液患者为什么会出现气急、发绀等表现,其最主要的原因就是患者弥散功能降低导致缺氧。肺组织结构正常或基本正常,弥散量无变化或变化不明显,动脉血氧分压无变化或仅有轻度下降,这是该类病变与肺实质病变的主要功能区别。

6. 特发性肺纤维化症的肺功能改变以肺容量、肺总量减少,限制型改变和 DLCO 降低为特征,VC、TLC、DLCO 不同程度降低,部分患者还出现低氧血症,VC、TLC 和 MVV 病程越长下降越显著。

二、呼吸困难指数评分

改良英国 MRC 呼吸困难指数(mMRC)分级评估呼吸困难严重程度

mMRC 分级 0　仅在费力运动时出现呼吸困难

mMRC 分级 1　平地快步行走或步行爬小坡时出现气短

mMRC 分级 2　由于气短,平地行走时比同龄人慢或者需要停下来休息

mMRC 分级 3　在平地行走 100 米左右或数分钟后需要停下来喘气

mMRC 分级 4　因严重呼吸困难以致不能离开家,或在穿衣服、脱衣服时出现呼吸困难

三、COPD 评估测试

(the COPD assessment test,CAT)。

CAT 症状评分表

评分根据：从没有症状到症状的严重程度共 6 个层次,分别为 0、1、2、3、4、5。

1. 我从不咳嗽→我一直咳嗽。

2. 我一点痰也没有→我有很多很多痰。

3. 我没有任何胸闷的感觉→我有严重的胸闷感觉。

4. 当我爬坡或上一层楼梯时,我没有气喘的感觉→当我爬坡或上一层楼梯时,我感觉非常喘不过气来。

5. 我在家里的任何活动都不受慢阻肺的影响→我在家里的任何活动都很受慢阻肺的影响。

6. 每当我想外出时就能外出→因为我有慢阻肺,所以我从来没有外出过。

7. 我的睡眠非常好→由于我有慢阻肺,我的睡眠非常不好。

8. 我精力旺盛→我一点精力都没有。

以上每项 0～5 分,总分值为 0～40 分,根据分值范围进行分级:0～10 分为轻微影响,11～20 分为中等影响,21～30 分为严重影响,31～40 分为非常严重影响。

呼吸困难评定:采用改良的 Borg 呼吸困难评分:即从 0～9 分逐级评分,分数越高,表示呼吸困难越严重

四、呼吸力学的检测要点

1. 呼吸力学连续气道检测(CAM)对气道力学的动态变化,对通气异常的诊断和质量效果的评价起着重要作用。

2. CAM 可检测顺应性、$FEV_1\%$、$I-EtO_2$ 等,以及连续观察 PV 环、FV 环和 CO_2 波形的改变,诊断术中气胸、心搏骤停和评价心肺复苏效果,同时可指导休克治疗。

3. CAM 在同一瞬间显示各种不同的参数,如:肺容量、通气功能和通气效应。

4. CAM 是临床呼吸道管理重要措施之一,是对患者通气压力、容量、流速、阻力和胸肺顺应性等指标进行动态观察,以顺应性环(PV 环)和(或)阻力环(FV 环)变化为主综合分析,对了解肺和气道力学的状态有着重要的临床价值。

5. 上腹部手术后最大通气量可降低到术前水平的 60%,而 FRC 下降 30%。而下腹部手术患者 FVC、FRC 降低的程度分别为 30% 和 10%,术后两周内这些改变逐渐恢复至术前水平。

6. 肺顺应性可受年龄、性别等生理因素的影响,静态肺顺应性减低见于限制性肺疾患,包括肺纤维化、胸膜纤维化、肺淤血、ARDS;动态肺顺应性的减少见于肺纤维化、胸膜纤维化、肺水肿、淤血及肺气肿。

五、ICU 呼吸衰竭监测

急性呼吸衰竭可分为两种类型:低氧血症型和通气不良型。急性低氧血症型呼吸衰竭是由于肺部实变或萎缩(如肺水肿、肺炎、肺不张);急性通气不良型呼吸衰竭是由于通气机驱动装置效果降低,神经肌肉衰弱,呼吸负荷增加,气道阻力增加,以致肺通气不良和产生高碳酸血症。

第五节　血容量监测

除了基本的心率、血压等监测指标外,针对血容量监测还有很多种方法。以下介绍围术期或重症患者的常见血容量监测方法。

一、中心静脉压监测

1. 概述　中心静脉压(CVP)是测量右心房或靠近右心房的上、下腔静脉的压力。主要受循环血容量、静脉张力、右室功能的影响。中心静脉置管主要是经颈内静脉和锁骨下静脉,将导管置入到上腔静脉,也可经股静脉或肘静脉,用较长的导管置入到上腔或下腔静脉。目前在心血管外科、普外科、神经外科等大手术以及危重患者中应用较多,一般较为安全,但如果操作者技术不熟练,也可能发生气胸或出血等并发症。

2. 适应证　中心静脉穿刺置管的主要用途,包括:①检测中心静脉压,用于判断循环血容量和心功能;②静脉输液、给药、进行循环支持;③静脉高营养疗法;④经静脉抽血、抽空气、放血或急诊血液透析;⑤插入肺静脉导管及经静脉放置起搏导管等。

中心静脉穿刺置管的适应证,包括严重多发创伤、严重烧伤、重大手术及术后监测;合并有心、肾、败血症、大出血等严重并发症的病人;低血压、休克;需快速、大量输液或输血,或需经常抽取中心静脉血液作血气等监测;长时间输液;需作右心或肺动脉监测。

3. 禁忌证　下述情况,应用需慎重:收缩压>26.7kPa;凝血障碍;上腔静脉梗阻或创伤;严重呼吸困难;有气胸、血胸或颈部已有血肿;颈部手术;穿刺点附近有感染;病人躁动、极度紧张或不合作;仰卧时,静脉压大于大气压;新生儿;肺气肿;双侧肺尖部肺大疱;病人应用持续正压呼吸模式;极度消瘦。

4. 临床意义　CVP 的正常值为 5~10cmH$_2$O。小于 2.5cmH$_2$O,表示①低血容量;②血容量不低而有血管显著扩张;③甲状腺功能亢进、高热等;④血管扩张(如中毒性休克、CO$_2$ 蓄积等)。

CVP 在 10~15,须防进一步提高,应立即处理。CVP>15,表示:①血容量正常时,多为心脏失代偿;②血容量不足,CVP 反有增高,说明心功能严重受损;③血容量增大,输入过量或流出道受阻;④间歇正压呼吸。

二、肺毛细血管楔压监测

1. 肺毛细血管楔压(pulmonary capillary wedge pressure,PCWP)测定方法　采用 M 型超声心动图、心音图及心电图联合应用的方法,PCWP=19.9+(QC/A$_2$E)+1.6。其中 QC 为心电图 Q 波至 M 型超声心动图二尖瓣前侧曲线 C 点的时间,A$_2$E 为心音图主动脉瓣关闭音至心动图二尖瓣曲线上 E 峰的时间。

2. 肺毛细血管楔压的诊断标准
(1)正常值<1.6kPa(1kPa=0.09807cm H$_2$O=0.133 33mmHg);
(2)左心功能不全代偿期(或称左心功能不全适应)的 PCWP 1.6kPa;
(3)左心功能不全代偿期(或称左心功能不全适应)的 PCWP 1.6~2.4kPa;
(4)心衰 PCWP>2.4kPa。

3. 肺毛细血管楔压的临床应用 肺毛细血管楔压(PCWP)是判断左心室功能的重要指标。在临床实践中,广泛应用于充血性心力衰竭的诊断及对其严重性的评价,也可用于指导对危重患者的抢救治疗。

三、每搏量变异度监测

每搏量变异度(SVV)是判断机体对液体治疗反应性的新指标,可准确监测机械通气患者血容量变化。FloTrac/Vigileo 系统可根据外周动脉压力波形计算 CO、CI、SVV 等指标,SVV 作为一种功能性血流动力学监测指标,是目前麻醉和危重病领域研究的热点。其计算公式为:$SVV = (SV_{max} - SV_{min})/SV_{mean}$,可反映单位时间内每搏输出量(SV)的变异程度。根据 Frank-Starling 原理,血容量不足时,机械通气导致的每搏量变化较为显著,SVV 较大;反之,血容量充足时,SVV 较小。

四、呼吸变异指数

使用超声机和微凸阵探头,患者右肋下纵向探测肝后下腔静脉(IVC),测量距右心房 2cm 处下腔静脉管径。呼气末、吸气末冻结超声图像,测量 IVC 最大径和最小径,测 3 次取平均值。

$$RVI = [(IVC_{max} - IVC_{min})/IVC_{max} \times 100\%]$$

下腔静脉血管是一种容量血管,吸气时管径减小,呼气时管径增大。通过超声检测 IVC 管径计算出 RVI,可以很好地评估心衰患者的血容量。

五、血液透析机在线血容量监测系统(BVM)

该系统是基于血液中声速取决于血液成分,声速依赖血液温度、血液密度和压缩系数,后两个参数主要取决于血液中的蛋白质质量(血红蛋白和血浆蛋白)。透析期间,血浆中水的质量由超滤和再充盈而发生变化,而血管内蛋白质量几乎不发生变化,因此根据蛋白质质量恒定性可以将蛋白质质量和(或)血浆中的水补充质量作为血容量变化的指标使用。发射机发出的脉冲在通过试管以后被接收器记录下来,通过短超声脉冲的行程时间来测量声速。由于声速对温度的依赖性很大,所以血液温度必须精确测量。根据测得的脉冲行程时间和试管的直径计算出血液中的声速,根据声速和温度计算出血浆中水的质量,再根据血浆中水的质量实时变化计算出 RBV。

六、肺动脉压测定

1. 肺动脉压力测定方法

(1)超声检查估测肺动脉压力:利用超声心动图右房室瓣反流压差法(tricuspid valve regurgitation pressure gradient,TRPG)或心内分流法估测 PASP,记录相关超声参数,估测肺动脉压力。采用超高频彩色多普勒超声诊断仪,血管探头频率 2.0~3.5MHz。

(2)右心导管术测定肺血管压力:患者在心导管室手术室借助 X 线透视和压力指引经颈内静脉或股静脉置入 Swan-Ganz 774 六腔漂浮导管至肺动脉分支。同时穿刺桡动脉作为进行体循环血流动力学的监测通路。应用迈瑞多导有创心电监护仪(PM 9000 型)持续监测心率、右心房平均压(mean right atrial pressure,mRAP)、mPAP、肺毛细血管楔压(pulmonary capillary wedge pressure, PCWP)、右室压(right ventricular pressure, RVP);同期采用 Vigilance I 连续心排量监测系统应用热稀释法连续测定心搏出量(cardiac output, CO)。由右心导管直接抽取肺动脉混合静脉血,并同步抽取股(桡)动脉血行体动脉血气分析,获得血氧饱和度(oxyhemoglobin saturation, SaO_2)等数值。按照获得的数据计算出肺循环阻力(pulmonary vascular resistance, PVR)、体循环阻力(system vascular resistance, SVR)。

2. 肺动脉高压的定义及分类 肺动脉高压(pulmonary hypertension, PH)是一种发生于多种临床疾病中的血流动力学和病理生理学状态,以肺动脉平均压(mean pulmonary artery pressure, mPAP)升高为特征,最终导致患者右心衰竭而死亡。2009 年欧洲心脏病学会(ESC)和欧洲呼吸学会(ERS)对新分类建立达成了统一意见,新分类包括动脉性 PH、左心疾病相关性 PH、肺部疾病和(或)低氧所致 PH、慢性血栓栓塞性 PH 及未明原因的多种因素所致 PH 五大类。

3. 肺动脉高压诊断标准

(1)右心导管诊断标准:静息状态下,右心导管测得的 mPAP≥25mmHg(1mmHg＝0.133kPa);

(2)超声心动图诊断标准:静息状态下肺动脉收缩压(pulmonary artery systolic pressure, PASP)＞30mmHg。

4. 肺动脉高压分级

PH 分级标准按 PASP 测量值分级:

轻度 pH 30～50mmHg;

中度 pH 50～70mmHg;

重度 pH＞70mmHg。

第六节 血氧饱和度的监测

一、血氧饱和度的定义及临床意义

1. 定义 通过动脉搏动引起的吸光量差异的分析,测定血液在一定的氧分压下,氧合血红蛋白(HbO_2)占全部血红蛋白(Hb)的百分比值。

2. 正常值 成人 SpO_2 正常值≥95%,新生儿第一天 SpO_2 最低 91%,2～7 天 SpO_2 为 92%～94%;成人 SpO_2 90%～94%为氧失饱和状态;＜90%为低氧血症(FiO_2＝0.21)。

3. 临床意义 及时有效地评价血氧饱和或氧失饱和状态,了解机体的通气和氧合功能,为早期发现低氧血症提供了有价值的信息,提高了手术麻醉的安全性,为呼吸治疗提供了可靠的参考依据。

二、血氧饱和度监测的适用范围

1. 除 SpO_2 外,脉搏血氧饱和度仪还可测量脉搏,同时脉搏波幅度和形态(尤其是动态变化)可反映组织灌注情况。

2. 脉搏血氧饱和度仪监测是所有麻醉和镇静的标准监测之一。

3. 成人吸入空气时 SpO_2 正常值为≥95％；成人 SpO_2 90％～94％为氧失饱和状态；<90％为低氧血症。

4. 脉搏血氧饱和度仪的反应时间依据探头的放置部位有所不同，放置部位离肺越远，反应时间越长(耳 20 秒，手指 35 秒)，平均反应时间为 5～8 秒。

5. 脉搏血氧饱和度仪可用于围术期监测、ICU 监护以及病人转运。

三、血氧饱和度与氧分压的相关性

成人血液通常含有四种类型的血红蛋白：HbO_2、Hb、正铁血红蛋白($MetHb$)和碳氧血红蛋白($COHB$)，除病理情况外，后两种浓度很低，脉搏血氧饱和度仪所测定的是 HbO_2 和 Hb，称为"功能性"血氧饱和度。

由于氧离曲线的特点，血红蛋白氧饱和度与氧分压成正相关，故测定 SpO_2 可以代表相应的 PaO_2(表 1-1)。

表 1-1　SaO_2 和 PaO_2 相应对照表

SaO_2(％)	50	60	70	80	90	91	92	93	94	95	96	97	98	99
PaO_2(mmHg)	27	31	37	44	57	60	63	66	69	74	81	92	110	159

第七节　超声检测

一、超声心动图

左心室舒张功能减退的诊断标准：用流速指标测定，E 峰峰值流速、A 峰峰值流速及其比值 E/A≥1 为正常，<1 为左心室舒张功能不全。

二、脏器出血的超声监测

据 B 超观察，发现不同出血时期的回声表现不同。新鲜出血时为均质型，血液凝固时为低回声团块，后期血块破碎，回声为低回声或中等回声的点片状或斑点状。

闭合性腹部损伤，即钝性腹部损伤(blunt abdominal trauma，BAT)是当前急诊医学最常见原因之一，能否及时准确地作出诊断关系到患者的生命安全及预后。超声作为急诊科首选检查之一，以其检查快速、无创，可在床旁进行，并直观显示腹腔内脏器重要解剖结构及功能，鉴别病理状态等优点，能够为急诊医生提供重要信息。腹部脏器损伤的超声表现肝、脾、肾等实质性脏器损伤的患者以破裂处疼痛最为明显，超声表现为受损脏器肿大，包膜不完整，实质内如有新鲜出血时回声增强，出血较久后则表现为实质内低及混合性回声，边界不清，形态不规则。空腔脏器的损伤超声检查很难确切定位，但可以显示较丰富的间接征象，如膈下游离气体，受损脏器所在部位附近出现不规则的无回声区，胃肠蠕动减弱或消失等，超过 24 小时后破裂的肠管周围有大网膜包裹的包块存在。而膀胱破裂主要表现为膀胱壁连续中断，各层组织回声模糊，膀胱周围可见不规则液性暗区，偶可见膀胱内血凝块回声。BAT 患者中大多存在不同程度的腹腔内积血，出血量较少时应重点观察肝肾间隙、脾肾间隙,出血量较多时则可在肠间隙出现游离性液性暗区。而超声检查也随出血量的增加,评估准确率也越高,这是因为不等量的腹腔内出血在超声上的表现不同,具备一定特征:少量出血超声声像图表现为宫旁附件区杂乱回声团块,以低弱回声为主,子宫后方积液厚度小于3cm,中等出血量表现为盆腔子宫直肠隙窝较广泛1~5cm液性暗区,可有血凝块的杂乱回声。大量出血表现为子宫轻度增大,宫内膜回声杂乱,腹腔广泛游离5cm以上液性暗区,分布于盆腹腔、肝、脾、肾间隙、肠间隙。

　　肝癌自发性破裂出血超声监测可根据肝癌破裂部位不同,超声声像图特点分为以下三型:

　　1. 完全破裂型　癌位于肝脏表面,肝包膜连续性中断(超声较不容易发现破裂口),可显示裂口处一段肝包膜毛糙,与周围凝血组织相连呈强回声,伴有肝实质内不规则液性或低回声区,腹腔内往往可见片状液性暗区。

　　2. 中央破裂型　癌结节未突破周边正常肝组织,此时破裂出血积于肝实质内,张力增高,出血周边可沿胆管及门静脉分支渗透,表现为肝实质内不规则形态的液性暗区内见点状强回声或低回声区。

　　3. 包膜下破裂型　肝癌结节浸润至肝包膜下而未突破肝包膜,此时发生破裂,出血位于肝包膜下,受肝包膜限制挤压,出血呈弧形或梭形液性暗区,内见点状强回声。

三、超声内镜诊治

　　超声内镜检查术(endoscopic ultrasonography, EUS)是将微型高频超声探头安置在内镜顶端,当内镜插入体腔后,通过内镜直接观察腔内的形态,同时又可进行实时超声扫描,以获得管道层次的组织学特征及周围邻近脏器的超声图像,从而进一步提高内镜和超声的诊断水平,主要检查食道、胃、肠道,在消化道疾病诊治中具有重要意义。超声内镜检查的应用开辟了临床诊断治疗的新领域。尤其对上消化道病变的起源、侵犯深度及病变性质作出初步判断,并能鉴别消化道壁内病变和壁外压迫,对病变的诊治方案的选择具有重要的指导意义。

　　按应用范围将EUS分为超声胃镜、超声结肠镜和超声腹腔镜。按扫描方式将EUS分为线阵式超声内镜和扇形扫描超声内镜。按探头运动方式将EUS分为电子触发式和机械旋转式。按机械结构将EUS分为纤维超声内镜、电子超声内镜、多普勒超声内镜及经内镜的超声微探头等。

　　1. 多普勒超声内镜　多普勒超声内镜兼具超声内镜和多普勒功能,彩色多普勒超声内镜(ECDUS)是目前较新而又实用的系统,它能显示血流速度、血流量和血流方向。ECDUS常用于食管胃底静脉曲张的诊断,能清楚显示静脉的血流,引导硬化剂注射治疗,预测硬化治疗后静脉曲张的复发。还用于观察胆囊隆起性病变的血流情况,鉴别隆起性病变的性质。ECDUS不仅能清楚显示胰腺及胰腺肿瘤,而且在胰腺癌的血管浸润特别是门静脉的完全闭塞和高度狭窄、动脉鞘的诊断方面具有较高的价值。

　　2. 微型超声探头　微型超声探头可通过消化内镜活检孔道导入,工作频率一般为7.5~30MHz。采用20MHz的高频率,可清楚显示食管曲张静脉,还用于硬皮病、食管炎等疾病的诊断。胆管内微型超声探头可用于胆管肿瘤范围及浸润深度的测量,了解肝门部肿瘤是否侵犯胆管,评价胆管癌放疗和化疗的效果;测量胆管壁厚度,明确胆管梗阻的病因。

胰管内微型超声探头可对整个胰腺进行检查,能用于术中胰腺肿瘤的定位,尤其有助于对术中触诊或术中超声难以定位的胰腺内分泌肿瘤的诊断。微型超声探头其工作方式为旋转式扫描,不能引导实时穿刺,通常需要与双腔道内镜配合才能完成检查,具有易到位、检查时不影响消化管道自然结构和能够通过狭窄腔道等优点。

3. 超声内镜诊治的适用范围

(1)判断消化系统肿瘤侵犯深度。

(2)判断有无淋巴结转移。

(3)消化系统肿瘤的复发和放、化疗疗效的评价。

(4)真、假性消化道黏膜下隆起病变的鉴别。

(5)判断消化道黏膜下肿瘤的起源和性质。

(6)判断食道静脉曲张的程度和栓塞治疗的效果。

(7)显示纵隔病变。

(8)判断消化性溃疡的病变深度和愈合质量。

(9)判断十二指肠壶腹肿瘤。

(10)中下段胆总管疾病的诊断。

(11)胰腺良、恶性病变的诊断。

(12)显示贲门病变。

(13)失弛缓症和炎症性肠病等的诊断。

第八节 放射科影像学检查

一、颅内出血的检测

大脑中动脉瘤(MCAA)是颅内常见动脉瘤,往往以急性破裂颅内出血发病,分析指标包括:

1. 出血部位和方式;

2. 动脉瘤好发部位;

3. 瘤体指向;

4. 瘤颈及瘤体大小;

5. 脑出血特点与瘤体指向的关系。

分析方法:

1. 于 CT 及 CTA 影像学图像软件上直接测量;

2. DSA 进一步检查或应用 CTA 血管重建以明确瘤体指向。瘤颈:DSA 或 CTA 上动脉瘤基底部最长径线;瘤体最大直径:DSA 或 CTA 上动脉瘤基底部至瘤顶的最长径线;瘤体指向:DSA 正位片上动脉瘤最大径线的朝向。

虽然 DSA 检查是目前诊断颅内动脉瘤最为敏感和准确的方法,是动脉瘤性蛛网膜下腔出血病因确诊的有力依据,但由于它是具有创伤性的检查,并且耗时长,经济费用高,有一定风险,相比而言头颅 CT 检查方便快捷,经济实惠,故临床上怀疑 SAH 的患者,都应该首选头颅 CT 检查。

二、CT 评估动脉瘤位置的影响因素

1. 由于 SAH 的出血量可以随时间的推移增加或减少,这会影响对动脉瘤位置的评估。所以 SAH 发生后,尽可能在 48 小时内进行 CT 检查,定位诊断率为 85%,5 天内检查,诊断率为 75%。

2. 多发动脉瘤研究显示,血管造影证实多发动脉瘤出血引起 SAH 多是由于 1 个较大的动脉瘤破裂所致,容易造成诊断失误。

三、脑组织灌注状态检测

脑出血是最具破坏性的一种卒中类型。出血后血肿占位效应导致的机械性损伤、红细胞溶解和血红蛋白等对周围脑组织的毒性作用、血肿周围继发水肿、血-脑脊液屏障破坏、与蛋白酶诱导有关的炎症反应及脑组织血流动力学的参数改变及缺血等,均在血肿周围脑组织继发性损害的病理过程中起重要作用。血肿周围脑组织存在着不同程度的低血流灌注,而且这种低血流灌注改变在脑出血急性期、亚急性期及慢性期均存在。目前认为,血肿的机械压迫引起周围组织血管床容积减小,脑出血后血管自动调节功能障碍,血液成分及活性物质释放引起脑组织损伤使局部组织代谢率降低等,均在脑出血后血肿周围组织低灌注状态的形成中起作用。血肿周围存在一个组织损伤进行性加重的区域,如果能够给予及时适当治疗,可恢复这部分脑组织的功能。

目前,用于研究脑组织灌注状态的方法有单光子发射体层摄影、正电子发射体层摄影、磁共振波谱分析、CTP 及功能磁共振成像等。其中 CTP 是经静脉注射对比剂后快速连续扫描同一层面,通过图像后处理技术对灌注状态进行定量分析,相比于其他检查手段,具有操作简单快捷、成像快、分辨率高、费用相对较低且可定量分析等优点,是目前研究血肿周围脑组织血流动力学状态变化较为理想的方法之一,其所使用的参数包括 CBF、CBV、MTT 及峰值时间。其中 CBF 可以准确地反映组织的灌注状态,CBV 的改变则主要反映了受损组织可恢复的程度,MTT 反映对比剂通过组织毛细血管的速度。

第九节 消化道内镜下出血诊断与治疗

一、消化道内镜诊断与治疗适应证

1. **上消化道出血的临床症状** 主要表现为呕血、黑便,当出血量少于 400ml 时,一般无明显的症状,出血量中等可能导致患者贫血,出血量大于 1000ml 时,患者会出现冷汗、头晕、脉搏较快、血压较低等临床表现。某些消化道出血较为严重的患者,其胃部肠道之内的血液没有完全排出体外,临床仅表现为休克症状,此时应该对其内出血症状进行注意,如果发现患者肠鸣音亢进,且肛检有血便,则应怀疑为消化道出血。

2. **应激性的消化道溃疡出血** 其常见应激因素有外伤、烧伤或者大手术、败血症、休克,心、肝、肺、肾衰竭以及中枢神经疾病等,持久且严重的应激,可能导致交感神经强烈兴奋,使得患者血液中儿茶酚胺的含量升高,导致出现消化道黏膜的缺血。对多种有着严重应激反应疾病进行观察发现,患者的胃蛋白酶、胃酸的分泌有一定的增加,导致对胃黏膜产生

消化的作用,形成黏膜的糜烂溃疡,此类患者临床表现为出血量较大且难以控制,大多数在疾病发生的 2～15 天之间,由于患者本身原发病已经较为严重,因此其预后不良。

二、消化道内镜诊断与治疗的临床意义

上消化道出血的首选诊断方式是内镜检查,能够随时对消化道的病变进行观察,在必要时应该进行活检病理检查。检查时间越早,患者确诊率越高,常规使用质子泵抑制剂及止血药物,必要时予生长抑素以及内镜止血,降低患者死亡率。上消化道大出血在临床上可伴有低血容量性休克,严重者可致死亡,在及时扩容及输血基础上及时有效地止血是降低该病死亡率的最重要所在,急诊胃镜下止血能在最短时间内使出血停止,特别是对于急性活动性出血和可见血管残端的患者,内镜方法更为快速有效。

三、消化道内镜诊治方式

对于非静脉曲张性上消化道出血内镜止血方法有很多,包括喷洒法、注射法、金属止血夹、电凝法、热探头、氩离子凝固法、微波及激光止血等。其中药物注射及金属止血夹在上消化道大出血内镜治疗中应用广泛。内镜下注射肾上腺素是公认的内镜止血方法,它可以立即压迫和收缩血管,促进血小板凝聚和血栓形成,达到止血目的。局部应用 1∶10 000 肾上腺素无明显全身反应,一次用量不超过 10ml 比较安全,该注射法在非静脉曲张性上消化道大出血内镜止血治疗中最为常用。无水乙醇注射止血原理在于损伤血管内皮,诱发血栓形成,使血管发生化学性炎症,从而闭塞血管,达到止血目的。此法在临床上应用不多,原因在于多数医生认为此法引起黏膜坏死的发生率高。

（李　卉　王　嵘）

第二章

输血相关化验及临床意义

本章收集整理与自体储血、临床输血以及输血科单采治疗等业务密切相关的化验指标，其参考值范围、重要的临床意义源于国内外各类仪器说明书及文献报道。

第一节 红细胞相关检测

一、红细胞检测

1. 红细胞（RBC） 男$(4.09\sim5.74)\times10^{12}/L$；女$(3.68\sim5.13)\times10^{12}/L$；

新生儿$(5.2\sim6.4)\times10^{12}/L$；婴儿：$(4.0\sim4.3)\times10^{12}/L$；儿童：$(4.0\sim4.5)\times10^{12}/L$

临床意义：生理性增加见于高原居住者，病理性增加见于真性红细胞增多症，代偿性红细胞增多症；减少见于各种贫血、白血病、急慢性失血。

2. 血红蛋白（Hb） 男 $131\sim172g/L$　　　女 $113\sim151g/L$

　　　　　　　　新生儿 $180\sim190g/L$　婴儿：$110\sim120g/L$　儿童：$120\sim140g/L$

临床意义：异常现象基本同RBC，由于单个RBC所含Hb量不同，Hb减少与RBC减少程度不成比例，如缺铁性贫血和巨幼红细胞性贫血。

3. 红细胞比容（Hct） 男：$0.380\sim0.508$；女：$0.335\sim0.450$　新生儿 $0.49\sim0.54$

临床意义：增高见于大面积烧伤，各种原因引起的红细胞与血红蛋白增多，脱水；减少见于各类型贫血随红细胞减少而有不同程度的降低。

4. 红细胞平均体积（MCV） 仪器法 $80\sim100fl$　手工法 $80\sim92fl$

红细胞平均血红蛋白量（MCH）：仪器法 $27\sim34pg$　手工法 $27\sim31pg$

红细胞平均血红蛋白浓度（MCHC）：男：$320\sim355g/L$；女：$322\sim362g/L$

临床意义：用于贫血的形态学分类，对于确定贫血的病因有帮助，可以用公式"MCV/RBC"区分缺铁性贫血和地中海贫血，前者>130，后者<130。

5. 红细胞体积分布宽度（RDW） 成人 $0.116\sim0.146$；新生儿 $0.149\sim0.187$

临床意义：反应红细胞大小不均程度的指标，增大多见于缺铁性贫血，地中海贫血RDW正常。

6. 网织红细胞（Ret）百分数 成人：$0.005\sim0.015$；新生儿：$0.03\sim0.06$；儿童：$0.005\sim0.015$；绝对数：成人：$(24\sim84)\times10^9/L$

临床意义:增加表示骨髓造血功能旺盛,各型贫血尤为显著,恶性贫血或缺铁性贫血应用维生素 B_{12} 或供铁质后显著增多,表示有疗效;减少见于再障。

7. 红细胞沉降率(ESR) 魏氏法①<50 岁:男 0～15mm/h;女 0～20mm/h。②>50 岁:男 0～20mm/h;女 0～30mm/h。③>80 岁:男 0～30mm/h;女 0～42mm/h。④儿童 0～10mm/h。

临床意义:生理性增快见于妇女经期、妊娠 3 个月至产后 1 个月;病理性增快见于急性炎症、结缔组织病、活动性肺结核、风湿热活动期、组织严重破坏、贫血、恶性肿瘤、高球蛋白血症、重金属中毒;减慢可见于红细胞明显增多及纤维蛋白原严重减低。

8. 嗜碱性点彩红细胞计数 $<3×10^8/L$

临床意义:增多表明红系再生加速并有紊乱现象,因珠蛋白合成障碍形成嗜碱性点彩红细胞。计数增高在重金属中毒患者的检验诊断中较网织红细胞计数更有意义,尤其是针对铅中毒患者引起的铅毒性贫血具有重要意义。

9. 红细胞孵育渗透脆性试验(EFT) 未孵育 50%溶血为 4.00～4.45gNaCl/L;37℃孵育 24 小时 50%溶血为 4.65～5.9gNaCl/L。

临床意义:增加见于遗传性球型红细胞增多症,遗传性椭圆形红细胞增多症,伴球型红细胞增多的自身免疫性溶血。下降见于地中海贫血,血红蛋白 C、D、E 病,缺铁性贫血等。

10. 自身溶血试验 不加糖 24 小时<4.5%;加糖或 ATP 24 小时<0.4%。

临床意义:增加见于遗传性球形细胞增多症,遗传性椭圆形红细胞增多症,伴球型红细胞增多的自身免疫性溶贫等。

11. 热溶血试验 阴性

临床意义:用于 PNH 病的筛查,HS 和自身免疫性溶贫亦可阳性,但较 PNH 率高。

12. 冷溶血试验(D-LT) 阴性

临床意义:阳性结果见于遗传性球形细胞增多症,遗传性椭圆形红细胞增多症,伴球型红细胞增多的自身免疫性溶贫等。阴性结果见于阵发性血红蛋白尿、自身免疫性溶血性贫血、再生障碍性贫血、巨幼红细胞贫血、肾性贫血等。

13. 蔗糖溶血定性试验 阴性 定量:溶血率<5%

临床意义:是 PNH 病的筛查试验,阴性可基本排除 PNH,阳性需要进一步作酸溶血试验确诊。

14. 酸化溶血试验 阴性溶血率<5%;阳性溶血率>5%。

临床意义:PNH 的确认试验,阴性不能排除 PNH 病,若临床高度怀疑则需要测定 CD55 和 CD39。

15. 抗人球蛋白试验 直接法阴性;间接法阴性。

临床意义:阳性见于患者应用甲基多巴、青霉素类和奎宁类药物后产生的自身抗体增多,冷凝集素综合征,PNH,新生儿同种免疫性溶贫。其他自身免疫性疾病如 SLE、慢性淋巴细胞增生、结节性动脉炎、Evan 综合征、肿瘤等可阳性。

16. 血红蛋白电泳 血红蛋白 A(HbA)占总血红蛋白 96%～98%

血红蛋白 A_1(HbA$_1$)占总血红蛋白 2%～3%

血红蛋白 A_2(HbA$_2$)占总血红蛋白 1.5%～3.5%

血红蛋白 F(HbF)占总血红蛋白 1%～2%

临床意义:血红蛋白电泳可以将不同的血红蛋白成分分离并进行分析,而不同发育阶段的人血红蛋白有其特有的组成,出现异常血红蛋白及其含量的不同则可提示其特有的疾病。主要应用于地中海贫血的诊断,如HbA2<2.0%或出现异常血红蛋白带(HbH、HbBart's),则初筛判为α地中海贫血;如HbA2>3.5%或出现异常血红蛋白带(HbF>2.0%),则初筛判为β地中海贫血。其次HbA2增高见于重型乙型血友病;减低见于缺铁性贫血、其他血红蛋白合成障碍性疾病等。

17. 血浆游离血红蛋白 $0.3\sim3.1\mu mol$;<40mg/L。

临床意义:血浆游离血红蛋白的增加是血管内溶血的指征之一,如蚕豆病、PNH、阵发性寒冷性血红蛋白尿,不稳定血红蛋白症,冷凝集综合征等。人工心脏,人工肾手术后,红细胞可被机械性大量破坏,也可使血浆游离血红蛋白增高。贮存库血2~3周后,游离血红蛋白可明显升高。胆囊结石患者血浆中游离血红蛋白水平也可升高。

18. 血清结合珠蛋白 $830\sim2670$mg/L

临床意义:血清结合珠蛋白在炎症、肿瘤、创伤、感染、心肌梗死等病理状态时常显著升高,并与严重程度及预后有关。

19. 血红蛋白H包涵体生成试验(煌焦油蓝沉淀试验) 温育1小时含H包涵体细胞<5%

20. 抗碱血红蛋白HbF试验 成人:1.0%~3.1%;新生儿:55%~85%,2~4个月后逐渐下降,1岁左右接近成人水平。

临床意义:HbF显著增高见于重型乙型血友病,轻度增高见于50%轻型甲型、乙型血友病,再障贫血、Hb Bart综合征、PNH、真性红细胞增多症、铁粒幼细胞贫血、白血病等。

21. 不稳定血红蛋白加热试验 加热法<5%;异丙醇法:阴性。

22. 高铁血红蛋白还原试验 高铁血红蛋白还原率>75%

高铁血红蛋白(MHb):0.3~1.3g/L

23. 葡萄糖-6-磷酸脱氢酶活性 红细胞G-6-PD活性:6.8~12.0U/gHb;G6PD活性简易法测定:红细胞G6PD活性:8~18U/gHb

临床意义:葡萄糖-6-磷酸脱氢酶(G6PD)缺乏症是一种X染色体连锁不完全显性遗传病,可引起新生儿高胆红素血症、胆汁淤积和肝损伤。及时对新生儿进行早期筛查可有效预防G6PD缺乏婴儿的发病率。急性白血病红细胞酶异常可表现为增高或减低。库存红细胞葡萄糖-6-磷酸脱氢酶活性会下降。

24. 血红蛋白F酸洗脱实验 成人:<1%;新生儿:55%~85%;1个月后婴儿:67%,4~6个月后偶见。

25. HbS溶解度实验 88%~100%

26. 碳氧血红蛋白定量测定 正常:0.2%~0.5%;城市居民:0.5%~1.5%

27. 红细胞内游离卟啉测定(FEP) $(398.4\pm131.7)\mu g/L$ RBC

临床意义:红细胞内游离卟啉变化在各种贫血疾病中可显示异常结果,它也是铅接触者健康普查的项目之一。铅接触者FEP升高意味着铅抑制了骨髓中未成熟的红细胞内血红蛋白酶含量。

28. 全血黏度测定

毛细管黏度计法:全血黏度:男:(4.25 ± 0.41)mPa·S;女:(3.65 ± 0.32)mPa·S;

全血比黏度:男:(7.764 ± 1.05)mPa·S;女:(4.568 ± 1.60)mPa·S

全血还原黏度:(7.40 ± 0.75)mPa·S

旋转式黏度计法：男：230S^{-1}时：(4.53 ± 0.46)mPa·S，11.5 S^{-1}时：(9.31 ± 1.48)mPa·S
女：230S^{-1}时：(4.22 ± 0.41)mPH·S，11.5S^{-1}时：(8.37 ± 1.22)mPH·S

临床意义：全血黏度属于血液流变学检测范围，血液流变学检测被广泛地应用于预防医学和临床医学，作为健康评价的依据之一，在疾病的诊断、治疗，疾病的发展和预防方面均有非常重要的意义。血液黏度增加，对心、脑、毛细血管均有影响。

29. 血浆黏度测定　男：(1.76 ± 0.04)mPa·S；女：(1.78 ± 0.06)mPa·S

30. 红细胞聚集性测定　K值的均值为53 ± 20

31. 红细胞变形性测定　黏性检测法：180S^{-1}为小于1.00

　　　　　　　　　　　微孔滤过法：全血滤过法：0.29 ± 0.10

　　　　　　　　　　　红细胞悬浮液滤过法：0.98 ± 0.08

32. 红细胞表面电荷测定　14.6～18.2秒

临床意义：红细胞表面电荷改变与许多临床免疫系统疾病、血浆蛋白紊乱有关，库存血液的红细胞表面电荷也会改变。

二、其他红细胞相关检测

1. 血清和红细胞叶酸测定　血清：男8.61～23.8nmol/L；女7.93～20.4nmol/L；红细胞：340～1020nmol/L

临床意义：叶酸参与体内的DNA合成和基因的甲基化表观遗传学调控过程。测定血清和红细胞叶酸对贫血的诊断与鉴别诊断及血液系统某些疾病的病情演变和动态观察均有重要意义。叶酸缺乏会影响基因的甲基化调控并造成基因组稳定性降低，从而影响多种肿瘤疾病的发生。

2. 血清维生素B$_{12}$测定　148～660pmol/L

临床意义：维生素B$_{12}$是体内主要的维生素之一，它参与体内的甲基转换反应，是N5-甲基四氢叶酸转移酶的辅酶。体内维生素B$_{12}$缺乏时，叶酸代谢受阻，影响DNA合成和幼红细胞分裂而导致恶性贫血。当贫血合并神经系统损害，要高度怀疑恶性贫血的可能，应通过血象、骨髓象、胃镜、血清维生素B$_{12}$测定等检查明确诊断。测定血清维生素B$_{12}$浓度对贫血的诊断与鉴别诊断及血液系统某些疾病的病情演变和动态观察均有重要意义。肝脏是储存维生素B$_{12}$的主要器官，急慢性肝损伤时均可见血清维生素B$_{12}$的升高。

3. 糖化血红蛋白测定

离子交换层析：均值6.5%，范围5.0%～8.0%；

HbA1c免疫：2.8%～3.8%（IFCC计算方案）、4.8%～6.0%（DCCT/NGSP计算方案）

亲和层析：均值6.5%，范围5.0%～8.0%

临床意义：人体血液中红细胞内的血红蛋白与血糖结合的产物是糖化血红蛋白，是不可逆反应，并与血糖浓度成正比，且保持120天左右，所以可以观测到120天之前的血糖浓度。因此，糖化血红蛋白检测通常可以反映糖尿病患者近8～12周的血糖控制水平。糖化血红蛋白能更客观地代表慢性高血糖状态，是判断糖尿病患者长期血糖控制情况的良好指标。

4. 糖化血清蛋白测定　(1.9 ± 0.25)mmol/L

临床意义：血液中葡萄糖与白蛋白及其蛋白分子N末端发生酶促糖化反应，形成糖化血清蛋白（GSP），由于血清中白蛋白的半衰期约为21天，GSP测定可有效反映患者过去1～

2 周内的平均血糖水平,而且不受当时血糖浓度的影响,同时,GSP 还反映 2～3 周前血糖的控制水平。

5. 血清总铁结合力(TIBC) 男:50～77μmol/L(280～430μg/dl);女:54～77μmol/L(300～430μg/dl)。

临床意义:缺铁性贫血和干细胞坏死会导致总铁结合力升高,而遗传性铁蛋白缺乏症、肾病、肝硬化、溶血性贫血、慢性感染及白血病会导致总铁结合力降低。如 TIBC 增高,血清铁降低时主要见于缺铁性贫血,TIBC 降低,血清铁增高提示血红蛋白合成障碍,如珠蛋白生成障碍性贫血;两者均增高,提示慢性感染、肝硬化、肾病尿毒症等。

6. 血清铁蛋白测定 男:15～200μg/L;女:12～150μg/L

临床意义:判断体内缺铁还是铁负荷过量的指标,升高还与肿瘤有关,因此也是一种肿瘤标志物。降低见于缺铁性贫血、营养不良、严重慢性疾病体内贮存铁减少导致的继发性贫血。增高见于体内贮存过多,如长期接受输血和不恰当的铁治疗;恶性肿瘤;急性感染和炎症;肝脏疾病和心肌梗死等。

7. 铁饱和度 20%～55%

临床意义:是反映缺铁性贫血的一项指标。

8. 转铁蛋白饱和度 <20%或>50%,才有临床意义。

临床意义:反映铁缺乏和铁增加的敏感指标。

9. 血清转铁蛋白(TRF) 正常值为 2.2～4g/L

临床意义:对于贫血的诊断和对治疗的检测。TRF 在急性时相反映中往往降低,在慢性肝疾病及营养不良时亦下降,因此可以作为营养状态的一项指标。妊娠及口服避孕药或雌激素注射可使血浆 TRF 升高。

10. 可溶性转铁蛋白受体(sTfR) 正常值 0.76～1.76mg/L

临床意义:细胞表面上转铁蛋白受体数目反映了与之相关的可供应的细胞铁的要求。因而,铁供应的减少将导致血清转铁蛋白合成的调整,血清转铁蛋白受体是功能性铁状态的一项特异性检测指标,不受各种干扰因素(如急性或慢性炎症、怀孕等)的影响。

第二节 白细胞相关检测

1. 白细胞数(WBC) 男 (3.97～9.15)$\times 10^9$/L;女:(3.69～9.16)$\times 10^9$/L。儿童:(8～10)$\times 10^9$/L;婴儿:(11～12)$\times 10^9$/L;新生儿:20$\times 10^9$/L。

临床意义:生理性增加见于新生儿、妊娠末期、分娩期、经期、饭后、剧烈运动后、冷水浴及极度恐惧与疼痛等,病理性增加见于化脓性细菌引起的炎症、尿毒症、严重烧伤、传染性单核细胞增多症;减少见于病毒感染、伤寒、副伤寒、黑热病、疟疾、再障、极度严重感染、X 线及镭辐射、肿瘤化疗、非白细胞性白血病、粒细胞缺乏症。

2. 白细胞分类计数 成人 中性杆状核粒细胞(1%～36%)/(0.04～0.06)$\times 10^9$

中性分叶核粒细胞(50%～70%)/(2～7)$\times 10^9$;

儿童:中性粒细胞(50%～70%)(新生儿至婴儿 31%～40%)

临床意义:增加见于急性化脓性感染、粒细胞性白血病、急性出血、溶血、手术后、尿毒症、酸中毒、急性汞和铅中毒。减少见于伤寒、副伤寒、疟疾、流感、化学药物中毒、X 线和镭照射、化疗、极度严重感染。

成人:嗜酸性粒细胞(0.5%～5%)/(0.05～0.5)×10^9

儿童:嗜酸性粒细胞(5%～50%)

临床意义:增加见于变态反应、寄生虫病、术后、烧伤;减少见于伤寒、副伤寒、应用肾上腺皮质激素后。

成人:嗜碱性粒细胞(0～1%)/(0～1)×10^9

儿童:嗜碱性粒细胞(0～70%)

临床意义:增加见于慢性粒细胞白血病、嗜碱性粒细胞白血病、霍奇金病、癌转移、铅中毒。减少见于速发型变态反应、甲状腺功能亢进。

成人:淋巴细胞(20%～40%)/(0.8～4)×10^9

儿童:淋巴细胞(20%～40%)(新生儿至婴儿 40%～60%)

临床意义:增加见于相对增多、某些传染病及恢复期、肾移植排斥反应;减少见于传染病急性期、放射病,细胞免疫缺陷病相对减少。

成人:单核细胞(3%～10%)/(0.12～1.0)×10^9

儿童:大单核细胞(1%～8%)(出生后 2～7 天 12%)

临床意义:增加见于结核、伤寒、亚急性心内膜炎、疟疾、黑热病、单核细胞白血病、急性传染病恢复期;减少的临床意义不大。

第三节　出血和凝血检查

一、凝血六项

1. 凝血酶时间(TT)　正常值 16～18 秒,超过正常对照 3 秒以上者为异常。

凝血酶时间延长的临床意义:①纤维增多或肝素、类肝素抗凝物质存在(SLE、肝素、肾病)以及 AT-Ⅲ显著提高;②纤维蛋白原降解物(FDP)的增加(如 DIC 纤溶期);③维蛋白原减少;④维蛋白原机能障碍。

凝血酶时间缩短的临床意义:①高 FIB 血症;②钙离子存在时;③标本有微小凝结块;④pH 呈酸性。

2. 活化部分凝血活酶时间(APTT)　男 37 秒±3.3 秒;女 37.5 秒±2.8 秒。超过正常对照 10 秒以上者为异常。

延长>10 秒的临床意义:①凝血因子Ⅷ、Ⅺ、Ⅻ缺乏症;②血友病甲、血友病乙(Ⅸ)部分血管性假性血友病患者;③严重的凝血酶原(因子Ⅱ)及凝血因子Ⅴ、Ⅹ减少和纤维蛋白原缺乏:肝脏疾病、阻塞性黄疸、新生儿出血症。肠道灭菌综合征、吸收不良综合征、口服抗凝剂及低(无)纤维蛋白血症等;④血循环中有抗凝药物存在:如抗凝因子Ⅷ或因子Ⅸ抗体等;⑤系统性红斑狼疮及一些免疫性疾病。

缩短的临床意义:①凝血因子Ⅷ、Ⅹ活性增高;②血小板增多症;③高凝状态:如促凝物质进入血液及凝血因子的活性增高等情况,DIC 高凝期、不稳定性心绞痛、脑血管病变、糖尿病血管病变、脑梗死;④妊娠高血压综合征和肾炎综合征,静脉穿刺不顺利混入组织液;⑤血栓前状态和血栓性疾病:如心肌梗死、不稳定型心绞痛、脑血管病变、糖尿病伴血管病变、肺梗死、深静脉血栓形成。

3. 凝血酶原时间（PT） 男 11～13.7 秒；女 11～14.5 秒。超过正常 3 秒以上者为异常。

凝血酶原时间延长的临床意义：①广泛而严重的肝脏实质性损伤，如急性重症肝炎及肝硬化；②先天性外源凝血因子Ⅱ、Ⅴ、Ⅶ、Ⅹ减少及纤维蛋白原的缺乏；③获得性凝血因子缺乏，如：急性 DIC 消耗性低凝期、原发性纤溶亢进、阻塞性黄疸、维生素 K 缺乏；④血循环中有抗凝物质存在，如服用口服抗凝剂、肝素、FDP 和香豆素等抗凝剂。

凝血酶原时间缩短的临床意义：①DIC 早期呈高凝状态；②血栓栓塞性疾病和其他血栓前状态（凝血因子和血小板活性增高及血管损伤等）；③口服避孕药；④先天性凝血因子Ⅴ增多。

4. 凝血酶原活动度测定（PTA） 正常值 80%～100%

临床意义：肝功能受损时凝血因子合成减少，凝血酶原活动度随之下降，PTA 的降低程度与肝脏损害的严重程度呈正相关，凝血酶原活动度作为临床反映肝功能损害轻、中、重度及重型肝炎的实验室主要参考指标。

5. 国际标准比值（INR） 0.9～1.1

临床意义：①当 INR＞4.5 时，如纤维蛋白水平和血小板数仍正常，则提示抗凝过度，应减少或停止用药；②当 INR＞4.5 时，如纤维蛋白原水平和血小板数减低，则可能是 DIC 或肝病等所致，也应减少或停止口服抗凝药。

不同情况下口服抗凝药物治疗的抗凝强度所对应的 INR 范围：①术前 2 周或术中口服抗凝药：INR 控制范围 1.5～3.0；②原发或继发静脉血栓的预防：INR 控制范围 2.0～3.0；③活动性静脉血栓（肺梗死、多发性静脉血栓的预防）：INR 控制范围 2.0～4.0；④动脉血栓栓塞的预防（心脏换瓣手术后 PT 缩短见于 DIC 早期血液呈高凝状态）：INR 控制范围 3.0～4.5。

6. 纤维蛋白原（Fg） Clauss 法（凝血酶法）：2～4g/L；酶联免疫分析法：(3.0±0.82)g/L。

纤维蛋白原增加临床意义：①感染；毒血症、肝炎、轻度肝炎、胆囊炎及长期局部炎症；②无菌性炎症：如糖尿病、肾病综合征、尿毒症、风湿热、恶性肿瘤、风湿关节炎；③糖尿病酸中毒；④血管疾病：如动脉硬化症、脑血栓、血栓静脉炎、心肌梗死、放射治疗；⑤月经期、妊娠晚期、妊高征及剧烈运动后；⑥化疗后，灼伤，休克，外科大手术后，恶性肿瘤等。

纤维蛋白原减少的临床意义：①肝脏疾病：慢性肝炎、肝硬化、急性肝萎缩；②砷、氯仿、四氯化碳中毒均可使纤维蛋白原减少；③DIC：因纤维蛋白原消耗及继发性纤溶活性亢进，纤维蛋白原呈进行性下降；④继发性纤维蛋白原缺乏症；⑤继发性纤溶活性亢进；⑥贫血及肺、甲状腺、子宫、前列腺手术；⑦门冬酰胺酶治疗白血病。

二、血小板计数、活性及功能检测

1. 血小板数（PLT） 男：(85～303)×10⁹/L；女：(101～320)×10⁹/L；新生儿：(100～300)×10⁹/L；儿童：(100～300)×10⁹/L

临床意义：低于参考值下限易发生出血，＜50×10⁹/L 易在外伤和手术时出血，＜20×10⁹/L 会发生自发性出血，血小板破坏性疾病中，PLT＜10×10⁹/L 才可能发生自发性出血。

2. 血小板比容(PCT)　0.145～0.209L/L

3. 血小板平均体积(MPV)　6.5～12fl

临床意义:要结合 PLT 的变化来考虑,因为二者呈非线性负相关,增高可作为骨髓恢复的较早期指标,也可见于血栓性疾病。

4. 血小板体积分布宽度(PDW)　0.14～0.18

临床意义:增大见于急非淋化疗后,巨幼细胞性贫血,慢粒,脾切除,巨大血小板综合征,血栓性疾病。

5. 血小板第 4 因子(PF_4)　<10U/L

6. 毛细血管脆性试验　阳性:男性<5 个出血点;女性<10 个出血点。

7. 血小板表面相关抗体　PAIgG($0～78.8ng/10^7PLT$);PAIgM($0～7ng/10^7PLT$);PAIgA($0～2.0ng/10^7PLT$);PAC_3<$2.2ng/10^6PLT$

8. 血小板第 3 因子利用试验　利用指数>25%

9. 血小板寿命测定　(9.3 ± 1.7)天

10. 抗心磷脂抗体测定　IgG 型≤26%;IgM 型≤21%;IgA 型≤25%

11. 血小板代谢产物

(1)血栓烷 B_2:血栓烷($TX B_2$)是 TXA_2 的代谢产物,由活化的血小板释放。由于 $TX B_2$ 不依赖于 COX-1 的活性,而阿司匹林直接作用于 COX-1,所以 $TX B_2$ 可反映阿司匹林疗效。然而它不是血小板聚集的直接指标。

(2)11-脱氢血栓烷 B_2:(11-dehydro $TX B_2$)是 $TX B_2$ 的代谢产物,与内源性 TXA_2 的合成密切相关,在血液循环中的半衰期比 $TX B_2$ 更长,其血清含量不受采血方式的影响。因 $TX B_2$ 存在体外活化的情况,11-脱氢血栓烷 B_2 是相对稳定的终末产物,其结果更可靠。

12. 血小板活化标志物　血小板细胞质内含有糖蛋白、致密颗粒以及溶酶体等,当血小板活化后会引起这些颗粒的释放,这个过程称为血小板激活,故可以通过测定血小板活化标记物来判断血小板的活化程度。

(1)P-选择素:是血小板晚期活化的标志物,又称 CD62P(GMP140),一般存在于血小板细胞质内,血小板活化后表达该抗原性。P-选择素在静息血小板膜上表达极少;在血小板活化时,α颗粒及溶酶体内容物和特异膜蛋白被释放入血浆或出现在血小板表面,表达 P-选择素,成为识别活化血小板的特异分子标志物。

(2)PAC-1:是一种来源于鼠的 IgM 单克隆抗体,特异性结合活化的 GPⅡb/Ⅲa。血小板活化引起 Ca^{2+} 依赖性 GPⅡb/Ⅲa 复合物构象改变,其抗原决定簇和纤维蛋白原受体暴露,PAC-1 能特异性识别位于血小板纤维蛋白原受体附近的 GPⅡb/Ⅲa 复合物的抗原决定簇,是血小板早期活化的标志物。

(3)白细胞-血小板聚集体:血小板活化后,血小板通过 CD62p 和白细胞表面的 P-选择素糖蛋白配基-1(PSGL-1)结合形成白细胞-血小板聚集体(LPA);此外白细胞表面的黏附受体 Mac-1(CD11b/CD18)和 GPⅡb/Ⅲa 分别与欣慰蛋白原结合,通过纤维蛋白原的桥接作用形成 LPA。LPA 在 ACS 和 AMI 中增高,提示 LPA 可作为急性血栓性疾病的检测指标。

三、其他检测项目

1. 出血时间测定(BT)　测定器法 6.88min±2.08min　Lvy 法 1～6 分钟

临床意义:血小板数量降低和功能异常是出血时间延长原因,可见于:血小板减少、血小板功能障碍综合征、血浆凝血因子数量降低与功能异常、小血管壁异常,血管疾病、进展性肾衰竭、严重肝病、白血病及其他骨髓增殖性疾病、坏血病、DIC;在 von Willebrand 病中,出血时间是变化的,如果在实验之前摄入阿司匹林,出血时间会延长;单一的出血时间延长并不能代表患者有出血性疾病,采血时如果穿刺大的血管,则应在身体对侧重复该实验,结果取两次实验平均值;出血时间测定可用于监测阿司匹林的抗凝治疗。

卫医发【2000】412 号文件规定,停止使用出血时间测定项目的 Duke 法,但出血时间的检测项目不废除,若临床怀疑血管壁异常所致出血性疾病时,如血管性血友病、单纯性紫癜、过敏性紫癜等,可使用出血时间测定器法检测出血时间。

2. 凝血时间测定(CT)　试管法 4～12 分钟

是指离体血液与异物表面接触后自然凝固所需要的时间,是内源凝血系统的筛选试验。

3. 活动度 80%～100%　比值(PTR)0.82～1.15

4. 纤维蛋白(原)降解产物(FDP)　定性:阴性;定量:$(28\pm17)\mu g/L$

临床意义:升高见于原发性纤溶、静脉血栓、胸椎或心脏手术以及肾移植、急性心肌梗死、肺栓塞、癌症、肝病等。

5. D-二聚体　胶体金法<0.3mg/L

鉴别原发性纤溶和继发性纤溶:前者阴性后者阳性;检测溶栓治疗效果;监控血栓形成风险。

6. 活化凝血时间(ACT)　$1.7min\pm0.76min(102s\pm45s)$

临床意义:评估凝血功能状态,与肝素含量呈线性关系,评价机体整体凝血活性,可以反映肝素的疗效及鱼精蛋白的逆转效果。

7. 血浆 VWF 相关抗原　免疫比浊法 50%～160%

8. 血管性血友病因子瑞斯托霉素辅因子测定　50%～150%

9. 3P 试验　阴性

阳性说明体内凝血酶的形成,并正激活纤溶系统,早年用于检测 DIC 诊断的指标,由于DIC 阶段不同试验误差等原因,假阳性假阴性特别多,目前已被 D-二聚体取代。

10. 凝血酶调节蛋白活性测定　(94 ± 26)%

11. 凝血酶调节蛋白抗原测定　血浆:20～35ng/ml

12. 血浆 β-血小板球蛋白　(16.4 ± 9.8)ng/ml

13. 血液阿司匹林耐量试验(ATT)　服药前后出血时间相差<3 分钟。

14. 凝血因子活性检查

遗传性缺陷:如任何特定因子的家族性缺乏,因子Ⅶ在转化素过少血症患者中含量降低;因子Ⅷ在典型的 A 型血友病以及遗传性染色体病中含量降低,因子Ⅺ在 C 型血友病中含量减低。

凝血因子Ⅱ:(97.7 ± 16.7)%

临床意义:因子Ⅱ含量降低见于肝病、维生素 K 缺乏、口服抗凝药、健康新生儿、存在循环抗凝物和狼疮抗凝物。

凝血因子Ⅴ:(102.4 ± 30.9)%

临床意义:因子Ⅴ降低见于肝病、因子Ⅴ抑制剂、骨髓增殖性疾病、DIC 和纤溶、健康新生儿。

凝血因子Ⅶ:(103 ± 17.3)%

临床意义:降低见于肝病、用香豆素类药物治疗后,第一个凝血因子含量降低、正常新生儿、恶性营养不良。

凝血因子Ⅷ:(103±25.7)%

临床意义:升高见于怀孕滞产、血栓、肝病、术后、突然终止香豆素类药物引起的反弹性升高、健康新生儿;降低见于存在抑制剂、与 A 型血友病、免疫反应以及产后有关、遗传性染色体病、DIC、纤溶、骨髓增殖性疾病。

凝血因子Ⅸ:(98.1±30.4)%

临床意义:降低见于代偿性肝硬化肝病、肾病综合征、体内存在抗因子的循环抗凝物、健康新生儿、双香豆素类及相关抗凝药、DIC、维生素 K 缺乏。

凝血因子Ⅹ:(103±19.0)%

临床意义:维生素 K 缺乏、肝病、口服抗凝药、淀粉样变、DIC、健康新生儿。

凝血因子Ⅺ:(100±18.4)%

临床意义:肝病、肠道吸收不良、对抗因子的循环抗凝物、DIC、新生儿。

凝血因子Ⅻ:(92.4±20.7)%

临床意义:降低见于肾病综合征、肝病、慢性粒细胞性白血病、健康新生儿。

凝血因子ⅩⅢ:0.5～1.5

临床意义:降低见于术后、肝病、持续升高的纤维蛋白原水平、伴低纤维蛋白原血症的产后并发症、急性髓系白血病、循环抗凝物、DIC。

15. 血清凝血酶原消耗试验(PCT)>25 秒

16. 凝血因子Ⅷ/Ⅸ抗原测定　FⅧ:Ag:(96.1±28.3)%

FⅨ:Ag:(98.2±29.5)%

17. 血浆抗凝血酶Ⅲ(AT-Ⅲ)　抗原量 260～302mg/L(火箭电泳)

活性 1.09±0.05

临床意义:活性增高见于血友病、口服抗凝剂等;活性降低见于 DIC、肝病、术后、心肌梗死、心绞痛、脑血管疾病、肾病、DVT、肺梗死、妊高征等,作为肝素治疗的监测项目。

降低见于先天性缺乏、肝移植、部分肝切除、肝硬化、肾病综合征、肝衰竭、DIC、纤维溶解性疾病、急性心肌梗死、急性溶血性疾病、血栓性静脉炎、癌症、创伤、严重炎症、肺栓塞、肝素治疗失败、蛋白消耗性疾病。

18. 血浆纤溶酶原抗原含量(ELISA 法)　180～250mg/L

19. 血栓素 B₂ 测定　男:(132±55)ng/L;女:(116±30)ng/L

20. 11-脱氢-血栓素 B₂ 测定　(4.5±2.5)ng/L

21. 凝血因子Ⅷ/Ⅸ抗原测定　FⅧ:Ag:(96.1±28.3)%

22. 可溶性纤维蛋白单体复合物测定　(48.5±15.6)g/L

23. 蛋白 C 抗原测定　(102.5±20.1)%;蛋白 C 活性测定:(100.24±13.18)%

临床意义:降低见于新生儿暴发性紫癜、患者静脉血栓发生的危险性升高、华法林诱导的皮肤坏死、DIC 尤其是伴发肿瘤的患者、血栓性静脉炎和肺栓塞尤其在成年早期,其他原因:肝病、急性呼吸困难综合征、L-天冬酰胺酶治疗、恶性肿瘤、维生素 K 缺乏、先天性蛋白 C 缺乏。

24. 蛋白 S 抗原测定　总 PS:(96.6±9.8)%;游离 PS:(100.9±11.6)%

临床意义:含量降低提示蛋白 S 缺乏,家族性的蛋白 S 缺乏与血栓复发有关。功能性蛋白S降低的患者血浆中蛋白S分布异常。Ⅰ型蛋白S缺乏的患者游离蛋白S含量降低，但总蛋白S含量正常；Ⅱ性蛋白S缺乏的患者总蛋白含量明显降低；高凝状态获得性蛋白S缺陷见于以下情况：糖尿病肾病、高血压所致的慢性肾衰竭、脑静脉血栓、DIC、血栓性血小板减少性紫癜、急性炎症。

25. 凝血酶-抗凝Ⅰ酶复合物测定 $1.0\sim4.1\mu g/L$，（平均 $1.5\mu g/L$）

26. 优球蛋白溶解时间测定 90分钟＜ELT＜120分钟

延长的临床意义：①原发性纤溶；②术后48小时内检测；③前列腺癌和胰腺癌；④循环衰竭、卒中；⑤心肺手术过程中；⑥产科并发症，如产前储血、羊膜栓塞、感染性流产、胎儿死亡和葡萄胎；⑦长期DIC（如果纤溶酶原耗尽，检测结果可正常）；⑧肝病；⑨服用纤溶酶原激活物类药物（组织性纤溶酶原激活物、链激酶和尿激酶）。

27. 组织型纤溶酶原激活剂活性测定 $0.3\sim0.6U/ml$

28. 纤溶酶原活性测定 $(85.55\pm27.83)\%$

活性降低的临床意义：①一些家族性或单一的自发性深静脉血栓；②DIC或系统性纤溶；③肝病或肝硬化；④新生儿透明膜病；⑤接受纤溶酶原治疗。

活性升高的临床意义：①妊娠晚期；②长期从事剧烈的体力劳动。

29. 纤溶酶原激活抑制剂-1活性测定 $0.1\sim1.0AU/ml$

30. 纤溶酶原激活抑制剂-1抗原测定 $4\sim43ng/ml$，平均 $(18\pm10)ng/ml$。

31. α_2-抗纤溶酶活性测定 $(95.6\pm12.8)\%$

32. α_2-抗纤溶酶抗原测定 $(66.9\pm15.4)mg/L$

33. 纤溶酶-抗纤溶酶复合物测定 $0\sim150ng/ml$

34. 血清纤维蛋白降解产物测定 FDP是血凝过程中纤维蛋白原及纤维蛋白被纤维蛋白酶降解所生成的产物，FDP增加则血液凝固性增加，因此认为其与血栓性疾病有密切关系。

四、血栓弹力图

血栓弹力图（thrombelastogram，TEG）系以细胞学为理论基础，采用物理和化学的方法来检测血液凝固过程。TEG能够反映患者凝血状态是低凝、正常凝血或高凝状态以及血凝块溶解的情况，从而进行定量或定性分析。

不同类型的检测标本，TEG参数名称略有差异，正常值范围略有不同。以枸橼酸化血样为例：

【高岭土检测参考值】

1. R值 是指血样检测开始运作至第一块可检测到的血凝块形成所需要的时间。正常值：5～10分钟。

2. K值 是指从R值检测终点至描记幅度达20mm所需的时间。正常值：1～3分钟。

3. Angle(α) 是指从血凝块形成点至描记图最大曲线弧度作切线与水平线的夹角。与K值有关，两者都反映血凝块形成的速率，但两者又有区别，在血液处于极度低凝的状态下，血凝块强度不能达到20mm时，K值不能被定义。因此，Angle比K值更全面。正常值：53°～72°。

4. MA值 是指描记图上的最大振幅。反映了正在形成血凝块的最大强度及血凝块形成的稳定性,主要受血小板及纤维蛋白原两个因素的影响,其中血小板的作用要比纤维蛋白原大,约占80%。正常值:50~70mm。

5. EPL 是指在MA值确定后30分钟内预测血凝块将要溶解的百分比。正常值:0~15%。

6. LY30 是指在MA值确定后30分钟内血凝块幅度减少速率。与EPL相同,二者都是反映纤溶的一个指标。正常值:0~7.5%。

TEG高岭土检测的诊断方法见文末彩图2-1。

为了对TEG表现为凝血异常的图形进行快速诊断,笔者选出7类典型图形供参考,见文末彩图2-2。

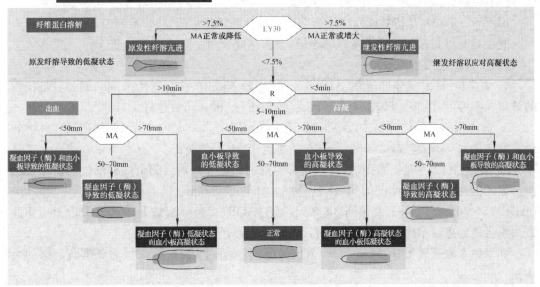

图 2-1 TEG 高岭土检测的诊断方法

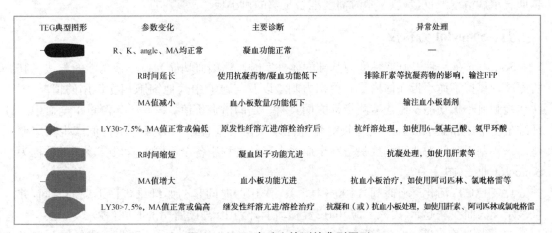

TEG典型图形	参数变化	主要诊断	异常处理
	R、K、angle、MA均正常	凝血功能正常	—
	R时间延长	使用抗凝药物/凝血功能低下	排除肝素等抗凝药物的影响,输注FFP
	MA值减小	血小板数量/功能低下	输注血小板制剂
	LY30>7.5%,MA值正常或偏低	原发性纤溶亢进/溶栓治疗后	抗纤溶处理,如使用6-氨基己酸、氨甲环酸
	R时间缩短	凝血因子功能亢进	抗凝处理,如使用肝素等
	MA值增大	血小板功能亢进	抗血小板治疗,如使用阿司匹林、氯吡格雷等
	LY30>7.5%,MA值正常或偏高	继发性纤溶亢进/溶栓治疗	抗凝和(或)抗血小板处理,如使用肝素、阿司匹林或氯吡格雷

图 2-2 TEG 高岭土检测的典型图形

【快速 TEG 检测参考值】

1. TEG ACT 参数　意义与高岭土检测的 R 值相同,是快速 TEG(rapid TEG)特有的参数值,不仅反映患者血液的凝血因子功能,也可定量评估普通肝素含量,并可用于早期预测出血风险及输血需求。正常值:86~118 秒。

2. K 值　意义与高岭土检测的 K 值相同。正常值:1~2 分钟。

3. Angle(α)　意义与高岭土检测的 Angle(α)相同。正常值:66°~82°。

4. MA 值　意义与高岭土检测的 MA 值相同。正常值:54~72mm。

5. G 值　是指血凝块力学强度,即最大切应力强度。G 值＝5000MA/(100－MA),单位达因/平方。正常值:5.3~12K。

6. LY30　意义与高岭土检测的 LY30 相同。正常值:0~7.5%。

此项检测,需要的检测时间比高岭土检测时间更短,更适合急诊、麻醉、手术及 ICU 等科室使用。

【功能性纤维蛋白原(FF)检测参考值】

FLEV(mg/dl):是指功能性纤维蛋白原定量检测。正常值:184.3~461.7mg/dl。

此项检测可直接评估纤维蛋白原含量,为指导成分用血提供有效保障。

【血小板图检测参考值】

1. 血小板 ADP 受体抑制率(ADP%)　用来表示服用 ADP 通路抑制剂例如氯吡格雷的效果。参考值:>30%起效,<30%低反应,越接近 100%药效越好。

2. 血小板 AA 受体抑制率(AA%)　用来表示服用 AA 通路抑制剂例如阿司匹林的效果。参考值:>50%起效,<50%低反应,越接近 100%药效越好。

3. MA(ADP)　是指服用 ADP 通路抑制剂例如氯吡格雷后剩余的有活性的血小板功能。参考值:指导手术时机的选择——MA(ADP)>50mm,当天就可以进行手术;MA(ADP)35~50mm 之间,需要停药 3~5 天;MA(ADP)<35mm,需要停药 5 天以上。用此方法不会增加患者术后的出血风险,而且减少了患者等待手术的时机。

如果患者服药效果好,MA(ADP)值比较低,必须马上进行手术时,需要准备足够的血小板。

严重创伤患者,即使未服用 ADP 通路抑制剂例如氯吡格雷,MA(ADP)值也会降低,值越低表示病情越严重,紧急手术时需要准备足够的血小板。

五、Sonoclot 分析仪

Sonoclot 是一种以血液黏度为基础的体外实时监测凝血功能和血小板功能的方法。其监测原理模拟了血小板在体内受到剪切力刺激以及与血液中其他细胞相互作用的情况,因此在检测血小板功能及血栓监测指标方面具有一定的潜在价值。Sonoclot 测量了全血中的纤维蛋白形成和血小板对血块的收缩黏弹性改变使得垂直运动的探针阻力值产生相应变化。一幅基于时间的曲线图反映了在全血样本凝结过程中各个不同的阶段。该图像被称为 Sonoclot 曲线(图 2-3)。

1. gbACT(活化凝血时间)(100~155s)　采用的时间是初始纤维蛋白形成的时间,并且被定义为曲线从起始(浸入反应)的位置移动上升到 10 高度所用的时间(秒)。

2. 凝血速率(CR)(9~35Unit %/min)　凝血过程中阻抗的增长率是因为纤维蛋白形

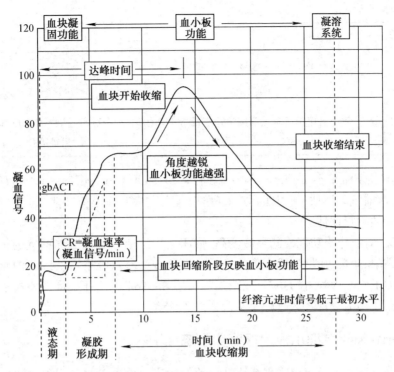

图 2-3 Sonoclot 凝血曲线及各参数示意图

成后的聚合作用,凝血速率指每分钟上升高度占总高的百分比(gbACT 之后的曲线倾斜率)。

3. 血小板功能(PF)(>1.5) 是在收缩血凝块(正常的血小板功能之一)中挤压出的凝固血清超过在探针处的累积凝块的临界点并且可以被描述为从探针插入反应开始到达峰值的时间。

4. 一个典型的 Sonoclot 曲线图能够提供关于凝血因子/抗凝因子性能,纤维蛋白单体聚合和血块收缩的信息。尽管纤溶并不常见,也能够被 Sonoclot 曲线所记录到。当纤溶亢进出现时,Sonoclot 曲线的凝血信号值可回落到接近液态阶段的信号值。

六、血小板功能分析仪-100 检测

血小板功能分析仪-100(PFA-100)是模仿体内血管损伤时的止血环境,定量测定血小板栓子导致高切变率血流停止的时间。PFA-100 是将全血高速通过包被着 cEPI 或 cADP 的硝酸纤维膜上的微孔,血小板因高切应力和诱导剂黏附到胶原蛋白上并活化聚集,形成血小板栓子,将微孔完全阻塞时间即为闭孔时间。因血小板具有黏附、聚集、释放等多种功能,当其任一功能受抑制时,都会导致 CT 改变(表 2-1)。

表 2-1 阿司匹林(或其他抗血小板药物)PFA 数值判断

ASA	ASA	ASA	ASA
无反应	有反应	较强反应	强烈反应

	ASA	ASA	ASA	ASA
Col/EPI	<193	193<xxx<300	>300	>300
Col/ADP	63~115	63~115	63~115	>300
临床意义	药物治疗无反应	药物治疗有反应	药物治疗有反应	药物治疗反应较为强烈，可能有出血情形

正常值：Col/EPI Closure time：84~163 秒，Col/ADP Closure time：63~115 秒

适应证：术前危险评估；阿司匹林疗效评估；类血友病及血小板功能；DDAVP 在第一型类血友病患者的治疗评估。

临床意义：对血小板功能检测灵敏度高，临床上广泛用于阿司匹林抵抗的检测，还可检测与血小板黏附、聚集、血栓形成有关的疾病。PFA-100 对氯吡格雷反应不敏感，对纤维蛋白原和凝血因子（Ⅷ、Ⅸ 和 Ⅺ）的缺乏或缺陷不敏感，故不能用于纤维蛋白原血症、异常纤维蛋白原以及血友病筛查；检测依赖 vWF 及血细胞比容。

七、VerifyNow 抗血小板治疗监测系统

VerifyNow 抗血小板治疗监测系统是一种新的床边检查快速分析仪，通过阻断血小板上与 ADP 结合的 $P2Y_{12}$ 受体，而阻断激活血小板聚集反应的途径，但是血小板上，ADP 结合的受体有 $P2Y_{12}$ 和 $P2Y_1$ 两种，该仪器通过加入前列腺素 E_1 抑制 ADP 与 $P2Y_{12}$ 受体结合，使仪器特异性检测患者服用氯吡格雷药物后的血小板聚集功能，同时，它又采用凝血酶受体激活途径，通过另一途径激活血小板聚集，以检测患者血小板聚集功能的基线（不受 $P2Y_{12}$ 阻滞剂影响的通路）。

临床意义：结果可能会受到糖蛋白、Ⅱb/Ⅲa、ADP 拮抗剂、链激酶等药物影响。

八、Plateletworks 抗血小板治疗监测系统

Plateletworks 是一种用全血检测血小板聚集率的方法，在高剪切力条件下测定血小板的黏附和聚集。可用于抗血小板药物疗效的监测，尚不能预测临床结果。

九、血小板聚集率测定

采用比浊法（light turbidimetric aggregometry，LTA）在富含血小板血浆（platelet-rich plasma，PRP）中测定血小板率的方法。在 PRP 中加入血小板激活剂使血小板发生聚集，血浆浊度减低，透光度增加，通过记录同广度的变化可判断血小板的聚集程度。LTA 用花生四烯酸（AA）评价阿司匹林、二磷酸腺苷（ADP）评价氯吡格雷、凝血酶受体活化肽（TRAP）评价 Ⅱb/Ⅲa 受体抑制剂的疗效。LTA 是检测血小板聚集功能的金标准，也是临床预测抗血小板疗效最广泛的检测方法。单 LTA 费时费力，需血量较大，标本不能长久保存，操作时间长，重复性差，因而限制了其在临床上的应用。

十、血管扩张剂刺激磷蛋白检测

血管扩张剂刺激磷蛋白（VASP）是存在于细胞内的激动蛋白调节蛋白，作为 cAMP 途径依赖性蛋白激酶的作用底物，对于 $\text{II}\,b/\text{III}\,a$ 由静止态转为活化态非常重要。VASP 的磷酸化形式 VASP-P 是无活性的，而 VASP 是其活化形式。ADP 通过与 $P2Y_{12}$ 受体结合，启动细胞内信号转到通路，从而抑制了 VASP-P 的形成，VASP 相对含量增加，从而激活血小板。而噻氯吡啶、氯吡格雷或普拉格雷通过抑制 ADP 受体 $P2Y_{12}$ 促进了 VASP 向 VASP-P 的转化，达到抑制血小板活化的目的。VASP 和 VASP-P 的比值可以反映 $P2Y_{12}$ 受体抑制剂的疗效。但临床中常以血小板反应指数（PRI）来替代 VASP 和 VASP-P 的比值。$PRI = [(MFI_{PGE1} - MFI_{ADP+PGE1})/MFI_{PGE1}] \times 100$，根据静息态（+PGE1）和激活态（PGE1+ADP）时矫正 MFI（平均荧光强度）计算。通常界定的 PRI 正常值为 $<50\%$。$PRI < 50\%$ 时，接近 90% 的 $P2Y_{12}$ 受体被氯吡格雷的抑制，此时 PCI 后主要不良心血管事件（MACE）明显减少，而 $PRI > 50\%$ 时亚急性血栓事件增加，提示 50% 的 PRI 可以区分对氯吡格雷反应良好和较差的患者。

十一、MeSAMP 试验

此法由 Neubauer 于 2008 年描述。为 MeSAMP 血小板 $P2Y_1$，当 MeSAMP 存在时，血小板对 ADP 的反应由于 $P2Y_1$ 被 MeSAMP 阻断，所以 ADP 对血小板的作用只能通过 $P2Y_{12}$ 受体途径，由此而能较特异地反映出氯吡格雷对 $P2Y_{12}$ 受体的抑制状况。试验采用阻抗法进行。在 161 例的测定中原先检测到的氯吡格雷低反应者 38 例（23.6%），而经此法鉴别后确认氯吡格雷低反应者仅为 8 例（5%），而发现其中 3 例为 $P2Y_{12}$ 受体不足所致。由此项试验提示，在鉴定药物的抵抗性方面尚有许多未知因素需我们认真、细致地去探索。

根据 2006 年 Michelson 在欧洲心脏病杂志的建议，对氯吡格雷抵抗性的监测可首先对 $P2Y_{12}$ 受体特异的 VASP 磷酰化作用检测（流式细胞仪），其次为 Verify Now $P2Y_{12}$ assay 和 ADP 诱导的比浊法血小板聚集。

十二、GP $\text{II}\,b/\text{III}\,a$ 拮抗剂监测

GP $\text{II}\,b/\text{III}\,a$ 拮抗剂在临床应用中存在出血和血小板减少的副作用，有人怀疑它与上述两种药物一样，可能存在"抵抗性"。目前认为采用能作床旁检测的 Verify Now 分析仪是首选的试验。它在反映 GP $\text{II}\,b/\text{III}\,a$ 功能受抑制程度上更为特异，与血小板聚集仪中测得的 GP $\text{II}\,b/\text{III}\,a$ 受体阻断率一致。也有人报道在 GP $\text{II}\,b/\text{III}\,a$ 拮抗剂可采用全血单个血小板计数法和 PFA-100TM 仪测定。在比浊法血小板聚集仪中的 ADP 诱导的血小板聚集性测定虽然存在灵敏性不高、重复性差和技术要求高等不足，但在一般的临床实验室中仍不失为一项可以接受的监测手段。国产静脉注射型 GP $\text{II}\,b/\text{III}\,a$ 拮抗剂（欣维宁）现已在临床应用，实验室监测在这类药物中的意义将会积累更多的经验。

十三、锥板分析仪

提供高剪切应力的层流，适于检测 vWD 和 GP $\text{II}\,b/\text{III}\,a$ 拮抗剂，在小规模研究中，能检

测对氯吡格雷的弱反应者。

第四节 免疫学相关检测

一、细胞免疫检测

1. CD_3 T 细胞 61%～85%

临床意义:表达于全部 T 细胞上,是区别 T 细胞的标志。

2. CD_4 T 细胞 28%～58%

临床意义:辅助性 T 细胞。

3. CD_8 T 细胞 19%～48%

临床意义:细胞毒性 T 细胞。

4. CD_4/CD_8 细胞比值 0.9～2.0

临床意义:异常见于艾滋病、老年性阻塞性肺疾病患者。

二、免疫球蛋白与补体检测

免疫球蛋白(Ig)是指具有活性的球蛋白,由浆细胞产生,主要存在于血清和其他体液(包括组织液和外分泌液)中,约占血浆蛋白总量的20%,血清电泳时免疫球蛋白主要分布在 γ 区。免疫球蛋白IgG、IgA、IgM 三者具有各自的特点,IgG 合成速度快、分解慢、半衰期长(23 天),在血清中含量最高,约占整个 Ig 的 75%;IgM 出现早、消失快、半衰期短(5 天),在血清中含量低,约占整个 Ig 的 5%;IgA 的半衰期、血清中的含量均介于 IgG 和 IgM 之间,半衰期为 6 天,含量约占整个 Ig 的 10%。

1. 免疫球蛋白IgG 正常值范围:新生儿:(9.70±4.00)g/L,4 个月:(5.20±1.98)g/L,7 月:(5.40±2.34)g/L,1 岁:(6.40±2.80)g/L,3 岁:(7.20±3.38)g/L,7 岁:(7.80±2.80)g/L,12 岁:(10.20±3.84)g/L,15 岁:(9.80±3.44)g/L,18 岁:(10.30±3.84)g/L,成人:(12.87±1.35)g/L。

临床意义:增高见于IgG 型多发性骨髓瘤、慢性肝病、慢性感染、结缔组织病、过敏性紫癜、恶性淋巴瘤、牛皮癣、麻风病、疟疾、肾炎;减低见于先天性免疫缺陷、肾病综合征、病毒感染、蛋白丢失性疾病、免疫抑制治疗。

2. 免疫球蛋白IgA 新生儿:(0.008±0.005)g/L,4 个月:(0.24±0.11)g/L,7 个月:(0.23±0.18)g/L,1 岁:(0.32±0.24)g/L,3 岁:(0.64±0.50)g/L,7 岁:(0.86±0.52)g/L,12 岁:(1.21±0.58)g/L,15 岁:(1.39±0.90)g/L,18 岁:(1.49±0.96)g/L,成人:(2.35±0.34)g/L。

临床意义:增高见于肝脏疾病、结缔组织病、IgA 型多发性骨髓瘤、肺结核、急性肾炎等;减低见于免疫缺陷疾病、选择性 IgA 缺陷病、后天性低丙种球蛋白症、肾病综合征、慢性淋巴细胞白血病、霍奇金病。

3. 免疫球蛋白IgM 新生儿:(0.13±0.07)g/L,4 个月:(0.57±0.34)g/L,7 个月:(0.56±0.32)g/L,1 岁:(0.82±0.44)g/L,3 岁:(0.84±0.44)g/L,7 岁:(0.94±0.50)g/L,12 岁:(0.85±0.56)g/L,15 岁:(0.94±0.52)g/L,18 岁:(0.93±0.52)g/L,成人:(1.08±

0.24)g/L。

临床意义:增高见于巨球蛋白血症、病毒性肝炎急性期、结缔组织病、恶性肿瘤、传染性单核细胞增多症、伤寒、梅毒、黑热病、疟疾、丝虫病、支原体肺炎、风疹等;减低见于免疫缺陷病,IgA、IgG 型的多发性骨髓瘤、霍奇金病、慢性淋巴细胞性白血病、先天愚型、蛋白丢失性胃病、网状内皮细胞增生性疾病、尿毒症。

4. 免疫球蛋白 IgD　0～80mg/L

临床意义:见于 IgD 型多发性骨髓瘤、高 IgD 综合征、肾出血热患者、哮喘患者、格林巴利综合征患者。

5. 免疫球蛋白 IgE　男:(31～5500)μg/L 或(631±128)U/ml,女:(31～2000)μg/L 或(337±60)U/ml

临床意义:免疫球蛋白 IgE 增高见于过敏性哮喘、支气管哮喘、高免疫球蛋白 IgE 血症。

6. 补体测定　补体经典途径溶血活性 CH50 50～100U/ml

　　　　　　补体旁路途径溶血活性 AP50 (21.7±5.4)U/ml

　　　　　　C3 含量,(0.79～1.52)g/L,C4 含量(0.16～0.38)g/L

临床意义:C3 增高见于急性心肌梗死、皮肌炎、结节性动脉周围炎、急性风湿病、溃疡性结肠炎、组织损伤期及糖尿病等;减低见于急性和某些肾小球肾炎、各种活动性自身免疫疾病如慢性肝病、SLE、自身免疫性溶血性贫血及链球菌感染后肾炎等。

7. 游离轻链测定　血清游离轻链 3～19mg/L,λ 型游离轻链 6～26mg/L,κ/λ 比值 0.26～1.65

临床意义:系统性红斑狼疮、浆细胞病、多发性骨髓瘤、糖尿病早期肾损害、高血压早期肾损害。

8. 冷球蛋白测定　冷沉淀物比容<0.4%,冷球蛋白蛋白质含量<80mg/L,冷纤维蛋白原蛋白质含量<60mg/L

临床意义:冷球蛋白血症、结缔组织疾病、肾小球肾炎、狼疮性肾炎、肝纤维化的预警。

第五节　血生化相关检测

一、肝功能检测项目

1. 总胆红素(TB 或 TBil)　3.4～17.1μmol/L(0.2～1.0mg/dl)
临床意义:增高见于各种原因引起的黄疸。
2. 直接胆红素(DB 或 DBil)　0～3.4μmol/L(0～0.2mg/dl)
临床意义:增高见于阻塞性黄疸、肝细胞性黄疸。
3. 间接胆红素(IB 或 IBil)　1.7～13.68μmol/L
临床意义:增高见于溶血性贫血、肝细胞性黄疸。
4. 丙氨酸氨基转移酶(ALT)
速率法(不含 P5P):男:5～40U/L;女:5～35U/L
速率法(含 P5P):男:13～40U/L;女:10～28U/L
赖氏比色法:5～25 卡门单位/ml

临床意义:增高见于肝胆疾病:病毒性肝炎、肝硬化活动期、肝癌、中毒性肝炎、阿米巴性肝病、脂肪肝、细菌性肝脓肿、肝外阻塞性黄疸、胆石症、胆管炎、血吸虫病。严重肝损伤时出现 ALT 与黄疸分离,即黄疸日益加重,而 ALT 却逐渐下降。其他疾病如心血管疾病如心肌梗死、心肌炎、心力衰竭时肝淤血、脑淤血脑出血等,骨骼疾病如多发性肌炎、肌营养不良等,内分泌疾病(重症糖尿病、甲状腺功能亢进)服用药物或乙醇致升高等。

5. 天冬氨酸氨基转移酶(AST)

速率法(不含 P5P):8～40U/L

速率法(含 P5P):男:13～40U/L;女:10～28U/L

赖氏比色:8～28 卡门单位

临床意义:增高见于急性心肌梗死:6～12 小时内显著升高,48 小时内达到峰值,3～5 天可恢复正常,急性或慢性肝炎、肝硬化活动期等肝胆疾病。胸膜炎、心肌炎、肾炎、肺炎、皮肌炎、服用致肝损害的药物。

6. 碱性磷酸酶(ALP)　30～90 U/L

临床意义:增高见于肝胆疾病如阻塞性黄疸、急性或慢性黄疸型肝炎、肝癌等,与转氨酶结合可以有助于黄疸鉴别,溶血性黄疸 ALP 正常;骨骼疾病:纤维性骨炎、成骨不全、佝偻病、骨软化、骨转移癌、骨折修复期,可作为佝偻病的疗效指标。

7. γ-谷氨酰基转移酶(GGT)

速率法:女:1～12 岁<500U/L,15 岁以上 40～150U/L;男:1～12 岁<500U/L,12～15 岁<750U/L,25 岁以上 40～150U/L

比色法:成人:3～13 金氏单位;儿童:5～28 金氏单位

临床意义:增高见于原发性肝癌、腺癌、乏特氏壶腹癌等,对诊断恶性肿瘤有无肝转移和肝癌手术有无复发有重要意义;嗜酒或者长期接受某些药物如苯巴比妥、苯妥英钠、安替比林等,口服避孕药,急性肝炎、慢性活动期、阻塞性黄疸、胆道感染、胆石症、急性胰腺炎等也可增高。

8. 丙酮酸激酶活性测定　(15.0±1.99)U/gHb

9. 血清总蛋白(TP)　成人:走动后:64～83g/L;成人静卧时:60～78g/L;新生儿 46～70g/L

临床意义:增高见于脱水和血液浓缩、肝脏疾病、多发性骨髓瘤;降低见于肝脏疾病、消耗性疾病、营养不良、广泛烧伤、肾病综合征、大量反复放胸腹水、溃疡性结肠炎、水潴留使血液稀释等。

10. 血清白蛋白(ALB)　4～14 岁:38～54g/L;成人:34～48 g/L。

临床意义:增高见于脱水和血液浓缩;降低见于白蛋白合成障碍,营养不良、肝脏疾病、慢性消化道疾病,白蛋白消耗或丢失过多,消耗性疾病、恶病质、肾病综合征、急性大出血、严重烧伤、腹水形成等,其他情况,如妊娠晚期、遗传性无白蛋白血症。

11. 血清球蛋白(G)　20～30g/L

临床意义:增高主要以丙种球蛋白为主,见于感染性疾病:结核病、疟疾、黑热病、血吸虫病、麻风病,自身免疫性疾病:系统性红斑狼疮、硬皮病、风湿热、类风湿关节炎,肝硬化,多发性骨髓瘤;减低见于应用肾上腺皮质激素或免疫抑制剂后、先天无丙种球蛋白血症、肾上腺皮质功能亢进。

12. 血清白/球蛋白比值　（1.5～2.5）：1

临床意义：减低见于慢性活动性肝炎、肝硬化、肾病综合征、类脂质肾病、低蛋白血症等。

13. 血清前白蛋白　250～400mg/L

14. 血清黏蛋白　以蛋白计:0.75～1.35g/L;以酪氨酸计:31.5～56.7mg/L

15. 血清蛋白醋酸纤维素膜电泳

丽春红 S 染色,直接扫描:白蛋白:35～52,α_1 球蛋白:1.0～4.0,α_2 球蛋白:4.0～8.0,β 球蛋白:5.0～10.0,γ 球蛋白:6.0～13.0。

氨基黑 10B 染色,直接扫描:白蛋白:66.6±6.6,α_1 球蛋白:1.5±1.1,α_2 球蛋白:3.9±1.4,β 球蛋白:6.1±2.1,γ 球蛋白:13.1±5.5。

氨基黑 10B 染色,洗脱比色法(百分比):白蛋白:66.2±7.6,α_1 球蛋白:4.2±1.7,α_2 球蛋白:66±21,β 球蛋白:10.2±3.1,γ 球蛋白:17.3±4.2。

16. 血清胆碱酯酶活性测定　速率法:5000～12 000U/L;比色法:130～310U

二、肾功能检测项目

1. 血尿素　3.2～7.0mmol/L

2. 血氨　去蛋白终点法:男:44～133μmol/L(0.5～1.5mg/dl);女:70～106μmol/L(0.8～1.2mg/dl)

3. 尿素氮(BUN)　1.7～8.3mmol/L

临床意义:减少较为少见,常表示严重的肝病,如肝炎合并广泛的肝坏死。BUN 在60%～70%肾单位功能受损时才升高。只能作为肾功能严重受损的敏感性指标。增高:肾前因素,肾功能减退、急性或慢性肾小球肾炎、肾病晚期、肾结核、肾肿瘤、肾盂肾炎等;肾后性因素:如前列腺肿大、尿路结石、膀胱肿瘤致使尿道受压等。

4. 肌酐(CRE)　53～108μmol/L

临床意义:肾功能损害时增高,肾病初期肌酐值常不高,直至肾实质性损害,血肌酐才升高。升高 3～5 倍提示有尿毒症的可能,升高 10 倍,见于尿毒症。如果肌酐和尿素同时升高,提示肾严重损害,如果尿素氮升高而肌酐不高常为肾外因素所致;降低见于患者营养状况差、肝功能异常、血容量扩张、肾小球滤过增加或肾小管排泄增加、肌萎缩、贫血、白血病。

5. 尿酸(UA)　202～416μmol/L

临床意义:增高见于痛风、急性或慢性肾小球肾炎、肾结核、肾盂积水、子痫、慢性白血病、红细胞增多症、摄入过多含核蛋白食物、尿毒症肾炎、肝脏疾病、氯仿和铅中毒、甲状腺功能减低、多发性骨髓瘤、白血病、妊娠反应红细胞增多症;减低见于恶性贫血、Fanconi 综合征、使用阿司匹林、先天性黄嘌呤氧化酶和嘌呤核苷磷酸化酶缺乏等。

三、心功能检测项目

1. 乳酸脱氢酶(LDH)　血清中 100～300U/L

临床意义:升高见于心肌梗死、心肌炎、肺梗死、某些恶性肿瘤、白血病等。溶血可致假性增高。

2. 血清乳酸脱氢酶同工酶测定　乙酸纤维素膜电泳法 $LD_2 > LD_1 > LD_3 > LD_4 > LD_5$

琼脂糖电泳法:LD_1(28.4±5.3)%,LD_2(41.0±5.0)%,LD_3(19.0±4.0)%,LD_4

$(6.6\pm3.5)\%$,LD$_5$$(4.6\pm3.0)\%$

3. 血清肌酸激酶同工酶测定 琼脂糖电泳法 CK-MB:0～3%,CK-MM 97%～100%;免疫抑制法测定 CK-MB<10U/L,CK-MB/总 CK<5%

琼脂糖电泳法测定 CK-MM 亚型,CK-MM$_1$$(57.7\pm4.7)\%$,CK-MM$_2$$(26.5\pm5.3)\%$,CK-MM$_3$$(15.8\pm2.5)\%$

4. 血清肌酸激酶活性测定 男:38～174 U/L;女:26～140U/L

临床意义:主要用于心肌梗死的诊断,但此酶总活性时间持续时间短,下降速度快,故对心肌梗死后期评估价值不大;各种类型进行性肌萎缩、骨骼肌损伤、营养不良、急性心肌炎、脑血管意外、脑膜炎、甲状腺功能减退、剧烈运动,使用氯丙嗪、青霉素等药物均能导致血清肌酸激酶活性异常。

5. 血清乳酸脱氢酶活性测定 乳酸为底物的速率法:109～245U/L

6. 淀粉酶测定

亚乙基-4-NP-麦芽庚糖苷法(EPS法):血清:≤220U/L;尿液:≤1200U/L

碘-淀粉比色法:血清:80～180U/dl;尿液:100～1200U/dl

丙酮酸为底物的速率法:200～380U/L

7. 超敏C-反应蛋白 <0.5mg/dl

临床意义:是一种急性反应蛋白,急性损伤、炎症或感染时升高,常用于细菌性感染诊断和治疗观察;可用于机体微小损伤检测,特别是在冠心病早期(血管炎性损伤的增加导致斑块增加);对心绞痛、急性冠脉综合征后和经皮血管成形术患者,能预防心肌缺血复发危险和死亡的危险;未有心血管或周围血管意外的人可使用这一指标来评估6～10年出现发作的危险性。

8. 同型半胱氨酸 3.7～13.9μmol/L

临床意义:增加时,心血管疾病的危险性也增加;目前国内外逐渐把此水平作为心脑血管病临床常规检查指标。

9. 脑钠尿多肽定量 以100pg/ml为界值

临床意义:①诊断心衰:确认心衰的临床诊断以及对心脏功能状态进行评估,正常值几乎可以完全除外左心室收缩功能不全;②心衰患者预后判断:在老年人群中可以预测心血管疾病死亡率和心衰的危险度;③监控心衰:通过多次测定可调整 CHF 治疗措施;④在一般人群中筛查无症状的左心室收缩功能不全的人。

10. 血清肌红蛋白测定 <70μg/L

11. 血清肌钙蛋白Ⅰ测定 95% 单侧上限为 0.8μg/L

12. 脑利钠肽前体(pro-BNP) 0.9±0.07 fmol/ml

临床意义:pro-BNP 在血容量增加和压力负荷增加时反应性地从心室分泌,其浓度,特别是 N 末端 pro-BNP,不仅可以作为 AMI 患者心脏功能的评价指标,还可作为其诊断的辅助指标。有国内外文献报道,AMI 患者血浆 pro-BNP 水平的检测在心力衰竭的诊断、预后判断及治疗中的价值已经得到肯定。pro-BNP 的分泌增加主要集中在梗死与非梗死区域交界的边缘地带,此处室壁机械张力最大,因此 pro-BNP 可准确反映梗死局部室壁张力的变化,而张力又受到梗死面积、左室形态改变、心肌机械应力等因素影响,因此对心肌梗死后病人测量血浆 pro-BNP 可以同时预测梗死区大小、左室功能。很多报告都提出对于预测心肌梗死后左室重构的进程来说,血浆 BNP 测定是一种简便、准确、有用的生化指标,由于左室重构在临床表现及超声心动图不易发现,pro-BNP 的测定对于心肌梗死后危险度分级是优质的筛选方法。Pro-BNP 是心衰患者预后的重要标志物,从理论上讲血浆 pro-BNP 浓度和存活率密切相关。近年来,临床已将 NT-pro-BNP 作为心血管疾病的辅助诊断指标,并纳入美国心脏病学院/美国心脏协会新的心力衰竭诊断指南及诊断准则。

四、内环境离子指标

1. 血浆渗量 $275 \sim 300 mOsm/kgH_2O$

2. 葡萄糖(GLU) $3.89 \sim 6.11 mmol/L$

临床意义:病理性增高见于各种糖尿病,其他内分泌疾病如甲状腺功能亢进、垂体前叶嗜酸性细胞腺瘤、肾上腺皮质功能亢进、嗜铬细胞瘤、垂体前叶嗜碱性细胞功能亢进、颅内压升高等;重症感染、创伤等可导致反应性高血糖。病理性减低见于胰岛素分泌过多、胰岛细胞增生或肿瘤、注射或服用过量胰岛素或降血糖药、严重肝病。

3. 血清钾(K) 血清钾:$3.5 \sim 5.3 mmol/L$;尿钾排泄量:$25 \sim 100 mmol/24h$

临床意义:增高可见于肾上腺皮质功能减退、急性或慢性肾衰竭、休克、组织挤压伤、重度溶血、口服或注射含钾的液体、高渗脱水、各种原因引起的酸中毒等;减低见于严重腹泻、呕吐、肾上腺皮质功能亢进、服用利尿药和胰岛素、钡盐和棉籽油中毒、碱中毒、长期禁食等。长期注射青霉素钠盐时肾小管会大量失钾。

4. 血清钠(Na) 血清钠:$135 \sim 145 mmol/L$;尿钠排泄量:$130 \sim 260 mmol/24h$

临床意义:降低较为常见,见于腹泻、呕吐、幽门梗阻和胃肠道、胆道、胰腺手术后造瘘、引流等,尿路失钠:严重肾盂肾炎、肾小管严重损害、肾上腺皮质功能不全、糖尿病、应用利尿药治疗等,皮肤失钠:大量出汗后只补充水分、大面积烧伤或创伤。肾病综合征、肝硬化腹水、右心衰竭时有效血容量减少,引起抗利尿激素分泌过多,血钠被稀释。大量放胸腹水。升高较为少见,潴钠性水肿,肾上腺皮质功能亢进;脑性血钠:脑外伤、脑血管意外、垂体肿瘤等,中枢性尿崩症、高渗性脱水。

5. 血清氯化物(Cl) 血清(血浆)$96 \sim 108 mmol/L$;脑脊液:$120 \sim 132 mmol/L$;尿液:$170 \sim 250 mmol/L$

临床意义:降低常见于丢失过多或摄入过少,如腹泻、呕吐、胃液、胰液或胆汁大量丢失,长期食用盐低量,艾迪生病,抗利尿激素分泌过多,糖尿病酸中毒,各种肾病引起的肾小管重吸收氯化物障碍;升高见于氯化物排泄减少、摄入过多、高氯性代谢性酸中毒。

6. 血清总钙测定

甲基麝香草酚蓝比色法:成人:$2.08 \sim 2.60 mmol/L(8.3 \sim 10.4 mg/dl)$;儿童:$2.23 \sim 2.80 mmol/L(8.9 \sim 11.2 mg/dl)$

邻-甲酚酞络合酮比色法:成人:$2.03 \sim 2.54 mmol/L(8.11 \sim 10.15 mg/dl)$;儿童:$2.25 \sim 2.67 mmol/L(8.98 \sim 10.78 mg/dl)$

乙二胺四乙酸二钠滴定法:成人:$2.25 \sim 2.75 mmol/L(9 \sim 11 mg/dl)$;儿童:$2.5 \sim 3.0 mmol/L(10 \sim 12 mg/dl)$

临床意义:增高见于甲状腺功能亢进、骨肿瘤、多发性骨髓瘤、结节病、维生素过多症等;降低见于甲状腺功能减退、甲状腺手术后,佝偻病和软骨病,慢性肾炎尿毒症、肾移植或进行性血透析患者,吸收不良性低血钙;严重乳糜泻时,钙与不吸收的脂肪形成钙皂排出,大量输入柠檬酸盐抗凝血后、呼吸性或代谢性酸中毒、新生儿低血钙症等。

总钙:成人 2.08~2.6mmol/L;儿童 2.23~2.8mmol/L

离子钙:成人 1.13~1.32mmol/L;儿童 1.18~1.37mmol/L

7. 血清无机磷(P)

硫酸亚铁磷酸钼兰比色法:成人 0.96~1.62mmol/L(3~5mg/dl) 儿童 1.45~2.1mmol/L(4.5~6.5mg/dl)

紫外分光光度法:成人:0.9~1.34mmol/L(2.76~4.16mg/dl)

临床意义:增高见于甲状腺功能减退、假性甲状腺功能减退、维生素 D 过多症、肾功能不全或衰竭尿毒症或肾炎晚期磷酸盐排出障碍,骨折愈合期,多发性骨髓瘤可有轻度升高;减低见于甲状腺功能亢进、佝偻病或软骨病伴有继发性甲状腺增生,注入过多葡萄糖或胰岛素,或胰腺瘤伴有胰岛素过多症,肾小管变性。

8. 血清镁(Mg) 甲基麝香草酚蓝比色法成人:0.67~1.04mmol/L(1.64~2.52mg/dl)

Calmagite 燃料比色法:成人:0.7~1.10mmol/L;

原子吸收分光光度法:成人:0.6~1.1mmol/L,儿童:0.5~0.9mmol/L

临床意义:增高见于急性或慢性肾衰竭、糖尿病、甲状腺功能减退、甲状旁腺功能减退、多发性骨髓瘤、严重脱水等;减低见于长期丢失消化液者、慢性肾衰竭多尿期、使用利尿药、甲状腺功能亢进、长期食用糖皮质激素。

9. 血清铁(SI) 男:11.6~31.3μmol/L;女:9.0~30.4μmol/L

临床意义:增高见于血红蛋白沉着症,溶血性贫血,铅中毒,再障,铁粒幼红细胞贫血;巨幼红细胞性贫血、急性肝炎;降低见于营养不良铁摄入不足或胃肠道病变,缺铁性贫血、慢性失血、恶性肿瘤、肝硬化;丢失增加如泌尿道、生殖道、胃肠道的慢性长期失血,铁的需要增加,如妊娠及婴儿生长期感染、尿毒症、恶病质等。

10. 全血铁(Fe) 男 7.9~10mmol/L;女 7.3~8.4mmol/L

11. 血清铜(Cu)

原子吸收分光光度法:男:11.0~22.0μmol/L(70~140μg/dl),女:12.6~24.4μmol/L(80~155μg/dl),儿童:12.6~29.9μmol/L(80~190μg/dl)

比色法:男:10.99~21.98μmol/L(70~140μg/dl),女:12.56~23.55μmol/L(80~155μg/dl)

12. 血清锌(Zn) 原子吸收分光光度:11.6~23.0μmol/L(76~150μg/dl)

单扫描示波极谱:12.24~18.36μmol/L(80~120μg/dl)

吡啶偶氮酚显色:9.0~20.7μmol/L(59~135μg/dl)

13. 全血铅测定 成人:<0.97μmol/L(<200μg/dl);儿童:<0.48μmol/L(<100μg/dl)

五、血清相关脂值

1. 总胆固醇(ch)

《血脂异常防治建议》标准:理想范围:<5.2mmol/L(<200mg/dl),边缘升高(200~239mg/dl),升高:≥6.21mmol/L(≥240mg/dl)

2. 血清三酰甘油测定

《血脂异常防治建议》标准:理想范围:<1.7mmol/L(<150mg/dl),升高:>1.7mmol/L(>150mg/dl)

NCEP提出的医学决定水平:理想范围:<1.7mmol/L(<150mg/dl),边缘升高:1.7～2.25mmol/L(150～199mg/dl),增高:2.26～5.64mmol/L(200～499mg/dl),极高:≥5.65mmol/L(≥500mg/dl)

3. 高密度脂蛋白胆固醇测定　女:1.29～1.55mmol/L(50～60mg/dl)男:1.16～1.42mmol/L(45～55mg/dl)

《血脂异常防治建议》标准

理想范围:>1.04mmol/L(>40mg/dl),降低:<0.91mmol/L(<35mg/dl)

NCEP提出的医学决定水平

<1.03mmol/L(40mg/dl)为降低,CHD危险增高,≥1.55mmol/L(60mg/dl)为负危险因素

4. 低密度脂蛋白胆固醇测定　中、老年人平均为:2.7～3.1mmol/L(105～120mg/dl)

《血脂异常防治建议》标准

理想范围:<3.12mmol/L(<120mg/dl),边缘升高:3.15～3.61mmol/L(121～139mg/dl),升高:>3.64mmol/L(>140mg/dl);

NCEP提出的医学决定水平

理想水平:<2.58mmol/L(<100mg/dl),接近理想:2.58～3.33mmol/L(100～129mg/dl),边缘增高:3.64～4.11mmol/L(130～159mg/dl),增高:4.13～4.88mmol/L(160～189mg/dl),极高:≥4.91mmol/L(≥190mg/dl)

5. 血清脂肪酶活性测定　偶联法:1～54U/L;色原底物法:13～63U/L;比浊法:单侧95%上限为7.9U

6. 胆汁酸测定

酶循环法:空腹:(3.71±2.98)μmol/L(0～9.67μmol/L);酶比色法:空腹:(4.9±2.38)μmol/L(0.14～9.66μmol/L),餐后2小时:(8.22±2.91)μmol/L(2.4～14.0μmol/L)

六、其他检测

1. 血清腺苷脱氨酶活性测定　速率法:19.6U/L

2. 血清单胺氧化酶测定　<36U/ml

3. 血清5'-核苷酸酶活性测定　速率法:0～11U/L;钼蓝显色法:2～17U/L

4. 血清α-羟丁酸脱氢酶活性测定　72～182U/L

5. β-N-乙酰葡萄糖苷酶活性测定

荧光光度法:血清:7～20U/L(Kaback报道),(9.94±2.07)U/L(于嘉屏报道);尿液:(6.39±1.39)U/gCre(魏有仁报道)

CNP-NAG速率法、对硝基酚比色法:血清:(21±6)U/L;尿液:<16U/g

6. 血清α-L岩藻糖苷酶活性测定　速率法:(27.1±12.8)U/L

终点法:(6.9±3.4)U/L

第六节 血气分析检测

1. 全血酸碱度（pH） 7.35~7.45

边缘升高:5.23~5.69mmol/L(201~219mg/dl)，升高:$\geqslant$5.72mmol/L($\geqslant$220mg/dl)

NCEP 提出的医学决定水平:理想范围:<5.1mmol/L(<200mg/dl);边缘升高:5.2~6.1mmol/L

临床意义:增高见于碱血症,减低见于酸血症,单凭 pH 不能区别呼吸性还是代谢性酸碱失衡。

2. 动脉血氧饱和度（SaO_2） 95%~98%

临床意义:了解血红蛋白氧合程度和血红蛋白系统缓冲能力的指标,受氧分压和 pH 值的影响。

3. 动脉血氧分压（PaO_2） 12.6~13.3KPa(95~100mmHg)

临床意义:低于 55mmHg 说明有呼吸衰竭存在。

4. 阴离子间隙（AG） 10~14mmol/L

临床意义:评价体液酸碱状况一项重要指标,它可以鉴别不同类型的酸中毒,并对许多潜在的致命性疾病诊断提供重要线索。

5. 二氧化碳结合力（CO_2-CP） 50~70vol% 或 22~31mmol/L

临床意义:减少可能是代谢性酸中毒或呼吸性碱中毒,增加可能是代谢性碱中毒或者呼吸性酸中毒。

6. 血浆 CO_2 含量

临床意义:与 CO_2 结合力意义相同。

7. 动脉血二氧化碳分压（$PaCO_2$） 4.7~60kPa(35~45mmHg)

临床意义:增高表示肺通气不足,见于代偿性呼吸性酸中毒或代谢性碱中毒呼吸代偿后,减低见于肺通气过度,见于呼吸性碱中毒或代谢性酸中毒呼吸代偿后。

8. 碱剩余 BE ±2.3mmol/L

临床意义:反映代谢性因素的客观指标,用酸滴定说明碱剩余,用正值表示,见于代谢性碱中毒,用碱滴定表示碱不足,用负值表示,见于代谢性酸中毒。

9. 缓冲碱 BB 45~55mmol/L

临床意义:正常缓冲碱（NBB）和血浆缓冲碱（BBp）相等,如果 BBp>NBB,为代谢性碱中毒（未代偿）;如果 BBp<NBB,为代谢性酸中毒,其不仅受血浆蛋白和血红蛋白的影响,还受呼吸和电解质影响,不能确切反映代谢酸碱内稳情况。

10. 血清标准碳酸氢盐 SB 酶法:成人 HCO_3^-:23~29mmol/L;

电极法:成人总二氧化碳:22~29mmol/L;

滴定法:成人 HCO_3^-:20~29mmol/L,儿童 HCO_3^-:18~27mmol/L;

临床意义:增高见于代谢性碱中毒,减低提示代谢性酸中毒。

11. 血清实际碳酸氢盐 AB

酶法:成人 HCO_3^-:23~29mmol/L;

电极法:成人总二氧化碳:22~29mmol/L;

滴定法:成人 HCO_3^-:20～29mmol/L,儿童 HCO_3^-:18～27mmol/L

临床意义:AB>SB,为呼吸性酸中毒;AB<SB,为呼吸性碱中毒;均低于正常值为代谢性酸中毒(未代偿),均高于正常值为代谢性碱中毒(未代偿)。

第七节　尿液检测

1. 尿隐血试验　阴性

临床意义:阳性时见于血型不合输血、严重烧伤或感染、恶性疟疾以及某些药物或毒物所致炎症,各种溶血发作时可能出现血红蛋白尿,PNH 病人及过敏性血红蛋白尿病人发作期可呈阳性。

2. 尿本周蛋白　阴性

临床意义:阳性多见于多发性骨髓瘤、巨球蛋白血症,肾淀粉样改变,慢性肾盂肾炎及恶性淋巴瘤病人亦可出现阳性。

第八节　输血前相关检测

一、血型检测

1. ABO 血型检测　目前,检测 ABO 血型的方法有试管法、卡式微柱法、微量板法(96孔 U 型或 V 型)、凝胶试验法(geltest)、玻片或瓷板法、毛细管法以及 PCR 等多种方法(表2-2)。

表 2-2　ABO 血型检测结果判定

被检者红细胞与试剂血清的反应			被检者血清与试剂红细胞的反应			结果判定
抗-A	抗-B	抗-A,B	Ac	Bc	Oc	ABO 血型
－	－	－	＋	＋	－	O
＋	－	＋	－	＋	－	A
－	＋	＋	＋	－	－	B
＋	＋	＋	－	－	－	AB

注:＋:表示结果阳性;－:表示结果阴性

2. Rh 血型检测　一般仅做 Rh D 定型,在家系调查、父权鉴定、产前检查时需要确定纯合子或杂合子,以及配血试验中发现不规则抗体时,才做 Rh 血型抗原全部表型定型。Rh血型鉴定操作方法有玻片法、试管法、微量板法、凝胶微柱法等(表2-3)。

表 2-3　Rh 表型与 5 种试剂血清的反应结果

与 Rh 试剂血清的反应					表型	基因型	临床上通称的 Rh 阳性及阴性
抗 C	抗 c	抗 D	抗 E	抗 e			
＋	＋	＋	＋	＋	CcDEe	cde/CDE(rR^z)	Rh 阳性

| 与 Rh 试剂血清的反应 | | | | | 表型 | 基因型 | 临床上通称的 Rh 阳性及阴性 |
抗 C	抗 c	抗 D	抗 E	抗 e			
						$Cde/cDE(r'R^2)$	
						$cdE/CDe(r''R^1)$	
						$CdE/cde(r^yR^0)$	
+	−	+	−	+	CCDee	$CDe/CDe(R^1R^1)$	Rh 阳性
						$CDe/Cde(R^1r')$	
+	+	+	−	−	CcDee	$CDe/cde(R^1r)$	Rh 阳性
						$CDe/cDe(R^1R^0)$	
						$cDe/Cde(R^0r')$	
+	−	+	+	−	CCDEE	$CDE/CDE(R^zR^z)$	Rh 阳性
						$CDE/CdE(R^zr^y)$	
−	+	+	+	−	ccDEE	$cDE/cDE(R^2R^2)$	Rh 阳性
						$cDE/cdE(R^2r'')$	
−	+	+	−	+	ccDee	$cDe/cDe(R^0R^0)$	Rh 阳性
						$cDe/cde(R^0r)$	
−	+	+	+	+	ccDEe	$cde/cDE(rR^2)$	Rh 阳性
						$cDe/cDE(R^0R^2)$	
						$cDe/cdE(R^0r'')$	
+	+	+	+	+	CCDEe	$CDe/CDE(R^1R^z)$	Rh 阳性
						$CDE/Cde(R^zr')$	
						$CDe/CdE(R^1r^y)$	
+	+	+	+	−	CcDEE	$cdE/CDE(r''R^z)$	Rh 阳性
						$CdE/cDE(r^yR^2)$	
						$cDE/CDE(R^2R^z)$	
+	−	−	−	+	CCdee	$Cde/Cde(r'r')$	Rh 阴性
−	+	−	+	−	ccdEE	$cdE/cdE(r''r'')$	Rh 阴性
+	+	−	+	−	CcdEe	$Cde/cdE(r'r'')$	Rh 阴性
						$CdE/cde(r^yr)$	
+	+	−	−	+	Ccdee	$Cde/cde(r'r)$	Rh 阴性
−	+	−	+	+	ccdEe	$cdE/cde(r''/r)$	Rh 阴性
+	−	−	+	−	CCdEE	$CdE/CdE(r^yr^y)$	Rh 阴性
+	−	−	+	+	CCdEe	$CdE/Cde(r^yr')$	Rh 阴性
+	+	−	+	−	CcdEE	$CdE/cdE(r^yr'')$	Rh 阴性
−	+	−	−	+	ccdee	$cde/cde(rr)$	Rh 阴性

3. 唾液中的血型物质检定 当血型鉴定不明确时,检查唾液中的血型物质,鉴定出正确的血型。

二、血型相关不规则抗体筛查

抗体效价随着时间的推移在体内可逐渐降低,在输血前交叉配血试验中不能被发现。当病人再次输入同种血液时,机体免疫系统产生免疫记忆,大量的同种抗体在短时间内即可产生而导致溶血性输血反应。输血前对受血者进行血清/血浆不规则抗体筛查,以发现有临床意义的不规则抗体。有临床意义的抗体是指能引起各类免疫性输血反应、新生儿溶血病、缩短输入红细胞存活时间且在 37℃ 下有反应的特异性抗体。

筛查的抗体有 IgM 抗体、IgG 抗体。IgG 抗体主要是经输血或妊娠等免疫刺激产生,在盐水介质中不能凝集而只能致敏相应抗原的红细胞,必须通过特殊介质(酶、抗球蛋白、聚凝胺(polybrene,PEG 等)才能使致敏红细胞出现凝集反应。因此检测的方法必须包括盐水介质检测法、非盐水介质法如抗球蛋白法、Polybrene 法、酶法、凝胶法等(表 2-4)。

三、交叉配血

交叉配血主要是检查受血者血清中有无破坏供者红细胞的抗体,使受、供者血液间没有可测的不相配合的抗原、抗体成分。原则上选择与受血者血样 ABO、Rh 血型相同的合格献血者作交叉配血试验。特殊情况下(如稀有血型抢救患者、异基因干细胞移植患者等)不同型血液也进行交叉配血。

交叉配血方法:交叉配血应在 37℃ 孵育,除了盐水介质法外,至少还要有聚凝胺法,有条件的还可增加酶法、抗球蛋白试验、白蛋白介质、低离子强度介质、凝胶法等方法。在交叉配血的任何步骤中均不产生溶血或凝集的结果,供者的血液成分才可以给患者输注。

1. 受血者血清对供者红细胞。一般称"主侧"配血,因为它是检测对供者红细胞起反应的抗体。

2. 受血者红细胞对献血者血清。一般称"次侧"配血,因为它是检测对受血者红细胞起反应的抗体。

3. 受血者红细胞对受血者血清。目的是显示自身抗体、直接抗球蛋白试验阳性及红细胞串钱状假阳性的存在,是自身对照。

注:对于同型交叉配血不合的问题,首先必须严格操作,一定要用标准血清和标准红细胞对血型作正反定型。临床医师应详细提供患者的疾病诊断,用药史、输血史,甚至家族史。

四、抗人球蛋白检测

直接抗人球蛋白试验用于检测红细胞是否被 IgG 型抗体或补体(C3、C4)致敏,结果阳性考虑红细胞被 IgG 型抗体或补体(C3、C4)致敏,可用于新生儿溶血、溶血性输血反应、自身免疫性溶血性贫血等的检测。

间接抗人球蛋白试验检测血清中是否存在 IgG 抗体或用 IgG 型试剂血清检定多种血型系统的红细胞抗原。

表 2-4　被检血清与谱细胞反应格局表举例

序号	Rh-hr					MNSs					Kidd		Duffy		Kell		Lewis		P	Diego		DO		Yt		试验结果			
	D	C	E	c	e	M	N	S	s	Mur	Jk^a	Jk^b	Fy^a	Fy^b	K	k	Le^a	Le^b	P_1	Di^a	Di^b	DO^a	DO^b	Yt^a	Yt^b	盐水	间抗	Poly	酶法
1	+	+	0	0	+	+	+	0	+	0	+	+	+	0	0	+	0	+	+	0	+	0	+	+	0	0	1+	2+	2+
2	+	0	+	+	0	+	+	0	+	0	+	0	0	0	0	+	+	+	+	0	+	+	+	+	0	0	2+	2+	3+
3	+	0	0	+	+	+	+	+	+	0	+	0	0	0	0	+	+	+	+	0	+	0	+	+	0	0	1+	2+	2+
4	+	+	0	+	+	+	+	0	+	0	0	+	0	0	0	+	+	+	+	+	+	+	0	+	0	0	1+	2+	2+
5	+	+	+	+	+	+	+	0	+	0	0	+	0	0	0	+	+	+	+	+	+	0	+	+	0	0	1+	2+	2+
6	+	0	+	+	+	+	+	+	+	0	+	+	0	0	0	+	+	+	+	0	+	+	+	+	0	0	2+	2+	2+
7	0	+	0	+	+	+	+	0	+	0	+	+	+	+	0	+	0	0	+	0	+	0	+	+	0	0	0	0	0
8	+	0	+	+	+	+	+	0	+	0	+	+	0	0	0	+	0	+	+	0	+	+	+	+	0	0	2+	3+	3+
9	0	+	0	+	0	+	+	+	+	0	+	+	+	0	0	+	+	+	+	0	+	0	+	+	0	0	0	0	0
10	+	+	+	+	0	+	+	+	+	0	+	+	0	0	+	+	+	+	+	0	+	+	+	+	0	0	2+	2+	2+

结果分析：①盐水介质中无凝集，可以排除 IgM 类抗体；根据反应格局表，被检血清与 7 号和 9 号谱细胞无凝集，划掉它们带有的抗原，划掉它们带有抗原的抗体：-C，-c，-e，-Jk^a，-Jk^b，-D^b，-DO^b，-k，-Fy^a，-Fy^b，-Yt^a 抗体，最后只留下-D、-E、-K、-Di^a、-DO^a 不能排除。

②与被检血清与某些谱细胞在抗球蛋白介质，聚凝胺，酶介质中均有凝集，酶介质中有凝集，推断可能有 Rh 抗体存在。与被检血清凝集的谱细胞全部是 D 抗原和 E 抗原阳性的细胞，而与被检血清无凝集的谱细胞全部是 D 抗原阴性和 E 抗原阴性的细胞，因此可初步判定被检血清中有抗-D 和抗-E。

③用抗 D 试剂血清和抗 E 试剂血清检测被检红细胞，如果被检血清检测结果为 D 抗原阳性，则排除抗-D；否则可排除抗-E；均阴性，则抗-D 和抗-E 均不可排除。

④需要补充至少 2 个 ccdEe 表型的鉴定细胞或换用另一套有多个 ccdEe 表型的鉴定细胞做鉴定实验。

五、抗体效价检测

抗 A 或抗 B 标准血清效价＞1：128,亲和力≤15 秒,冷凝集素效价＜1：4,必须具有检出 A_2、A_2B 血型的能力

抗体效价检测临床意义

1. 产前测定孕妇血清中 Ig 抗体的效价,如 IgG 抗 A、抗 B 抗体,可作为母婴血型不合新生儿溶血病的预测和监控指标之一。

2. 产后测定产妇血清中免疫性抗体的效价,如 IgG 抗 A、抗 B 抗体,可作为诊断母婴血型不合的新生儿溶血病指标之一。

六、吸收放散试验

吸收放散试验适用范围

1. 弱 A(或 B)抗原的检定,间接判定 ABO 血型。

2. 分离抗体,只能分离混合抗体,不能分离复合抗体(复合抗体只与复合抗原起反应,不能通过吸收放散试验分开)。例如可以分离抗-E＋抗-c,不适用于分离抗-cE。

七、新生儿溶血病诊断试验

1. 产前预测试验

(1)夫、妻红细胞 ABO、Rh(D)血型鉴定。

(2)孕妇血浆(清)免疫性血型抗体筛查及效价测定。

2. 产后诊断试验

(1)新生儿诊断:进行新生儿溶血病检测。

(2)产妇诊断:进行新生儿溶血病检测。

新生儿溶血病检测包括:血型定型、患儿红细胞直接抗球蛋白试验、游离抗体检测和抗体放散试验。

八、血小板配型相关检测

1. 血小板抗原抗体检测　检测方法:固相凝集法。

(1)检测内容

1)血小板同种异体抗体检测:检测患者血清或血浆中是否含有血小板抗体,包括 HLA 抗体,HPA 抗体及其他血小板反应性抗体。

2)血小板自身抗体检测:检测患者自身血小板结合抗体和自身游离抗体。

3)血小板交叉配型:采用多个供者血小板与患者进行交叉配型,为患者筛选相容性血小板进行输注。

4)血小板抗原定型。

5)血小板受者(患者)致敏状况的 PRA 检测。

(2)适用范围

1)针对与血小板抗体存在相关性的疾病(包括不良反应)以及需要血小板输注的患者,

种类包括非溶血性输血反应、流产、不孕不育、肿瘤、白血病、再生障碍性贫血、溶血性贫血、特发性血小板减少症、新生儿血小板减少症、骨髓异常综合征、血小板输注无效症等疾病患者体内血小板抗体检测、血小板供者的筛查及血小板交叉配型（包括 HLA 抗体、HPA 抗体及其他血小板反应性抗体）。

2）辅助临床血小板免疫性疾病的诊断和血小板供者的筛查。若采用含已知血小板抗体的抗血清进行试验则可对血小板进行抗原定型。

2. 血小板抗原基因分型检测　检测方法：采用 PCR-SSP 的方法。

检测内容：针对血小板特异性抗原（HPA1～6,15）共 7 个系统 14 个抗原进行基因分型（图 2-4，表 2-5）。

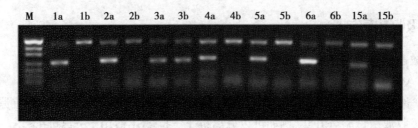

图 2-4　HPA-1aa　HPA-2aa　HPA-3ab　HPA-4aa　HPA-5aa　HPA-6aa　HPA-15aa

表 2-5　临床最相关的 HPA 系统和 NAIT 之间的关系

System	Antigen	GP	NAIT frequency
HPA-1	HPA-1a	Ⅲa	78%
	HPA-1b		
HPA-2	HPA-2a	Ⅰbα	<3%
	HPA-2b		
HPA-3	HPA-3a	Ⅱb	<3%
	HPA-3b		
HPA-4	HPA-4a	Ⅲa	<3%
	HPA-4b		
HPA-5	HPA-5a	Ⅰa	20%
	HPA-5b		
HPA-15	HPA-15a	CD109	4.5%
	HPA-15b		

适用范围：

1. 中心血站检测血小板献血者的基因分型，建立血小板供者库。

2. 医院对需要输注血小板的患者进行基因分型检测，以便在中心血站寻找与其相匹配的血小板。

3. 新生儿同种免疫性血小板减少症、输血后紫癜、被动引起的输血后紫癜病因学诊断。

4. 国家和地区有关人类 HPA 基因分型的普查,为人类学研究和地区遗传背景提供资料。

(李　健)

第三章

贫血疾病的输血

第一节　贫血救治原则

一、定义

凡单位容积血液内血红蛋白（Hb）含量低于正常参考值下限即为贫血。成年男性＜120g/L,女性（非妊娠期）＜110g/L,孕妇＜100g/L,出生10天内新生儿＜145g/L,3个月～6岁婴幼儿＜110g/L,6～14岁儿童＜120g/L即为贫血。也可按红细胞比容为标准,成年男性＜0.4,女性＜0.35可诊断为贫血。贫血只是症状,不是独立疾病。

二、发病机制

1. 失血（急、慢性出血）。
2. 生成障碍　造血要素缺乏、造血干细胞缺陷、骨髓被取代。
3. 破坏过多过快（正常红细胞寿命90～120天）、溶血。
4. 多种机制综合作用。

三、严重程度

1. 轻度　Hb＞90g/L。
2. 中度　Hb60～90g/L。
3. 重度　Hb30～60g/L。
4. 极重度　Hb＜30g/L。

四、网织红细胞检测的临床意义

1. 每日约有0.8%的衰老红细胞被释放,然后被来自骨髓的年幼红细胞取代和补充。
2. 网织红细胞为含有部分多核糖体RNA物质的年幼红细胞,比成熟红细胞大,其增多可致假性大红细胞增多。
3. 贫血患者网织红细胞快速增高,提示骨髓造血功能活跃。
4. 网织红细胞增高（＞2.0%）提示失血和溶血。
5. 网织红细胞减少或阙如,提示骨髓造血功能衰竭。

网织红细胞绝对值＞100×10^9/L 提示溶血性贫血,＜15×10^9/L 提示骨髓再生障碍性疾病。

6. 网织红细胞减少可见于造血要素缺乏(铁、叶酸、维生素 B_{12})和再生障碍性贫血,前者补充所缺造血要素,网织红细胞数量很快升高,随之血红蛋白上升,后者则否。

五、贫血的临床表现

1. 面色苍白,溶血性贫血有黄疸。
2. 头晕、眼花、耳鸣、失眠、多梦、记忆力减退、乏力。
3. 心悸、气短、活动后加重。
4. 腹胀、消化不良、食欲缺乏。
5. 引起贫血原发病的相关症状。
6. 血管内溶血常有血红蛋白尿(葡萄酒色、酱油色、醋色)。
7. 贫血进展缓慢者,常无明显症状。
8. 贫血相关性视网膜病表现为视物不清、头晕,检眼镜检示视网膜出血、硬性渗出、静脉曲张、视盘水肿,系贫血时组织缺氧、心排血量高、血管扩张和渗漏所致,亦可无症状。为此,贫血者有视力障碍应查眼底,纠正贫血可恢复。

六、贫血治疗原则

1. 重中之重为纠治病因。
2. 个体化治疗。
3. 尽可能少输血,输注的血液成分以悬浮红细胞为宜。
4. 补充造血要素,要补足体内储存量,方可停药。
5. 治疗后 Hb 上升＞$15\sim20$g/L 为有效。

第二节　急性贫血的输血治疗

急性贫血按发病原因可分为失血性、溶血性和造血障碍性贫血三大类,以下介绍急性贫血的诊治。

一、急性贫血的临床表现

1. 急性贫血的一般表现

(1)四肢乏力,精神萎靡为最多见的症状,皮肤黏膜苍白是主要体征;

(2)心血管系统:活动后心悸、气促最常见,部分严重患者可以出现心绞痛、心力衰竭;

(3)神经系统:头疼、头晕、耳鸣,易疲倦以及注意力不集中;

(4)消化系统:食欲减退、恶心、呕吐、黄疸及脾脏肿大。

2. 急性失血性贫血的临床表现　如果是创伤致大量外出血或内脏破裂大出血,宫外孕或者胃肠道大出血等情况,患者贫血严重程度往往与失血量相关。大多数健康人短时间失血量在 500ml 以下时,很少引起症状;如失血量达 1000ml,稍事活动后会有轻微的心血管症状,个别人可能出现血管迷走神经反应,表现为头晕、乏力、出汗、恶心、心率缓慢及血压下降或短暂的昏厥；失血量达 1500～2000ml 时，出现口渴、恶心、气促、头晕甚至短暂的意识丧失，测血压、中心静脉压及心搏出量均会降低，尿量减少；若失血量达 2500ml，可以产生休克甚至死亡。病人如有慢性疾病、感染、营养不良或本来就有贫血，一旦出现急性失血，往往临床表现更明显，甚至快速导致休克或死亡。

3. 急性溶血性贫血的临床表现　急性溶血性贫血起病急骤，如异体血型不合输血，表现为严重腰背四肢酸痛、头疼、呕吐、寒战，随后出现高热、面色苍白和黄疸、茶色或者酱油色尿。严重者可出现周围循环衰竭或者急性肾衰竭。

二、急性贫血的诊断

1. 急性失血性贫血的诊断

(1)一般有导致大量失血的病因，如外伤、车祸伤，大手术等，除此之外应首先考虑消化道疾患，如胃、十二指肠溃疡，胃癌，食管静脉曲张破裂，肝癌破裂或肠伤寒出血；其次是妇科疾患，如宫外妊娠、前置胎盘等；或血液系统疾病，如血友病、血小板减少性紫癜、急性白血病及再生障碍性贫血的可能。

(2)有严重贫血的临床表现及体征。

(3)实验室检查：血红蛋白浓度、红细胞计数明显降低。急性大出血后，血象会表现出白细胞、血小板及网织红细胞的轻度增多。

2. 急性溶血性贫血的诊断

(1)溶血性贫血的实验室检查

1)血象：典型血象为正细胞正色素性贫血，周围血片可见球形细胞、幼红细胞及少量铁幼粒细胞。偶见红细胞吞噬现象。网织红细胞增多。

2)骨髓象：呈幼红细胞增生，偶见红细胞系统轻度巨幼样变。

3)抗人球蛋白试验：直接抗人球蛋白阳性，温抗体型 AIHA 主要为抗 IgG 和 C3 型，偶有抗 IgA 型，冷抗体型几乎为 C3 型。间接抗人球蛋白试验可为阳性或者阴性。

4)冷抗体试验 AIHA 有冷凝集素试验阳性或者冷热溶血试验阳性。

(2)诊断步骤

1)确定溶血依据；

2)确定溶血部位；

3)确定溶血性贫血病因。

(3)临床确诊

1)近期有无输血或者特殊药物服用史，如 Coombs 试验阳性，结合临床表现及实验室检查，可诊断为温抗体 AIHA。

2)如果抗人球蛋白试验阴性，实验室检查和临床表现符合，肾上腺皮质激素或者切脾治疗有效，除外其他溶血性贫血，可诊断为抗人球蛋白试验阴性的 AIHA。

3)冷抗体型 AIHA：各自临床表现结合相应的实验室检查，可作出诊断。

三、急性贫血的输血治疗

1. 急性失血性贫血　可先以晶体液或胶体液纠正血容量，改善组织灌注，如病情仍不稳定，按 20ml/kg 的量输注红细胞悬液恢复血容量。

因消化吸收障碍而引起血液学异常的另一主要方面是某些凝血因子减少而引起的出血。除第Ⅷ因子之外其他所有凝血因子,特别是因子Ⅱ、Ⅶ、Ⅸ、Ⅹ的生成都与肝脏有关。维生素K依赖因子(Ⅱ、Ⅶ、Ⅸ、Ⅹ因子)除与肝脏有关外,还与肠道中维生素K吸收状况有关。阻塞性黄疸或胆道手术后的引流或胆道瘘管时,由于肠道胆盐缺乏可影响维生素K吸收。肠瘘、慢性胰腺炎、广泛小肠切除、慢性肠炎、慢性腹泻导致吸收不良时,也会导致维生素K吸收障碍,实验室检查主要表现为凝血酶原时间(PT)延长。因子Ⅸ减少时还可影响凝血活酶的生成,导致凝血活酶时间(APTT或KPTT)延长。

急性非静脉曲张性上消化道出血,因根据病情行个体化分级救治。①液体复苏;②必要时可输血,紧急时输液输血同时进行,包括血浆、红细胞和其他血浆代用品。输血指征为:①收缩压<90mmHg,或较基础收缩压降低幅度>30mmHg;②血红蛋白<50～70g/L,Hct<25%;③心率增快(>120次/分)。

食管胃静脉曲张出血的输血指征:①收缩压<80mmHg,或较基础收缩压降低>30mmHg;②血红蛋白<50g/L,血细胞压积<25%;③心率增快>120次/分。一般不宜将血红蛋白浓度升至90g/L以上,以免诱发再出血。大量输血时应补充凝血因子、钙等。血小板<50×10^9/L者,可输注血小板;凝血酶原时间延长者应补充凝血酶原复合物。

2. 自身免疫性溶血性贫血 输血指征可参考如下:①溶血危象,出现心脏代偿功能失调或嗜睡等中枢神经系统表现者(一般Hb<40g/L),必须即刻输血;②Hb<50g/L,应考虑输血;③Hb为50～80g/L时,可根据心脑等重要脏器功能的情况,酌情决定是否输血;④Hb>80g/L时,原则上不输血。输注成分以洗涤红细胞为主。输注红细胞的量仅需达到维持氧交换和重要脏器功能,输入速度宜慢,如出现血红蛋白尿,应停止输注。

3. 急性贫血时输血的注意事项 急性贫血时确定有无输血指征,除参考血红蛋白(Hb)值外,尚应考虑其他因素。

(1)有无缺氧或血容量不足引起的症状或体征;

(2)有无心血管系统或中枢神经系统疾患;

(3)贫血的种类,可能的病因,自然及预计病程;

(4)有无除输血外其他纠正贫血的治疗;

(5)输血引起的各种远近期利弊。

第三节 特殊贫血疾病的诊治

对于慢性贫血的患者,当血红蛋白在7g/dl以上时不需输血,除非患者是老年人或者有严重心肺疾病的人。珠蛋白生成障碍性贫血及镰状细胞贫血患者需要反复多次输红细胞,然而亚铁血红素的增多限制了输血在血红蛋白病中的使用。珠蛋白生成障碍性贫血患者应控制铁的积累,输血时应尽量输注富含年轻红细胞的新鲜血。

慢性贫血主要包括:缺铁性贫血、巨幼细胞贫血、慢性病贫血、再生障碍性贫血、纯红细胞再生障碍性贫血、遗传性再生障碍性贫血、先天性红细胞生成异常性贫血、珠蛋白生成障碍性贫血综合征、遗传性球形红细胞增多症、遗传性椭圆形细胞增多症、遗传性口形红细胞增多症、铁粒幼细胞贫血、葡萄糖-6-磷酸脱氢酶缺乏症(G6PD)、丙酮酸激酶缺乏症(PKD)、阵发性睡眠性血红蛋白尿症(PNH)、自身免疫性溶血性贫血(AIHA)、新生儿免疫性溶血性贫血(NIHA)、微血管病性溶血性贫血(MHA)。其中,慢性病贫血是指炎症、风湿病、慢性肺病、慢性肝病、糖尿病、肿瘤等疾病引起的贫血,相当常见,极易与缺铁性贫血混淆。本节主要阐述较特殊的贫血疾病的诊治。

一、阵发性睡眠性血红蛋白尿症(PNH)

(一)定义

为后天获得性造血干细胞克隆性突变引起的慢性血管内溶血病,男多于女,发生率占溶血性贫血的1/4~1/2,临床比较常见。

(二)临床表现

1. 溶血性贫血。
2. 血红蛋白尿。
3. 感染、出血。
4. 血栓形成。
5. 胆石症。
6. 肾功能改变。
7. 可向 AA、MDS、白血病转化。

(三)实验室检查

1. >50%全血细胞减少。
2. 网织红细胞轻度增高。
3. 酸化血清溶血(Ham)试验阳性。
4. 糖水溶血试验阳性。
5. 蛇毒因子溶血试验阳性。
6. 尿含铁血黄素试验阳性。
7. 红(白)细胞 CD55/CD59 阴性细胞>10%。
8. 骨髓增生活跃,红系为主。
9. 抗人球蛋白试验阴性。
10. 冷凝集素试验阴性。

(四)诊断标准

1. 有 PNH 临床表现。
2. Ham、糖水、蛇毒因子、Rous 等四项试验中 2 项阳性,或一项连续两次阳性。
3. Cooms 试验/CA 试验阴性。
4. 有条件直接做红(白)细胞 CD55/CD59 阴性细胞>10%,尤以 CD59。

凡具备1、2、3 或 1、3、4 项即可确诊。仅具备 4 提示有 PNH 克隆或可能为早期 PNH 或亚临床型 PNH。

二、自身免疫性溶血性贫血(AIHA)

(一)定义

AIHA 为抗自身红细胞抗体引起红细胞寿命缩短的溶血性贫血,为较常见的后天获得性溶血性贫血。自身免疫性溶血性贫血是由自身温抗体、冷抗体作用于红细胞抗原而引起的溶血,可因疾病、病毒感染或药物触发,打破对自身抗原的免疫耐受,或暴露于外来抗原诱导产生与自身红细胞有交叉反应的抗体,由于产生抗体时抗原表达降低,因此抗体的特异性并不明显。

温抗体主要是 IgG 抗体(IgM 或 IgA 抗体很少),在 37℃时反应最好,大部分都针对 Rh 抗原,但也有针对 Wrb、Kell、Kidd 和 U 血型抗原的病例。

冷抗体主要是 IgM 抗体,最佳反应通常低于 25℃,但也能在接近 37℃时反应,反应能募集并激活补体,引起溶血或使暴露在寒冷的血管闭塞。具有冷集素的患者常有针对体内的红细胞发生反应的 C3d,大部分冷抗体也具有抗-I 活性。其他比较少见的特异性抗体包括和 I、H、Pr、P 或其他抗体。

阵发性寒冷性血红蛋白尿相关的双相寒冷反应性 IgG 抗体主要与 P 抗原发生反应,寒冷时抗体连接到红细胞膜上并有效地激活补体,并在较高的温度下解离。

(二) 分类

按有无基础病:

1. 原发性　病因不明。

2. 继发性　继发于自身免疫性疾病,淋巴增殖性疾病、肿瘤、感染、药物。

按自身抗体与红细胞反应温度分型:

1. 温抗体型　最佳反应温度>35℃。

2. 冷抗体型　最佳反应温度 0~5℃。①冷凝集素 CA;②温冷双相溶血素(D-L 抗体)。

3. 兼有温冷抗体。

(三) 温抗体型 AIHA 特点

1. 溶血性贫血以血管外溶血为主。

2. 网织红细胞增高。

3. 可有球形红细胞增多。

4. 可有肝(脾)大。

5. 骨髓增生活跃,红系为主,可有巨幼变,无病态造血。

6. 可发生危象。

7. 抗人球蛋白试验阳性为诊断金标准。

8. 冷抗体试验阳性。

9. 输血治疗　输去白细胞红细胞。

(四) 冷凝集素综合征特点

1. 溶血性贫血,以血管内溶血为主。

2. 冷敏感,遇冷手指、鼻尖、耳郭发冷发绀,麻木疼痛,温度升高而缓解。

3. 可有血红蛋白尿。

4. Ham 试验可阳性。

5. 抗人球蛋白试验阳性常为 C3 型。

6. 冷凝集素阳性(1:40)为诊断必备。

7. 输血治疗　输血前血液制品应加温。

(五) 伴阵发性冷性血红蛋白尿症的特点

1. 冷抗体为温冷双相溶血素(D-L 抗体)。

2. 受冷后立即或数小时后突发。

3. 发热、头痛、腰背痛、恶心、腹泻。

4. 血红蛋白尿多于数小时后消失。

5. 冷敏感现象。

6. 抗人球蛋白试验 C3 常阳性。

7. D-L 抗体阳性为确诊必备。

8. 治疗 输血要保温。

三、新生儿免疫性溶血性贫血

(一) 定义

新生儿免疫性溶血性贫血(NIHA),是由母婴血型不合,对自己缺乏的胎儿红细胞抗原产生抗体,经胎盘入胎儿体内作用于胎儿红细胞发生的溶血性贫血。胎儿抗原阳性可致敏母亲,产生血型抗体引起的新生儿免疫性溶血,抗体主要是那些能穿过胎盘的抗体(IgG1 和 IgG3),在正常体温下与成熟的红细胞抗原结合可导致红细胞破坏。ABO 血型不合最常见,但是 ABO 型导致的 HDN 病情温和,大概是因为胎儿在出生时血型抗原表达不完全的缘故。D 抗体能导致严重的 HDN,当抗-D 效价大于 1：16 时,应仔细监测胎儿的健康状况。其他血型抗体引起的 HDN 很难检测,其严重程度从轻微到严重各有不同,例如,抗-K 不仅可以引起溶血,也可抑制红细胞生成。以 ABO 血型不合最多,Rh 不合次之,两者占新生儿溶血病的 95%。

(二) 诊断

1. 母婴血型不合。

2. 产前诊断 ①孕妇 O 型或 Rh 阴性,丈夫为 A 或 B 或 Rh 阳性,胎儿有可能发病。②妊娠 16 周,28 周孕妇血抗 Rh 抗体低度上升。③穿吸羊水有胆红素增高可确定有溶血。

(三) 治疗

可采用单采换血治疗。

四、微血管病性溶血性贫血

(一) 定义

微血管病变或血管异常或血管内有纤维蛋白沉着或血管内凝血引起机械性红细胞破碎,发生的溶血性贫血综合征。

(二) 诊断

临床表现

1. 溶血性贫血。

2. 破碎红细胞增多(正常值为 1%～2%)。

3. 抗人球蛋白阳性。

4. 重症 TMA。

(三) 治疗效果

1. 痊愈

(1)破碎红细胞正常。

(2)溶血性贫血及临床实验室异常指标恢复正常。

(3)血小板恢复正常。

2. 显效　溶血性贫血、破碎红细胞、血小板三项中有两项恢复正常。

3. 进步　溶血性贫血、破碎红细胞、血小板三项中有一项恢复正常或各有不同程度好转。

4. 无效　无好转或恶化。

五、脾功能亢进

(一) 定义

脾功能亢进,简称脾亢,是一种以脾大和单系或多系血细胞减少,同时伴有骨髓中相应的前体细胞增多成熟受阻为主要表现的临床状态。多继发于其他疾病,无明确病因者称为原发性脾亢。

(二) 发病机制

1. 脾脏病变几乎总是继发于其他原发病如:肝硬化、门静脉栓塞、淋巴或骨髓增殖性疾病。所有可以引起脾大的疾病均可导致脾亢。

2. 脾功能亢进时血细胞减少的主要机制是脾大高度阻留血液,血细胞在脾内破坏或滞留过多。

(三) 临床表现

1. 原发病临床表现。

2. 脾大。

3. 血细胞减少所致,感染、苍白、无力、出血。

4. 非特异性症状　左上腹胀满,栓塞时脾区疼痛等。

(四) 血象

1. 增生性骨髓象,外周血血细胞减少时有同系的幼稚细胞增生伴有成熟受阻表现。

2. 若是原发于造血系统的疾病,则有相应改变。

(五) 注意事项

1. 脾大的程度与外周血细胞减少程度不完全成正比。

2. 脾大不一定有脾功能亢进。

3. 脾亢骨髓象并不一定有外周血细胞减少系列的前体细胞的增生和成熟受阻。

4. 脾切除后要注意血象变化,血细胞可增多,疗效判定最好于手术后一个月左右确定。

5. 切脾应同时切除副脾。

六、血色病

(一) 定义

为慢性体储存铁增加,沉积于脏器以致器官功能损害的一组综合征,分原发和继发。前者为常染色体隐性遗传性疾病,后者多继发于反复多次输血的各种贫血、慢性肝病、迟发性皮肤卟啉病等,原发与继发临床表现相似。

(二) 临床表现

1. 经典四联征和五联征　肝病、糖尿病、皮肤色素沉着、性功能减退或消失为四联征,加上心脏病变为五联征。

2. 腹痛、关节病、神经精神异常、骨质疏松。

（三）实验室检查

1. 血清铁明显升高＞32μmol/L。

2. 血清铁蛋白明显增高＞500μg/L，多大于1000μg/L。

3. 转铁蛋白饱和度明显升高＞62%。

4. 肝活检显示肝细胞内含铁血黄素沉积为主，纤维组织增生。

（四）治疗

1. 静脉放血，每周放500ml，直至储铁耗尽，铁蛋白＜50μg/L，转铁蛋白饱和度＜30%。

2. 去铁胺。

3. 口服驱铁药　当铁蛋白＞500μg/L并有增加趋势行驱铁治疗是合理的。

（五）注意事项

1. 每年接受输血200～300ml/kg，易发生HC。

2. 已有铁负荷过多的疾病如铁粒幼细胞性贫血、地中海性贫血等先天性溶贫，即使不长期输血也会发生HC。

3. 组织病理含铁黄素沉积，而无脏器的功能损害，只能确诊为铁黄素沉积症。

4. 长期接受输血的患者应定期检查血清铁蛋白，如＞500μg/L应驱铁，多数已＞1000μg/L。

七、淋巴瘤及其他疾病的输血治疗

（一）淋巴瘤及其他疾病的介绍

疾病主要包括淋巴瘤、Castleman病、血管免疫母细胞淋巴结病、淋巴瘤样肉芽肿病、窦性组织细胞增生伴巨大淋巴结病、蕈样真菌病/Sezary综合征、假性淋巴瘤、多发性骨髓瘤、反应性浆细胞增多症、意义未明的单克隆免疫球蛋白血症、POEMS综合征、淀粉样变性、重链病、单克隆轻链沉积病、华氏巨球蛋白血症、单克隆B淋巴细胞增多症、持续性多克隆B淋巴细胞增殖、自身免疫性淋巴增殖综合征、冷球蛋白血症、恶性组织细胞病、噬血组织综合征、朗格汉斯细胞组织细胞增生症、神经鞘磷脂病、葡萄糖脑苷脂病、原发性骨髓纤维化、骨髓坏死、血色病、脾功能亢进、脾切除后血液学变化、系统性肥大细胞病。

（二）输血科治疗

1. 该类患者如果需要进行造血干细胞移植治疗，输血原则参见第八章移植输血。

2. 针对免疫球蛋白紊乱的患者，药物治疗病情不缓解时，可进行血浆置换治疗。

3. 针对淋巴细胞异常增多患者，药物治疗病情不缓解时，可进行淋巴细胞去除治疗。

八、肾性贫血

（一）肾性贫血的病因

肾性贫血与红细胞的生成密切相关，目前认为肾性贫血的发生是由多种因素所致。常见的原因有：

1. 促红细胞生成素（EPO）的相对缺乏。

2. 慢性肾功能不全体内蓄积的毒素导致红细胞的寿命缩短。

3. 失血,慢性肾功能不全所致血小板功能障碍,导致出血倾向;同时每次血液透析时的残留血液引起的慢性少量失血;与血液透析相关的可能出现的少量溶血等。

4. 铁缺乏在透析患者和慢性肾功能不全患者很常见。

5. 叶酸和维生素 B_{12} 缺乏。

6. 甲状旁腺功能亢进。

7. 慢性肾功能不全患者体内可能存在红细胞生成抑制因子。

(二)输血原则

慢性肾衰竭贫血,在治疗原发病的同时应用重组人红细胞生成素,肾性贫血多可得以纠正,输全血、输红细胞悬液已相对较少使用,应用雄性激素能激发红细胞生成。输血对慢性肾衰竭贫血治疗效果有限,输血指征限制在严重贫血、出血和有相关症状的患者,而成功的肾移植可完全纠正贫血。对贫血耐受力强、症状较轻的患者,必须明确输血后可以逆转患者的症状和体征,否则不应输血。

在以下情况可以考虑输血:

1. 血红蛋白在 60g/L 以下的严重贫血;出现明显症状。

2. 患者出现出血和严重的感染。

3. 为创造手术条件,对需行手术者,可以输血提高血红蛋白。

血制剂的选择:改善贫血以输新鲜悬浮红细胞为主。红细胞制剂以选择洗涤红细胞为最佳。针对肾衰患者,洗涤红细胞的优点在于:容积小,乳酸含量较少,可减少红细胞悬液中其他成分对机体的影响。

九、脓毒血症(sepsis)

1. 脓毒血症可导致贫血、凝血功能下降、感染中毒性休克、血小板减少症。脓毒血症可使红细胞生成减少,破坏增加或失血,由此产生贫血。主张将 $Hb<70g/L$ 作为重症感染患者输注红细胞的指标,而 Hb 宜维持在 70~90g/L。

2. 脓毒血症患者可出现凝血功能异常。但在没有出血或需进行有创操作时,不需输注新鲜冰冻血浆进行纠正。

十、慢性心力衰竭合并贫血

必须正确评估贫血的原因,诸如:铁、叶酸、维生素 B_{12} 的缺乏,是否有出血或血液稀释,并给予适当的治疗。输血治疗选择红细胞悬液,不主张选择浓缩红细胞,每次输注的量控制在 200~300ml,并适当控制输注的速度,不宜太快。

第四节 红细胞的输注

一、红细胞抗体的临床意义

临床上抗体能破坏输注的红细胞,反应的严重程度取决于抗原的量及抗体特性。

通常与血管内溶血相关的抗体包括抗-A、抗-B、抗-Jk^a 和抗-Jk^b。急性溶血反应主要见于 ABO 不相合溶血,因为 A 和 B 抗原大量表达于红细胞表面,抗体可迅速有效地结合补体。Kidd 抗体则见于迟发性溶血反应,由于它们可以从循环中迅速消失因而难以检测到。抗 Jk^a IgG 似乎只有当抗 Jk^a IgM 出现时才结合补体。抗 PP1Pk、抗 Vel、抗 Lea 也与溶血有关,但临床病例少见。

正常体温下发生血管外溶血的抗体包括 IgG1 和 IgG3 抗体,主要与 Rh、Kidd、Kell、Duffy、Ss 抗原发生反应,是临床上最主要的抗体。在温度低于 37℃下导致红细胞破坏的 IgG 抗体主要是 IgG2 和 IgG4 亚类。

二、红细胞的临床应用

(一) 浓缩红细胞

用二联塑料血袋采集全血,5000×g,温度 4℃±2℃,离心 7 分钟。大部分血浆流入转移袋,热合封闭后,血袋内留下的即浓缩红细胞。一个单位(200ml)全血制成浓缩红细胞体积 120ml±10%,血细胞比容 70%～80%。

有以下特点:

(1)与全血具有同样运氧能力的红细胞,而容量约为全血的 1/2～2/3,减少了输血后循环负荷过重的危险。

(2)已移去了大部分血浆,避免或减少了由血浆引起的发热、过敏等反应。

(3)减少了血浆中钠、钾、氨、乳酸和枸橼酸盐的含量,适用于有心、肝、肾疾病的患者输用。

(4)分离出大部分血浆可供临床输用或进一步制备血浆蛋白制品。

输注浓缩红细胞的适应证:为了恢复带氧活力,浓缩红细胞输注是最好的选择,现常规用作纠正红细胞数减少而引起的缺氧征象。在任何慢性贫血需要输血者均可输注浓缩红细胞,特别是伴有充血性心力衰竭时输注浓缩红细胞可最小限度扩充血容量,也不引起肺水肿。其发热、因白细胞引起的非溶血输血反应的发生率也明显地比全血少。

(二) 悬浮红细胞

用三联袋采集全血,5000×g,温度 4℃±2℃,离心 7 分钟。90%以上血浆流入转移袋后,将另一转移袋内红细胞保存液,如 SAG(氯化钠-腺嘌呤-葡萄糖)、SAGM(氯化钠-腺嘌呤-葡萄糖-甘露醇)或 SAGS(氯化钠-腺嘌呤-葡萄糖-蔗糖)等加入红细胞内代替移出的血浆,使红细胞与保存液充分混匀,热合封闭并切断分浆管,制成悬浮红细胞。一个单位(200ml)全血制成悬浮红细胞体积为 180ml±10%,血细胞比容 50%。

有以下特点:

(1)同时具有补充红细胞和扩充血容量的双重作用。

(2)因血浆基本移去,引起不良反应的机会比全血少。

(3)分出全部血浆可用于临床或制备血浆蛋白制品。

(4)血细胞比容约为 50%,输注时比较流畅。

悬浮红细胞的适应证:具有与全血相似的功能,临床上可用于纠正血容量及带氧力的不足。它是红细胞制剂中最常用的制剂之一。应用时不必再用电解质溶液稀释,因而可用作急性失血治疗、手术前后应用等。有些也应用于新生儿贫血,但有的学者认为 CPDA 中腺苷代谢产物可引起肾结石及肾损害,此外,因为血液陈旧导致高钾血症,因而不主张在新生儿贫血时应用较陈旧的血液。

(三) 少白细胞红细胞

受血者反复输血或妊娠致使体内产生白细胞凝集素,这种凝集素对患者本身的白细胞不发生作用,而凝集大多数献血者的白细胞。这种凝集素大部分属于 HLA 抗原抗体系统。一旦产生了这种凝集素,再次输血时,就会发生严重的发热反应,其程度与输入的白细胞数和受血者体内凝集素的效价有关。为解决此问题,可采用少白细胞红细胞,制备方法包括离心法、过滤法、沉降法、洗涤法。其中,使用白细胞滤器去除白细胞的方法最为有效,目前该法已在国内外得到了广泛的应用,并且在预防输血副作用的产生及输血相关亲白细胞病毒的传播方面取得了满意的效果。

少白红细胞的适应证:主要应用于反复发热的非溶血性输血反应患者,如患者有 2 次以上发热或非溶血性输血反应,宜输注少白细胞的红细胞以纠正贫血。此外,为了避免同种免疫 HLA 抗原,尤其是急性白血病、恶性肿瘤、再生障碍性贫血患者常要输注红细胞及血小板,因此,血液病患者、血液透析患者、器官移植患者等输注少白细胞的红细胞制剂更安全。

(四) 洗涤红细胞

洗涤红细胞已去除了大部分血浆和白细胞、血小板,血浆蛋白清除率≥90%,白细胞清除率≥80%,红细胞保留≥80%。

洗涤红细胞有以下特点:

(1)制品中血浆已基本去除,同时白细胞和血小板也已大部分去除,故可降低不良反应的发生率。

(2)洗涤红细胞缺乏同种抗 A、抗 B 凝集素,因此洗涤的 O 型红细胞,可输给任何 ABO 血型的患者。

(3)洗涤红细胞中钾、钠、氨、枸橼酸盐以及乳酸等基本去除,更适用于心、肝、肾疾病患者。

(4)手工洗涤法操作简单,成本低,国内应用较广。

洗涤红细胞最常用于因输血而发生严重过敏反应的患者,有全身荨麻疹及(或)哮喘,甚至过敏性水肿、休克时,可能是 IgE 抗体与献血者血液某些成分有关,对这些需要输血的患者洗涤红细胞能防止过敏反应的发生。对贫血患者伴 IgA 缺乏者在其血清中常有种属特异抗 IgA 抗体,因而这类患者如过去有输血反应史而需要输血时可用洗涤红细胞。

洗涤红细胞常用于阵发性睡眠性血红蛋白尿症患者,可减少补体成分的输入而减少溶血的发生;此外,阵发性睡眠性血红蛋白尿症患者可有 HLA 同种抗体,在输注含白细胞的血液时可引起反应,故有人建议输注洗涤红细胞。但也有学者认为该病患者不一定要输洗涤红细胞。这种制剂也常用于自身免疫溶血性贫血。

(五) 冰冻红细胞

冰冻红细胞的质量标准:

(1)红细胞回收率达 80% 以上。

(2)输后红细胞存活率达 70% 以上。

(3)红细胞上清液,输注前检查血红蛋白含量不超过 1g/L。

(4)甘油残余量小于 1%。

冰冻红细胞的适应证:可长期保存红细胞,特别是可保存世界上的稀有血型,供稀有血型者输用;二可保存自身血液,以备今后输用。此外,对输用少白细胞的红细胞仍有发热反应者,可改用冰冻红细胞。因为少白细胞的红细胞中仍可含 15%～20% 的白细胞,而冰冻红细胞则少于 5%。本制剂也可用于 IgA 缺乏患者,减少对 HLA 的敏感性。在急性再生障碍性贫血患者拟作骨髓移植前最好输用本制剂,以防止同种免疫。从临床实践证明再生障碍性贫血患者曾接受过输血者,骨髓移植的疗效明显地比未接受输血者为差,而急性患者不接受输血的可能性很小,改用冰冻红细胞可有较好效果。

(六) 辐照红细胞

辐照红细胞可以防止输血后淋巴细胞成活,淋巴细胞对电离辐射较敏感,血液其他成分不敏感。主要适应证有:

(1)需要输血且有免疫缺陷或免疫抑制的病人;

(2)子宫内输血者;

(3)新生儿换血;

(4)早产儿或新生儿需要输血者;

(5)发生输血相关性移植物抗宿主病(TA-GVHD)的病人。

(七) 年轻红细胞

年轻红细胞主要由平均年龄为 30 天的红细胞和较多网织红细胞组成,主要适用于需要依赖输血治疗的病人,如严重的再生障碍性贫血、珠蛋白生成障碍性贫血等。反复输血可使铁在体内积聚增多,也可在器官堆积引起含铁血黄素沉着症。经临床证实输注年轻红细胞可减少输血次数,延长输血间隔。一般可减少输血次数 10%～50%,减少输血量 10% 左右。年轻红细胞是指网织红细胞与成熟红细胞之间的红细胞,其存活期明显地比成熟红细胞为长,其半存活期为 44.9 天,而成熟红细胞为 29 天,故输用年轻红细胞可明显延长输血间隔时间。由于年轻红细胞制备成本较高,国内尚未推广。

第五节　浓缩粒细胞的输注

20 世纪 70 年代很多研究发现粒细胞输注延长了持续中性粒细胞缺乏(>10 天)合并革兰阴性细菌脓毒血症患者的生存期,另一些数据显示也延长革兰阳性细菌脓毒血症患者的生存期。但对于中性粒细胞缺乏不明原因发热的患者没有发现有效。临床上很多中心仅仅给革兰阴性细菌脓毒血症患者输注。现在对于细菌感染基本上使用抗生素,几乎不使用粒细胞输注,也不使用预防性粒细胞输注。由于造血干细胞生长因子的应用,例如粒细胞集落刺激因子(G-CSF)能够刺激循环中性粒细胞的产生,现在对粒细胞输注又有了新的认识。目前还没有粒细胞输注的最佳剂量标准,由于 5×10^9/天的剂量只包含有 5% 的人体白细胞量,大部分人认为应该输注 1×10^{10}/天的剂量比较适合。

如果单用 G-CSF,循环白细胞会升至 30 000/μl,如果使用 G-CSF 和糖皮质激素,循环白细胞会升至 40 000/μl,给献血者使用 G-CSF 是安全有效的,使用之后,献血者单采粒细胞会升至 8×10^{10}/天,20 世纪 70 年代这样的剂量远远超过临床需要的剂量,从而很容易获得献血员。粒细胞输注的另一作用在于真菌感染的治疗,虽然有的临床试验和动物试验支持这一观点,但目前临床上仍没有这方面的临床试验证实。

(黄文荣)

第四章

血容量异常的补液与输血

第一节　患者体液变化

一、总体液

正常人的体液总量占体重的 $50\%\sim60\%$，但个体之间差异很大，主要取决于体内脂肪的含量。因为脂肪含水量很少，据估计肥胖的人体中，脂肪量可占体重的 35% 以上，这在临床上具有重要意义。假如肥胖者有 35% 的脂肪，其体重的 65% 为肌肉（含水量占 $75\%\sim80\%$）和其他非脂肪性组织所构成。研究表明，非脂肪性组织的成分相当稳定，大致含水 75%，作为整体而言，其含水量约为 $75\%\times65\%=49\%$，考虑脂肪中是少了水分，大约仅 50%，因此对 $70kg$ 体重肥胖者而言，其总体液估计只有 $35L$，此人一旦发生呕吐、腹泻或大量出汗，丢失体液 $3\sim4L$ 时，他的生命就会受到威胁。另一方面，一个非肥胖病人（假如脂肪为 20%），体重为 $70kg$，却有体液 $42L$，他能耐受更多的体液丢失而不至于对身体产生显著的影响。

其次，体液多少与年龄和性别有关，新生儿总体液占体重约 77%，$3\sim4$ 岁降至成人的水平。青春期以前总体液无性别差异，此后男性比女性多，在成人时期一直存在，中老年期男女体液都有所下降，此后机体衰老，体液减少更明显，因此老年人发生水、电解质紊乱时对机体影响更大。

综上所述，总体液量的个体差异明显，主要受脂肪、性别和年龄影响，临床处理水与电解质平衡时应加以注意。

临床上所见慢性消耗性疾病，一般主要是消耗脂肪，而急性失水性疾病如腹泻、肠梗阻等则主要消耗体液。因此一个肥胖人对急性失水性疾病常难以耐受，而能较好地耐受慢性消耗性疾病；另一方面，一个肌肉发达而不肥胖的人，则比较能耐受失水性疾病，而不容易耐受慢性消耗性疾病；当然，一个瘦而肌肉也不发达的女人，脂肪和水都缺乏，二者都不能耐受，当出现任何急性、慢性疾病或创伤时，都非常不利。这种个体差异对疾病的发展和预后都有重要意义。

二、血容量和血浆容量

（一）血容量及其分布

血管内血液的总量称为血容量，是血浆容量和血细胞量的总和，除红细胞外，其他细胞的数量非常少,可忽略不计,血浆中水占 $90\%\sim91\%$,蛋白占 $6\%\sim8\%$,其他小分子占 2% ,血容量约占体重的 $7\%\sim8\%$ 。也可根据体表面积计算血容量,但应注意不同生理时期的差异,其中婴儿的血管容积比成人少 $1/3$,随着年龄增大,血管容量即适应体表面积而逐渐增加,直至达到成人容量时为止。妇女在妊娠期,血容量明显增加,血浆容量也相应扩大。

(二) 血容量异常的原因

临床上引起血容量增加的因素较少,但由于失血、脱水、毛细血管通透性增大等因素引起血容量降低更为多见。引起血容量增加的常见病有充血性心力衰竭、红细胞增多症、早期白血病和大量氯化钠溶液的输入等。在大量出血后,由于血浆、电解质和血细胞的丢失,血容量迅速降低,但随着水分从组织间液移入血管时,血浆容量可有一定程度的恢复。

(三) 血容量异常的检测

1. 体征　患者是否有口渴感、舌的湿润度、四肢皮肤色泽和温度、颈静脉充盈程度等均可作为反映血容量水平的最直观的指标。

2. 呼吸变化　血容量的减少不能靠体循环的调节来弥补时,呼吸会加快或加深,肺组织回缩,肺泡内压升高。

3. 心率　心率(或脉搏)加快,在排除心血管疾病、手术刺激、麻醉影响、血管活性药物的作用、潜在出血以及体位变化等因素外,通常提示血容量偏低。而且,心率(或脉搏)加快通常是血容量低下的最早期指标。

4. 血压　血压监测可以常规监测无创袖带血压,但需要根据病情不断调整测量的间隔时间。病情变化大、循环血容量不稳定时,宜通过有创的方式监测即时动脉血压(IABP)。

5. 脉搏血氧饱和度(SpO_2)　 SpO_2 是围术期生命体征的重要监测指标,对于很少活动和组织灌注很好的患者, SpO_2 值准确可靠,但对于组织水肿、灌注差,或涂指甲油和(或)活动度高的患者,它的准确度会下降。当患者血容量不足时,若血容量的减少量可以通过体循环的调节来弥补,那么 SpO_2 在波形上无特异性。如果血容量的减少不能靠体循环的调节来弥补,那么患者循环血量会下降,肺循环的压力也应降低。 SpO_2 波形随呼吸变化提示患者血容量不足。

6. 尿量　尿量是反映微循环灌注和肾灌注状况的有效指标,可间接地反映循环血容量的情况。但患者对麻醉、手术的应激反应会导致抗利尿激素分泌增加,影响机体排尿。需要注意的是,监测尿量应在留置尿管且保持尿管通畅的前提下进行。

7. 超声检测　超声心动图,如经食管超声(TEE)能够准确地了解心脏的充盈状态,是重症患者监测循环血容量的可靠方法。腹部超声能明确损伤部位和损伤程度,估计腹腔内出血量,进一步判定血容量变化。妇科超声能明确子宫内外出血部位、出血速度,进一步追踪血容量变化。

8. 中心静脉压(CVP)　是上、下腔静脉进入右心房处的压力,通过上、下腔静脉或右心房内置管测得,正常值为 $0.49\sim1.18kPa$ 。CVP 反映右心房压力,受右心泵血功能、循环血容量及体循环静脉系统血管紧张度三个因素影响,是临床观察血流动力学的主要指标之一。测定 CVP 对了解有效循环血容量和右心功能有重要意义。精确测量 CVP 的关键点是确定压力传感器零点的位置,首选位置是对应右心房顶部平面(第 4 肋间、胸骨水平下 5cm 处)。CVP 的测定还需要观察 CVP 波形,并在呼气末(无论自主呼吸或机械通气)记录 CVP 的值。CVP 与右心血容量呈现为曲线关系。应该重视 CVP 的变化趋势和对液体治疗的反应。

9. 动脉血压（ABP）　是指血流对单位面积动脉管壁的侧压力，即压强。由于大动脉中血压的降落甚微，故上臂肱动脉处所测得的血压数值基本上可以代表主动脉血压。因此，测量 ABP 通常是以肱动脉血压为标准。IABP 是连续、可靠的循环监测指标。

10. 肺动脉楔压（PAWP）和心室舒张末期容量（VEDV）　PAWP 是反映心脏容量的有效指标，心室功能失调最早的体征是 PAWP 升高，而心脏每搏量（SV）正常，PAWP 测定依靠肺动脉漂浮导管。VEDV 是目前临床判断心脏容量的有效指标，VEDV＝SV/射血分数（EF），左心 VEDV 测定采用超声心动图，右心 VEDV 测定采用漂浮导管。

11. 血红蛋白（Hb）和红细胞比容（Hct）　是反映患者贫血状况的有效指标，急性失血性贫血在充分补液情况下能迅速反应。

12. 动脉血气分析　包括 pH、氧分压、二氧化碳分压（$PaCO_2$）、二氧化碳结合力、标准碳酸氢盐（SB）和实际碳酸氢盐（AB）等，可以反映患者机体的酸碱平衡情况。

第二节　围术期患者血容量平衡管理

一、血容量平衡管理目的

围术期血容量平衡管理的主要目的是补足每日正常基础生理需要量和手术前因禁食所致的液体缺失量或累计缺失量。机体内环境维持良好的组织灌注和充足的氧运输，保持血液中电解质浓度、渗透压在正常范围，血糖因手术刺激在术后会应激性增高。然而，临床科室很难完全准确地评估血容量和组织灌注，因此，通常需要采用各种监测手段评估围术期患者的血容量，帮助临床医生对患者的病情做出实时判断和及时处理。

二、围术期血容量不足的常见原因

1. 择期手术患者术前均需禁食，若无相应的补充，麻醉开始时患者通常是处于液体缺乏状态，血容量相对不足。

2. 手术期间存在机体内部体液的再次分布，如血管内部分的体液转移、部分体液进入第三间隙等，这些原因均可导致血管内容量明显减少。

3. 烧伤、严重创伤、手术分离、腹膜炎等情况下，机体常继发性引起大量体液渗出浆膜表面形成腹腔积液，或大量体液进入肠腔内和机体淋巴液的不断丢失。

4. 围术期各种原因造成的缺氧会引起细胞肿胀，导致细胞内液容量增加，有效循环血容量减少。

5. 围术期患者发热、呕吐、腹泻、利尿或等原因会造成大量体液丢失。

6. 围术期患者失血，如创伤、外科大手术的失血、消化道溃疡、食管静脉曲张破裂及产后大出血等疾病引起的急性大量失血等。

7. 围术期的麻醉处理，麻醉药物和麻醉方法会产生血管扩张，如降压处理、连续硬脊膜外腔阻滞、腰麻、腰硬联合麻醉和全身麻醉等导致有效循环血容量减少。

三、围术期循环血量异常增高的常见原因

1. 机体摄入水分过多或静脉输液过多。

2. 各种原因导致的抗利尿激素分泌过多。

3. 患者存在肾功能不全,排尿能力下降。

4. 大量快速输血。

5. 人血白蛋白等高胶体渗透压制剂的使用不当。

循环血容量异常增高会造成器官组织水肿、器官功能障碍、心力衰竭或肺水肿,甚至危及生命。

四、循环血容量维持平衡的基本原则

1. 输液管控　2001 早期目标导向性液体治疗协作组提出了外科输液应满足的 4 个目标:中心静脉压(CVP)8～12mmHg、平均动脉压(MAP)≥65mmHg、每小时尿量≥0.5ml/kg、混合静脉血氧饱和度(SvO_2)≥ 70%。

2. 消化系统准备　术前对于不存在胃排空障碍的择期手术患者,术前不必限制为清淡的无渣饮食,直至麻醉诱导前 2 小时为止;尽量减少术前的机械性肠道准备,因其有可能影响到术中及术后的液体管理和电解质平衡。如果术前确实需要做肠道准备,可以静脉输注乳酸钠林格液,以补充肠道准备时丢失的液体量。一般情况下,术前输注液体 500ml 就能够有效地减轻患者干渴的主观感受,而输注 2000ml 则能改善术后的眩晕及恶心;对于术前胃肠减压、呕吐、腹泻或肠瘘的患者,在静脉输注乳酸钠林格液的同时,还应补足相应的电解质(如钾离子、钠离子、氯离子等),但应注意整体容量控制。

3. 术前输血准备　对于术前存在贫血的择期患者,可少量多次输注悬浮红细胞,使Hb≥100g/L;急诊手术患者,需要迅速纠正贫血,术前 Hb≥90g/L 再进行手术。对于血浆蛋白低者,应适当输入白蛋白,术前血清白蛋白应≥30g/L,总蛋白不低于 60g/L,当白蛋白无法供应时可考虑输注血浆。术前存在凝血酶原时间延长、纤维蛋白原数量低、血小板低下等情况时,要补充新鲜冰冻血浆、冷沉淀或血小板成分,保证手术安全进行。

4. 腹部大手术准备　对于腹部大手术或一些整形外科的手术,术中或术后 8 小时内应给予适当的液体治疗以达到理想的心脏每搏量,必要时可以给予小剂量的升压药,这对于降低术后并发症的发生率和缩短术后住院时间均十分有帮助。所以围术期尿量不能及时反映血容量变化。术中尿量应维持在 1ml/(kg·h)以上。

五、术后血容量管控

1. 术后血容量评估　对于大手术患者,离开手术室回病房后,应立即评估患者的血容量水平。评估时应回顾术中输注液体的量和类型、术中液体的丢失量,包括尿和非显性失水,由此计算需要补充的液体量和类型。

2. 早期恢复肠道营养　只要患者血容量或血流动力学平稳,就应尽可能早期恢复肠道营养。饥饿后的营养补充应该遵循"先少后多、先慢后快、先盐后糖、多菜少饭、逐步过渡"的原则,1 周后再恢复至正常需要量。多项研究显示,术后限制性输液有利于患者的恢复;而术后液体正平衡可导致肠道水肿,进而引起肠道功能障碍。大量输液引起的低蛋白血症可导致胃排空延迟、小肠蠕动减慢和术后肠梗阻。

3. 术后补液　对于需要长期静脉补液的患者,既要补足每日的生理需要量,又要补充任何可能的丢失量(如引流液等),遵循"量出为入"的原则;对于那些不能排出术中盐负荷,尤其是尿钠＜20mmol/L 的患者，需要仔细评估血流动力学和液体的状况；对于术后存在水肿或低血容量的患者，应根据尿钠浓度逐渐纠正钠盐及水平衡，同时应注意监测血钾浓度，随时调整补钾量；谨防再喂养综合征的发生。再喂养综合征是指在长期饥饿后提供再喂养，包括经口摄食、肠内或肠外营养所引起的与代谢异常相关的一组表现，包括严重水电解质失衡、葡萄糖耐受性下降和维生素缺乏等，严重的能够引起重要器官功能衰竭，甚至导致死亡。

4. 术后输血　术后患者输注红细胞纠正贫血应根据患者临床表现、生命体征决定。术后 Hb≤60g/L 必需输红细胞；术后 Hb 急剧下降24 小时内≥30g/L 可输红细胞；术后 60g/L≤Hb≤100g/L 时，根据心肺功能决定是否输红细胞。对于血浆蛋白低者，应适当输入白蛋白，血清白蛋白应≥30g/L，总蛋白不低于 60g/L，当白蛋白无法供应时可考虑输注血浆。术后存在凝血酶原时间延长、纤维蛋白原数量低、血小板低下等情况时，可根据病情补充凝血因子、纤维蛋白酶原复合物、新鲜冰冻血浆、冷沉淀、血小板等。

第三节　心功能的监测

一、手术对心功能的影响

1. 体液不平衡　输入液体对心排指数增加的影响与液体内细胞的密度成反比。术前禁食水和术中失血导致血容量不足，为维持生命体征，大量扩容，另有大中手术或危重患者术后应激状态下水钠潴留，腹部手术术后胃肠功能受抑需禁食补液，导致循环负荷过重，血容量不足和循环负荷过重均会影响心功能。

2. 左心衰临床表现　术后急性左心衰表现典型，容易诊治；部分患者临床表现不典型，易误诊。大部分慢性左心衰患者仅表现为顽固性咳嗽，咳少量白色黏痰，呼吸及心率增快，白天输液时症状加重，第 2 天输液前症状减轻。发作时双肺听诊可闻及哮鸣音或少量不对称的湿啰音。术后慢性左心衰患者常需洋地黄治疗。尤其是腹部手术，术后多要禁食补液，一旦心衰确诊并初步纠正后，需用强心药维持治疗。

3. 低排血量综合征临床表现　大手术后特定的条件下，不少患者手术前没有明显的心脏病，术后血浆外渗、发热、出汗、呕吐、胃肠减压等加重血容量不足，这样低排血量综合征表现为心动过速、少尿，与心衰症状相似，需要鉴别。

4. 低蛋白血症　患者因腹膜炎、肠梗阻、大手术、大出血等致体液或血液大量丢失，术后强烈应激状态导致负氮平衡，热量供应不足，蛋白大量消耗，加上术后大量晶体液输入，患者多有明显且顽固的低蛋白血症，四肢末端及睑结膜常有明显的水肿，病程越长，水肿越显著。采用人血白蛋白纠正术后低蛋白血症不当，会因血容量迅速增加造成急性左心衰。

5. 机体的代偿能力　老年人各器官的代偿能力不足，术前常合并有高血压病、冠心病、心律失常等心血管疾患，即使是术前心功能评价无明显异常的患者，术后也可能发生心功能不全。临床医师要有防范意识，对于原因不明的咳嗽、呼吸及心率增快、指脉氧指数偏低等表现，要及时查明原因，对症处理。老年患者腹部大手术后常规测定中心静脉压有利于鉴别循环负荷过重或不足，并指导输液量和输液速度的控制。

二、心衰指标

血浆 BNP 构成一组结构相关的具有调控液体内环境、血管张力和血管生长等功能的肽家族,它包括 A 型(心房型:ANP)、B 型(脑型:BNP)及 C 型(内皮源性:CNP),B 型利钠肽(BNP)、N 端 B 型脑利钠肽(NT-proBNP)由于 BNP 和 NT-proBNP 主要由心室及细胞合成和分泌,而且其浓度与心室容量的扩张以及充盈压力增加有关,故 BNP 和 NT-proBNP 水平的检测一直主要应用于充血性心力衰竭的临床诊断和治疗。由于 NT-proBNP 的水平往往受性别、年龄、肾功能、心力衰竭严重程度和肥胖等各种因素的影响,其正常值往往随着年龄的增大而增大,并且女性高于男性。NT-proBNP 主要由肾脏清除,因此肾功能降低时其血药浓度升高,此外,NT-proBNP 水平随着体质量指数的降低而升高。

2008 年《欧洲急性与慢性心力衰竭诊疗指南》推荐标准:

1. NT-proBNP<400pg/ml 者慢性心力衰竭可能性较小;

2. >2000pg/ml 者十分可能;

3. 400~2000pg/ml 者不确定,需要进一步鉴别诊断。

推荐按年龄分类对 NT-proBNP 检测进行应用

年龄小于 50 岁,NT-proBNP≥450pg/ml,心力衰竭可能性高;

年龄 50~70 岁,NT-proBNP≥900pg/ml,心力衰竭可能性高;

年龄大于 70 岁,NT-proBNP≥1800pg/ml,心力衰竭可能性高;

NT-proBNP<300pg/ml,排除心力衰竭的可能。

疾病诊断:

心功能正常组 NT-proBNP(56.7±8.9)pg/ml;

慢性支气管性肺气肿 NT-proBNP(269.6±44.5)pg/ml;

急性心力衰竭 NT-proBNP(14 945±3692)pg/ml。

血浆 NT-proBNP 水平与纽约心脏协会心功能分级的关系

1. 心功能Ⅰ级者血浆 NT-proBNP(75.5±6.8)pg/ml;

2. Ⅱ级者(221.7±85.4)pg/ml;

3. Ⅲ级者(404.3±157.9)pg/ml;

4. Ⅳ级者(890.8±259.5)pg/ml。

三、心肌损伤标志物的特点

肌红蛋白-Mb,是最早出现的可测心肌损伤的标记物。AMI 发生后 0.5~2 小时血中即升高,6~9 小时高峰,24~36 小时恢复正常。其预测值达 100%。缺点:窗口期太短,特异性略差。Mb 是第 1 个用于诊断心肌损伤的非酶类蛋白,也是一项敏感性高的非特异性诊断指标,同时也是冠脉再通后再梗阻较敏感且快速的标记物。Mb 是横纹肌组织特有的一种蛋白质,在正常人的血清中含量甚微,而在心肌损伤疾病中,由于冠状循环改变引起血流和心肌需求之间不平衡导致心肌损害。当心肌受损时,Mb 可以从受损细胞释放至血流中,研究表明,血清 Mb 升高的幅度和持续时间与梗死面积及心肌坏死程度呈正相关。故血清 Mb 升高程度与心肌受损的范围和坏死程度密切相关。

肌酸激酶同工酶 CK-MB 特点,CK-MB 一般在 AMI 发病 4~8 小时时升高,12~20 小时达高峰。CK-MB 是目前世界上应用最广的心肌损伤指标，主要存在于心肌中，能反映心肌损伤情况。随着现代分析技术的发展，其检测的准确性和诊断的价值不断提高，可以更早、更灵敏地反映心肌损伤，还可估计梗死范围，再梗死和溶栓效果，但是其特异性较差，对心肌微小损伤不敏感。

心肌肌钙蛋白 I（cTnI）特点，急性心肌梗死后 4～6 小时即可释放入血，达诊断判定值，持续 3～7 天。对诊断 AMI 的敏感性和特异性高，且可敏感地测出小灶性可逆性心肌损伤。是目前诊断 AMI 最好的标记物。血浆 Hcy 水平与冠状动脉心脏病（CHD）关系十分密切。其机制可能是主要作用于血小板、凝血因子和血管内皮。研究表明：Hcy 每升高 $5\mu mol/L$脑卒中风险升高 59％，缺血性心脏病风险升高 32％；Hcy 每降低 $5\mu mol/L$，脑卒中风险降低24％，缺血性心脏病风险降低 16％。Hcy 水平与心血管事件风险呈正相关，没有发现正常下限。cTnI 是心脏肌钙蛋白复合物成分之一，是心肌特异性抗原，广泛存在于心肌和骨骼肌中，当心肌缺血缺氧，发生变性坏死时，可以进入细胞间质组织，较早出现在外周血中，且其对心肌损伤的敏感度和特异性较高，是目前诊断 AMI 最好的标记物。

血同型半胱氨酸（Hcy）特点，Hcy 正常参考值随测定方法和种族人群的不同而有所不同，一般正常空腹血浆总 Hcy 水平为 $5～15\mu mol/L$。它也是心肌损伤标志物之一，可以在冠心病的早期检测出其活动，对冠心病的预防及治疗有着重要的临床意义。

脑利钠肽前体（pro-BNP）特点，正常人血浆 BNP 浓度约（0.9±0.07）fmol/ml，pro-BNP 血容量增加和压力负荷增加时反应性地从心室分泌，其浓度，特别是 N 末端 pro-BNP，不仅可以作为 AMI 患者心脏功能的评价指标，还可作为其诊断的辅助指标。有国内外文献报道，AMI 患者血浆 pro-BNP 水平的检测在心力衰竭的诊断、预后判断及治疗中的价值已经得到肯定。pro-BNP 的分泌增加主要集中在梗死与非梗死区域交界的边缘地带，此处室壁机械张力最大，因此 pro-BNP 可准确反映梗死局部室壁张力的变化，而张力又受到梗死面积、左室形态改变、心肌机械应力等因素影响，因此对心肌梗死后病人测量血浆 pro-BNP 可以同时预测梗死区大小、左室功能。很多报告都提出对于预测心肌梗死后左室重构的进程来说，血浆 BNP 测定是一种简便、准确、有用的生化指标，由于左室重构在临床表现及超声心动图不易发现，pro-BNP 的测定对于心肌梗死后危险度分级是价优质好的筛选方法。Pro-BNP 是心衰患者预后的重要标志物，从理论上讲血浆 pro-BNP 浓度和存活率密切相关。近年来，临床已将 NT-proBNP 作为心血管疾病的辅助诊断指标，并纳入美国心脏病学院/美国心脏协会新的心力衰竭诊断指南及诊断准则。

第四节　临床补液与输血

一、基础补液

1. 不缺水状态　每天补液量低于 2500ml，含电解质 500ml。

2. 轻度缺水　5％葡萄糖 3500ml＋5％糖盐水 500ml 或复方电解质葡萄糖 R4A 注射液1500ml＋MG3 2500ml。

3. 围术期补液　基础需要量，第一个 10 千克体重为 100ml/kg，第二个为 50ml/kg，第二个以后为 15～20ml/kg。随着术中体液丢失，根据手术大小调整补液容量：小手术属轻度创伤，以 4ml(/kg·h)补液；中手术为中度创伤，以 6ml(/kg·h)补液；大手术为重度创伤，以 8ml(/kg·h)补液。

4. 烧伤患者的补液　烧伤后第一个 24 小时补液量，每烧伤 1% 体表面积，每千克体重需补充胶体和晶体液各 1ml，同时对成人需补充基础需要量的水分 2000ml。输液速度，烧伤后第一个 8 小时输入总量的一半，另一半于后 16 小时内输完。

二、常用液体

1. 液体种类
(1)凡在水溶剂中电离呈阳离子和阴离子的溶质称为电解质。
(2)凡在水溶剂中能形成水分子壳而仍保持分子状态的溶质称为非电解质。
(3)溶液中直径小于 1 纳米的溶质分子或离子称为晶体。
(4)溶液中直径介于 1～100 纳米的溶质分子称为胶体。
营养素指食物中对人体有用的物质，如糖类、脂类、蛋白质、维生素、矿物质及水等。
其中：糖占总热量 50%～60%，脂肪占总热量的 20%～30%，氨基酸占总热量的 15%～20%。

2. 液体渗透压
血浆重量渗透浓度产生的渗透压为 $280 \times 19.3 = 5404mmHg$。
血浆胶体渗透压＝白蛋白浓度$\times 5.44 +$球蛋白浓度$\times 1.43$(mmHg)。
无效渗透分子形成的等渗溶液并非是等张溶液，维持输液是满足禁食或不能进食病人每日对水、电解质与供能物质部分需求。用于成人的维持输液剂是以 1/3 的 0.9%氯化钠液为基础，加入适量乳酸钠及葡萄糖配制的；小儿用维持输液剂是以 1/5 的 0.9%氯化钠液为基础，加入适量乳酸钠及葡萄糖配制的。
对等渗性脱水应采用乳酸林格液治疗，不宜用生理盐水，对低渗性脱水病人，如体液丢失量不多，可补给等渗平衡盐溶液，但对重度病人，可先补给一定量的生理盐水。
通过 24 小时尿量可了解血容量，如 24 小时尿为 1L，则尿的渗透浓度为 558mOsm/L；如尿量为 1.5L，则尿的渗透浓度为 372mOsm/L；如尿量为 2L，则尿的渗透浓度为 279mOsm/L，均高于血渗透浓度。

三、晶体液的使用

输注等渗晶体液后约有 75% 会分布于血管外间隙，引起血浆蛋白稀释和胶体渗透压下降，并导致组织水肿。因此，等渗晶体液的使用要严格关注机体血容量及渗透压变化。在大量输入晶体液时，应确保血浆蛋白在 55～60 克每升为宜，或晶体液与代血浆制剂按 3：1 输入。应于每升不含钾的输液剂中加入钾 4mmol。

1. 等渗盐水即 0.9%氯化钠溶液　0.9%氯化钠溶液适用于补充细胞外液缺乏，可快速扩充血容量。当患者短期内体液丧失达到体重的 5%（即细胞外液的 25%），并出现心率加快、四肢厥冷、少尿、血压下降等休克的表现，应快速补充等渗盐水，以恢复血容量，一般用量为 2000～3000ml。等渗盐水中氯含量较血清高 50mmol/L，大量输注后可引起高氯性代谢性酸中毒，故需联合其他药物配成平衡盐溶液使用。目前常用的平衡盐溶液有：①1.25%碳酸氢钠和等渗盐水(比例 1：2)；②1.86%乳酸钠和复方氯化钠溶液(比例 1：2)。通常输入速度为 100～200ml/h,最快不超过 300ml/h。

2. 复方电解质输液剂　包括乳酸钠林格液、复方电解质葡萄糖等,乳酸林格液(LR)性质和细胞外液最为相近,是目前液体复苏中最常选择的药物。LR 中的乳酸有 L 型和 D 型两种异构体。D-乳酸是引起中性粒细胞(PMN)活化的主要成分,可导致组织损伤。L-乳酸则可通过减少 PMN 活化、改变白细胞基因表达、减少凋亡前体蛋白合成,从而起到一定的免疫保护作用。以 250～400ml/h 输入为安全,若加入葡萄糖形成高张溶液,则滴注速度控制在 100ml/h 以内较为安全。葡萄糖液输入速度以葡萄糖不超过 0.4g(/kg·h)为宜,糖:氨基酸以 2:1 为宜,1 日最高剂量以 40～60 克为限。在心肺复苏期间输注葡萄糖液可使死亡率更高。对有脑功能不全的病人不主张常规输注葡萄糖液。

3. 高张盐溶液　高张盐溶液通过使细胞内水进循环以扩充血容量。常用的有高渗盐右旋糖酐溶液(7.5% NaCl + 6% dextarn70,HSD)、高渗盐溶液(7.5%、5% 或 3.5% 氯化钠,HS)及 11.2% 乳酸钠。休克复苏时 HSD 扩容效率优于 HS 和生理盐水。

4. 甘油果糖注射液　甘油果糖注射液适用于因中枢神经系统炎症、出血、栓塞、损伤等所致的颅内压升高,并可降低眼压,亦可用于休克、心肌缺血,成人每次用量 200～500ml,滴入速度 2ml/min,1～2 小时滴完。

四、胶体液的使用

胶体液临床上常用的胶体液有羟乙基淀粉、琥珀酰明胶、右旋糖酐、白蛋白和血浆。上述胶体虽在分子量和药物代谢时间上存在不同,但目前仍无证据表明哪种胶体液更加安全、有效。

1. 羟乙基淀粉　羟乙基淀粉是人工合成的胶体溶液,不同类型制剂的主要成分是不同分子质量的支链淀粉,最常用的为 6% 的 HES 氯化钠溶液(中分子羟乙基淀粉 130/0.4),其渗透压约为 773.4kPa(300mOsm/L)。输注 1L HES 能够使循环容量增加700～1000ml。本药电解质组成和血浆相近,且含有碳酸氢根,故除扩容外,尚有补充细胞外液电解质和提供碱储备的作用,每日用量一般不超过 2000ml。高分子羟乙基淀粉,分子量450 000,扩容24～36 小时,输注期间血清淀粉酶水平可升至正常的 2～3 倍,并且可持续5 天。

2. 琥珀酰明胶　琥珀酰明胶一般不产生内源性扩容效应,扩容量即为输注量。最常用的是 4% 琥珀酰明胶,其胶体渗透压约为 6.2kPa,可有效增加血容量。因其黏稠度与血浆相近,故有血液稀释、改善微循环和加速血流的效果。此外,本药所产生的渗透性利尿作用有助于维持休克患者的肾功能。大剂量输注对肾功能和凝血功能无影响。琥珀明胶(血凝安)半衰期 4 小时。

3. 右旋糖酐　右旋糖酐一般在补充晶体液后使用。目前常用的有右旋糖酐 40 和右旋糖酐 70 两种剂型,右旋糖酐 40 扩容效果较右旋糖酐 70 弱,且作用时间短暂(约为 1.5 小时),但改善微循环作用比右旋糖酐 70 明显。少数患者对右旋糖酐存在过敏反应,故起始输注(前 5～10 分钟)速度不宜过快,如出现皮疹、休克等情况,需立即停用。大剂量使用本药存在出血风险,故每日用量不应超过 1500ml。右旋糖酐可导致出血倾向,因其可抑制血小板聚集、降低因子活性,并促进纤溶,大剂量方能产生抗凝反应。右旋糖酐附着在红细胞表面,干扰交叉配血。

4. 白蛋白　白蛋白是人体血浆胶体渗透压的重要组成部分,主要调节组织和血管内水分的平衡。有 5%、20% 和 25% 三种浓度,最常用的是 20% 人血白蛋白。在血液循环中,1g 白蛋白可保留 18ml 水,故每 5g 白蛋白保留循环内水分的能力约相当于 100ml 血浆或 200ml 全血的功能,可起到增加循环血容量和维持血浆胶体渗透压的作用。本品适用于低蛋白血症,一般以 25% 白蛋白小于 2ml/min 的速度或以 5% 人血浆蛋白 5~10ml/min 静脉滴注。输入 5% 白蛋白的扩容量稍微超过输入的量,输入 25% 白蛋白 100ml 可扩充血浆容量大约 500ml,其效能持续 24~36 小时。但白蛋白的输注会影响血小板的止血功能,出血性疾病的抢救过程中慎用。

五、其他高张溶液

临床上使用的高张溶液包括甘露醇及山梨醇等,治疗血栓性脉管炎、休克及多发性外伤等急症病人复苏和烧伤治疗。

六、血液成分的使用

1. 血浆有新鲜冰冻血浆(FFP)、冰冻血浆(FP)和冷沉淀三种。FP 是 FFP 4℃下溶解时去除冷沉淀成分冻存的上清血浆制品,其凝血因子 FⅧ、FⅤ 及部分纤维蛋白原的含量较低。冷沉淀主要用于甲型血友病和某些纤维蛋白缺乏症的治疗。液体复苏时如需输注血浆,应选择 FFP。

2. 全血或压积红细胞　大量失血所致的休克,即失血量≥30% 血容量,液体复苏应首先考虑输全血或压积红细胞来提升血液的携氧功能和恢复凝血功能。但大量输血(>4000ml/d)可出现低体温、碱中毒、高血钾和暂时性低血钙等并发症,且输血可能会传播疾病,故无失血或失血量较少的休克,可不输注血液制品。

第五节　液体复苏

一、液体复苏治疗原则

液体复苏治疗原则:①先晶体后胶体,晶胶比例约为 2∶1;②先快后慢;③先盐后糖;④见尿补钾。

通常情况,液体复苏早期应首先快速输注平衡盐溶液和胶体液,当血容量恢复、血流动力学稳定后,可逐渐减缓补液速度。复苏后期应重视水、电解质平衡和能量代谢等问题,如患者尿量≥0.5~1ml/(kg·h),可静脉补钾;并提供葡萄糖等能量支持。

二、液体复苏的辅助药物使用

常用辅助药物主要为纠酸药和血管活性药,药物使用的前提条件:①诱因已祛除;②组织灌注已得到改善;③呼吸功能正常。

1. 碳酸氢钠　碳酸氢钠是一种碱性药物,解离度大,可提供较多的碳酸氢根离子以中和体内氢离子,使血 pH 快速上升。但补碱可造成氧合解离曲线左移,使氧不易从血红蛋白释放,加重组织缺氧,故不主张早期使用。对血碳酸氢根低于 10mmol/L 的重症酸中毒患者,可适当静脉补碱,首剂给予 5% 碳酸氢钠 100～250ml,再根据复测动脉血气分析结果决定是否继续使用。也可用下述公式计算:①补碱量(mmol/L)=(-2.3-实测剩余碱值)×0.25×体重(kg);②补碱量(mmol/L)=(正常 CO_2CP-实测 CO_2CP)(mmol/L)×0.25×体重(kg)。

2. 多巴胺　多巴胺是液体复苏中最常使用的血管活性药物,可兴奋 α、β 和多巴胺受体,其药理作用与剂量相关。抗休克时宜采用小剂量[10μg/(min·kg)],以达到强心和扩张内脏血管的效果。如血压仍不能提升,可联合其他缩血管药物使用,而不是增加多巴胺剂量。

3. 山莨菪碱　山莨菪碱是山莨菪中提取的一种生物碱,人工合成品称"654-2",为 M 胆碱受体阻断药,通过解除血管(尤其是微血管)痉挛,改善微循环。在感染性休克抢救中可静脉输注,常规剂量为 10～40mg,必要时可每隔 30 分钟重复给药。

第六节　不同情况的血容量变化与纠正

一、创伤性休克

1. 传统创伤性休克救治　创伤性休克控制出血是救治创伤性休克的基本措施,但在出血未控制前选择什么样的液体复苏方式存在争议。传统的液体复苏主张快速、足量,即在 30 分钟内输注 1000～2000ml 平衡液,但效果欠佳,其主要原因有以下几个方面:

(1)过度补液造成血压升高,加重出血;

(2)血液稀释不易形成新的凝血块,并使已形成的凝血块脱落,引发再出血;

(3)诱发肺水肿,不利于氧气弥散;

(4)血液过度稀释,血红蛋白含量降低,不利于氧的携带和运输。

2. 限制性液体复苏　限制性液体复苏已成为创伤性休克的研究热点,并逐渐被临床医师所接受。限制性液体复苏应用在创伤性休克出血未控制前,通过限制输注液体的速度和总量,将血压维持在相对较低的水平,力争达到一个复苏平衡点,即通过适当的液体复苏保障组织器官的灌注,又不致因液体过多扰乱机体的正常代偿机制和内环境稳定。

在血压恢复后的阶段,可伴有持续性缺血和进行性器官损害。复苏后三种重要综合征:无再流,缺血期血管强烈收缩的持续状态,内脏血管和脑血管对无再流尤为敏感;再灌注损伤,缺血期蓄积的氧代谢产物等毒性物质损伤细胞膜。

限制性液体复苏控制目标

(1)平均动脉压控制在 40～60mmHg;

(2)收缩压控制在 90mmHg 左右,但脑外伤患者应将收缩压控制在 100～110mmHg 以上,以防止脑缺血再灌注损伤。而当创伤出血得到有效止血后,则应当充分进行液体复苏。

3. 非开放性创伤出血的检测　检查方法首选腹部超声,通过腹部超声明确损伤部位损伤程度,估计腹腔内出血量,提示手术时机和判定手术部位。腹部超声如不能排除肝、脾破裂,并且患者病情允许进一步检查时,CT、磁共振检查也是脾破裂的重要检查方法。腹腔穿刺术抽出不凝血,是诊断内脏出血的重要依据,但此方法不能明确损伤部位。

4. 外伤性脾破裂 脾为腹腔实质性器官,具有滤过清除抗原异物,抑制血小板聚集,抗感染免疫的功能。脾脏位置比较固定,血流丰富,组织结构脆弱,受到暴力打击易导致破裂,使脾损伤具有创伤重、病情变化迅速、失血多、易危及生命的特点。外伤性脾破裂是普外科的常见急症,多因失血性休克导致多脏器官功能衰竭而死亡,对于脾破裂的及早诊断、及早手术,科学输血是抢救患者生命的重要手段。

延迟性脾破裂是指外伤后经 48 小时以上的隐匿安静期后,突然出现腹痛及腹腔内出血征象,是脾包膜下血肿增大到一定程度时,脾包膜自发性或者在一定外力作用下突然破裂,引起自发性大量出血所致,约占外伤性脾破裂的 15%。

脾切除术后患者会出现一过性血小板增高,但是经药物治疗后基本都能恢复到正常范围内。脾切除术后的患者必须反复检查血小板变化,减少脾切除术后血液高黏滞性导致的血栓形成。血小板计数超过 $600 \times 10^9/L$,要考虑应用小剂量抗凝药物和或进行血小板去除。

5. 大剂量输血 对健康成人,失血 15% 并不需要静脉补充血液。在出血发生几小时内,骨髓开始产生红细胞,但取代失去的红细胞的过程较慢,每天约产生 15～50 毫升细胞容量,完全补充失去的细胞约需 2 个月时间。创伤性出血患者的大剂量输血应遵循红细胞、血浆、血小板 1∶1∶1 原则,输注 10U 悬浮红细胞配比 10U 新鲜冰冻血浆和 1U 机采血小板(或 10U 手工汇集血小板)。

二、脓毒血症休克的救治

1. 脓毒血症休克需早期液体复苏目标(6 小时)

(1)中心静脉压 8～12cmH₂O;

(2)平均动脉压≥65mmHg;

(3)尿量≥0.5ml/(kg·h);

(4)中心静脉氧饱和度≥70%,或混合静脉氧饱和度≥65%。

2. 脓毒症休克液体复苏的治疗原则

(1)充分补液:在心室充盈压未升高前,严重脓毒症发生时液体治疗可选择 1000ml 晶体液或 300～500ml 胶体液,30 分钟内输注完毕,而对脓毒症导致的低灌注则需更快、更大量的补液。

(2)升压药:多巴胺是首选药物,而肾上腺素、去甲肾上腺素或升压素不应作为首选。但多巴胺不能升高血压时,可选择肾上腺素。

(3)类固醇激素:当充分补液和应用升压药后血压仍不稳定者,可考虑静脉给予氢化可的松,剂量应≤300mg/d。当患者不再需要血管升压药时,应停用。

三、重症急性胰腺炎救治

重症急性胰腺炎因大量细胞坏死和多种活性胰酶释放,导致细胞膜损害,毛细血管通透性增加,血浆不断渗漏至胰周、腹腔和腹膜后间隙,多种介质在腹腔内积聚引起腹膜炎、低血容量、低血压甚至休克。早期充分进行液体复苏是重要的治疗措施。第 1 天补液量一般为 3000～4000ml,甚至更多。

1. 液体复苏目标

(1)心率<120 次/分;

(2)尿量≥1ml/(kg·h);

(3)血细胞比容≤0.35;

(4)平均动脉压 65～85mmHg。

2．液体复苏注意事项

(1)晶体液以平衡液为宜,同时注意维持水、电解质平衡,尤其是低血钙、低血钾的发生;

(2)适当补充胶体液,可选择白蛋白输注,每天 10g;

(3)早期可补充血浆 400～600ml;

(4)早期补液不可过分强调热量的供应,以免造成高渗性脱水。

四、体外循环

深低温停循环使现代复杂心血管畸形矫治手术技术得到发展,然而,深低温对机体有引起凝血功能紊乱、脑血流自动调节受损、器官功能失调、延长体外循环时间等不利影响。且体外循环属于非生理性循环,操作本身也可能因缺血和再灌注损伤、低温及深低温停循环,炎症及免疫反应,非搏动灌注因素等对患者神经系统产生负面影响,甚至可产生严重的脑并发症。因此体外循环手术的围术期血液保护贯穿术前、麻醉时、体外循环开始时、体外循环结束时、手术结束时、手术结束后 24 小时内、术后第 1 天、术后至出院时各时间段,涉及体内红细胞比容情况、血气电解质情况、胶体渗透压情况、肝肾功能指标、心功能指标、凝血功能指标、腔引流情况以及输血情况。

(一) 体外循环术的基本过程

患者于体外循环开始前采用自体血预充技术将大部分最初预充液进行置换,之后采用微创小切口手术进行治疗。

1．肝素预充 使用 1250ml 晶体液以及 8000IU 肝素预充,之后使用内循环将系统中的气体排出,按照 3mg/kg 的剂量使用肝素抗凝,当激活全血凝固时间达到 400 秒以上时,对患者进行插管,在体外循环进行中将激活全血凝固时间维持在每秒 400～500 范围内。

2．预充液置换 对患者体内主动脉及右房单腔管进行常规插管,采用自体血(或血库中异体红细胞)对大部分最初预充液进行置换。如使用自体血置换,置换过程中应对患者体内血流动力学变化情况进行严密监测,将平均动脉压维持在 50mmHg 以上。整个过程依患者血流动力学耐受程度决定,此过程所需时间约为 2～3 分钟。

3．心肌保护 对患者进行心肌保护方法为 Calafiore 温血停跳液灌注。患者在体外循环过程中应保持温度为 35.0～35.5℃,流量为 2.5～2.8L/(min·m²)。

4．体外循环结束 患者术中先完成全部远端吻合口后,开放升主动脉再逐一完成近端吻合。拔管后用鱼精蛋白充分中和肝素。手术结束前将体外循环系统中余血全部回输给患者。

(二) 体外循环术对机体损伤影响

1．微栓 体外循环过程中血液中存在大的栓子和微栓,栓子是脑损伤的重要原因。体外循环中的微栓主要分为固体栓子和气体栓子,固体栓子主要来源于心内、血管内栓子脱落、组织碎片和机体凝血等产生的栓子。气体栓子主要来自手术操作过程中和体外循环管路排气不完全。

2. 低温 低温通过多种机制保护脑组织免受缺血性损伤,包括降低脑组织代谢率而进行高能磷酸化合物储存,防止兴奋性神经递质的释放等。有研究资料表明,在28℃时机体的代谢率约为常温时的60%,25℃时约为40%,麻醉状态下又较清醒状态下下降15%左右。因此采用中度低温体外循环,即降温至25～28℃时机体代谢率约为正常时的35%～50%。然而早年的深低温研究显示,采用深低温(15～20℃)甚至极度低温(鼻咽温度低于10℃)会对机体血管内皮细胞构成损伤。血管收缩和舒张间的精细平衡是通过内皮细胞释放物质进行调节,这几种物质促进血管舒张、抑制血小板功能,从而保证血液在毛细血管中流动。

3. 炎症反应 体外循环中,人工管道与血液直接接触、负压吸引、器官缺血-再灌注等多种因素都可以激活血液系统,如凝血系统、补体以及炎性细胞,促进炎性因子释放,最终导致全身性炎症反应。

4. 血管舒缩功能障碍 正常情况下,大脑内存在自我调节机制,通过正常的血管舒缩功能,维持脑内血流量的基本恒定。当体外循环对脑血管内皮产生不同程度损伤时,其主要表现为脑血管的舒缩功能障碍,进而造成器官或组织的灌注不良。

体外循环需要通过温度控制、血气管理、脏器保护等措施维持血流与代谢的平衡。

(三) 体外循环术与术后出血的相关性

1. 术前脏器功能损害与术后出血相关性 大多数心脏病患者都有不同程度的心功能不全,并由此而累及肝、肾、肺等多脏器,而体外循环术(体外循环)后红细胞碎片、血红蛋白降解产物及微循环灌注不足、低心排均可加重这一损害。肝脏是多种凝血因子及凝血酶的合成场所,并与肾脏一同对抗凝药物的代谢、灭活起重要作用。故肝肾功能不全对术后失血起着非常重要的作用。

2. 体外循环与术后出血相关性 体外循环不仅可造成血液有形成分的破坏、血小板数量减少、功能丧失,并可激活纤溶系统。此外,血液与非生理性人工界面接触导致的全身性炎症反应对机体的凝血机制也有严重影响。而且体外循环的时间越长,对凝血机制的影响越大。体外循环的低温或术后复温不足也是导致出血的一个诱因,因低温不仅可以通过抑制凝血酶原的激活和凝血因子反应而导致出血增加,还可引起外周循环障碍,导致局部或全身性酸中毒,而酸中毒又是DIC的一个诱因。另外,有文献报道血小板在整个体外循环期间始终处于较低水平,肝素化开始下降,到转流停止时降至术前的30%,术后肝素鱼精蛋白复合体抑制PLT功能,一般需要6～12小时恢复正常。但PLT数量需数日才能恢复正常,以致引发体外循环术后暂时性非外科出血。

3. 手术操作至术后出血 术中各切口及吻合口缝线张力过低可引起切口或吻合口的出血,张力过高则可引起切口或吻合口撕裂出血。考虑与复温后血压升高、张力增大而致漏血或伤口撕脱等有关。容易出血的部位有心脏切口、胸腺、骨膜及骨髓腔、剑突血管、心包切缘、钢丝穿孔点等。另外,右锁骨下静脉穿刺不当可致右侧大量血胸。其次,心内畸形纠正不彻底也可导致出血,应尽量避免。

4. 术后处理至术后出血 术后鱼精蛋白中和不足、肝素反跳、体温过低、血压控制不满意等均可加重出血。部分患者在术后早期引流量不多,但术后6～9小时引流量显著增多,监测激活全血凝固时间(ACT)明显增加(280～360)秒,按0～25mg/kg分次追加鱼精蛋白至 ACT 降至正常,引流量逐渐减少,另外术后引流管不通畅、血块堵塞致急性心包压塞是急诊手术的主要原因,尤其在大剂量使用止血药物时更易发生。

5. 预防和减少术后出血的措施　术前尽可能调整好心、肝、肺、肾等重要脏器的功能,纠正贫血,术前至少停用抗凝或血小板抑制药物一周。

(李　卉)

第五章

凝血功能紊乱的输血治疗

第一节　围术期凝血功能管理

一、追踪病史

手术前即应仔细询问基础疾病如肝病、肾病、消化系统疾病、糖尿病、免疫性疾病及某些特殊感染；家族史中的出血病史；术前使用的药物及其他饮食、营养状况、职业及环境等。术后有异常出血时应再次追问病史。

二、实验室监测

常规检查：血常规和凝血功能检查。监测患者手术前和手术后的凝血酶原时间、部分活化凝血活酶时间、凝血酶时间、纤维蛋白原浓度四项凝血指标，血小板数（PLT）、血小板压积（PCT）、平均血小板体积（MPV）、血小板分布宽度（PDW）对于病情的判断和及时治疗，避免并发症的发生具有重要的意义。

血小板是循环血液中最小的有形成分，具有多种重要的生理功能，其结构、形态、功能及代谢的变化与疾患有密切关系。PLT 含贮存颗粒多，能释放更多的 5-羟色胺、儿茶酚胺、血小板因子、纤维蛋白原等凝血物质。PLT、MPV、PCT 及 PDW 四项与血小板功能有密切的相关性，可间接反映血小板功能的状况。通过各种黏附、聚集、释放反应产生止血功能。由于炎症的存在，平均血小板体积的增大，血小板聚集和黏附功能加强。

APTT 是内源性凝血系统常用的筛选试验，PT 是外源性凝血系统常用的筛选试验，TT 试验主要与血液中肝素和类肝素物质存在有关。有文献报道，APTT、PT 随着年龄的增长而缩短，FBG 的含量随着年龄的增长而有增高的趋势。老年人凝血因子Ⅶ、Ⅷ、Ⅸ的抗原和其活性高于年轻人。所以老年患者更易出现凝血功能障碍从而诱发 MODS 的发生。

纤维蛋白原是一种重要的凝血因子，直接参与凝血过程，是所有凝血因子中含量最高的一种凝血蛋白，也是急性相血浆蛋白。纤维蛋白原还可促进血小板聚集性，增加血液黏稠度和影响白细胞及游离脂肪酸，或脏器损伤时合成增加。

发现异常情况，可进一步筛查：①血管异常；②血小板异常；③凝血异常：包括凝血因子含量及活性测定，凝血酶原抗原及活性和凝血酶原碎片测定，纤维蛋白原、异常纤维蛋白原、纤维蛋白单体、血（尿）纤维蛋白肽、ⅩⅢ抗原及活性测定等；④抗凝异常：包括 AT 抗原及活性或凝血酶-抗凝血酶复合物测定等。⑤纤溶异常包括 FDP 测定,D-二聚体、纤溶酶原测定等。常用的出、凝血试验在出血性疾病诊断中的意义见表 5-1。某些特殊、少见的出血性疾病可能还需要进行一些特殊检查始能确定诊断。除外外科性出血后按照先常见病、后少见病及罕见病、先易后难、先普通后特殊的原则,逐层深入进行程序性诊断。

表 5-1　常用的出、凝血试验在出血性疾病诊断中的意义

项目	血管性疾病	血小板疾病	凝血异常性疾病		
			凝固异常	纤溶亢进	抗凝物增多
BT	±	±	±	—	—
CT	—	±	+	+	+
毛细血管脆性试验	+	±	—	—	—
血小板计数	—	±	—	—	—
血块收缩	—	±	—	—	—
PT	—	—	±	—	±
APTT	—	—	±	+	+
TT	—	—	±	±	+
P C T	—	±	—	—	—
纤维蛋白原	—	±	—	+	—
FDP	—	—	—	+	—
纤溶酶原	—	—	—	+	—

三、术中大量输血对机体影响分析

手术输入大量库存血可引起出血,其原因为:①血小板减少:用 ACD 液保存的库存血在 24 小时后血小板大多死亡,大量输入库存血势必使血小板降低。②纤维蛋白原减少:纤维蛋白原半数生存时间 77～106 小时,输入陈旧库存血会使纤维蛋白原含量减低,造成患者纤维蛋白原缺乏。③半寿期短的凝血因子Ⅴ、Ⅶ、Ⅷ在库存血中含量明显降低。④作为抗凝剂的枸橼酸钠随输血大量进入体内,使游离钙减少,引起凝血障碍。同时,枸橼酸钠水平升高可使毛细血管张力下降,收缩力减弱,加重出血。⑤大量输入冷藏库存血使血液温度降低也会影响凝血机制。⑥误输入了血型不相合的血液,发生严重的输血反应,甚至急性溶血、DIC,可造成伤口出血不止。⑦库血质量差,本身就有溶血,输入体内后发生 DIC,可有伤口出血不止。预防及处理原则:①避免短时间内大量输入库存血,若需大量输血,应配有相当比例的新鲜血液。②输入血中加入糖皮质激素,降低血管脆性。③每输入 1000ml,补给患者 1g 葡萄糖酸钙。

第二节　围术期出血的综合治疗

在除外需要外科手术治疗的情况下,围术期的出血主要适用于获得性出血。原则如下:

防治基础疾病如控制感染,积极治疗肝胆疾病、肾病,抑制异常免疫反应等,如血管性血友病、血小板功能缺陷症等。避免接触、使用可加重出血的物质及药物,应避免使用阿司匹林、吲哚美辛等抗血小板药物。凝血障碍所致如血友病等,应慎用抗凝药,如华法林、肝素等。

止血治疗措施包括补充血小板和(或)相关凝血因子。在紧急情况下,输入新鲜血浆或新鲜冷冻血浆是一种可靠的补充或替代疗法,因其含有几乎全部凝血因子。此外,如血小板悬液、纤维蛋白原、凝血酶原复合物、冷沉淀物等,亦可根据病情予以补充。

目前应用于临床的其他止血药物可供选择的有:维生素 K,抗纤溶药物氨基己酸、氨甲苯酸等。局部止血药物凝血酶及吸收性明胶海绵等。治疗血管因素性出血疾病常用的药物有以下几种:①黄体酮类药物。②卡巴克洛。③酚磺乙胺。④维生素 C。此外,必要时还可选用垂体后叶素、麻黄碱等。

促血小板生成的药物可调节各阶段巨核细胞的增殖、分化和血小板的生成,目前已用于临床的此类药物包括血小板生成素、白介素-11 等。

对某些消耗性出血性疾病,如 DIC、TTP 等,以肝素等抗凝治疗终止异常凝血过程,减少凝血因子、血小板的消耗,可发挥一定的止血作用。血浆置换可去除抗体或相关致病因素。

大多数凝血因子都在肝内合成。多种抗凝因子、纤溶酶原等也由肝合成,肝还是上述多种因子的主要灭活器官。重症肝病时,血小板减少、DIC 等也甚常见。因此,严重肝病时可产生复杂的止血、凝血功能紊乱,出血也成为其常见而重要的临床表现。重症肝病引起出血的原因及发病机制非常复杂,出血原因包括内皮损伤,血小板减少,凝血因子减少,纤溶亢进等。一般止血治疗,维生素 K_1 静脉滴注,止、凝血因子的补充。由于肝病出血涉及血小板及多种凝血因子缺乏,故以补充新鲜冰冻血浆为最佳。有纤溶亢进者,进行纤溶抑制剂治疗。有肝素样物质过多者,可用鱼精蛋白静脉注射。并发 DIC 者应行相关治疗,但肝素抗凝治疗需慎用。

术前口服双香豆素、华法林等的患者需要监测维生素 K 依赖因子的减少程度以便既能预防血栓形成又能控制出血。双香豆素和华法林都是香豆素类口服抗凝剂。分子结构与维生素 K 相似,在体内可以竞争性地抑制阻断维生素 K 的还原反应,从而干扰有功能的维生素 K 依赖因子合成。术前须停用香豆素类药物,急诊情况下,可以输注凝血酶原复合物或血浆补充所缺乏的维生素 K 依赖因子以便于手术。

血小板生成素的广泛应用:二十多年前发现了血小板生成素(TPO)可以减少血小板输注,TPO 主要在肝脏和肾脏产生,体内及体外均可以增加巨核细胞的数量,扩大其体积,并加快其扩增周期,促进成熟。TPO 从两方面影响患者的输血治疗:一方面促进血小板的生成,缩短血细胞减少的时间,从而减少出血等合并症和减少输血。另一方面给献血员使用TPO,增加采集的血小板数量从而延长输血间期,减少患者所需输血小板的献血者人数。

第三节　出凝血紊乱的输血治疗

一、新鲜冰冻血浆输注

新鲜冰冻血浆是由全血分离出血浆成分,放置于－30℃冰箱,采集全血后 6 小时内分离出血浆并冻存。1 单位约 100ml,包含血液中所有的凝血因子,不包含红细胞及 Rh 血型抗原,不过偶有文章报道其中含有少量红细胞基质,可以和红细胞发生免疫反应,由于血浆中含有 ABO 抗体,因此输血时必须血型相合。

新鲜冰冻血浆广泛用于补充凝血因子,某种凝血因子缺乏、多种凝血因子缺乏或者不能获得凝血因子的地区均可使用,也可以用于血浆置换治疗,如血栓性血小板减少性紫癜,但不能用于扩充血容量及补充营养。

大量输血可导致凝血因子稀释,可发生凝血因子相对缺乏引起的出血。正在大量输血的患者也可因为基础疾病太重发展为弥漫性播散性血管内凝血(DIC)。因此出血可发生在大量输血所致的凝血因子稀释,也可发生在凝血因子消耗所致的 DIC。

DIC 的高凝期治疗主要在于基础疾病的治疗,输血不能作为主要治疗手段。在消耗性低凝期,轻型病例往往不需要输血,在重型患者中,往往由于缺乏凝血因子 V、凝血因子 Ⅷ、纤维蛋白原及血小板,凝血因子的补充应该根据实验室异常来判断,而不是主观臆断,需要替代治疗时应积极输注新鲜冰冻血浆。

二、冷沉淀输注

冷沉淀是新鲜冰冻血浆寒冷条件分离的部分,能够在 −18℃或更低温度下保存 1 年,在 1~6℃时解冻,冷沉淀中主要成分是凝血因子 Ⅷ、纤维蛋白原和血管性血友病(vWD)多聚体。1 单位冷沉淀包含 250mg 纤维蛋白原,目前也是纤维蛋白原缺乏的主要适应证,冷沉淀并不适用于凝血因子 Ⅱ、V、Ⅶ、Ⅸ、X、Ⅺ、Ⅻ缺乏。此外,如果输血者并没有低纤维蛋白原时,大量使用冷沉淀可大量增加输血者的纤维蛋白原水平。

三、血小板输注

在减少病人发生活动性出血时需要输注血小板。如果血小板计数非常低,病人没有出血或仅有较轻微的出血,如瘀点或瘀斑,很难决定是否输血小板。临床经验表明,如果血小板计数长时间低下,有"自发"大出血尤其中枢神经系统出血的风险,可是,血小板计数到底要多低,持续时间多久才有出血风险仍未知。目前临床上广泛使用 10 000/μl 作为必须输血小板指征。

通常认为一些临床因素通过加速血小板消耗增加出血的风险。这些因素包括发烧、败血症、药物与血小板功能、凝血因子、弥散性血管内凝血以及高白细胞。因此,很难界定合适的输血的标准。

1. 针对活动性出血的血小板输注治疗　当 PLT>100 000/μl 时,即使有活动性出血也无须输血小板,因为这些患者的出血时间正常。当 PLT<100 000/μl,出血时间延长,目前还不知道怎样的血小板水平合适。在一项研究中,对于手术患者以 PLT<100 000/μl 为出血治疗标准,以 PLT<50 000/μl 为预防输注标准,PLT<50 000/μl 输血和 PLT>50 000/μl 不输血的两组病人对比,出血情况相似。出血不仅和血小板计数有关,还和手术方式有关。因此,在活动性出血的患者,PLT<75 000/μl 时才考虑输血,血小板水平应维持在 50 000/μl 以上。由于药物或者尿毒症导致血小板功能异常者,出血时间会更长,这种情况下,应根据临床情况来决定是否输注血小板。

当大量失血输注大量库存红细胞替代治疗时可发生稀释性血小板减少。大量血容量丢失,输注约 10 单位红细胞时,病人的血小板只剩 35％到 40％。当血液替代达 20 单位时,血小板计数通常不低于 50 000/μl,通常不会出现血小板减少性出血,没必要因血小板计数少而常规输血,只有出现出血症状的患者才应输血小板。

2. 针对脾大的血小板输注治疗 巨脾患者血小板减少主要是因为循环血小板潴留在脾池不断交换的缘故。肝硬化和器官衰竭导致脾大的患者,促血小板生成素缺乏也是血小板减少的原因。患者的血小板计数很少低于 30 000/μl,所以除非有择期的侵入性操作,如手术和肝穿刺活检,很少输注血小板。在这些情况下,根据脾脏肿大的程度,每平方米体表面积输注浓缩血小板 10～15 单位可使血小板计数大幅增加。在许多严重脾大的患者,即使输注异体机采血小板,治疗效果仍然不显著,应考虑择期脾切除术。

3. 针对免疫(特发性)血小板减少性紫癜的血小板输注治疗 免疫(特发性)血小板减少性紫癜患者一般不使用血小板输注,因为血小板减少的出血倾向并不严重,而且药物治疗效果好,起效快。此外,输注的血小板存活时间和自身的血小板一样短暂。然而,当发生出血或紧急手术时有必要输注血小板,可在 12 到 48 小时内每平方米体表面积输注 3～6U 型全血源性血小板,其他疾病如弥散性血管内凝血血小板的破坏加速时也应用相同的原理输注。

4. 针对新生儿同种免疫性血小板减少症的血小板输注治疗 这种综合征患者,母亲产生针对胎儿血小板的同种抗体并可通过胎盘,通过胎盘的抗体引起胎儿血小板减少,可能持续到出生后数周。因为母儿的血小板是相容的,可以单采母亲的血液成分进行输注,理想的情况下,需洗涤或去除血浆使抗体不被输注。不幸的是,很难安排母亲单采血液分离,也可输注随机血小板。如果没有相容血液,需鉴别父亲及母亲的抗原了解形成的抗体,通常是 HPA-1a(PI$^{\text{A1}}$),可以考虑输注缺乏 HPA-1a(PI$^{\text{A1}}$)抗原的供者的血小板。

5. 针对遗传性血小板减少症的血小板输注治疗 遗传性血小板减少症比较罕见,一般没有严重的出血。因为同种异体血小板能正常存活,因而血小板输注是有效的,可以用于临床出血和手术时。然而,反复输注血小板同种免疫的风险很高,只有在必需的情况下才考虑血小板输注,并需制订长期计划。

6. 血小板功能异常性疾病的血小板输注治疗 尽管血小板计数正常,血小板功能异常性疾病患者具有临床出血倾向、血小板功能测试异常和出血时间延长。这种异常可能是遗传的或后天的,如果原因是血小板外在因素,如尿毒症、血管性血友病、高球蛋白血症时,通常不需输注血小板,因为输注的血小板功能并不比患者自身的好。某些类型的血管性血友病例外,正常的血小板可被运载 vW 因子到血管性血友病的出血部位。大多数遗传性血小板疾病出血是温和的,即使手术时也不需要输血,尤其是直视下的手术,可通过机械止血。如果有严重的出血倾向,如血小板无力症或巨大血小板综合征,可能需输注血小板。同种免疫使血小板缺少糖蛋白,可能会发生血小板变形,所以应尽力避免预防性输注。获得性缺陷,如骨髓增殖型性疾病和骨髓增生异常综合征,一般不需要血小板输注,除非存在血小板减少。

7. 输注血小板的效果评估 输血小板具有剂量效应,输血 1 小时后,对于一个 70 公斤体重的患者,当输注 1×10^{11}/U 血小板时可以提高约 PLT>10 000/μl,一份机采血小板一般含有 2.5×10^{11}/U,因此一个普通人输一袋血小板可以提高约 40 000/μl,输血 1 小时后血小板计数是评价血小板输注效果的一项很好的指标。如果想准确知道输血反应,一小时增长率(CCI)是最常使用的指标。期望的 CCI 应达到 15 000/μl×10^{11}/m^2。如果 CCI 低于 5000～7000/m^2,患者可能会很难治。如果把血小板恢复作为预测指标,则希望的结果是

65%的恢复,因为部分血小板在脾脏被扣留。很多患者输注血小板后血小板并没有上升,又称输注无效,其原因和患者有关,也和输注的血小板有关。输注血小板无效的因素:①含有HLA抗体或血小板抗体的患者,比如自身免疫性血小板减少性紫癜患者及对HLA系统抗原有免疫的患者,循环中的血小板生存时间很短。脾大可导致血小板扣留,输血小板后输注无效。导致血小板输注无效的原因很多:DIC、两性霉素的使用、脾大、HLA抗体、血小板抗体、造血干细胞移植术后及发热。因此,血小板输注无效可由于排斥反应(HLA-ABO血型抗体或血小板抗体)产生,也可由于非免疫性因素产生。②ABO的作用和血小板特异性抗体:虽然血小板输注中ABO血型不是很重要,但输注ABO不相容血小板,高达三分之一的患者产生ABO血型抗体。即使血浆ABO相容但若含有不兼容的抗体(例如O供A患者)也产生少量的循环免疫复合物,此外,不兼容的血浆(特别是O供A患者)的输注会导致红细胞破坏,有时导致急性溶血。此外,A和B物质形成了与免疫复合物或相应的抗体时会产生其他损害。因此,任何时候都应该使ABO血型相合。③血小板表面带有许多血小板特异性抗原,这是抗原能够引起强烈的同种抗体反应。很多研究报道了患者同种抗体引起的血小板输注耐受。4%～10%大量输血病人可产生HPA抗体,大部分可同时有HLA抗体。只有不到2%的患者单独产生HPA抗体。

8. 血小板输注无效的处理 血小板输注无效往往伴有出血,患者通常临床上伴有发热、脓毒血症、DIC、严重感染等并发症。因此,如果患者伴有感染时,可能会导致血小板输注无效,这个时候应该调整治疗方案。在输血小板前,应综合考虑到患者的病情、血小板计数,保证输注血小板时做到ABO配型、浓缩血小板在48小时内输注、血小板没被破坏,避免血小板的不当储存、不正确的过滤等因素,此外,还要考虑到浓缩血小板的数量是否足够、计数的方法是否正确及是否可靠,如果都没问题,才可以给患者输注。

建议血小板输注无效的患者的处理如下:

(1)查找可能导致血小板输注无效的临床因素,如果有临床因素存在,先治疗临床因素,如果没有,则按下面所述。

(2)确保患者获得足够数量的血小板。

(3)通过至少1种方法检测血小板的寿命在48小时内。

(4)确保血小板输血前已进行ABO配型。

(5)如果没有以上问题仍然输注无效,输血紧急,则需进行交叉配型血小板或HLA相合血小板,哪个快就用哪个,准备1～3份。

(6)持续使用交叉配型血小板或HLA相合血小板直至血小板上升。

(7)进行HLA抗体及血小板抗体检测,以备将来HLA相合血小板和交叉配型血小板输注无效时调整治疗策略。

(8)确定患者是否使用环孢霉素等药物导致药源性抗血小板抗体产生,如果有,进行药物血小板抗体测定。

部分患者对HLA相合血小板和交叉配型血小板输注无效,这些患者大多是由于血细胞减少所致移植物抗宿主病、脓毒血症或者严重并发症等导致移植失败的患者。治疗的方法可以增加血小板输注剂量,每天2～3份机采血小板或20～30U手工分离的血小板。有的医生可能认为这样做有效,但实际上血小板并不会明显上升。由于不能使血小板上升,因此认为这部分患者可以不用输血小板。

9. 血小板输注的禁忌证　有人认为不应给血小板减少同时伴有血小板活化和血栓形成的患者输注血小板，如血栓性血小板减少性紫癜（TTP）或肝素诱导的血小板减少症，因为输注血小板可能会使血栓形成恶化。不幸的是，特别是在 TTP 患者，通常有侵入性操作，如插入静脉导管进行血浆置换，尽管血小板低下，也需审慎，避免预防性输注，当患者出现显著出血时才应给予血小板输注。

第四节　出血、凝血疾病诊治

出血、凝血疾病包括：过敏性紫癜、遗传性出血性毛细血管扩张症、免疫性血小板减少症、同种免疫性血小板减少症、周期性血小板减少症、血栓性血小板减少性紫癜、溶血-尿毒性综合征、输血后紫癜、溶血-肝酶升高-血小板减少综合征、原发性血小板增多症、Ph 染色体/*BCR-ABL* 融合基因阳性血小板增多症、巨血小板综合征、血小板无力症、遗传性血小板减少症、肝素相关性血小板减少症、抗磷脂抗体综合征、血友病甲（因子Ⅷ缺乏症）、血友病乙（因子Ⅸ缺乏症）、遗传性凝血因子Ⅺ缺陷症、血管性血友病（vWF 缺乏症）、弥散性血管内凝血、原发性纤维蛋白溶解症、遗传性低（无）纤维蛋白原血症、遗传性异常纤维蛋白原血症、遗传性蛋白 C 缺陷症、遗传性蛋白 S 缺陷症、抗活化蛋白 C 症、遗传性抗凝血酶缺陷症、先天性异常纤溶酶原血症、其他遗传性凝血因子缺陷症、遗传性高同型半胱氨酸血症、家族性多凝血因子缺乏症、冷纤维蛋白原血症、埃勒斯-当洛综合征、血栓后综合征。以下介绍常见的出血、凝血疾病的诊治。

一、弥散性血管内凝血（DIC）

DIC 是发生在许多严重疾病和某些特殊情况下的一种临床出血综合征，以微循环弥散性微血栓形成及继发性纤溶亢进为主要特征，几乎可见于临床各个学科。

（一）病因

1. 感染性疾病　占 DIC 总发病数的 31%～43%。包括细菌、病毒、立克次体、原虫、螺旋体、真菌等，其中以革兰阴性细菌感染引起的 DIC 最多见。

2. 恶性肿瘤（包括血液系统恶性肿瘤）　占 DIC 总发病数的 24%～34%。其中急性早幼粒细胞白血病 90% 以上都可以引起轻重不等的 DIC。

3. 病理产科　占 DIC 总发病数的 4%～12%。包括羊水栓塞、感染性流产、死胎滞留、重度先兆子痫、胎盘早剥等。

4. 手术及创伤　占 DIC 总发病数的 1%～15%。其中，以脑、前列腺、胰腺、子宫及胎盘等富含组织因子的器官的手术或损伤引起 DIC 多见。

5. 医源性疾病　占 DIC 总发病数的 4%～8%。包括某些药物、手术、大型医疗操作、放化疗、溶血性输血反应等。

6. 其他　占 DIC 总发病数的 15%。如重症肝病、肺心病、急性坏死性胰腺炎、器官移植后 GVHD 等。

（二）临床表现

1. 出血倾向　发生率达 84%～95%，有以下临床特点：①出血多为自发性、持续性渗血；②出血常突然发生，常不易用原发病解释；③出血部位广泛；④常规止血治疗措施如纤溶抑制药无效或加重病情,而抗凝治疗往往有效。

2. 微循环衰竭或休克　发生率 30%～80%,有以下临床特点:①休克突然发生,无常见休克原因;②休克早期即可出现多脏器功能不全表现;③休克多属难治性;④休克常与出血倾向、栓塞等表现同时出现。

3. 微血管栓塞　发生率为 12%～80%,有以下临床特点:①微血管广泛而弥散性栓塞,通常无定位体征;②发生于体表浅层栓塞多表现为皮肤、黏膜的灶性缺血性坏死及溃疡形成等;③发生于深部脏器栓塞多表现为器官功能障碍。

4. 微血管病性溶血　发生率为 25%左右,有以下临床特点:①多缺乏典型血管内溶血表现;②部分病例表现为不明原因的进行性贫血;③破碎红细胞增多。

5. 原发疾病临床表现。

(三) 诊断

1. 存在易于引起 DIC 的基础疾病,如感染、恶性肿瘤、病理产科、大型手术及创伤等(表 5-2)。

2. 临床表现

①多发性出血倾向;②不易以原发病解释的微循环衰竭或休克;③多发性微血管栓塞症状、体征,如皮肤、黏膜栓塞坏死及早期出现的肺、肾、脑等脏器功能不全。

3. 实验检查符合下列标准　在上述指标存在的基础上,同时有以下 3 项以上异常:①PLT<$100×10^9$/L 或呈进行性下降。②浆纤维蛋白原含量<1.5g/L 或呈进行性下降,或>4.0g/L。③3P 试验阳性或血浆 FDP>20mg/L 或血浆 D-二聚体水平升高(阳性)。④PT 延长或缩短 3 秒以上或呈动态变化,或 APTT 延长 10 秒以上。⑤外周血破碎红细胞增多>2%,所谓红细胞破碎综合征。

表 5-2　国际血栓止血协会 DIC 积分系统有引起 DIC 的基础病不积分,以下项积分

血小板	≥$100×10^9$/L	0分
	<$100×10^9$/L	1分
	<$50×10^9$/L	2分
PT 延长	<3 秒	0分
	3～6 秒	1分
	>6 秒	2分
纤维蛋白原	>1g/L	0分
	<1g/L	1分
FDP	不升高(<10μg/ml)	0分
	中度升高(10～40μg/ml)	2分
	明显升高(≥40μg/ml)	3分
总积分	≥5 为明显 DIC	应每日复查
	<5 为不明显 DIC	可隔日复查

FDP 可以 D-二聚体替代

（四）治疗

1. 治疗原发病及消除诱因是关键。

2. 抗凝治疗　是阻断DIC病理过程最重要的措施之一。

(1)普通肝素(未组分肝素、标准肝素)可抑制凝血活酶和凝血酶的形成,是DIC时常用的一种抗凝药。

1)适应证:①DIC早期;②PLT及血浆凝血因子急骤或进行性下降,迅速出现紫淤、瘀斑;③明显多发性栓塞现象;④顽固性休克伴其他循环衰竭症状、体征,常规抗休克治疗效果不明显。

2)可用肝素抗凝治疗的几种引起DIC的基础疾病:①不合血型输血;②羊水栓塞;③恶性肿瘤;④急性白血病;⑤败血症;⑥中暑;⑦感染性流产;⑧死胎滞留;⑨暴发性紫癜;⑩重症病毒性肝炎。

3)禁忌证:①既往有严重遗传性或获得性出血性疾病,如血友病;②手术24小时内,或大面积创伤开放性伤口未经良好止血;③严重肝病,多种凝血因子合成障碍;④近期有咯血的活动性肺结核,有咯血或黑粪的活动性消化性溃疡或已疑有颅内出血;⑤DIC后期或以纤溶亢进为主型DIC;⑥蛇(虫)咬伤所致DIC。

4)用法、用量:目前趋向小剂量、分次、皮下注射给药。①急性DIC:首剂50～100U/kg静脉滴注,以后每6～8小时皮下注射1次;②慢性DIC:每日总量200U/kg,分3～4次给药,每6～8小时1次,皮下注射,8天为1个疗程;③预防:每日总量5000～6000U,分3～4次给药,每6～8小时1次,皮下注射,连用5～8天。

(2)低分子量肝素(LMWH)

1)预防:每日50～100U/kg,1次或分2次皮下注射,1个疗程5～10天;

2)治疗:200U/(kg·d),分2次皮下注射,1个疗程5～8天。

(3)其他抗凝药

1)丹参或复方丹参注射液:30～60ml＋5％GS100～200ml静脉滴注,每日2～3次,每个疗程7～10天。

2)水蛭素:0.005mg/(kg·h),持续静脉滴注,1各疗程4～8天。主要用于急性DIC。

3)抗凝血酶:与肝素合用,首剂40～80U/(kg·d),静脉注射,逐日递减,维持活性在80％～160％,1个疗程5～7天。

4)活化蛋白C:300～3000U/kg,静脉滴注,每日1～2次。

3. 血小板药物　可作为DIC的辅助性治疗,但须慎用。常用药物有右旋糖酐-40、双嘧达莫(潘生丁)、阿司匹林、磺吡酮、噻氯匹啶(抵克立得)和前列环素等。

4. 补充凝血因子及血小板　DIC中凝血因子和血小板被大量消耗,是DIC出血的主要因素。因此积极补充凝血因子和血小板是DIC治疗的一项重要措施。可通过输注新鲜血浆、凝血酶原复合物、单采血小板、纤维蛋白原等血制品来解决。也可输注重组凝血因子Ⅷ、因子Ⅶ(rFⅦa)等非血制品来源的凝血因子,减少血液传播性疾病的感染率。

5. 抗纤溶治疗　抗纤溶药物只用于纤溶亢进期,必须在肝素治疗的基础上应用,否则有可能造成肾衰竭,DIC恶化,出血不止。主要有氨甲苯酸、氨甲环酸、氨基己酸和抑肽酶。前三者只能抑制纤溶酶的生成,对纤溶酶的活性无影响,而抑肽酶则对纤溶酶的活性也有抑制作用。

（五）疗效标准

有的基础疾病很难消除，以下是针对 DIC 的疗效标准。

1. 痊愈

（1）出血、休克、栓塞、脏器功能衰竭等症状和体征消失。

（2）血小板数、PT、APTT、FDP、纤维蛋白原、D-二聚体等恢复正常，3P 试验阴性。

（3）观察 1 周无复发。

2. 显效

（1）出血、休克、栓塞、脏器功能衰竭等症状体征明显好转但未消失。

（2）上述实验室检查有所恢复但未达正常或有的恢复正常仍有 2～3 项未恢复正常。

3. 无效　症状、体征及实验室检查无改善或恶化。

影响 DIC 的疗效主要取决于 DIC 原发病的特性，程度和机体状态，50％～80％DIC 可治愈，20％～30％显效，病死率仍可达 20％～40％。

二、原发性纤维蛋白溶解症（PF）

（一）病因和发病机制

1. 先天性纤溶亢进

（1）先天性纤溶酶原活化剂增多；

（2）先天性 α_2-纤溶酶抑制物（α_2-PI）缺乏症；

（3）先天性纤溶酶原活化剂移植物-1（PAI-1）异常。

2. 获得性纤溶亢进

（1）恶性肿瘤：腺癌（尤其前列腺癌、胰腺癌和卵巢癌等）、急性早幼粒细胞白血病等肿瘤细胞均可释放 u-PA 等纤溶酶原活化剂；

（2）严重肝脏疾病：急性肝炎、肝硬化和肝移植时，由于肝脏清除能力受损造成血浆 t-PA、u-PA 水平增高，PAI-1 水平下降；

（3）手术和创伤：前列腺、胰腺、子宫、卵巢、胎盘、肺、甲状腺等含丰富 t-PA 的组织、器官在发生肿瘤、创伤或手术时，会有大量 t-PA 释放入血而诱发纤溶；

（4）产科意外：羊水栓塞、胎盘早剥导致羊水（含大量纤溶激活剂）入血引起纤溶；

（5）溶栓药物：t-PA、尿激酶或链激酶过量；

（6）毒蛇或毒虫咬伤：蛇毒和虫毒均有很强的纤溶活性；

（7）其他：高热中暑、结缔组织病、休克、淀粉样变性等均可使纤溶酶原活化剂释放增多而引起纤溶亢进。

（二）临床表现

1. 出血　全身多部位自发性或轻微外伤后出血不止，如皮肤、黏膜出血，穿刺部位、手术创伤面渗血，甚至内脏出血。

2. 先天性原发纤溶患者有自幼出血特点以及阳性家族史。

3. 获得性原发纤溶患者尚有原发病的相应临床表现。

（三）实验室检查

1. 纤溶亢进的初筛试验

（1）全血凝块溶解时间缩短：<8 小时；

(2)优球蛋白凝块溶解时间缩短:<90 分钟;

(3)纤维蛋白平板溶解试验:溶解面积增大。

2. 反映纤溶酶生成的试验

(1)纤溶酶测定:增高;

(2)纤溶酶原测定:抗原和活性降低;

(3)纤溶酶-抗纤溶酶复合物(PAP)测定:增多;

(4)α_2-抗纤溶酶(α_2-AP)测定:减低;

(5)纤维蛋白(原)降解产物(FDP)测定:增多。

3. 纤溶酶原活化物和纤溶酶原活化剂抑制物的测定 t-PA 和 u-PA 等可增高,PAI-1 抗原和活性可降低。

4. 纤维蛋白原(Fg) 明显降低。

5. 其他检查 TT、PT 和 APTT 正常或轻度延长,3P 试验阴性,D-二聚体不高。

(四) 诊断

1. 临床表现

(1)存在易引起原发性纤溶的基础疾病。

(2)临床有出血症状,如:鼻、口腔、消化道、泌尿生殖道出血;穿刺部位及(或)手术创面渗血不止。

2. 实验室检查

(1)血浆 Fg 明显减少。

(2)优球蛋白溶解时间明显缩短。

(3)FDP 增多。

(4)血浆纤溶酶原减少及纤溶酶活性增高。

(5)α_2-AP 减低。

(6)TT、PT、APTT 及 AT 均正常。3P 试验阴性,D-二聚体不高。

(五) 鉴别诊断

主要与 DIC 引起的继发性纤溶亢进鉴别,见表 5-3。

表 5-3 原发性纤溶与 DIC 继发性纤溶亢进鉴别要点

项目	原发性纤溶	DIC 继发性纤溶亢进
基础疾病	先天性 t-PA↑,α_2-PI↓和 PAI-1 异常 恶性肿瘤、严重肝病、手术和创伤、产科意外、溶栓药过量和虫、蛇咬伤等	感染、恶性肿瘤、手术和创伤、病理产科和严重肝病等
微循环衰竭及栓塞表现	少见	多见
凝血因子	仅 Fg↓,重者可有 FV 进而 FⅧ↓	多种凝血因子↓
血小板	数量正常,无活化及代谢产物增加	数量减低,活化及代谢产物增加
蛋白 C 含量	正常	减低
D-二聚体	正常	增加
3P 试验	阴性	阳性

项目	原发性纤溶	DIC 继发性纤溶亢进
PT 和 APTT	正常或延长	延长
TAT	一般正常	增多
F_{1+2}	一般正常	增多
AT	一般正常	减低
外周血红细胞	无破碎红细胞和畸形红细胞	可见大量破碎红细胞和畸形红细胞
治疗	抗纤溶药为主	抗凝治疗为主

(六) 治疗

1. 治疗原发病和消除诱因。

2. 抗纤溶药物对控制出血疗效显著

(1)氨基己酸(EACA):2g,每日 3～4 次口服;或 4～6g 加入 100ml 盐水中静脉滴注 15～30 分钟,然后给予 0.5～1g/h 维持。

(2)氨基环酸(t-AMCHA):首剂 15mg/kg 口服后以 250～500mg,每天 3～4 次口服维持;或首剂 10mg/kg,然后 100～250mg,每天 1～2 次静脉给药。

(3)氨基苯酸(PAMBA):250～500mg,每日 2～3 次口服,日最大量不超过 2g;或每次 50～100mg 静脉滴注,日最大量不超过 600mg。

(4)抑肽酶:每日 8 万～10 万 U,分 2～3 次缓慢静脉滴注。

3. 替代治疗　在使用抗纤溶药的基础上,可输入新鲜冰冻血浆或纤维蛋白原,以纠正纤维蛋白原的缺乏。

4. 有肉眼血尿的患者一般禁用抗纤溶药物,以防血凝块堵塞泌尿道。

5. 有肝肾功能不全、过去有血栓栓塞性疾病、目前有血栓倾向的患者应慎用或禁用抗纤溶药物。

三、血栓性血小板减少性紫癜(TTP)

(一) 定义

TTP 是一组较常见的微血管血栓-出血综合征,患者年龄多在 10～40 岁,女性占 60%,起病急,病情严重。2/3 病例在 3 个月内死亡,少数病例较缓慢,病程可达数月至数年。

(二) 临床表现及分型

1. 起病急,进展迅速,少数较慢而反复发作。

2. 40%～73%患者有五联症　发热、出血、微血管性溶血性贫血(50%有黄疸)、神经精神症状(表现为意识紊乱、头痛、失语、惊厥、视觉障碍、谵妄、偏瘫以及局灶性感觉或运动障碍等,以发作多次、多变性为特点)和肾损害(90%以上患者有血尿、蛋白尿等,甚至发生急性肾衰竭)。

3. 74%～100%患者有三联征　微血管性溶血性贫血、血栓性血小板减少性紫癜、波动性神经精神症状。

4. 偶有心肌微血栓形成,导致心力衰竭或猝死。还有胰腺小动脉和胃肠壁血管栓塞。

5. 25%～50%患者有轻度肝(脾)大。

6. 分型 急性型、慢行复发型、家族性、血浆耐受型。

(三) 血象

1. 贫血,网织红细胞增高,血片中出血有核红细胞,破碎红细胞(>1%)。

2. 白细胞升高,伴核左移,幼稚粒细胞。

3. 血小板减少,$(30～50)×10^9/L$ 或更低,50%以上患者血小板数低于 $20×10^9/L$。

(四) 骨髓象

有溶血性贫血骨髓象改变,巨核细胞数正常或增加。

(五) 尿常规及肾功能

90%或以上患者有血尿、蛋白尿和管型尿。

(六) 其他检查

间接胆红素升高,抗血小板抗体可阳性,DAT 阴性,LDH 升高。PT、APTT、Fg 多正常,全身多处小动脉和毛细血管中出现广泛的透明样血栓。

(七) 治疗

1. 消除病因和诱因。

2. 血浆置换为首选,采用新鲜血浆或新鲜冰冻血浆,置换量推荐每次 2000ml,每日一次,直至症状缓解、血小板数及 LDH 恢复正常,Hb 上升后可逐渐延长置换时间,每2～3天一次,持续1～2周。

血浆置换的急性并发症有过敏反应、血小板减少及一次性纤维蛋白原减少,血容量减少或胶体渗透压降低引起低血压等不良反应。

3. 糖皮质激素多于血浆治疗合用,可用甲波尼龙(200mg/d)或地塞米松(10～15mg/d)静注3～5天。

4. 抗血小板药物 病情稳定后可选双嘧达莫或阿司匹林、前列环素,可减少复发。

5. 免疫抑制治疗 IVIG、长春新碱、环孢素 A 等可使少数患者病情缓解。

6. 脾切除 仅使部分患者短时间症状改善,用于血浆置换无效或多次复发。

7. 对症支持治疗 贫血症状严重者可输注浓缩红细胞。

(八) 疗效标准

达到以下标准,持续六个月以上者为治愈。

1. 一切临床症状消失,体征消失。

2. 血小板、血红蛋白,尿常规,血尿素氮、肌酐恢复正常。

3. 其他异常表现消失。

四、溶血-尿毒性综合征(HUS)

与 TTP 为同种疾病的不同表现,均以微血管性溶血性贫血、血小板减少为主,如肾脏损害明显为 HUS,神经症状明显则为 TTP。HUS 诊断三联征:微血管性溶血性贫血、血小板减少、肾衰竭。

五、输血后紫癜(PTP)

为输血后引起的急性免疫性和暂时性血小板减少症,少见,特点如下:

1. 输新鲜或冷冻全血或血浆,洗涤红细胞约 1 周左右亦可于输后数小时发病。

2. 畏寒,发热,头痛,重者呼吸困难,胸痛甚至休克。

3. 皮肤、黏膜出血,重者消化道、泌尿生殖道出血,颅内出血罕见。

4. 白细胞数正常或增高。

5. 血小板重度减少<10×10^9/L。

6. 出血时间延长,PT、APTT、Fg 正常。

7. 骨髓象增生活跃,粒、红系无明显改变,巨核细胞正常或增多,类似 ITP,也可减少。有的骨髓象有原发病表现。

8. 治疗

①IGIV 首选,1g/kg,1~2 天;②大剂量甲泼尼松 1~2g,iv,1~6 天;③血浆置换;④输血小板应为 HPA-1a 阴性且洗涤和过滤的。

9. 一般两周左右恢复。

10. 血中有同种抗 HPA-1[a] 抗体或其他血小板 GPIb、Ⅱb、Ⅲa 抗体。

11. 输血后血小板减少,应注意血管性血友病。

第五节 高凝和(或)血栓性疾病的预防与治疗

一、高凝和(或)血栓性疾病的机制

血液中存在着多种抗凝物质,其中抗凝血酶-Ⅲ(AT-Ⅲ)约占全部抗凝活性的 75%。肝素能加快 AT-Ⅲ 与凝血酶Ⅹa 及Ⅺa 的结合,没有 AT-Ⅲ 肝素几乎毫无抗凝作用。AT-Ⅲ 为一单链糖蛋白,由肝细胞和血管内皮细胞分泌。AT-Ⅲ 活性降低分为原发性和继发性。原发性多见于基因缺陷,为一种常染色体显性遗传病,患病率约 1/5000,发病多在 10~25 岁,患者常在手术后、创伤后、感染后、妊娠或产后发生静脉血栓,并可反复发生血栓。继发性减低多见于:AT-Ⅲ 合成降低,见于肝脏疾病,主要见于肝硬化、重症肝炎、肝癌晚期,常与疾病严重度相关,可伴发血栓形成;AT-Ⅲ 丢失增加,可见于肾病综合征;AT-Ⅲ 消耗增加,见于血栓前期和血栓性疾病,如心绞痛、心肌梗死、脑血管疾病、DIC、外科手术后、口服避孕药、深部静脉血栓形成、肺梗死、妊高征等。易栓症有血栓形成倾向,在恶性肿瘤、肾病综合征(NS)、妊娠子痫前期、系统性红斑狼疮(SLE)、肺栓塞(PE)和下肢深静脉血栓(DVT)病人体内均存在凝血、抗凝、纤溶系统的变化。

抗凝血酶Ⅲ(AT-Ⅲ)、D-二聚体(D-D)是机体凝血与纤溶的重要标志物,AT-Ⅲ 主要由肝脏合成,是血浆中重要的生理性抗凝因子,主要维持凝血与抗凝的平衡。AT-Ⅲ 不仅具有抗凝作用,AT-Ⅲ 可能还具有保护血管的作用。因此,AT-Ⅲ 活性与水平减低,提示血管内皮损伤,可伴发血栓形成。D-D 是纤溶酶水解交联纤维蛋白形成的降解产物之一,为继发性纤溶特有的代谢物,其含量升高是高凝状态和继发纤溶亢进的分子标志物。

研究表明,5%~10%抗凝血酶Ⅲ的活性水平缺陷可以使血液呈高凝状态,但是由于原发基因缺陷型发病年龄较小,不同于急性脑梗死患者的中老年发病。目前认为,AT-Ⅲ 活性水平的缺陷可能与脑梗死发病有一定相关性,但不明确为始发因素。在脑栓塞形成时,血液循环中的抗凝血酶Ⅲ迅速中和被激活的凝血酶、纤溶酶、激肽释放酶,因子Ⅹa、Ⅻa、Ⅸa 等凝血因子并使其灭活,从而避免其他部位发生凝血,抗凝血酶Ⅲ被消耗,抗凝血酶Ⅲ活性显著下降。研究发现血管内皮细胞受损,抗凝血酶Ⅲ生成减少,也使抗凝血酶Ⅲ活性降低。

其中脑梗死的病因学复杂,一般认为与动脉粥样硬化、栓塞、代谢性疾病和血液的高凝状态等因素有关。脑梗死的病理基础就是血栓的逐步形成,其病理过程存在着凝血和纤溶系统的异常改变。脑梗死患者自身存在着多重危险因素,当血管内皮细胞损伤时,暴露出内皮下的胶原,活化血小板及凝血因子Ⅻ,激活内源性凝血系统,并释放组织因子激活外源性凝血系统。同时,血管内皮细胞的损伤作用使血液处于高凝状态,致血小板产生黏附和聚集效应,促使血栓形成,抗凝物质被消耗,AT-Ⅲ活性的显著降低与急性脑梗死的血液高凝状态或形成密切相关。

二、高凝和(或)血栓性疾病的检测

FIB是参与血液凝固过程中的重要凝血因子,AT-Ⅲ是人体内最主要的抗凝蛋白,D-二聚体是高凝状态和纤溶亢进的分子标志物。这3种标志物分别代表了人体的凝血、抗凝、纤溶功能。ACA是一种容易引起高凝状态的自身抗体,它与血栓形成密切相关。

三、静脉血栓栓塞性疾病的预防

静脉血栓栓塞性疾病(venous thromboembolism,VTE)包括深静脉血栓(deep vein thrombosis,DVT)和肺栓塞(pulmonary thromboembolism,PE)。

导致静脉血栓形成的三因素:血管损伤、血液淤滞和高凝状态。静脉损伤是血栓形成的始动环节,内膜损伤后迅速激活内源和(或)外源性凝血途径,在损伤部位形成血栓。血栓起始部分主要由血小板及少量纤维蛋白构成白血栓,之后下游血流缓慢,出现涡流,大量红细胞填充在纤维蛋白形成的网状结构内,形成混合血栓,当其阻塞静脉管腔后,远端血流停滞、凝固,由红细胞和纤维蛋白构成红血栓。红血栓与静脉管壁松散结合,易脱落,继而导致PE。血栓阻滞静脉管腔,导致其远端部位淤血、水肿、出血,以至坏死。

DVT的危险因素包括原发性和继发性。原发性危险因素由遗传变异引起,如Ⅴ因子突变、蛋白C缺乏、蛋白S缺乏、抗凝血酶缺乏等。临床常以反复VTE为主要表现。继发性危险因素为后天获得易发生DVT的多种病理生理异常,如骨折、创伤、手术、恶性肿瘤、制动、机械通气、留置中心静脉导管、血液净化治疗、使用肌松和镇静药物、输注血小板、口服避孕药、高龄、吸烟、长期卧床等。另外,DVT既往史和家族史也是其危险因素。DVT危险程度需依据临床表现、危险因素、Wells评分(DVT临床可能性评估)及辅助检查结果进行分级。根据危险因素可分为低度、中度、高度、极高危险4个等级,预防措施分为基本措施、物理措施和药物措施。①基本措施包括嘱患者多饮水、抬高患肢、踝关节活动、做深呼吸或吹气球及咳嗽动作,可能的情况下早期下床活动。②物理措施包括使用间歇充气加压装置和梯度压力弹力袜。③药物措施包括低分子肝素、口服利伐沙班、口服华法林等。然而,具有以下情况为使用禁忌:心衰、下肢水肿、明显VTE、腿部明显感染、严重下肢血管动脉硬化等。

四、高凝和(或)血栓性疾病的治疗

(一)抗血小板治疗

1. 临床适应证

(1)缺血性心脏病:如动脉粥样硬化、稳定型心绞痛、急性冠脉综合征、经皮冠脉介入治疗、不稳定型心绞痛、无 Q 波急性心肌梗死、急性心肌梗死、冠脉搭桥术后。

(2)瓣膜性心脏病:如人工心脏瓣膜置换术后、风湿性瓣膜病、二尖瓣脱垂、房颤。

(3)脑血管疾病:如暂时性脑缺血发作、脑中风。

(4)外周血管疾病和小血管血栓性疾病:如间歇性跛行、膜增生性肾小球肾炎、血栓性血小板减少性紫癜。但在先兆子痫、子痫等妊娠诱导的高血压疾病中应用尚不确定。

(5)静脉血栓形成。

(6)其他:如原发性血小板增多症、抗磷脂综合征等。

2. 抗血小板药物

(1)阿司匹林。

(2)抑制受体的抗血小板药物:包括干扰血小板膜重要受体 GPⅡb/Ⅲa 受体的药物和 GPⅡb/Ⅲa 受体拮抗药。①底克利特(噻氯匹定);②氯吡格雷;③阿昔单抗;④依替非特(埃替非巴);⑤替罗非班。

(3)增加血小板内环核苷酸的抗血小板药:①前列环素 I_2;②依洛前列素;③贝前列素。

(4)双嘧达莫(潘生丁)。

(5)西洛他唑。

(二) 抗凝治疗

本类药是指能降低血液凝固性,以制止血栓形成和扩大的药物。

1. 临床适应证 包括人工心脏瓣膜、非瓣膜性心脏病的房颤、心脏复律、脑缺血后的二级预防、缺血性心脏疾病、外周血管疾病,手术如矫形外科手术、关节成形术、髋臼或骨盆手术的术后患者,抗心磷脂综合征、DIC 等。

2. 抗凝药物

(1)肝素类:①普通肝素;②低分子肝素;③类肝素。

(2)口服抗凝药:口服抗凝药仍以华法林为代表。

(3)直接拮抗凝血酶的抗凝药:水蛭素。

(三) 溶栓治疗

溶栓治疗是使纤溶酶激活纤溶,使已形成的血栓溶解。

1. 临床适应证

(1)肺梗死。

(2)深静脉血栓形成。

(3)急性心肌梗死。

(4)视网膜中央静脉血栓形成。

(5)脑血管血栓形成。

(6)其他部位血栓形成。

2. 常用药物

(1)链激酶(SK)

(2)尿激酶(UK)

(3)组织型纤溶酶原激活物(t-PA)

（四）蛇毒类抗栓剂治疗

有抗凝、溶栓、降低血黏度作用。常用药有：蝮蛇抗栓酶、去纤酶、安克洛酶。

（五）血液成分去除治疗

（六）血浆置换治疗

第六节　重症监护室输血特点

一、ICU 患者提倡限制性输血

重症监护室（ICU）是用于收治各科危急重症患者并对其实施集中、连续、强化的监测、救治和护理的医疗场所，由于 ICU 收治的患者一般病情复杂、危重，病死率高，常合并失血、休克、弥散性血管内凝血（DIC）等危急情况，需要输血治疗。常见输血原因包括贫血、重症感染、失血性休克、心功能不全、肾功能不全、呼吸衰竭、多器官功能障碍（MODS）等。

ICU 病房的患者病情危重，此类患者输血，更应权衡利弊。有研究表明，不考虑输血指征给 ICU 患者输血后并发心肌梗死、急性肺水肿的危险性增大。近些年，对于危重患者，一些专家主张限制性输血策略。研究显示，限制性输血的临床结果如 30 日死亡率、院内死亡率、器官功能衰竭等评分优于开放性输血。

二、开胸手术术后输血

（一）当患者胸腔引流量＜1500ml/h［＜2ml/（kg·h）］时，继续观察病情，不考虑输注血液制品。

（二）当患者手术后毛细血管过量出血，需进行凝血和血小板功能检测

1. PLT＜140K/mm^3 和（或）凝血功能十二项（TEG）检测的 MA＜55mm 时，患者应输注血小板；

2. 凝血酶原时间（PT）＞12.6 秒和（或）活化部分凝血活酶时间（APTT）＞45 秒时，患者应输注新鲜冰冻血浆；

3. 纤维蛋白原（Fg）＜200mg/dl，患者应输注冷沉淀或新鲜冰冻血浆；

4. 活化凝血时间（ACT）大于基础值时需使用鱼精蛋白；

5. 所有的指标正常，但出血或血性引流量过多，需要进行再次开胸手术探查。

（三）心肺手术后如胸腔引流量少且术中毛细血管出血量少可在术后增加呼气末正压（PEEP）通气。

（谢　菲　孙桂香）

第六章

自 体 输 血

    自体输血是指在一定条件下采集或收集患者自身的血液或血液成分,经适当的保存或处理后,在患者手术或紧急情况需要时回输给患者的一种输血疗法,是围术期血液保护的重要措施之一。因其节约血液资源、可避免输血传染疾病及输血不良反应、减少同种异体输血引起的免疫抑制等特点而广泛应用于临床。

第一节 概 述

一、自体输血的发展史

    1818 年,英国内科医生、生理学家兼产科医生布朗德尔博士(James Blundell)为 1 例产后大出血的妇女回输了收集的自身血液而获得了成功。1874 年,海莫(Highmore)将此输血方法广泛用于产后出血的治疗,并首次提出了术中自体血回输这一新的输血方式。John Duncan 是第一位真正给患者实施自体输血的先驱,他于 1886 年将自体血用于 1 例截肢手术,将血液保存在装有磷酸苏打抗凝剂容器中,然后通过股静脉输给患者。两个月后他运用同样方法帮助 Miller 对 1 例化脓性髋关节炎切开排脓后 10 天的病例施行了截肢术。自此,自体输血陆续出现。1914 年,德国的 Theis 报告 3 例宫外孕破裂的孕妇进行自体血回输;1917 年美国的 Lockwood 发表的自体输血的报道中阐述了在脾切除术中从切除的脾脏中挤出血用枸橼酸盐溶液抗凝后回输给病人的自体输血技术。1921 年,世界各地相继出现了多种术中、术后的自体输血方法。截至 1936 年,美国医学文献已有 279 例术中自体血回输的报道。由于 ABO 血型的鉴定以及枸橼酸抗凝剂的产生,异体输血挽救了大量患者的生命,而采血技术及血液保存条件的不断改进,大大促进了库存血的应用和发展,加之自体输血由于其回输的并发症的发生,使人们忽视了自体输血的发展。1966 年,Dyer RH 在 Am J Surg 首次报道使用器械操作于术中进行自体血回收和回输。此后,Klebanoff 在 Dyer 的基础上发明了第一台自体血回输装置,在越战中为 10 名伤员成功地进行了自体血回输。1968 年,Wilson 和 Taswell 首次应用间断性离心回收自体血液,并用盐水洗涤红细胞及重悬红细胞后回输给患者的洗涤式自体血回输系统。第一台可用于术中血液回收及回输的设备是非洗涤式自体血回输系统,由 Bentley Laboratories 注册,利用了 De Bakey-type roller pump 和心脏手术的一次性储血罐,其早期临床实验是由 Klebanoff G 在 1970 年完成的。直至

1974年，美国 Hemonetics 公司开发第一代术中洗涤式自体血回输机，引入了回输前采集、洗涤、浓缩红细胞系统"Cell Saver"，目前已发展到 Cell Saver 5$^+$ 型。1995年，德国 Freseius 公司研发了连续式自体血回收机。至1997年，我国北京京精仪器有限公司生产了自体-2000型血液回收机，并普遍应用于临床。

相对于回收式自体输血，贮存式及稀释式自体输血的研究相对较少。1921年 Grant 首次报道了择期手术患者可术前采血以备术中使用，使贮存式自体输血成为临床接受的输血技术之一。之后由于库血的发展，贮存式自体输血技术的应用及发展受到了忽视。1964年 Klovekorn 将稀释式自体输血应用于临床。1972年，Messmer 提出了急性等容血液稀释式自体输血。1980年以来，随着 HIV 等病毒的出现，自体输血得到了积极地推荐和使用。目前，术前预存自体输血、术中自体血回输及术后引流血回输3种方式，并成为衡量一个国家输血水平的标志之一。

20世纪末日本术前备血比例达80%～90%；澳大利亚60%的择期手术患者进行预存式自体输血，我国自体输血率要求在20%以上，北京部分医院预存式自体输血率达到30%以上。美国要求择期手术患者自体输血占总输血量的80%～90%。

我国《献血法》第十五条规定：为保障公民临床急救用血的需要，国家提倡并指导择期手术的患者自身储血，动员家庭、亲友、所在单位以及社会互助献血。卫生部2000年发布的《临床输血技术规范》第七条规定：术前自身贮血由输血科（血库）负责采血和贮血，经治医师负责输血过程的医疗监护。手术室内的自体输血包括急性等容性血液稀释、术野自身血回输及术中控制性低血压等医疗技术，由麻醉科医师负责实施。

近十年来，国内的自体输血得到了极大的推广和应用，已成为围术期血液保护的重要措施。围术期两种或三种自体输血方式联合应用，极大地节约了血液资源，减少了异体血的输注，确保了患者的输血安全。

二、自体输血的意义

1. 缓解血液的供求矛盾 临床用血量每年都在增加，尤其是外科手术用血量剧增，而血液资源短缺的现状是当前医疗用血的最大矛盾，随着现代医学科学和医疗技术的进步，一些难度较大的手术和需要血制品的先进治疗技术日趋常规化，导致临床用血量快速递增。近年来，全国手术量年均增长18.6%，用血量年均增长12%，而我国血液采集总量年均增长仅7.7%，远远低于用血量和手术量增长速度。血浆更是供不应求，缺口较大。另一个重要原因是，临床上还存在滥用血液的现象。因此，节约有限的血液资源，做好血液保护，是临床医生、麻醉医生及输血科医生责无旁贷的责任。

2. 避免输血传播疾病 输血感染传染性疾病一直是输血不可避免的问题，"窗口期"的存在是检测技术难以逾越的瓶颈，虽然微生物及病毒检测技术发展迅猛，但也没有杜绝异体输血引起的血源性感染性并发症的发生，尤其是 HIV、HBV、HCV 等核酸类病毒的输血传播。

3. 避免异体输血引起的输血非感染性严重危害 随着无偿献血的普及、血液筛查的严格执行，输血传播疾病的概率正逐渐减少，但异体输血引发的输血相关非感染性严重危害（non infectious serious hazard of transfusion，NISHOTs）却成为其主要的并发症，其发生率远远超过输血传播性疾病。NISHOT 包括由免疫介导（如溶血性输血反应、非溶血性发热性输血反应、变态反应/荨麻疹/过敏性输血反应、输血相关的急性肺损伤等)和非免疫介导的并发症(如脓毒血症输血反应、非免疫性溶血、大量输血后凝血障碍、红细胞存储损伤并发症等)的并发症。

三、自体输血的优点

自体输血的优点可以从患者自身和采供血机构两方面来说。一方面,从患者自身来说,其优点有:①避免输血相关性感染;②避免同种异体免疫反应;③避免了异体血对受血者的特异性和非特异性免疫功能的抑制,降低围术期感染的发生率以及减少肿瘤患者术后的早期复发;④减轻患者的经济负担;⑤刺激骨髓造血功能;⑥稀释式自体输血可以降低患者的血液黏度,改善微循环,使组织增加氧的摄取;⑦回收式自体输血抢救急诊大出血手术病人快而有效;⑧稀有血型和有同种抗体的患者可以及时得到合适的血液。另一方面,对采购血机构来说,其优点有:①扩大了血液的来源,增加社会用血的血液供应量;②节约了血源,减少同种异体血液的供应量;③减轻了采供血机构的工作强度。

四、自体输血的责任与分工

我国《临床输血技术规范》第七条规定:术前自身贮血由输血科(血库)负责采血和贮血,经治医师负责输血过程的医疗监护。手术室内的自体输血包括急性等容性血液稀释、术野自身血回输及术中控制性低血压等医疗技术,由麻醉科医师负责实施。自体输血,尤其是围术期自体输血,需要医疗机构各部门积极协作,共同配合完成。自体输血不仅涉及输血科,还涉及麻醉科和临床手术科室,只有各部门积极配合,才能做好患者血液保护,降低同种异体输血率,保证临床输血安全。

自体输血,虽然供受双方均是患者,体格检查及化验检查也应当严格要求。做好体格检查,可严格掌握自体输血的适应证和禁忌证。做好化验检查,也是对采血医护人员的防护。医生在实施自体采血之前应当对患者实行告知权,而患者应当有知情权。

(一) 输血科在自体输血中的作用和职责

1. 大力宣传和鼓励患者自体输血。

2. 对于临床科室递交的自体输血申请单,输血科医生应当综合了解患者情况,包括患者的现病史、既往史,了解患者心、肺、肝、肾等重要脏器的情况,了解患者采血前的血常规、血清铁、出凝血等化验结果,综合判断患者是否合适贮存式自体输血,评估患者献血是否安全。

3. 确定患者适合自体采血后,根据临床检测血红蛋白浓度和血细胞压积及血清铁水平,制订采血计划、采血量、采血间隔,在采血前告知患者可能出现的不良反应。对于不符合采血标准的患者,应暂缓采血。

4. 采血前后要根据患者机体情况决定是否需要补充适量晶体液或胶体液。

5. 采血前要认真复核患者信息。

6. 采血过程要严格无菌操作,严防血液污染。

7. 血液采集后,要复核患者血型,并做好血液标记。

8. 血液贮存要存放于自体输血专用冰箱,要与库存异体血液分开贮存。

9. 回输时要与取血者认真核对,严禁错发。

10. 对于未使用的自体血液,必须经过患者本人同意才能废弃。自体采集的血液,严禁转让给他人使用。

(二)麻醉科在自体输血中的作用与职责

术中开展急性等容性血液稀释、急性高容性血液稀释及术野血液回收,可极大地降低围术期异体血的输用,一些手术甚至可以不输异体血液,在综合性血液保护和自体输血中起到了重要的作用。近十年来,麻醉医师一直不懈地进行着血液稀释的生理学效应研究,从血液稀释时血液流变学、血流动力学改变,对机体凝血功能、免疫功能、电解质及酸碱平衡、主要器官的影响,到麻醉药物对血液稀释的影响,血液稀释联合控制低血压,种种回收血液的特性等,从动物实验到临床应用都做了大量的研究。术中进行血液稀释及血液回收,应当严格掌握其禁忌证,确保自体输血的质量和安全。术中还需密切监测体温、心率、血压、中心静脉压(CVP)、血红蛋白浓度(Hb)、血细胞比容(Hct)、平均动脉压(MAP)、脉搏氧饱和度(SpO_2)、呼吸末二氧化碳($PETCO_2$)、心电图、动脉血气分析、血小板(PLT)、凝血酶原时间(PT)、部分凝血活酶时间(APTT)、术中出入量(出血量、尿量和输液量)等。

(三)临床科室在自体输血中的作用与职责

外科手术用血占临床用血的 $50\% \sim 80\%$,因此,要做好围术期血液保护,关键是要积极开展自体输血,提高自体输血比例。因此,临床手术科室医生在围术期患者自体输血中起着至关重要的作用。

1. 对于符合自体输血条件的患者,应积极鼓励自体输血。

2. 主管医师应与患者签署书面的自体输血同意书。如果患者未成年,则由双亲或监护人同意。

3. 若采取贮存式自体输血,应由主管医生向输血科(血库)递交自体输血申请书,输血科(血库)根据患者具体情况决定是否进行贮存式自体采血及采血量,并与临床科室共同负责采血过程中及采血后的医疗监护。

4. 稀释式自体输血和回收式自体输血由麻醉科进行。

5. 未经输血科同意,其他科室不得自行采集患者血液。

6. 自体血采集过程中及回输过程中应严格遵守无菌操作原则,避免自体输血不良反应的发生。

第二节 自体输血类别选择

自体输血根据术前采血、麻醉后血液稀释以及术中和(或)术后将患者术野和体腔流出的血液回收后再输入,主要分为三种类型:贮存式自体输血、稀释式自体输血和回收式自体输血。

一、贮存式自体输血

术前将自身的血液或血液成分预先贮存,以备需要时使用。

任何人只要符合自体输血的要求,均可预存自己的血液或血液成分,包括全血、血浆、血小板、脐血、外周造血干细胞等。可分为贮存式自体全血及贮存式自体成分血两种自体输血采集方式。

1. 优点

(1)使用范围广:不适合稀释式自体输血的患者可实施贮存式自体输血,如恶性肿瘤切除术患者,术中不适宜血液回收,可于术前进行贮存式自体输血。

(2)可确保自身贮存充足血量:液态保存,一般能贮存 800～1200ml。冰冻保存,可以确保贮存 2000～4000ml 血量,远远高于稀释式自体输血(最大贮存血量 1200～1500ml)以及血液回收(实际有效使用量 2000～3000ml)。

(3)每袋采集的自体血液之间不存在质量的差别:贮存式自体输血,无论是贮存全血还是成分血,每袋采集血液之间的质与量没有差别。而稀释式自体采血,最初采集的血液质量与患者正常血液质量相当,但采集量超过 600ml 后,由于血液明显稀释,其中含有大量胶体或晶体液,因此最后采集的血液与最初采集的血液在质量上有较大差别。回收式自体输血回收的术中血液,随着洗涤红细胞洗涤次数增加,每次回收洗涤红细胞的回收率降低,溶血率增高,洗涤红细胞中缺乏血浆蛋白、凝血因子及血小板等。贮存式自体输血,尤其是贮存的成分血,其功能与库存的成分血相同。

(4)没有特殊技术和材料的要求(冰冻保存除外):稀释式自体输血是在麻醉后、手术开始之前进行,即是在全身麻醉的状态下进行,在手术开始之前必须完成,实施时间比较短。血液稀释,尤其是进行中度以上血液稀释,即血细胞比容 Hct 稀释至 30% 以下时,需要有有经验的麻醉医师在场,要求麻醉医师有专业的采血方面的技术和训练。回收式自体输血,需要有专用的装置,如血液回收机等。而贮存式自体输血的全血采集与血站采血的方法相同,不需要特殊的技术,采血袋也没有特殊的要求。

(5)减少手术当日的忙乱:贮存式自体储血至少在手术前 1 天进行,不会增加手术当日的工作;稀释式自体输血是在麻醉后、手术前进行,麻醉医师必须要在稀释式采血进行的同时,严密监测患者的情况;回收式一般是在术中进行,需要专人负责血液回收工作。

(6)针对稀有血型择期手术患者,通过血细胞分离机进行单采细胞成分并同时补液能满足符合贮存式自体输血条件患者的 1000～2000ml 术前备血,一般分 1～2 次单采,从采血到手术需要 3 天～1 周时间。

2. 缺点

(1)有的患者有自体储血不良反应的发生。

(2)增加择期手术患者的住院天数,影响医院床位的周转率:择期手术患者术前进行贮存式自体输血需要有充裕的时间保证采血的进行。采血前需要根据患者的手术来估计术中失血量,并决定是否进行术前贮存式自体采血及采血量。而患者在血液采集过程中丢失的血液机体也需要一定的时间造血代偿。因此,为了恢复血容量和血液成分,从采血到手术需要一定的时间。例如蛙跳采血法,术前贮存 800～1000ml,严格按照采血的间隔,至少需要 3～4 周时间。采血过程中联合应用铁剂和促红细胞生成素,可缩短采血时间,但也需要 2～3 周时间。这将会延长患者的住院时间,而医院的床位周转率也将减少。

(3)贮存的血液可能浪费:患者预估的失血量跟术中丢失的失血量不一定完全相符,预估的失血量往往多于实际失血量,因此会造成一部分术前贮存的血液被丢弃;此外,血液保存到手术或患者出院时,保存期已经过了,造成了血液的浪费。

(一) 贮存式自体全血

1. 采血前准备

(1)严格把握自身血液采集的指征。

（2）经管医师对患者进行详细的体格检查、必要的化验及检查等。

（3）采集前，患者经管医生应向输血科递交自体输血申请单，患者或患者亲属签署自体输血同意书。输血科医生或护士要严格检查申请单，严格把握贮存式自体输血指征。

（4）采血前患者准备

1）铁剂的补充：从第一次采血前1周开始，给予患者口服硫酸亚铁0.3g，1日3次，直到最后一次采血后的几个月里连续服用，以维持血红蛋白水平和机体储铁的正常水平。

2）重组人促红细胞生成素：促红细胞生成素可以促进红细胞系祖细胞的增殖分化。可以用于术前自体采血的患者，可以最大限度地刺激骨髓红细胞的生成，增加术前储血量及缩短储血的时间。可3000～6000U/次，皮下注射，隔日1次，共4次。

3）采血前1天晚上8时起至采血前不吃油腻食物，充分休息，采血前24小时内不饮酒。

4）采血前鼓励患者多喝水，或在采血前后，适当补充胶体液或晶体液，以补充患者血容量。

5）输血科医生或护士采血前，应当积极与主管医师沟通，了解患者的身体状况，根据患者的情况确定是否进行自体血采集及自体血液的采集量，做到个体化自体采血。

6）采血前将患者对应信息的标签条（血型、姓名）、门诊号核对后，正确粘贴于血袋上。

7）采血时患者需平卧休息数小时，口服糖盐水500～1000ml，有明显不适表现者应静脉滴注平衡盐液或生理盐水，输液量一般为采血量的2～3倍。

8）严格无菌操作，严格执行操作规程和核对制度。

9）采血后的观察要比健康献血者更严格，必须静卧一定时间，必要时输注晶体液或胶体液。

2. **采血流程**　首先制订采血方案：采血前，输血科医生和经管医生要根据患者术中预计的失血量、患者的身体状况、术前时间的长短共同制订采血方案。包括：

1）预存血量：采血量应根据患者耐受性及手术需要综合考虑，术前根据患者手术部位、术种和自身健康状况等条件综合判断，预估术中可能丢失的血量，根据失血量进行血液预存。一般来说，中等手术采血量在400～800ml。国外文献报道，心血管外科术前备自体血1～5U（200～1000ml/U），出血量较大的手术，如冠状动脉旁路移植术或瓣膜置换术，术前备自体血约5U；而妇产科术前备自体血1～3U，矫形外科术前备自体血2～4U，多者可达7U。

2）采血时间、频次和采血量：采血至少在术前1天开始，规定2次采血间隔不应少于3天。

每次采血400ml，或控制在循环血量的12%以内。而对于体重低于50kg的患者或者儿童，可按每公斤体重8ml或以下进行计算采血。输血科医生或护士在进行采血前，须与患者仔细核对信息后，才能进行血液采集。在采血过程中应积极与患者沟通，告知患者采集过程可能出现的不良反应，做好患者心理辅导，帮助患者尽快适应血液采集。

对于健康人长期保存自体贮血的需求，由于其采集的血液不急于应用，须经过冰冻后才能长期保存，可有更多的时间完成血液采集储备，因此，采血的间隔时间可以适当延长。

3）采血方法：AABB（美国输血协会）标准：术前血红蛋白浓度Hb≥110g/L，血细胞压积Hct≥33%的患者可进行贮存式自体输血。我国《临床输血技术规范》附件自体输血指南要求：术前Hb≥110g/L，Hct≥33%的患者可应用贮存式自体输血。

①蛙跳式采血法：术前可提供较多的自体血，适用于较大且复杂、术中出血量较大的手术患者，主要方法为：第一次采血以 2U 为例，从第二次采血开始，每次采血 4U，同时回输上一次采集的 2U，以此类推，直到采集至预存血量。每次实际采血量为 2U，机体可耐受。"蛙跳法"采集的预存血量大，与其他贮存式的采集法相比，采集的血液相对比较新鲜，但择期手术患者在使用过程中应注意贮存过期的问题。

具体方法可参考美国输血协会（AABB）推荐的"蛙跳式"日程，见表 6-1：

表 6-1　"蛙跳"法采血日程

采血时间	采集单位	回输单位	留存单位
第 1 日	第 1 单位		
第 8 日	第 2、3 单位	第 1 单位	第 2、3 单位
第 15 日	第 4、5 单位	第 2 单位	第 3、4、5 单位
第 22 日	第 6、7 单位	第 3 单位	第 4、5、6、7 单位
第 29 日	第 8、9 单位	第 4 单位	第 5、6、7、8、9 单位

注：此处的"单位"是指按患者体重核定的一次采血量

"蛙跳式"采血法因其备血周期长而推延手术，国外已很少采用此法了，而国内也由于采血方法较麻烦而在临床较少使用。

②单纯式采血法：适用于预计出血量和需要备血量较小的手术患者。在患者手术前1～21 天采血 400～1200ml，每次采血 400ml，间隔 3 天。单纯式采血法通常在手术前 2 周开始采血 400ml，接下来的 2 周，根据患者的全身状况、血红蛋白浓度/血细胞比容、年龄、体重等因素决定每周的采血量。采血前，应根据手术患者的年龄、体重、全身状况综合确定采集血量，建议该法术前预存血量为 800～1000ml，以避免患者因术前贫血而增加术后输注异体血的风险。

③转换式采血法：于患者手术前 30 天开始采血 400ml，间隔 7 天后采 800ml，同时回输上次采血量，第 3 次采血 1200ml，同时回输第 2 次全部采血量，以此类推。转换式采血法由于具有"蛙跳式"采血法类似的缺点而较少应用。

④ 改良式采血方法：于术前 1 周开始经肘正中静脉插管采自体血，采血量一次按 10～15ml/kg 计算，按 1：(1.5～2)的比例输入平衡液，以维持患者血容量稳定。根据患者血红蛋白浓度、血细胞比容，可间断采血 2 次，2 次采血间隔不少于 3 天，距离手术时间最短不小于 24 小时。可应用促红细胞生成素、铁剂或两者联合使用，加快术前血液采集，增加预贮式自体输血的采血量，防止因术前采血造成的贫血，并可使采血后的贫血得到控制，从而提高患者自身的供血能力并减少血容量降低。

采血过程中，输血科医生或护士应积极与患者沟通，告知患者采集过程可能出现的不良反应，做好患者心理辅导，帮助患者尽快适应血液采集。采集血液时要操作快速无误，严格无菌操作。采血中要密切观察患者有无献血反应，发生献血反应要及时处理。孕妇采血时取左侧卧位，下肢抬高接近心脏水平，采血 200～400ml 不补液，检测血压和脉搏。在采血前后作胎儿电子监护，测定胎心率和宫缩。无监护仪者在采血前后听胎音。

3. 血液贮存　血液采集后，要在血袋上标明患者的病历号、姓名、科室、床号等患者信息,使用专用的自体血保存冰箱单独贮存。贮存式自体全血主要为液态保存法。使用ACD、CPD、CPD-A 保存液,在(4±2)℃冷藏,有效保存期分别为 21 天、28 天、35 天。由于血液采集需要一定的时间,最好采用 CPD-A 保存液,贮存时间较长,避免血液过期浪费。

液态保存的优点为:①保存方便、经济;②不需要特殊的设备。其缺点为:①有效期短,贮存血量受到限制,且血液容易过期而造成血液浪费;②血液保存过程中发生血液成分的变化。

禁忌证

(1)并发细菌性感染的患者。

(2)主动脉狭窄者。

(3)不稳定型心绞痛者。

(4)癫痫发作活动期患者。

(5)最近 6 个月曾出现心肌梗死或脑血管意外患者。

(6)患者有术前未治愈的明显心肺疾病。

(7)重度左主冠状动脉疾病患者。

(8)发绀型心脏病患者。

(9)未控制的高血压患者。

(10)恶性肿瘤患者。

(11)未经许可经非肠道给予的有机碘和抗生素(杆菌肽、多黏菌素、新霉素)。

4. 实践经验　孕妇自体储血可在床旁胎心监护下进行;骨科、神经外科行动不便患者可在病房床旁进行。针对脑外科、产科等稀有血型的急诊住院患者,手术时间未定,机体条件允许的情况下可在床旁心电监护下进行贮存式自体储血,保证当天急诊手术的顺利进行。

(二) 贮存式自体成分血

1. 红细胞采集

(1)采集原理:通过血细胞分离机迅速、安全地采集压积红细胞,回输其他血液成分并同时补充液体,维持血容量平衡,采集的压积红细胞为术前自体备血提供血液来源。

(2)适应证:外科择期手术患者,一般情况较好,年龄 18~60 岁,预计术中失血量达到需要输血的程度;血常规化验血红蛋白在 120g/L 以上,血细胞压积应在 33% 以上,血小板计数在 $100×10^9$/L 以上;针对特殊人群的适应证可适当放宽,如有严重输血不良反应病史、稀有血型、配血不合、因宗教或个人强烈意愿原因不愿输异体血液的患者。

(3)禁忌证:贫血或各种原因造成的血容量不足、血压下降;自身血液质量不符合条件,如患菌血症、败血症;因遗传缺陷造成红细胞膜异常、血红蛋白异常或红细胞酶缺乏等;有严重基础疾病,身体不能耐受采血者;有癫痫病史患者;机体不能耐受血细胞分离的成人或婴幼儿。

(4)治疗原则:采集标准:全血处理量一般为 800~1500ml;全血流速根据患者体重、血管状态综合设定,一般为 30~120ml/min;采用 ACD-I 进行抗凝,抗凝剂与全血的比例 1:7 至 1:14,采集量根据供者循环血容量、手术需求共同设定,每次分离 600~1500ml 全血中的红细胞,约 300~600ml。单采频度为 1~2 次,间隔 3 天可进行第二次采集。单采术中补液根据最终离体血容量补充 0.9% 氯化钠注射液或羟乙基淀粉 500~1000ml,葡萄糖酸钙 1~2g。

(5)实践经验:根据患者血常规、全身血容量和手术预计出血量来决定采集量。一次采集在 400ml 以内不需补充液体或仅补充晶体液,一次采集红细胞超过 400ml 需同时补充晶体或胶体液,采集后复查血常规、血氧饱和度、血生化指标的变化。自体储存红细胞后患者的血红蛋白原则上保持在 100g/L 以上,血氧饱和度高于 98%。

2. 血小板采集

(1)采集原理:通过血细胞分离机迅速、安全地采集血小板,回输其他血液成分并同时补充液体,维持血容量平衡,采集的血小板为术前自体备血或局部治疗提供血液来源。

(2)适应证:外科择期手术患者,一般情况较好,年龄 18~60 岁,预计术中需要血小板进行输血或局部治疗;患者出血、凝血时间正常,血小板功能正常,血小板计数 $>80\times10^9/L$,白细胞计数及分类正常;针对特殊人群的年龄可适当放宽,如有严重输血不良反应病史、稀有血型、配血不合、因宗教或个人强烈意愿原因不愿输异体血液的患者。

(3)禁忌证:贫血或各种原因造成的血容量不足、血压下降;自身血液质量不符合条件,如患菌血症、败血症、乳糜血、血小板功能异常等;有严重基础疾病,身体不能耐受采血者,机体不能耐受血细胞分离的婴幼儿。

(4)治疗原则:全血处理量一般为 2000~5000ml;全血流速根据患者体重、血管状态综合设定,一般为 30~120ml/min;采用 ACD-I 进行抗凝,抗凝剂与全血的比例 1:7 至 1:14,采集量根据患者血小板计数、手术需求共同设定,1 次 1~2U,约 200~500ml。如需要浓缩血小板,容量为 30~60ml。单采频度为 1~2 次,间隔 3 天可进行第 2 次采集。单采术中补液根据最终离体血容量补充 0.9% 氯化钠注射液 500~1000ml,葡萄糖酸钙 1~2g。

(5)实践经验:患者采集前清淡饮食、避免过量饮食造成血液乳糜,给血小板采集带来干扰。采集的血小板可用于血管内输血、创伤局部使用促进组织修复、体外培养自身离体软骨组织等多种用途,因此在采集前需对采集容量、浓度、用途等关键信息与输血科进行详细沟通。机采血小板在术前 5 天内采集,备特大手术成分输血;浓缩血小板一般在术前 24 小时内采集,备手术局部组织修复或组织体外培养。

3. 血浆采集

(1)采集原理:采用血细胞分离机采集血浆,通过血细胞分离机迅速、安全地采集血浆,回输其他血液成分并同时补充液体维持血容量平衡,采集的血浆为术前自体备血或自体组织体外培养修复提供血浆来源。

(2)适应证:外科择期手术患者,一般情况较好,年龄 18~60 岁,预计术中需要大量血浆进行输血治疗;或采集自身血浆用于自身组织体外培养与修复。患者单采血浆供自体输血时,其标准为:出血、凝血时间正常,血常规、血生化指标、凝血功能基本正常。针对特殊人群的年龄可适当放宽,如有严重输血不良反应病史、稀有血型、配血不合、因宗教或个人强烈意愿原因不愿输异体血液的患者。

(3)禁忌证:各种原因造成的血容量不足、血压下降;自身血液质量不符合条件,如患菌血症、败血症;有严重基础疾病,身体不能耐受采血者;机体不能耐受血细胞分离的婴幼儿。

(4)治疗原则:全血处理量一般为 800~1500ml;全血流速根据患者体重、血管状态综合设定,一般为 30~120ml/min;采用 ACD-I 进行抗凝,抗凝剂与全血的比例 1:7 至 1:14,采集量根据患者血容量、手术需求或治疗需求共同设定,1 次约 200~600ml。单采频度为 1~2 次,间隔 3 天可进行第 2 次采集,单采术中补液根据最终离体血容量补充 0.9% 氯化钠注射液或羟乙基淀粉 $500\sim1000ml$,葡萄糖酸钙 $1\sim2g$。

(5)实践经验:患者采集前清淡饮食,避免乳糜血对血浆采集的干扰。采集后监测患者血浆蛋白变化和凝血功能变化。

4. 外周血造血干细胞采集

(1)采集原理:外周血造血干细胞(PBSC)是存在于外周循环血液中的一种具有自我更新、分裂增生和分化功能的细胞。正常成人 PBSC 占外用血液单个核细胞的 $1‰$ 左右,经适当动员处理可提高至 $10‰$。采用血细胞分离机采集 PBSC,回输其他血液成分并同时补充液体,维持血容量平衡。

(2)适应证:采用血细胞分离机采集 PBSC 为术中单病种治疗备用,如促进组织修复、骨组织内环境重建等。此处不涉及移植相关外周血造血干细胞治疗内容。

(3)禁忌证:各种原因造成的血容量不足、血压下降;不适合 PBSC 动员或采集的基础疾病。

(4)治疗原则:采集前用药以造血细胞刺激因子为主(集落刺激因子,以 G-CSF 最为常用)。通常白细胞计数升高到 $10\times10^9/L$ 以上,外周血 CD34$^+$ 细胞 $>1‰$,或 CD34$^+$ 细胞峰值位于 $(20\sim40)\times10^6/L$ 便可以采集,容易采集到 10^8 数量级的干细胞。采集过程中全血处理量一般为全身血容量的 $1\sim2$ 倍;全血流速根据患者体重、血管状态综合设定,一般为 $30\sim120ml/min$;采用 ACD-I 进行抗凝,抗凝剂与全血的比例 1:7 至 1:14,采集量根据供者循环血容量、临床治疗剂量共同设定,1 次 $30\sim200ml$。手术前当天单采 1 次,单采术中补液 0.9% 氯化钠注射液 $500ml$,葡萄糖酸钙 $1\sim2g$。

(5)实践经验:采集前一天开始清淡低脂饮食,避免血脂过高影响采集效果,超过 60 岁的患者 PBSC 功能下降,治疗效果降低。

5. 骨髓干细胞

(1)采集原理:干细胞可定向分化为功能细胞,应用于器官损伤的治疗。器官损伤时采用自体骨髓干细胞进行移植,发现移植的细胞可以向组织细胞分化,达到修复组织器官、重建组织器官的目的。术前采集骨髓干细胞主要应用于局部内环境的重建,通过骨髓穿刺获得骨髓干细胞。

(2)适应证:主要应用于终末期肝病治疗、骨组织再生与恢复、糖尿病治疗、脑组织功能恢复等,目前临床上主要开展的项目包括经肝动脉移植自体骨髓干细胞治疗终末期肝病、股骨头坏死的骨髓干细胞治疗、慢性骨髓病变的治疗、骨髓干细胞胰腺动脉内输注治疗、冠状动脉粥样硬化性心脏病治疗等。

(3)禁忌证:各种原因不适合进行骨髓穿刺的患者。

(4)治疗原则:在无菌操作室,选择患者髂后上棘为穿刺点。常规消毒,2% 利多卡因局部麻醉,用 18 号多孔骨髓穿刺针穿刺,抽取骨髓血 $100\sim200ml$,缓慢注入已加 4000U 肝素抗凝的容器内,充分摇匀。采用负收集法分离提取单个核细胞,计数细胞存活率及单个核细胞均在 90% 以上,干细胞总数 $1\times10^8\sim3\times10^8$ 个,制成 $10\sim30ml$ 悬液。

二、稀释式自体输血

稀释式自体输血是通过补充容量扩充剂,降低单位体积血液中的红细胞数量,使在同等量的外科出血情况下,明显减少红细胞的丢失数,最终使术后红细胞浓度控制在可接受的范围内。

稀释式自体输血是 1975 年 Messmer 等人最先开展的。是从失血性休克代血浆治疗和心脏手术体外循环的研究结果中发展起来的。由于失血性休克在战场或偏僻的地区得不到输血治疗或是完全找不到合适的血液,还有宗教信仰的原因,必须进行自体输血。此外,心脏手术需要做体外循环,为了防止肝炎等输血性传播疾病,防止体外循环中发生血液成分的改变和破坏,为了降低手术费用等目的而开展稀释性自体输血。

根据患者血细胞比容 Hct 的变化程度,血液稀释可分为:急性轻度血液稀释:Hct 稀释至 30％以上;急性中度血液稀释:Hct 稀释至 25％～30％;急性极度血液稀释:Hct 稀释至 20％左右;扩大性急性血液稀释:用具有携氧能力的红细胞代用品作为稀释液,可使稀释后的 Hct 达到 15％～18％。

(一) 血液稀释的病理生理学效应

1. 对血流动力学与流变学的影响 根据 Hagen-Poiseuille 定律,血流量与灌注压成正比,是血细胞比容、红细胞变形性和聚集能力、血小板和白细胞流变特性的综合表现。血细胞比容是影响血液黏度最重要的因素。血液稀释,红细胞容量减少,血细胞比容降低,血液黏度降低,外周循环阻力降低,血液流速加快,心脏后负荷减轻,静脉回流量增加,心排出量和心脏指数增加。心搏出量是每搏出量和心率的乘积。血液稀释,每搏出量增加,血容量正常的情况下,心率一般无明显变化或仅轻度加快。如果血液稀释过程中,患者心率明显增快,则提示患者血容量低,心搏出量不足,应及时补充血容量。当血液稀释至血细胞比容为 29％时,心搏出量是稀释前的 123％,而血细胞比容下降至 21％时,心搏出量增加到稀释前的 136％。心脏指数以体表面积(m^2)计算的心搏出量,一个中等身材的成年人,体表面积约为 $1.6～1.7m^2$,静息状态和空腹状态下,心搏出量约为 $5～6L/min$,故心脏指数约为 $3～3.5L/(min \cdot m^2)$。临床较多使用急性中度血液稀释,病人能耐受且比较安全,降低的血液黏度和增加心搏出量可使组织氧摄取量增加。

2. 对组织氧供的影响 血液稀释,机体可通过以下集中代偿机制维持氧代谢平衡:①增加心搏出量和心脏指数;②血液黏度和红细胞聚集性降低,血液流动性增强,微循环灌注有效改善,组织氧摄取量代偿性增加;③氧解离曲线右移,血红蛋白与氧亲和力降低,易于氧释放,组织从微循环中氧摄取量增加;④刺激交感神经兴奋,增加心、脑等重要器官血供。此外,血液稀释时,血流加快,血管壁切应力改变,激活离子通道导致内皮细胞衍生的血管舒张因子—氧化氮(NO)的产生增多,血管舒张,外周阻力降低,利于组织氧的摄取。

3. 对凝血功能、纤溶功能的影响 当前血液稀释工作中,除氧供外,考虑最多的是对凝血功能的影响。理论上,血液稀释对凝血功能影响主要为:血液稀释过程中,使用等量或高容量的晶体液或胶体液进行扩容,使单位体积内的血小板和凝血因子减少;放血过程中,血小板及凝血因子与红细胞一同丢失;扩容剂造成稀释性血小板减少和稀释性凝血因子缺乏。血液稀释过程中最容易发生的是稀释性低血小板血症和稀释性低纤维蛋白原血症。因此,对于血液稀释患者,要求血液稀释后:血小板数量必须保持在 $50 \times 10^9/L$ 以上,纤维蛋白原保持在 150mg/dl 以上。

由于血液承担维持组织的氧供,维护机体的止血、凝血功能,维持有效的容量负荷等重要功能,因而血液稀释应参照多种指标,综合考虑来决定稀释程度。临床工作中除了用 Hct 指导血液稀释的程度外,还必须考虑对凝血系统的影响。实施中度等容量血液稀释,均可以保证上述指标在极限水平以上。但如果患者的基础血小板水平和纤维蛋白原含量在正常水平低限，则应分别根据 Hct、血小板数量和纤维蛋白原含量计算最大允许出血量（最大采血量），取其中最小值作为采血量依据。

（二）血液稀释方法及效果评价

为达到血液稀释的目的，可以采用不同的补液策略，目前有四种常用的血液稀释方法：

1. 急性等容血液稀释（acute normovolemic hemodilution，ANH）　其原理就是移出部分红细胞的同时，输入血浆或血液代用品，维持血管内容量和携氧能力。具体方法：是在麻醉后经由动脉或深静脉采血，10～15ml/kg，采血量根据初始 Hct 和目标 Hct 结合患者的身高、体重及性别计算得出。同时经由通畅的静脉通路，快速输注等效量的晶体或胶体液进行补充置换。一般情况下晶体液和采血量之比为 4∶1，胶体液为 1∶1。稀释过程亦可采用晶胶混合的办法。在手术主要操作结束后将病人放出的自体血回输。是美国官方推荐的自体输血方法之一。采血量计算公式为：

$$采血量(L)=EBV\times2(Hct_O-Hct_F)/(Hct_O+Hct_F)$$

EBV 是估计的总血容量；Hct_O 是采血前的 Hct；Hct_F 是采血后预定达到的目标 Hct。

$$总血容量(ml)=身高(cm)\times28.5＋体重(kg)\times31.6-2820(男)$$
$$总血容量(ml)=身高(cm)\times16.25＋体重(kg)\times38.46-1369(女)$$

采血量公式可进一步具体为：

$$术前采血量(L)=7\%体重(kg)\times2(采血前\ Hct-目标\ Hct)/(采血前\ Hct＋目标\ Hct)$$

理论上讲，等容量血液稀释，可以进行任何程度的血液稀释。但随着血液稀释程度的加深，采血量和输液量都会大大增加，增加操作难度，比如，70kg 男性患者，初始 Hct 40%，拟行中度血液稀释（目标 Hct 28%），须采血 1729.5ml。同时，在急性等容血液稀释的过程中，在采血速度与血液稀释速度不等同的情况下，会发生一过性低血压等缺点，限制了其推广和应用。

2. 急性高容血液稀释（acute hypervolemic hemodilution，AHH）　利用血管的弹性储备，在麻醉后不放血，快速输入较大量晶体液和（或）胶体液扩容 20%～30%，一般在 25～30 分钟内完成，使血管内容量高于基础血容量，可使血细胞比容快速降低，增加病人对失血的储备能力，减少术中有形成分的丢失，从而达到血液保护的目的。该方法操作简便，曾被大量应用于脑梗患者的早期治疗中。但 AHH 实施中采用何种晶体液或胶体液、输注速度及容量，目前没有统一的文献报道。术中丢失的血液以等量的胶体补充，经术野蒸发的水分及尿量以等量的晶体液补充，术中始终保持术前的高容量状态。为避免在快速稀释过程中急性容量负荷过重和血液过度稀释的不良后果，实施全程需监测心率、血压、中心静脉压、血细胞比容、血气、电解质及酸碱平衡等指标。在 AHH 期间，不能单纯使用 CVP 来判断血容量的变化，应以心脏舒张末期容积和肺部血容量作为反映前负荷的可靠指标。目前多以肺毛细血管楔压（PCWP）达到 18mmHg 作为停止扩容的指标。

在 ANH 过程中可使用吸入麻醉药以减轻容量负担过重。急性高容量血液稀释程度依赖于患者容量血管的扩张程度，血流动力学研究结果表明：在全麻后或硬膜外阻滞引起血管扩张后，高容量血液稀释的扩容效率才能得到一定提高，否则根据 Starlin 定律，相当一部分的扩容液体会进入血管外，影响扩容效率，同时造成间质水肿。有研究者使用血管扩张药，如硝酸甘油、硝普钠等，使椎管内阻滞预防高容量对血流动力学的不良影响。但目前并没有一种药物可以完全预知其血管扩张效能,这也是造成 AHH 发生心血管不良反应的主要因素。

3. 急性非等容血液稀释(acute no-normovolemic hemodilution,ANNH) 在手术当日,对患者先进行采血,采血时不扩容,采血量为循环血量的 10%~15%,而后进行全麻诱导,同时予以快速扩容,扩容补液量为采血量的 2~2.5 倍,由于该方法在稀释前先行减少部分血管内容量,实际系统前负荷增量仅为扩容量的 1/2,增加了血液稀释的安全性;由于事先采血,移出一部分红细胞,和急性高容量血液稀释相比,补充同等量的扩容液体,非等容血液稀释容易获得更深程度的血液稀释。而与急性等容量血液稀释相比,获得相同血液稀释程度,非等容血液稀释所须采血量仅为 ANH 的 1/2,增加血液稀释操作的简便性;另外在相同的稀释程度下,急性非等容血液稀释患者的血容量高于基础血容量,而 ANH 血液稀释后,血容量与基础血容量基本持平,这样在实际临床工作中增加了对出血的耐受程度。本法是在克服急性等容血液稀释和急性非等容血液稀释的缺点上建立的一种新型的血液稀释方法,比急性等容血液稀释操作简便,扩充了血容量,保证了循环稳定,避免了急性高容血液稀释引起的容量负荷过量,从而减轻了对心肺功能的不利影响。

急性非等容血液稀释与 ANH 一样,在麻醉诱导后采集血液,采血量仅为患者全身血容量的 10%~15%。计算公式为:

$$血容量(ml)=身高(cm)×28.5+体重(kg)×31.6-2820(男)$$
$$血容量(ml)=身高(cm)×16.25+体重(kg)×38.46-1369(女)$$

采血后,快速补充采血量的 2~2.5 倍的胶体和晶体液。术中丢失的血液和液体按常规补充。

4. 急性超高容血液稀释(acute hypervolemic hemodilution,AHHD) 在麻醉后手术前输入乳酸钠林格氏液 7ml/kg 补充生理需要,然后进行采血(血容量为 70ml/kg 的患者,采血量为 30% 血容量,即 21ml/kg),输入胶体液(胶体液为采血量的 2 倍,即 60% 血容量,42ml/kg,以 7ml/kg 的采血量或输入胶体液为一个单位),维持 Hct20%~25%。

具体方法为:采血前关闭静脉输液通道,采集 2U 自体血(14ml/kg),输入(7ml/kg)的胶体液,再采集第 3U 血,最后将第 2、3、4U 的胶体液快速输入,每采集 1U 自体血或输 1U 胶体液的时间为 10~15 分钟,使血液稀释后的压积在 20% 左右。此后的 120 分钟内将余下的 14ml/kg 胶体液输入,手术主要步骤结束前将采集的自体血以先采后输的顺序全部回输。

(三) 注意事项

1. 严格掌握适应证和禁忌证,避免滥用和错用。

2. 严格把握血液稀释的安全界限,以轻、中度为宜,避免机体氧代谢和凝血功能紊乱。

3. 优质的麻醉,在保证患者安全的前提下,进行充分的镇痛、镇静和良好的肌松,减轻手术麻醉应激反应。

4. 采血速度与扩容速度要同步,采血、扩容、降压不能太快,避免血流动力学激烈波动,循环血量不稳定。

5. 颅内肿瘤患者的颅内压增高伴有代偿性血压升高。术中颅骨瓣被掀开时,代偿性血压增高的机制解除,可能出现血压骤然下降,需及时快速补液或将自体血回输以维持血压。

6. 重度颅脑外伤等因素引起脑血流量自动调节机制不全时,血流量的增加可显著增加颅内压,此时进行 AHH 应慎重。

7. 在 ANH 中,麻醉下肌肉松弛剂的作用可使外周循环系统扩张,一定要注意输入的液体保持有效循环量。

8. 输入自体血后,已输注的胶体液经肾脏排出,会出现循环血量减少期,需要再次输注胶体液。

9. 大量使用胶体液时,其胶质在组织沉积,可能会导致肾功能障碍,应给予适当的利尿药来预防。

10. 术后,即在血液稀释的亚急性期,若出现心搏出量下降或血压下降,如代谢性酸中毒倾向,可不做特殊处理,但收缩压低于 10.7kPa,则需补充循环血量。

11. 患者术后一周内血红蛋白量与血细胞比容难以完全恢复到术前值。为促进恢复,应在术后几日补充铁剂,有条件者可皮下注射促红细胞生成素。铁剂首次用应作过敏试验,通常先慢速滴注 25mg,如无不良反应则每日 100mg 静脉滴注。总剂量按补铁公式计算:

$$铁(mg) = [目标\ Hb(g/dl) - 当前\ Hb(g/dl)] \times 体重(kg) \times 3$$

三、回收式自体输血

回收式自体输血不仅可用于大量失血的外科手术,也是创伤、战伤等急诊手术和血源不足的一种应急措施和有效手段,是目前运用得最广泛的自体输血方式。术中回收式自体输血可直接从术野收集血液后,经过滤后回输给患者。而经过血液回收装置回收、洗涤、离心后回输给患者的回收式自体输血方式的应用越来越广,而且回输更安全、有效。

(一) 分类

1. 按回收时间分类　①术中血液回收;②术后血液回收;③外伤时血液回收。

术中回收的自体血是收集的术野血液,血液具有凝集性,回收时必须进行抗凝。而术后6小时或外伤后回收的引流液等,其血液中的纤维蛋白已被清除,血液没有凝集性,因而不需要进行抗凝。

2. 按处理方法分类　①非洗涤式回收式自体输血:主要用于术后。回收及回输速度快,能缩短循环血量减少的时间;不废弃回收血液中的血浆成分。但回收血液中混有大量的异物,游离血红蛋白浓度高,容易发生以溶血为主的各种并发症,如高血红蛋白血症、肾衰竭、细菌污染、低血压等。②洗涤式回收式自体输血:主要用于术中。能够显著减少非洗涤式血液回收引起的以溶血为主的并发症,增强回收式自体输血的安全性,已广泛应用于临床。

(二) 回收血液的血液学特性

1. 红细胞　术野回收的血液中,血红蛋白浓度和血细胞比容相对较低,Hb 浓度、Hct 与回收血液抗凝液的滴速、负压吸引的大小密切相关。当负压吸引压力控制在 -120～ -160mmHg 时,血红蛋白浓度为 70～90g/L,而有些手术,如骨科手术术中回收的血液,其游离血红蛋白可能降到 40g/L,血细胞比容仅为 15%。而血浆游离血红蛋白浓度明显增高。但经过离心、洗涤,由术野带来的有形成分,如组织碎片、细胞碎片等,游离血红蛋白等可大部分被有效去除。经过浓缩,回收洗涤红细胞的血细胞比容在 55% 以上,盘式连续式血液回收机回收的洗涤红细胞,其血细胞比容可达到 70% 以上。回收红细胞形态有轻度至中度改变,但红细胞质量指数,红细胞平均血红蛋白浓度(MCHC)、红细胞平均体积(MCV)、红细胞平均血红蛋白含量(MCH)、红细胞分布宽度、红细胞渗透脆性等均正常。红细胞携氧能力优于库血。患者回输回收洗涤红细胞后,对输血的需求小于单纯使用库血的患者。

2. 白细胞　洗涤式回收式自体输血,回收血液经过离心、洗涤后,去除了血浆和白膜层,但白细胞的去除率并不高,在 $35\%\sim50\%$。未经洗涤的血液中,白细胞有明显损伤,血液中白细胞表面黏附因子 CD11b 和 CD18 的表达明显增高,中性粒细胞 CD11b 表达高于动脉血 3 倍,单核细胞表面黏附因子 CD11b 高于 4 倍。中性粒细胞的 CD18 高于动脉血 3 倍,而淋巴细胞的 CD18 高于 2.5 倍。炎性因子如肿瘤坏死因子(TNF-α)、白介素(IL-6)、IL-8 产生明显增多。补体 C3A 和 C5b-9 比患者术前水平显著增加。激活的中性粒细胞可能产生趋化作用和呼吸暴发效应,积聚在肺和其他组织的毛细血管中,释放炎性介质、蛋白酶和氧自由基,而导致弥散性血管内溶血(DIC)、成人呼吸窘迫综合征(ARDS)等"回收血液综合征"。但炎症因子可通过离心、洗涤过程而去除。残留量不能达到诱导内皮细胞损伤的阈值。洗涤式回收式自体输血引起的"回收血液综合征"大多是因为患者自身病情较重引起,如休克、低体温、大量输血、再灌注损伤和多脏器功能衰竭等复杂因素相互作用所致。而白细胞的激活主要是由于术野血液暴露于空气、组织液、血管外表面物质的接触,以及负压吸引等造成的机械性损伤。

3. 血小板和凝血因子　术野回收而未洗涤的血液中,血小板数量一般在 $100\times10^9/L$,形态正常或有脱颗粒现象。洗涤后,血小板含量较少,一般血小板的去除率在 75% 以上。而血小板功能无效。血液中的其他凝血因子如Ⅴ因子、Ⅷ因子、Ⅶ因子、Ⅸ因子、Ⅹ因子、Ⅺ因子、Ⅻ因子在洗涤前通过内源性和外源性凝血机制被激活,引起消耗性减少。凝血后的纤维蛋白溶解的瀑布机制又使刚刚凝血的纤维蛋白降解,纤维蛋白浓度降低,FDP 升高,而血液处于低凝状态。经过洗涤,凝血因子随着血浆的清除而减少。大量回输洗涤后的血液,患者处于稀释性的低凝状态。控制回输的血量可避免凝血障碍。一般来说,自身血回输不超过总血容量的 2/3,如果超过,应配合使用血小板和新鲜冰冻血浆。

(三) 血液污染

1. 脂肪颗粒、组织、细胞等碎片　心脏外科和骨科手术时,术野回收的血液中常含有来自骨髓的脂肪颗粒,如果通过动脉回路进入血液循环中可引起脂肪栓塞综合征。主要表现为肺功能衰竭、神经系统并发症和凝血病。但经过过滤、离心、洗涤后能够去除 85% 以上的脂肪颗粒。术野和伤口中流出的血液常混有机体组织碎片、细胞碎片,经过过滤、离心、洗涤后,绝大部分可被完全去除或明显减少,但残存的物质对自体血的回输还有一定的影响,如嗜铬细胞瘤患者的回收血液回输后仍会有发生严重高血压的可能性。

2. 肿瘤细胞　肿瘤患者术中使用血液回收一直存在很大争议。回收血液中存在肿瘤细胞的污染,过滤、离心、洗涤不能完全去除肿瘤细胞。残存的肿瘤细胞回输后可能引起肿瘤的扩散、转移或复发或者患者术后存活时间缩短。因此,肿瘤患者术中禁用血液回收。但迄今还没有足够的研究证明回输回收血液引起肿瘤转移。目前,对肿瘤患者术中进行血液回收主要主张从切皮开始,到接近肿瘤部位回收停止。有学者认为肿瘤患者在术中使用血液回收能避免输入异体血引起患者免疫功能抑制而导致术后感染和肿瘤复发。

3. 细菌污染　开放性创伤和一些腹部手术,术野血液容易被细菌、肠内容物、胆汁、尿液、粪便、羊水等污染,这些情况已作为血液回收的禁忌证。目前认为超过 4 小时的开放性伤口、血液流出血管外超过 6 小时的术野血液不能进行回收式自体输血。但一些急诊的情况下,存在大量失血,也存在潜在的细菌污染,此时使用血液回收,同时使用大量的抗生素对患者可能是有益的,可以减少患者输入异体血造成机体免疫抑制而造成术后感染。

4. 其他　手术中的人工材料、各种药物(抗生素、抗凝剂、消毒剂、麻醉药等)以及细胞释放处理的各种化学物质。经过过滤、离心、洗涤后,绝大部分可被去除,但残存物质对回收血液回输有一定的影响。例如,使用微纤维胶原止血物质(MGH)时,若回收过程吸入MGH,会提高血小板的黏附和聚集能力,加强止血,当回输后,可导致血栓形成。过滤、离心、洗涤过程不能将其完全清除。因此,负压吸引严禁吸到止血药物。

(四)回收式自体输血的回收方法

1. 非洗涤式自体输血　术中非洗涤式自体输血是指用负压吸引装置从术野回收血液至无菌瓶中,抗凝剂抗凝,经过滤后回输给患者的一种回收式自体输血。

目前使用较多的是 Sorensen 公司的 ATS 回收装置,通过 $170\mu m$ 过滤器和一个特殊吸头与手术室标准抽吸装置连接,把血液抽吸并过滤到一个一次性塑料袋中与 CPD 按 7∶1 混合。当收集到 1900ml 时,袋子装满,从吸引器上取下,换上新袋。回输时将袋子倒置,通过重力使血液回输,血液通过压力泵输入,红细胞不易破坏,还避免空气栓塞。过滤回收装置回收效率高,低容量也易于使用,可用于手术室、急诊室和野战外伤抢救室。体外循环装置中的心脏手术贮血装置也可用于自体输血。

非洗涤式自体输血的优点:①设备简单,操作简便;②血液回输迅速、回收率高;③回收血液里有血浆,不会导致稀释性血小板减少或稀释性凝血因子减少。缺点:①会混入气泡引起空气栓塞;②不能有效地去除回收血液中的脂肪颗粒、游离血红蛋白、钾离子、抗凝剂、激活的白细胞、血小板、补体、凝血因子以及白细胞释放的各种对机体有害的生化物质,存在引起栓塞、高血钾、急性肾衰、DIC 等危险。

回收的血液未经洗涤处理。由于回收的血液未经离心、洗涤等处理,血液中混有异物,容易引起栓塞、血红蛋白尿等不良反应,因此,未洗涤回收式自体输血原则上只限于纯粹的血液回收,如大动脉破裂、血管损伤、脾破裂、宫外孕破裂等。非洗涤式自体输血使用应谨慎。

2. 术中洗涤式自体输血　术中洗涤回收式自体输血是利用血液回收机负压吸引从术野回收血液到储血罐中,同时用肝素或枸橼酸钠抗凝,过滤器过滤,当回收血液达到一定体积后,离心,洗涤、浓缩红细胞后回输给患者。

目前血液回收装置主要有间断清洗式血液回收机(间断清洗式血液回收机,如意大利的DIDECO)和连续式血液回收机两种(盘式连续清洗式血液回收机,如德国 Fresnuis 的CATS),机器操作应经过严格培训上岗,严格按照厂家说明书和标准操作程序进行操作。常见 4 种血液回收机的技术临床规程见第六章第九节。

(1)洗涤式自体输血的优点:①回收的是压积较高的红细胞;②绝大部分异物被有效清除。

(2)洗涤式自体输血的缺点:①由于浓缩血细胞比容较高,回输速度相对较慢;②大量回输时,应及时补充凝血因子、血小板、白蛋白等,以免引起血浆胶体渗透压下降及凝血功能障碍。

3. 术后回收式自体输血　术后回收式自体输血主要是心血管外科手术引起的心包内出血;腹部手术或外伤后引起的腹腔内出血、后腹膜腔出血;关节置换术后的关节腔内出血等被引流后回收及回输。

引流血的血液学:引流血中血小板、纤维蛋白原降低,F V、F Ⅷ几乎耗尽,F Ⅱ、F Ⅹ、

F Ⅺ、F Ⅻ轻度减少,而纤维蛋白肽 A 和 B$_{15\sim42}$、D-二聚体高于正常。引流液中无明显血凝块,主要原因是:渗出血液与心包、胸膜等表面广泛接触,激活了凝血和纤溶系统,使引流液在纵隔、胸腔、腹腔、关节腔内完成了纤维蛋白形成和溶解的过程,回收血液中主要是去纤维蛋白血浆和悬浮红细胞。研究表明,引流液内的血小板和凝血因子含量仍高于库血,回输引流液后未发现明显的血液学改变和 DIC 征象。

血液回收后,需要在 6 小时之内回输,大于 6 小时不宜回输。一般每 2 小时回输一次。如果回收血量半小时内达到 300ml 以上,要立即回输。回输时,要关闭储血罐的收集管。最后有约 70ml 液体残留于储血罐,回收血液中含有脂肪颗粒,悬浮于血液表面。

注意事项:为了防止溶血,提高红细胞回收率,应尽量降低负压,一般选用中档 50mmHg,吸引管的口径大一些。要严格进行无菌操作,严格检查耗材外包装,确保血液回输系统的封闭状态。严格限制回输术后 6 小时内的引流液,避免长时间在体外保存的血液被细菌污染,防止放置时间过长引起的游离血红蛋白增高。

第三节　自体输血适应证评估

一、贮存式自体输血

1. 适应证
(1)全身状况良好的非紧急择期手术患者。
(2)预估术中失血量较多,术中必须进行输血的患者。
(3)稀有血型者及因宗教信仰不接受同种输血的患者。
(4)既往有严重输血反应者。
(5)红细胞抗体高或对多种频率抗原的同种抗体所致的对所有供血的不配合者。
(6)欲进行骨髓移植的患者。
(7)预防因输血产生同种免疫抗体(如对血小板输注无效者),IgA 缺乏者,有血浆蛋白抗体的患者等。
(8)边远地区血液供应困难或经济困难者。
(9)避免分娩或剖宫产时输异体血的孕妇。
(10)从事辐射工作的人员。
(11)健康者希望预存自身血液者。
(12)肿瘤和血液病患者在化疗和放疗后的缓解期、自身免疫性溶血患者的稳定期可以预存自身的成分血,如红细胞、血小板等。

2. 禁忌证
(1)并发细菌感染及存在菌血症的患者;正在使用抗生素患者(血液贮存使细菌繁殖,回输可致菌血症)。
(2)严重主动脉狭窄者、室性心律不齐、新发心肌梗死、不稳定型心绞痛者、严重高血压、充血性心力衰竭等不能耐受采血患者。
(3)既往有严重献血反应者。
(4)活动性癫痫史者。

（5）有遗传性红细胞膜异常、红细胞酶缺乏、血红蛋白异常的患者，其血液在贮存期间易发生溶血，不适宜贮存式自体输血。

（6）造血功能障碍，如贫血患者。

（7）凝血功能异常，有出血倾向患者。

（8）血压偏低者。

（9）心、肺、肝、肾等重要脏器功能不良者。

（10）服用抑制代偿性心血管反应的药物者，如服用β-阻滞剂的患者。

3. 适应证评估　美国输血协会标准：术前Hb≥110g/L，血细胞比容Hct≥33％的患者均可应用。我国《临床输血技术规范》附件自体输血指南要求为：术前Hb≥110g/L，Hct≥33％的患者均可应用。

临床病例选择：术前血红蛋白＞110g/L，血细胞比容＞33％，预估术中失血量在600ml以上的患者。一般状况尚好，无肝肾功能不全、无感染征象、无凝血功能障碍和非恶性肿瘤患者等均可进行贮存式自体输血。有研究证实，预贮式自体输血和术中自体血回输甚至在老年心脏直视手术患者中也是安全有效的；预贮式自体输血也适合于3岁左右儿童心脏手术患者。因此，贮存式自体输血没有年龄的上限，而年龄的低限取决于儿童的理解和合作的能力，以及静脉是否够粗大。老年患者和儿童只要能够很好地理解和配合，同时心血管状况良好，有良好的肘前静脉提供穿刺，能耐受放血的生理变化均可使用。在小儿采血时，如肘正中静脉不够粗大，可从股静脉或颈部浅静脉采血。体重轻的患者，除了因为近期生病营养不良导致体重下降者考虑体重问题，一般来说，体重轻不是采血的障碍。孕妇，尤其是中期妊娠的孕妇，术前自身备血对其生理影响较小。原因是妊娠期孕妇有红细胞和血容量增加的生理变化，可以耐受失血量1000～1500ml，因此，孕妇适于术前贮存式自体输血。

非紧急择期手术包括：心血管系统疾病，如先天性心脏病手术、瓣膜病手术、冠状动脉分流术、大动脉成形术等；腹部内脏系统疾病，如泌尿生殖系统手术、胆石症、肾结石等各种脏器手术、脏器肿瘤切除术等；骨、关节系统疾病，如脊柱成形术、关节成形术等；妇产科手术，如剖宫术的孕妇、前置胎盘的孕妇等。

二、稀释式自体输血

1. 适应证

（1）各种择期手术患者，ASA Ⅰ～Ⅱ。

（2）预计手术出血量500～2000ml的患者。

（3）合并有红细胞增多症的手术患者。

（4）因宗教信仰不接受异体血液输入者。

（5）血型罕见，术中需要输血者等。

（6）血源紧张时，需要手术者。

（7）有严重输血反应或已经形成抗体者。

（8）高度危险的手术患者，如高龄、小儿、孕妇，可避免输血并发症的发生。

2. 禁忌证

（1）麻醉前评估为ASA Ⅲ级及以上者。

（2）严重贫血、血容量低下或凝血功能障碍的患者。

(3)菌血症和发热者。

(4)接受大面积植皮或体表整形手术的患者:急性血液稀释可使手术创面的渗出量明显增加。

(5)心功能不全、心律失常、高血压、非心脏手术的冠心病患者或心脏内、外动静脉分流者。

(6)严重肝、肾功能不全者。

(7)阻塞性肺部疾病患者、肺功能不全者。

(8)术中没有大出血可能的患者。

(9)血管条件差,采血困难者。

3. 适应证评估

(1)预计失血量在 500～2000ml(丢失 20％～30％血容量)。

(2)术前 Hb≥110g/L,血细胞比容 Hct≥33％。

(3)血小板＞150×10⁹/L,PT、APTT 时间正常。

(4)正常的心电图和心肌功能(无任何心肌缺血症状,无 S-T 段升高和下移;无不稳定型心绞痛,无心功能不全,射血分数≥50％)。

(5)无限制性和(或)阻塞性肺部疾病(术前肺 X 线片和肺功能实验基本正常)。

(6)无肾脏疾病(血肌酐和尿素氮正常,无尿少,无肾功能障碍)。

(7)无未治疗的高血压(收缩压≤160mmHg,舒张压≤100mmHg)。

(8)无肝硬化(血浆凝血因子正常或血清白蛋白正常)。

(9)无凝血异常(血浆凝血因子正常,无遗传性凝血因子缺乏)。

(10)无感染(无发热、无白细胞增高或减少)。

三、回收式自体输血

1. 适应证

(1)普遍适用于大的心血管手术、矫形手术、器官移植和其他失血较多的手术患者。

(2)预计术中及术后出血在 500ml 以上的患者。

(3)胸腔外伤性出血患者。

(4)某些突然发生的体腔内大量出血,如大动脉瘤破裂、肠系膜血管破裂、宫外孕、脾破裂等。

(5)儿童或身体弱小者可依据体重适当放宽。

(6)无严重内脏疾病的患者。

(7)无造血系统疾病的患者。

(8)无感染性发热或菌血症的患者。

(9)有宗教信仰者。

(10)有同种抗体产生,交叉配血困难者。

2. 禁忌证

(1)血液中混有脓液、胆汁、胃肠内容物等的污染血液。

(2)胃肠道疾病、管腔内脏穿孔。

(3)超过 4 小时的开放性创伤。

（4）伤口感染、菌血症或败血症。

（5）恶性肿瘤。

（6）剖宫产术等。

（7）血液流出血管外超过 6 小时。

（8）疑有脑、肺、肾盂损伤或有大面积软组织损伤的患者，其失血不宜回收。

（9）使用不适合静脉输注的消毒剂，如聚维酮碘清洗手术伤口或在出血部位使用微纤维胶原止血剂者，其失血不宜回收。

3. 适应证评估　凡预估手术预期失血量≥20％全血容量的清洁伤口手术均适合回收式自体输血，小儿外科只要符合血液回收的要求，也能常规使用。不同种类手术适应证评估如下：

（1）心脏外科手术：①开胸心脏手术后体外循环机内血处理。②非体外循环心脏手术。③心脏手术后收集的引流管中血液处理。

（2）骨科手术：①关节置换术。②脊柱手术。

（3）普外科手术：①肝移植术。②脾破裂。③肝破裂（当破裂部位在胆管水平以上时，因为胆管以上水平的胆汁是无菌的，可以进行血液回收。胆管以下水平的破裂应慎用，以防胆管中的厌氧菌造成全身血源性继发感染）。④择期的消化道手术（如 Whipple，食道手术等）（切开消化道以前可以应用自体血液回收，该类手术的出血量也多在此时，消化道开放以后则应停止血液回收）。

（4）脑外科手术：①脑膜瘤。②动脉瘤。③颅内出血。

（5）血管外科手术：①胸-腹主动脉瘤修补。②腹主动脉瘤修补。

（6）泌尿外科手术：①耻骨后根治性前列腺切除术。②膀胱切除术。

4. 相对禁忌证

（1）肿瘤患者应根据肿瘤的恶性程度、肿瘤的大小、是否有骨髓转移和血液转移、手术的部位、肿瘤细胞的污染程度以及权衡自体血液和输注异体血的利弊来决定：如果肿瘤较大，有骨髓或血液转移，并有淋巴结肿大，应为禁忌；如果肿瘤较小，无转移，手术时，剥离和切断部位在离肿瘤部位尽可能远的位置，可以进行血液回收。但如果存在肿瘤细胞污染血液，应立即停止回收。

（2）手术区域内细菌污染（包括血液已受胃肠道内容物污染，或积血在体内超过 6 小时及开放性创伤超过 4 小时）。

（3）手术区域内使用凝血药物（胶原、纤维素、明胶、凝血酶）或消毒剂时。

（4）血液富含脂肪、羊水、尿液和骨碎片。

（5）镰状红细胞病。

（6）地中海贫血。

第四节　自体输血风险评估

自体输血的风险主要来自两个方面：

1. 自体输血与异体输血都是常规治疗手段，风险在于自体输血的规章制度滞后乃至缺失。

尽管相关法律法规明确提倡有条件的医院进行自体输血，但是对其管理没有明确的规章制度。从自体血的采集到发出,缺乏对过程记录流程的规范,具体为自体血的标识、核对、输血过程记录、输血不良反应记录等流程的规范。因此,自体输血目前存在标识遗漏、错输血等风险。

2. 自体输血开展时间相对较短,尚未形成指导实践的系统性理论体系,推广过程中存在潜在风险。

自体输血,尤其是回收式自体输血,自1980年以来,其应用得到了大力推广,但目前为止,尚缺乏全面的质量控制体系和可以评估回收血液质量的质量控制指标,不能对回收红细胞进行有效的质量检测;另一方面,对血液回收的操作人员缺乏规范的培训和考核,因此,血液回收的操作和输入都带有盲目性,无法保障术中自体回收血液的安全性和有效性。因此,回收式自体输血存在较大的回输血液并发症的风险。

第五节　自体输血联合方案制订

由于自体输血的3种方法采集自体血的时机和量不同,对机体影响及效果也不一样。如预贮式自体输血备血量大,对机体影响小,效果好,但备血周期相对较长。稀释式自体输血备血量多少可直接影响血压,而回收血已部分被破坏,所以必须根据具体情况全部或一两项应用于同一例手术中,达到对机体影响最小,获益最大。自体输血作为血液保护的其中一项重要措施,应与其他措施如提高麻醉质量、降低机体应激、控制性降压;抑肽酶和(或)其他纤溶酶联合使用;加强止血,减少失血;严格掌握输血指征;液体复苏及血浆代用品的使用等综合应用,才能最大限度利用自体输血,减少异体血的输入。

一、术前自体血储备与促红细胞生成素的应用

由于在采血后机体必须有一定的时间靠自身造血进行补偿,因此,为了恢复循环血液量,从采血到手术要留出一段时间,一般为3～7天。采用常规贮存式自体输血的采血方法。

除全身感染(如菌血症)外术前自体血储备无绝对禁忌证,病人一般状况良好,无严重心肺功能障碍,进行贮存式自体输血适应证评估。

手术前自体采血可刺激内源性红细胞生成素(EPO)的产生,加速红细胞的生成。手术前2周开始应用EPO,每次皮下注射EPO 400U/kg,每周2次。由于铁是红细胞合成血红蛋白的重要物质,因此,在多次应用EPO时应及时补充铁剂、维生素C、维生素B和叶酸,同时应改善全身的营养状态。

术前自体血储备存在的问题:操作比较复杂、耗费时间、增加病人的麻烦;采血后可能出现贫血;血液储存过程中血液质量(成分)改变;血液污染以及环节出错导致的严重后果(感染或溶血反应)等。因此,可于术前3～7天预估手术失血量,采用贮存式自体输血贮存部分血液,联合应用稀释式自体输血及回收式自体输血。

二、急性血液稀释式自体输血

首先进行急性血液稀释式自体输血适应证的评估,计算采血量,采用Gross公式:

采血量＝EBV(估计总血容量)×(Hcto－Hctf)/Hctave,Hctave＝(Hcto－Hctf)/2,即采血量(L)＝7%体质量(kg)×2(采血前Hct－目标Hct)/(采血前Hct－目标Hct)

麻醉诱导后经静脉或动脉放血,同时经静脉输入晶体液或(和)胶体液,采血量与所用液体量的比例为:晶体液为1:3,胶体液为1:1,晶体与胶体液合用为1:2。现多主张采用晶体与胶体液进行血液稀释。采血及输液同时应监测心电、动脉压和中心静脉压的动态变化,以便调整输液的速度和量以维持循环的稳定。放血完毕再次测定 Hct 和 Hb,与理论的计算值做对照。在计算采血量时,还应考虑手术的失血情况,一般按计算量的 2/3 采血为宜。稀释式自体输血保存了功能良好的血小板和凝血因子,但随着血液的稀释,血小板和凝血因子也被稀释。

1. 急性等容血液稀释(ANH)联合控制性低血压 控制性低血压可以减少手术失血的30%,尤其对心血管手术、易引起大出血的其他手术更为有利,已被作为麻醉管理中常规辅助技术普遍应用。近年的研究表明,控制性低血压与 ANH 联合应用可明显减少手术失血,对节约用血有重要意义,被视为血液保护的新措施。有研究报道,用吸入麻醉或扩血管药使平均动脉压降至 6.7~8.0kPa,可使失血量减少 50%。在肝叶切除手术中应用血液稀释可减少异体输血 60%,在骨科手术中应用联合技术可减少异体输血 90%。控制性低血压须由有经验的麻醉科医生具体实施。

2. 急性高容量血液稀释(AHH)联合控制性低血压 近几年来,AHH 在麻醉管理及血液保护方面受到关注,取得了一定的效果,但与 ANH 相比,在临床上的安全性和减少失血的有效性上仍存有争议。有报道,当失血量低于全身血容量 40% 时,AHH 的最大失血量略少于 ANH,而当失血量大于全身血容量 40% 时,ANH 明显优于 AHH。实施 AHH 的最大的顾虑是过度容量负荷引起肺水肿,对左心功能不全的病人有危险。联合实施控制性低血压时,由于容量血管的扩张可容纳更多的液体而不加重心脏负担。另外,由于 AHH 不放血,机体最大携氧能力不受影响,对血氧含量减少的代偿能力比 ANH 好,所以在相同的血液稀释程度下,低血压联合 AHH 较 ANH 能更好地维持组织氧合,安全性更高。同样,控制性低血压须由有经验的麻醉科医生具体实施。

三、回收式自体输血

术野回收的主要是红细胞(Hct 可高达 0.40~0.60),回输给患者后并发症大为减少。据报道这种技术比术前自体血预储和麻醉后急性等容血液稀释可能更有效,但合理地联合使用上述几种技术更为理想。

术野失血回输的潜在问题是回输的血液不能保留功能性血小板或凝血因子。因此,大量失血的病人,还应同时补充血小板或凝血因子。

四、止血药、抗纤溶药的联合应用

根据手术特点在手术不同时期联合应用合适的止血药和抗纤溶药物。

第六节 自体输血联合用药

一、联合应用促红细胞生成素和铁剂

应用促红细胞生成素(EPO)可加快术前血液采集,增加预贮式自体输血的采血量,可

防止因术前采血造成的贫血,并可使采血后的贫血得到控制,从而提高患者自身的供血能力并减少血容量降低。有研究尝试用促红细胞生成素与铁剂一同使用在短时间内造血,取得一定成果。稀释式自体输血短时间内提高患者 Hct 的方案也是应用促红细胞生成素。

促红细胞生成素(erythropoietin,EPO)是肾脏细胞产生的,调节红系造血,刺激红细胞生成的一种主要调控因子。是细胞因子的一种,分类上是集落刺激因子,它能促进红系祖细胞向前体细胞分化,又加速这些细胞的增殖,使骨髓中能合成血红蛋白的幼红细胞数目增加,网织红细胞加速从骨髓释放。

EPO 通常在术前 2～3 周开始使用,每周 1 次,皮下注射 40 000U,手术日加注 1 次。由于使用 EPO 时会出现功能性缺铁现象,所以建议同时补充铁剂。静脉补充铁效果优于口服补充铁。如右旋糖酐铁,铁剂首次用应作过敏试验,通常先慢速滴注 25mg,如无不良反应则每日 100mg 静脉滴注。总剂量按补铁公式计算:

$$铁(mg)=[目标 Hb(g/dl)-当前 Hb(g/dl)]×体重(kg)×3$$

EPO 使用中的常见问题:

1. 过敏反应。

2. 血压升高、心悸。

3. 血栓形成 急性 Hct 增加,引起血液流变学变化,出血时间显著缩短,尿毒症患者中使用发生血栓形成事件。

4. EPO 能否安全用于心脏手术,目前没有定论。

5. 虽有研究表明,EPO 用药组(Hct48%)和安慰剂组(Hct42%)患者在死亡率、血栓发生率和严重不良反应发生率等方面都无差异,但临床上仍希望将 Hct 控制在 45% 以下。

2001 年,市场上又出现了一种新近开发的红细胞生成刺激蛋白(erythropoiesis stimulating protein,NESP),也称 Darbepoietin(DPO),它是在促红细胞生成素分子的基础上进一步改造形成的。促红细胞生成刺激蛋白也是一种基因工程产物,其血清半衰期显著延长,生物学活性增加。肾脏疾病患者的药代动力学研究显示,促红细胞生成刺激蛋白静脉注射后的半衰期是 EPO 的 3 倍(25.3～8.5 小时)。皮下注射半衰期可达 48.8 小时。

二、止血药、抗纤溶药的联合应用

1. 氨甲环酸 氨甲环酸能与纤溶酶和纤溶酶原上的纤维蛋白亲和部位的赖氨酸结合部位(LBS)强烈吸附,阻抑纤溶酶、纤溶酶原与纤维蛋白结合,从而强烈地抑制了由纤溶酶所致纤维蛋白分解;另外,在血清中巨球蛋白等抗纤溶酶的存在下,氨甲环酸抗纤溶作用更加明显。

在大部分手术中,赖氨酸类似物与抑肽酶的临床效果并无明显差异,但费用更低,副作用少。氨甲环酸较氨基己酸血液保护作用更强。静脉应用氨甲环酸能够显著减少脊柱外科手术总失血量和输血量,降低输血率,而不增加术后深静脉血栓的发生率。在体外循环心脏手术中,氨甲环酸的血液保护效果比抑肽酶稍差,但其安全性能高,不易引起肾功能损害。在高风险心脏手术中,存在严重失血的可能性,抑肽酶较氨甲环酸更有效。但抑肽酶因为肾损害等并发症已经停用,目前,抗纤溶药主要是氨甲环酸。

2011 年,美国胸外科医师学会(STS)和心血管麻醉医师学会(SCA)修改和更新的《心脏手术血液保护指南》中已明确心脏手术中应用抗纤溶药凝血酸(氨甲环酸),可减少失血和输血。

常见用法:静脉持续和间断给药,先负荷剂量(10～100mg/kg),随后滴入[(2～40mg/(kg·h)]。

(1)体外循环手术中预防性应用抗纤溶药:总剂量 30mg/kg,10mg/kg,体外循环前静脉注射,10mg/kg 加入体外循环预充液中,10mg/kg 持续静脉滴注至手术结束。

(2)在脊柱矫形患者中使用:术中 30mg/kg;术后 30mg/kg,2 次/天。

(3)局部应用氨甲环酸:凝血酶在伤口部位刺激受损的微血管内皮细胞产生组织型纤溶酶原激活剂,使纤溶酶原变成纤溶酶,导致纤溶亢进。研究发现,心脏手术纵隔和骨科关节引流液中存在高浓度的纤维蛋白和纤维蛋白原降解产物,说明局部应用抗纤溶可以减少手术伤口出血。用法:将氨甲环酸 1～2.5g 溶到 100ml 盐水中,然后喷洒到手术野。

2. 巴曲亭 2002 年国产蛇毒凝血酶——巴曲亭进入市场,巴曲亭用于需减少流血或止血的各种医疗情况,如:外科、内科、妇产科、眼科、耳鼻喉科、口腔科等临床科室的出血及出血性疾病;也可用来预防出血,如手术前用药,可避免或减少手术部位及手术后出血。注射用蛇毒凝血酶仅有止血功能,并不影响血液的凝血酶原数目,因此。使用巴曲亭无血栓形成危险,可以静脉和局部应用,局部应用方法有局部喷洒溶液、组织周围注射等。

有研究证明,巴曲亭对低分子肝素抗凝病人安全有效。手术开皮前 10 分钟,静脉注射巴曲亭(2U)可以减少术中及术后 24 小时出血量,并且对患者的凝血功能无影响,不增加术后深静脉血栓发生的风险。

有人探讨了巴曲亭和氨甲环酸不同用药方法对特发性脊柱侧弯矫形术患者凝血功能的影响及其止血作用。结果发现巴曲亭、氨甲环酸单独或联合应用均可以明显减少出血量、输血量和输血浆量及术后引流量。但患者凝血功能无明显变化,术后均未发生血栓。这说明巴曲亭、氨甲环酸单独或联合用药都可以安全有效地用于特发性脊柱侧弯矫形术,且联合应用效果最佳,不影响患者凝血功能,不增加血栓形成风险。

3. 乌司他丁 乌司他丁是从人类男性尿液中提取的一种丝氨酸蛋白酶抑制剂,属蛋白酶抑制剂,对胰蛋白酶、α-糜蛋白酶等丝氨酸蛋白酶及粒细胞弹性蛋白酶、透明质酸酶、巯基酶、纤溶酶等多种酶有抑制作用。另具有稳定溶酶体膜,抑制溶酶体酶的释放,抑制心肌抑制因子(MDF)的产生,清除氧自由基及抑制炎症介质释放的作用。还可改善手术刺激引起的免疫功能下降、蛋白代谢异常和肾功能降低,防止手术刺激引起的对内脏器官与细胞的损伤以及改善休克时的循环状态等。乌司他丁降解形成的分子产物仍对酶有高效抑制作用且抑制能力更强。乌司他丁与抑肽酶同属于广谱非特异性蛋白酶抑制剂,抑肽酶具有明确而显著的止血效果,乌司他丁是否也能有效减少手术出血?因为抑肽酶停用,目前多数研究是将其和氨甲环酸对比研究。有研究证明在体外循环心脏手术中,乌司他丁和氨甲环酸具有止血和抗炎双重效果。乌司他丁具有明确的减少出血量、减少异体输血量和输血率的作用,但效果逊于氨甲环酸。乌司他丁和氨甲环酸都能够有效地降低围术期致炎因子水平,提高抑炎因子水平,但氨甲环酸的效果逊于乌司他丁。

4. 诺其[Recombinant Factor Ⅶa(NovoSeven®)] 诺其,重组人凝血因子Ⅶa,在临床上,rFⅦa 主要用于治疗常规治疗效果不佳的严重出血,但目前对其是单次还是重复,个体化的给药剂量,其安全性和有效性等方面还需更多的大样本随机试验验证。

在外科手术中的推荐用法主要为:在治疗之前,应即给予 $90\mu g/kg$ 的起始剂量。2 小时后重复此剂量。随后根据所进行的有创操作和患者的临床状态,在术前24~48小时内间隔2~3小时给药。在大的外科手术中,应间隔2~4小时按该剂量给药,连续6~7天。在接下来的2周治疗中,用药间隔可增至6~8小时。进行大的外科手术的患者可给药到2~3周,直至痊愈。

5. 去氨加压素(DDAVP)　去氨加压素是在加压素 V2 受体高亲和力同系物的研究中开发出来的,人体精氨酸加压素的衍生物,能激发人体内储存于血管内皮系统的凝血因子Ⅷ和 VWF 因子释放,增强血小板功能,从而达到止血的作用。与人体精氨酸加压素比较有两处改变,故显著增强了抗利尿作用,而对平滑肌的作用却很弱,因此避免了引起升高血压的副作用。对尿毒症、体外循环导致的血小板功能障碍、血管性血友病患者有益。用法:$0.3\mu g/kg$,静脉注射,体外循环期间是在鱼精蛋白中和肝素后给予。2011 年,美国胸外科医师学会(STS)和心血管麻醉医师学会(SCA)修改和更新的《心脏手术血液保护指南》中明确:去氨加压素(DDAVP)对特殊血小板功能不全者(如尿毒症),可应用它减少大出血和输血。但不建议在心脏手术后常规预防应用。大量研究也表明 DDAVP 能减少心脏外科体外循环后的出血,也不建议常规预防性应用。

第七节　自体输血的不良反应预防与治疗

一、贮存式自体输血不良反应及处理

1. 采血过程中可能发生的不良反应　表现为血管迷走神经反应。轻度反应:面色苍白、出汗、恶心、头晕、呼吸急促;中度反应:轻度反应症状加重,意识丧失;中度反应伴惊厥为重度反应。三度反应之间分界不明显,若及时发现可为轻度反应,不能及时发现,则很快发展为中度和重度。主要原因是紧张所致,因此,采血过程中对患者进行心理辅导十分重要,能够分散患者注意力,缓解患者紧张情绪,引导患者进行慢而深的呼吸。反应多发生于高龄、年幼、低体重及女性患者。主要处理为:将患者仰卧、头侧位;手按合谷、人中、内关等穴位;必要是给予吸入芳香氨醑类。严重患者给予补液治疗。

2. 回输过程发生的主要不良反应

(1)溶血反应:虽然自体输血不存在同种免疫引起的免疫性溶血反应,但可见于回输洗涤后的冰冻红细胞,由于冰冻红细胞解冻后洗涤不彻底,残留游离血红蛋白过多而引起溶血反应。此外,还见于自体血发血差错后输注引起的免疫性溶血性输血反应,主要表现:静脉输血部位有疼痛感,伴发热、寒战、腰背疼、低血压、恶心、呼吸困难、焦虑、少尿或无尿、血红蛋白尿等。处理:一旦发生,必须立即停止输血,保留静脉输液通路,严密观察血压、尿色、尿量和出血倾向等,立即采集患者血标本,连同剩余血液及血袋送输血科复查。尽早、尽快补充血容量、利尿、碱化尿液、给予糖皮质激素等相应措施,预防 DIC 及急性肾衰竭的发生。

(2)细菌污染反应:细菌污染常见于患者皮肤消毒不彻底、血袋热合有微漏、患者自身已有细菌感染等。处理:怀疑有污染血液所致的输血反应,应立即停止输血,保证静脉通路畅通,并给予患者抗生素治疗。立即将血袋及剩余血液送到输血科进行复查,将血袋中的血进行细菌学培养,根据血培养结果及抗生素药物敏感试验结果调整抗生素。

(3)循环超负荷:较为少见,主要见于孕妇,由于妊娠期存在高血容量的特点造成。此外,患者在围术期并不需要输血,而为了防止自体血的浪费而进行的回输也会造成循环超负荷。处理:如果回输过程中,患者收缩压高于 6.6kPa 以上,并突然出现呼吸困难,颈静脉怒张、发绀、咳嗽、咯粉红色泡沫痰等,应考虑为输血所致的血容量负荷过重,立即停止输血,给予强心、利尿、吸氧等治疗。

二、稀释式自体输血的不良反应及预防措施

稀释式自体输血的不良反应主要为:采血速度过快引起血压下降,甚至出现低血容量性休克;采血与扩容不等速以及控制性低血压时降压速度过快、过低均可引起心肌缺血致心律失常;输液量过多可引起心脏负荷过重而发生急性肺水肿等。

预防措施为:①严格掌握适应证,心肺功能不好者禁用稀释性自体输血;②控制血液稀释度,血细胞比容最好不要低于 20%;③采血速度与扩容速度同步,晶体液和胶体液的用量要适当超过采血量;④保持供氧,维持良好通气;⑤加强检测 MAP、CVP、心电图、尿量、Hb、Hct 及血气分析等。

三、回收式自体输血的不良反应及处理

1. 出血倾向　凝血实验检查异常主要是由于大量失血,血小板和凝血因子的消耗引起;其次是抗凝剂的用量问题,若抗凝剂过少,可形成过多的凝血块,又增加了血小板和凝血因子的消耗。抗凝剂过多,洗涤不彻底,残留过多的抗凝剂进入患者体内,会影响患者的凝血机制,造成术后引流过多。一般来说,回输洗涤式的浓缩红细胞当回收的浓缩红细胞量小于 2000ml 时仅补充血浆代用品,当回收的浓缩红细胞量大于 2000ml,或血小板计数低于 $50×10^9$/L 时补充适量的血小板,当回收的浓缩红细胞量大于 3000ml 时,考虑补充血小板和新鲜冰冻血浆。

2. 高血红蛋白血症及急性肾衰　回收血液发生溶血的因素包括泡沫形成、负压抽吸、湍流产生、泵旋转以及血液环境的变化等。理论上,血浆中游离血红蛋白大于 $1～1.3$g/L 时,超过了血浆结合珠蛋白的结合能力,剩余的游离血红蛋白沉积在肾小管,形成酸性血基质和变性血红蛋白,引起肾小管坏死,导致肾衰竭。但临床上这种情况较少发生,一般游离血红蛋白在术后 24 小时内迅速下降。对术前已有肾功能障碍的患者,只能应用洗涤式回收自体输血。

3. 感染　一般认为被胃肠道内容物、消化液、胆汁、尿液等污染的术野血及开放性创伤的体腔血严禁回输。手术的无菌状况对回收血液的质量存在影响,但还无法证实临床感染的发生与这些细菌污染有关。穿透性腹部创伤的患者,有明显细菌或其他微生物污染的血液不宜回输,虽然通过洗涤可减少污染的微生物,或使用广谱抗生素也可以减少并发症的发生,但只在发生大出血的紧急情况下,患者的生命受到威胁而又没有其他血液补充时,才适当考虑使用。

4. 其他　回输大量含有脂肪颗粒的血液可能发生脂肪栓塞;回输血液中混有空气,可能发生空气栓塞;肾上腺嗜铬细胞瘤患者肾上腺切除术后,经过处理的血液仍含有高浓度儿茶酚胺,可发生严重高血压。但这些不良反应及并发症发生罕见,在血液回收、处理、回输过程中加以注意即可避免发生。

第八节　自体输血患者的术后回访与疗效评估

有研究报道,术中及术后自体输血的患者,其红细胞数量、血红蛋白浓度及血细胞比容的恢复早于输注同种异体血的患者,其术后住院天数短于异体血输注患者,术后感染率也明显低于异体血输注患者。这可能与输注异体血患者免疫抑制有关。从长期存活率来看,自体输血患者术后长期存活率高于异体血输注患者。

第九节　血液回收机介绍

意大利索林 Xtra 血液回收机的操作流程

设备简介:

监测齐全,功能强大;有进出血 HCT、清洗质量(游离血红蛋白)、废液、压力、气泡等监测。自带负压泵、中文操作界面、多种清洗程序,清洗质量高,耗材安装简便。55ml、125ml、175ml、225ml 四种规格耗材,PPP/PRP 两种自动术前血液分离程序。

1. 准备

1.1　血液回收机保持性能良好。

1.2　准备耗材　一次性耗材、生理盐水 2000ml、肝素注射液 3～4 支、10ml 注射器 1 个。

2. 安装

2.1　血液回收机背对手术台术野,距离台边 1 米之内的位置固定,安装血液回收机。

2.2　配制抗凝剂　肝素的终浓度为 30 000U/1000ml 生理盐水,摇匀并标识。

2.3　安装前仔细检查一次性使用耗材外包装的灭菌标志、灭菌日期和有无破损,安装时严格执行无菌操作。

2.4　开机　升高各支架,吸引管严格按照无菌方法打开并交给手术台上。

2.5　先将储血罐沿凹槽置于带锁的支架上,连接带黄帽的吸引管至机器内置真空吸引泵上,通过控制面板开启并调节负压吸引大小,调负压节为 -100～-180mmHg。

2.6　将配制好的抗凝剂、洗涤盐水(两袋)悬挂于支架上,吸引管带针的接头接至抗凝剂上,另一接口接至储血罐带红色帽的接口处,打开抗凝剂进行预冲,按住卡锁将储血罐取下,边预冲边摇储血罐,预冲量为 200ml,一定要将滤网全部浸湿,储血罐底部还应剩余 150ml。一般滴速调节在 60～120 滴/分钟,滴速应随出血量增加,大出血时应及时加大流速以保证抗凝效果。肝素预冲环节是保证储血罐内血液回收质量的关键因素,如果没有做到正确的预冲将会造成凝血,血块堵塞管路,使清洗时间延长,造成溶血,甚至直接将储血罐内回收血液全部浪费。

2.7　将洗涤套装打开后先将离心杯颈部及管路卡盒上的保护盖取下,再依次将离心杯、进血清洗排空管路的集成模块放入管道槽内(管路槽形状固定无法放置错误),注意离心杯要锁定到位(不到位机器会检测到并报警)。将废液袋挂于机器右侧带探头的挂杆上,最后将相应管路分别连接至废液袋、盐水、浓缩红细胞袋及储血罐上相对应颜色的接口处,切记将管道上的夹子打开,将血液排出口的旋钮卡死防止漏血。管路安装后关闭机器盖并根据信息栏提示按压屏幕中心的启动按键,机器进行自检,滚压泵将泵管自动卡住,机器测试结束后处于自动程序待机状态,可以根据屏幕上方的信息提示栏进行下一步操作。

2.8 注意事项 由于储血罐处有电子秤,因此安装时不要用力按压支架;建议连接两袋盐水以免在换液体时管道内进气;滚压泵在机器自检时自动压泵管,手术结束时自动卸载泵管,也可以手动拆卸,拆除时不可用力过大,拆除后应当将手摇柄扳回原位。

3. 操作

3.1 储血罐内血液达到一定量时开始洗涤,该血液回收机有 5 种操作模式:即手动模式、自动模式、一键自动模式、定量自动模式、紧急清洗模式。

3.2 如有专人负责操作,随时观察出血量时,可以选择手动模式清洗。当储血罐内回收血液达到合适容量时,根据机器通知栏提示,按压屏幕中心"▶"键进血,血层达到探头测定的标准时机器暂停(通知栏有提示信息)。根据提示按压黄色按钮,进行清洗,当洗涤合格时,机器自动提醒洗涤达标并提醒可以排空。此时,根据提示按下方红色按钮进行排空,将离心杯内的红细胞打入浓缩红细胞袋内。

3.3 当操作人员同时管理多台血液回收机时,可以选择自动模式,即当储血罐内血液达到设定量时,便可自动开始进血、清洗、排空三个过程,如需继续进行下一杯洗涤,再重复该操作即可。其他两种操作模式不能保证血细胞比容,无特殊情况下,不推荐使用。

3.4 洗涤结束后完整记录屏幕上的数据:洗涤红细胞的量、洗涤杯数及每杯的压积、储血罐内回收血液量。关闭开关,将浓缩红细胞袋断开,将离心杯、管路卡盒、滚压泵管分别取下,所有管路的夹子一定要卡紧,防止液体外漏,所有耗材一并取下丢于医疗垃圾袋中。

3.5 收回所有支架、立杆,将机器表面用 250ppm 的含氯消毒剂擦拭干净备用。

3.6 注意事项 血液回收中的洗涤盐水应使用可用于静脉注射的生理盐水。当血液从储血罐进入到离心杯中时,不可放置过久,要在十分钟内立即清洗,如超过十分钟未清洗,为了防止红细胞被破坏,可将血液重新打回到储血罐中。最后当储血罐中的红细胞不能充满离心杯时,可以将浓缩红细胞袋内的血液部分回输至离心杯使其充满后洗涤,如果没有可用的浓缩红细胞,可进行手动洗涤,若离心杯中红细胞量过少也可放弃。最好使用机器自带的负压泵,以便于调节负压在合适的范围。如果使用外接负压装置,应采用专用负压表调节负压。储血罐内回收血液不得停滞 6 小时以上,洗涤红细胞应在 6 小时内回输给病人。当储血罐内的血液质量差或骨科手术,每次洗涤盐水量至少应为 1500ml,并使用滤器。如血液中脂肪含量较高,洗涤溶液量至少应为 2000ml,洗涤后的红细胞应静置 10～20 分钟再回输给病人,回输时应使用滤器。洗涤好的红细胞进行两次回输之间,必须夹紧回输袋与病人之间的滑动夹,不可夹紧回输袋与机器之间蓝色管路上的滑动夹,以免造成管路压力增高而溶血。手术过程中应特别强调:术者使用的吸引头短、粗、内壁光滑,能降低管内负压,提早对回收血液抗凝。避免使用干纱布止血,使用过的带血纱布应浸泡在含有抗凝剂的生理盐水中清洗,避免手拧或挤压。可有效降低对红细胞的损伤,提高对出血的回收利用率。否则,红细胞丢失或破坏严重。

4. 要求 人员定期培训考核,白班、夜班均应安排好操作人员,机器耗材备好,随时待用,以便紧急需要时快速安装使用,充分发挥红细胞回收的作用。

3000P 型血液回收机的操作流程(京精医疗设备)

1. 准备

1.1 血液回收机保持性能良好

1.2 一次性耗材 包括一次性使用血液收集装置和一次性使用血液回收罐装置。

1.3 生理盐水 2000ml

1.4 肝素 3～4 支

1.5 10ml 注射器 1 个

1.6 止血钳 1～2 支

1.7 负压表 1 个,为血液回收专门配备,有效量程应在 0～－30kPa(0～－225mmHg)范围。

2. 安装

2.1 血液回收机背对手术台术野处,距离台边 1 米之内的位置,踩下脚轮刹车,固定设备,接通电源。

2.2 配制抗凝剂 500ml 生理盐水加 25 000U 肝素注射液,标注并摇匀。

2.3 安装前仔细检查一次性使用配套耗材外包装的灭菌标志、灭菌日期和有无破损,安装时严格执行无菌操作。

2.4 吸引管严格按照无菌方法打开并交给手术台上。

2.5 开机确认设备处于良好状态,按"松夹键"(便于稍后耗材的安装)后 8 秒钟内关机。

2.6 将配制好的抗凝剂和洗涤盐水悬挂在设备的挂钩上。

2.7 打开储血器及 5/8 三通,将储血罐置于托架上,将 5/8 三通与储血罐出口端连接,三通管上夹一止血钳。

2.8 安装负压吸引管,将负压表出口端连接负压源,入口端经管路接于储血罐顶端的接口,并将压力调节至－13～－24kp(－100～－180mmHg)之间。以免由于负压过大而造成溶血。当台上铺好无菌单后,将吸引管递给台上工作人员,台上一端接吸引头,将台上递下的吸引管接在储血罐进血口上,将输液器针头插入抗凝剂中,吸入 200ml 抗凝剂至储血罐内预冲,边预充边摇晃,保证滤网被完全浸湿,储血罐底部剩余 150ml。一般滴速调节在 60～120 滴/分钟,滴速应随出血量增加,大出血时应及时加大流速以保证抗凝效果。抗凝液与吸入原血的比例为 1∶5～1∶7。肝素预冲环节是保证储血罐内血液回收质量的关键因素,如果没有做到正确的预冲将会造成凝血,血块堵塞管路,甚至直接将储血罐内回收血液全部浪费。

2.9 安装血液回收罐,确认安装到位。推紧进血管和废液管与血液回收罐的接口,将废液管接到废液袋上,将进血液管装入气泡探头处,关闭离心井盖。将泵管装入液体滚压泵,适当拉紧,盖好泵盖。将进血管、清洗管、排血管分别装入对应色标的管道夹内(设备必须处于松夹状态)。将进血管接到储血器的 5/8 三通下端,将清洗管与清洗液连接(注意先关闭止通夹后连接)。

3. 操作

3.1 接通电源,打开电源开关,当"自体 3000P 型血液回收机"界面出现时,按"手动键"。此时设备管道夹为"进血夹"开的等待状态。出现手动操作选择界面,此时应该进行"大""小"血液回收罐的选择。确定设置为"大"血液回收罐,显示屏上显示"大罐"。如果使用"小"血液回收罐,必须按下"小罐"键,使显示屏上显示"小罐"。如果要恢复使用"大"血液回收罐,则必须关闭电源后重新开机才能恢复,以防止误操作。在按"进血键"前,请先打开管路上各个止通夹。

3.2 按"进血键",离心机开始运转,达5600转/分钟时,液体滚压泵以500ml/分钟流量速度顺时针转动,将收集在储血罐内的血液泵入离心杯中。当光电式血层探头探到血层后,液体滚压泵停转。按"清洗键",清洗夹开(进血夹和排空夹关),液体滚压泵同样以500ml/min流量顺时针转动,清洗液进入离心杯内清洗(显示器显示累积清洗量)。一般情况下,清洗液量每罐为1000ml。按"排空键",离心机停,液体滚压泵停。当离心机停止后,液体滚压泵逆时针转动,排空夹开,清洗完毕的红细胞被泵入输血袋内(500ml/min,当排空250ml后液体滚压泵自动停止),如停泵后离心杯内仍有血液,可重复按"排空键",但每按一次,排空50ml血就自动停止,在排空过程中,如气泡探头探到气泡后,液体滚压泵停转。

3.3 血液回收结束后,按"总结键",显示屏上出现总结界面,此时血液回收机已把各种数据自动显示出来,完整记录屏幕上的数据:洗涤红细胞的量、储血罐内回收血液量及洗涤盐水量。将所有管路夹子卡紧,将浓缩红细胞袋断开。按"松夹键",并在松夹状态下关机,把离心杯、管路、储血罐、废液袋分别取下,一并丢于医疗垃圾袋中。收回所有支架、立杆,将机器用250ppm的含氯消毒剂擦拭干净备用。

3.4 提示 当出现井盖未盖好的报警,且离心机不工作时,首先检查是否关好井盖,如仍报警,可以按气泡开关,关闭井盖报警电路,为了本次手术的正常进行和病人的生命安全,才允许临时关掉离心井盖的安全功能。但一定要盖好井盖后开始操作,确保安全。当本次手术结束后,一定要由专业维修人员进行维修。

3.5 注意事项 一般在处理最后一罐血时,当储血罐内血液较少,全部进入离心杯后,仍未充满,同时输血袋内有处理好的浓缩红细胞时,可以使用"浓缩键"。当储血罐内血液全部进入离心杯内,但血层仍达不到标准,输血袋内又没有足够的红细胞进行浓缩操作,同时,十分钟内又不能吸进足量血液,继续进行分离时,可以使用"回血键",让离心杯内的血液回到储血罐内,等待血液充足时再进行处理。当离心机停,液体滚压泵停,三个管夹原位不动。遇特殊,紧急情况时按"停止键"。"松夹键"仅供安装、拆卸耗材时使用,操作未完成勿按此键。储血罐内回收血液不得停滞6小时以上,洗涤红细胞应在6小时内回输给病人。当储血罐内的血液质量差或骨科手术时,每次洗涤盐水量至少应为1500ml,并使用滤器。如血液中脂肪含量较高,洗涤溶液量至少应为2000ml,每次洗涤后的红细胞应静置10~20分钟后再回输病人,回输时应使用滤器。洗涤好的红细胞进行两次回输之间,必须夹紧回输袋与病人之间的滑动夹,不可夹紧回输袋与机器之间管路上的滑动夹,以免造成管路压力增高而溶血。洗涤盐水必须使用可用于静脉注射的生理盐水。手术过程中应特别强调:术者使用的吸引头短、粗、内壁光滑,能降低管内负压,提早对回收血液抗凝。避免使用干纱布止血,使用过的带血纱布应浸泡在含有抗凝剂的生理盐水中清洗,避免手拧或挤压。可有效降低对红细胞的损伤,提高对出血的回收利用率。否则,红细胞丢失或破坏严重。

4. 要求 人员定期培训考核,白班、夜班均应安排好操作人员,机器耗材备好,随时待用,以便紧急需要时快速安装使用,充分发挥红细胞回收的作用。

美国血液技术公司 Cell Saver 5十血液回收机的操作流程

1. 准备

1.1 血液回收机保持性能良好

1.2 一次性耗材

1.3 生理盐水2000ml

1.4 肝素注射液 3~4 支

1.5 10ml 注射器 1 个

1.6 负压表 1 个,为血液回收专门配备,有效量程应在 0~-30kPa(0~-225mmHg)范围。

2. 安装

2.1 血液回收机背对手术台术野处,距离台边 1 米之内的位置,踩下脚轮刹车,固定设备,接通电源。

2.2 配制抗凝剂 1000ml 生理盐水加 25 000U 肝素注射液,标注并摇匀。

2.3 安装前仔细检查一次性使用配套耗材外包装的灭菌标志、灭菌日期和有无破损,安装时严格执行无菌操作。

2.4 吸引管严格按照无菌方法打开并交给手术台上。

2.5 升高各支架,先将储血罐挂至盐水支架上,夹紧储血罐下端的排液管。将负压表出口端连接负压源,入口端经管路接于储血罐顶端带黄帽的接口,并将压力调节至-13~-24kPa(-100~-180mmHg)之间。以免由于负压过大而造成溶血。

2.6 将配制好的抗凝剂、洗涤盐水(两袋)悬挂于支架上,洗涤盐水必须使用指定用于静脉注射的盐水,在操作人员要同时负责两台以上血液回收机时,应保证同时打开两袋盐水以免出现盐水排空,不能及时更换,气泡进入循环管路。将手术台上甩下的吸引管带针的接头接至抗凝剂上,另一接头接至储血罐带蓝色帽的接口处,取下储血罐,打开抗凝剂进行预冲,边预冲边摇晃,预冲量为 200ml,使抗凝剂完全浸湿滤器/消泡器介质后,储血罐底部剩余 150ml。一般滴速调节在 60~120 滴/分钟,滴速应随出血量增加,大出血时应及时加大流速以保证抗凝效果。肝素预冲环节是保证储血罐内血液回收质量的关键因素,如果没有做到正确的预冲将会造成凝血,血块堵塞管路,使清洗时间延长造成溶血,甚至直接将储血罐内回收血液全部浪费。

2.7 把离心杯取出放入离心舱内,确保离心杯下口朝向离心机右侧,通过顺时针移动把离心杯臂定位于离心杯上方。顺时针转动离心杯臂上的锁定旋钮。当锁定机器完全卡紧实可听到"咔"的一声。把阀总管放入管道凹槽内,将泵管在泵周围穿过。把管道插入气泡监测器。关闭和锁定总管闭锁,锁定泵操纵杆。关闭液体平台盖板。将流出管道穿过管路感知器凹槽,一定要确保管路深深嵌入。把回输袋挂在盐水架上,夹紧每条通往病人的回输管路上的夹子。将废液袋挂于机器前面的挂钩上,核实废液袋与流出管路牢固连接,确保排放口完全关闭。把盐水洗涤液袋挂在盐水架下面盘管上,夹紧黄色标记洗涤管路上的管路夹。穿刺盐水袋,松开管路夹。

2.8 安装时的注意事项 由于储血罐处有电子秤,因此安装时不要用力按压支架,安装完毕要检查所有部件,确保没有管道缠绕、扭曲、压扁。否则会增加管道内的压力,影响液体流速,使清洗时间延长,造成溶血或机器报警。

3. 操作

3.1 储血罐内血液达到一定量开始洗涤,该血液回收机分为三种操作模式:即手动模式、自动模式、紧急模式。

3.2 最好选用自动模式清洗,当储血罐液体达到预设水平即开始处理血液。先进入充注状态,把未处理的血液泵入旋转的离心杯中,当离心杯中的红细胞达到适量的压积时,机器自动进入洗涤状态,根据离心杯的不同,洗涤盐水量的多少也不同。225ml 离心杯需要 1000ml 盐水的洗涤量,125ml 离心杯需要 750ml 盐水的洗涤量,70ml 离心杯需要 300ml 盐水的洗涤量,当探头检测合格后,将自动进入排空状态。当最后一杯清洗完毕后,再次按"排空键",将连接输血袋管路中的洗涤红细胞排入输血袋中,以免造成浪费。遇到特殊情况,可分步骤临时采用手动模式。如:血液质量不好需要增加盐水清洗量等。当储血罐中血液排空,在新的血液吸入前,应重新预充 150ml 抗凝剂,防止出现凝血。

3.3　洗涤结束后完整记录屏幕上的数据:洗涤红细胞的量、洗涤杯数、储血罐内回收血液量及洗涤盐水量。关闭开关,将所有管路夹子卡紧,将浓缩红细胞袋断开,将离心杯臂、总管阀、操纵杆打开,把离心杯、管路、储血罐、废液袋、输血袋分别取下,一并丢于医疗垃圾袋中。

3.4　关机,收回所有支架、立杆,将机器用 250ppm 的含氯消毒剂擦拭干净备用。

3.5　注意事项　血液回收中的洗涤盐水应使用可用于静脉注射的生理盐水及林格氏液。2000ml 以下的出血选择使用生理盐水进行冲洗,2000ml 以上的出血选择林格氏液进行冲洗,可以有更好的电解质,防止因大量输注生理盐水导致的高氯。如最后一杯不满整杯,可以将浓缩红细胞袋内的洗涤红细胞回输一部分至离心杯中,以增加杯中的红细胞容量,达到压积后再进行洗涤。储血罐内回收血液不得停滞 6 小时以上,洗涤红细胞应在 6 小时内回输给病人。当储血罐内的血液质量差或骨科手术时,每次洗涤盐水量至少应为 1500ml,并使用滤器。如血液中脂肪含量较高,洗涤溶液量至少应为 2000ml,每次洗涤后的红细胞应静置 10～20 分钟后再回输病人,回输时应使用滤器。洗涤好的红细胞进行两次回输之间,必须夹紧回输袋与病人之间的滑动夹,不可夹紧回输袋与机器之间蓝色管路上的滑动夹。以免造成管路压力增高而溶血。手术过程中应特别强调:术者使用的吸引头短、粗、内壁光滑,能降低管内负压,提早对回收血液抗凝。避免使用干纱布止血,使用过的带血纱布应浸泡在含有抗凝剂的生理盐水中清洗,避免手拧或挤压。可有效降低对红细胞的损伤,提高对出血的回收利用率。否则,红细胞丢失或破坏严重。

4.　要求　人员定期培训考核,白班、夜班均应安排好操作人员,机器耗材备好,随时待用,以便紧急需要时快速安装使用,充分发挥红细胞回收的作用。

费森尤斯血液回收机的操作流程

1.　准备

1.1　血液回收机保持性能良好

1.2　一次性耗材

1.3　生理盐水　2000ml

1.4　肝素注射液　3 支

1.5　10ml 注射器 1 个

1.6　负压表 1 个,为血液回收专门配备,有效量程应在 0～－30kPa(0～－225mmHg) 范围。

2.　安装

2.1　血液回收机背对手术台术野处,距离台边 1 米之内的位置,踩下脚轮刹车,固定设备,接通电源。

2.2　配制抗凝剂　1000ml 生理盐水加 30 000U 肝素注射液并标注和摇匀。

2.3 安装前仔细检查一次性使用配套耗材外包装的灭菌标志、灭菌日期和有无破损,安装时严格执行无菌操作。

2.4 吸引管严格按照无菌方法打开并交给手术台上。

2.5 开机 升高各支架,先将储血罐(贮血器)挂至支架上,将配制好的抗凝剂及生理盐水清洗液挂于支架上。

2.6 将负压表出口端连接负压源,入口端经管路接于储血罐顶端带黄帽的接口,并将压力调节至$-13\sim-24kPa(-100\sim-180mmHg)$之间。打开机顶盖,将血液离心、清洗装置平放在机器上,使离心盘位于左边,先将血液回输袋挂于支架的最顶端,将废液袋挂于机器右侧的挂钩上,并检查废液袋排液口是否卡紧,以免漏液。将连接清洗液及储血罐的管路先放于支架上,再将泵适配器的三个环形泵管分别插入三个泵壳体内,按"装卸泵管键",泵管自动卡入槽内。将离心机转子的中心开口务必指向屏幕正前方,同时把离心盘连带管路轻放于离心机转子上,管路放于中心开口处,按"锁住清洗腔键"清洗腔自动锁紧,稍用力将机顶盖关闭。将清洗液管路连接在生理盐水袋上,将带红帽的管路连接到储血罐带红帽的接口端。安装完毕,打开所有管路的卡子(废液袋排出口除外)。

2.7 安装过程应注意,安装顺序要正确,离心盘安装前离心转子中心开口一定要指向屏幕正前方,切勿转动清洗腔及连接管路,离心盘必须安装在从包装壳取出时相同的位置上,如转动离心盘超出其全转的一半,会导致离心机管路破裂,盐溶液外漏;关闭机顶盖前一定要确保所有管路无打折、受压、缠绕,并全部卡入槽内。

3. 操作

3.1 按"灌注键"机器开始灌注,灌注完毕,将手术台上使用的吸引管的储血罐接头连接在戴蓝帽的接口上,将带针的一端与抗凝剂连接,进行预冲,边预冲边摇储血罐,在将储血罐内滤网全部浸湿的基础上,储血罐底部要剩余200ml抗凝剂。一般滴速调节在$60\sim120$滴/分,滴速应随出血量增加,大出血时应及时加大流速以保证抗凝效果。肝素预冲环节是保证储血罐内血液回收质量的关键因素,如果没有做到正确的预冲将会造成凝血,血块堵塞管路,使清洗时间延长造成溶血,甚至直接将储血罐内回收血液全部浪费。

3.2 以上各步完成后,机器的显示屏上有"选择程序键",根据不同的手术及出血量和血液质量选择不同的清洗程序,每种清洗程序使用的洗涤盐溶液的比例、离心机转速、清除率均不相同。

出血量大,流速快且血液质量较好的手术,如心血管手术,可以选择大流量清洗或超大流量清洗,其盐溶液与回收血液的比例分别为3:1和1:1,既可以缩短清洗时间,又可以节省清洗液,使红细胞可以快速回输给病人。当储血罐中血液杂质多或溶血严重,如骨科手术,可选用高质量清洗程序,一般手术普遍可选用标准清洗程序。其盐溶液与回收血液的比例分别为7:1和5:1,这样的程序盐水使用量大,转速较慢,清除率高,既可以减少红细胞的破坏又可以使血液清洗得更干净。当出血量少或儿科手术,可选用儿科清洗程序,其特点是转速慢,盐溶液与回收血液比例为7:1,方便少量出血的回收。

3.3 该血液回收机操作简单,只要在需要清洗时按"开始键"即可,当储血罐内的血液排空后,机器自动停止并报警,按下"静音键",向出血罐内重新预冲200ml抗凝剂,以免进入新的血液时出现凝血,当血液达到清洗容量时,再次按"开始键"即可。最后清洗完毕时,按"收集剩余红细胞键"$1\sim2$次,以便将离心盘及管路内剩余的红细胞排至输血袋。

3.4　洗涤结束后,记录屏幕上显示的数据:洗涤红细胞量、储血罐内回收血量和洗涤盐水量。将输血袋的管路与机器断开,打开机顶盖,按"松开清洗腔键"和"装卸泵管键",将离心盘、滚压泵管、废液袋、储血罐取下,所有管路的夹子一定要卡紧,以免液体外漏,所有耗材一并取下丢于医疗垃圾袋中。

3.5　关机,收回所有支架、立杆,将机器表面用 250ppm 的含氯消毒剂擦拭干净备用。

3.6　注意事项　血液回收过程中的洗涤盐水应使用可用于静脉注射的生理盐水。由于该机器管路过细,保证肝素预冲量至关重要。储血罐内回收血液不得停滞 6 小时以上,洗涤红细胞应在 6 小时内回输给病人。离心后红细胞的压积较高可达到 60%～75%,当回输病人时速度过慢,可向输血袋中注入生理盐水进行稀释,比例为 1∶1。当储血罐内的血液质量差或骨科手术,每次洗涤后的红细胞应静置 10～20 分钟后再回输病人,回输时应使用滤器。洗涤好的红细胞进行两次回输之间,必须夹紧回输袋与病人之间的滑动夹,不可夹紧回输袋与机器之间管路上的滑动夹。以免造成管路压力增高而溶血。手术过程中应特别强调:术者使用的吸引头短、粗、内壁光滑,能降低管内负压,提早对回收血液抗凝。避免使用干纱布止血,使用过的带血纱布应浸泡在含有抗凝剂的生理盐水中清洗,避免手拧或挤压。可有效降低对红细胞的损伤,提高对出血的回收利用率。否则,红细胞丢失或破坏严重。

4.　要求　人员定期培训考核,白班、夜班均应安排好操作人员,机器耗材备好,随时待用,以便紧急需要时快速安装使用,充分发挥红细胞回收的作用。

(车　辑)

第七章

妇产科输血

第一节　妊娠血液循环系统变化对输血的影响

一、妊娠期循环系统的变化

(一) 心脏

妊娠后期因膈肌升高,心脏向左上方移位,更贴近胸壁,心尖搏动左移约 1～2cm,心浊音界稍扩大。心脏移位使大血管轻度扭曲,加之血流量增加及血流速度加快,在多数孕妇的心尖区可听及Ⅰ～Ⅱ级柔和吹风样收缩期杂音,产后逐渐消失。心率于妊娠晚期每分钟增加约 10～15 次。

(二) 心排血量

正常妊娠期和产褥期,心脏和血循环都有显著变化。心脏功能最重要的变化出现在妊娠初 8 周,在妊娠第 5 周即有心排出量增加出现,这种初始增加是全身血管阻力减小和心率增加的功能表现。在妊娠 10～20 周之间,血容量显著增加导致心脏前负荷增加。妊娠期心室功能受全身血管阻力降低和动脉搏动流量变化的影响。血管容量增加部分是由于血管依从性的增加。至妊娠 32 周达高峰,左侧卧位测量心排血量较未孕时约增加 30％,每次心排血量平均约为 80ml,持续此水平直至分娩。临产后,特别在第二产程期间,心排血量显著增加。

(三) 血压

在妊娠早期及中期血压偏低,在妊娠晚期血压恢复或稍升高,一般收缩压无变化,舒张压因外周血管扩张,血液稀释及胎盘形成动静脉短路而轻度降低,使脉压稍增大。孕妇的体位影响动脉血压,动脉血压因坐位、侧卧位、仰卧位而不同,坐位高于仰卧位。通常,接近妊娠中期时动脉压降低到最低点,以后再升高,孕妇正常血压应低于 140/90mmHg。孕晚期仰卧时,增大的子宫相对固定地压迫静脉系统,使得来自下半身的回心血流减少,心脏充血量减少,故而心排出量降低。约有 10％孕妇因此产生仰卧位低血压。

(四) 静脉压

妊娠不影响上肢静脉压。于妊娠 20 周开始,逐渐增大的子宫压迫下腔静脉使血液回流受阻。左侧卧位能解除子宫的压迫,改善静脉回流。由于下肢、外阴及直肠静脉压增高,加之妊娠期静脉壁扩张,孕妇容易发生下肢、外阴静脉曲张和痔。孕妇若长时间仰卧位,可引起回心血量减少,心排血量随之减少,使血压下降,称仰卧位低血压综合征。

二、妊娠期间血容量和体液的变化

循环血容量于妊娠 6~8 周开始增加,至妊娠 32~34 周达高峰,约增加 40%~45%,平均增加 1500ml,维持此水平直至分娩。血容量增加包括血浆及红细胞增加,血浆约增加 1000ml,红细胞约增加 450~500ml,故血液呈稀释状态。

(一)女性体液分布特点

一般情况下,正常年轻女性体内水含量占体重的 55%±15%。其中 2/3 存在于细胞内,1/3 存在于细胞外,细胞外液中又有 1/4 存在于血管腔,3/4 存在于组织间隙。机体含水量受年龄因素影响,随年龄增长而减少,如 18 岁女性含水量为体重的 57%,60 岁女性含水量则仅为 46%;由于脂肪不含水分,其含量可高达体重 35%~40%,故脂肪含量也影响体液总量;成年女性的体液状态还随月经周期中激素改变而波动。正常情况下,成人每日需液量为 2000~3000ml。

(二)影响水盐代谢的女性激素

1. 雌激素　雌二醇可直接作用于血管壁上的受体,使动脉血管壁扩张,增加血流灌注,降低血管阻力;还可抑制血管内皮性生长因子,作用于心肌,改善心功能;促进胆固醇降解、排泄,降低血胆固醇及 β-脂蛋白,增加血清磷脂及 α-脂蛋白合成,降低动脉硬化发病率,从而降低冠心病发病率;雌激素可增强葡萄糖刺激胰岛素分泌的反应,使血胰岛素水平升高,降低血糖;使蛋白合成增加,可引起外周组织氮潴留,雌激素不足时会发生负氮平衡;参与孕酮与醛固酮的竞争作用,造成水钠潴留;促进血管内液体向细胞外间隙移动,形成水肿;刺激成骨细胞生长,促进骨内钙磷沉积;与甲状旁腺共同维持体内钙磷平衡;降低体内铜离子浓度。

2. 孕酮　可与醛固酮竞争,促进肾脏排钠排氯,又可促进肾上腺皮质分泌醛固酮;孕酮是胎儿肾上腺合成糖皮质激素和盐皮质激素的底物,胎儿缺乏 3β-羟甾脱氢酶,需借用胎盘产生的孕酮合成皮质类固醇;促进蛋白分解,促进肝内酶合成;兴奋下丘脑视前区体温调节中枢热敏感神经元,使体温升高,进而影响代谢。

3. 雄激素　为雌、孕激素的前身物,作为雌激素的拮抗剂发挥作用。雄激素促进蛋白合成和钙盐沉积,刺激红细胞增生,促进肾曲小管对钠盐再吸收,造成水钠潴留。

4. 催乳素(PRL)　脊椎动物催乳素有调节羊水量与渗透浓度,控制水、电解质平衡的作用。经前期紧张综合征患者月经前的水潴留和组织水肿可能与 PRL 升高有关,羊水中的 PRL 浓度升高(比母体血清高 5~10 倍)可调节胎儿细胞外液量和钠离子浓度,促进肺发育成熟,使肺表面活性物质生成,有保护胎儿作用。在应激反应中血中 PRL 浓度也呈不同程度升高。

5. 催产素(HPL)　主要有以下两方面作用:①抗胰岛素作用,抑制母体对葡萄糖的利用,保证胎儿葡萄糖供应;②脂解作用,葡萄糖供应不足时,动员脂肪作为母体供能,将节约的葡萄糖供给胎儿。

(三)伴有水盐代谢障碍的妇科疾病

肿瘤的异位激素综合征可表现为以下两种情况。①高血钙:它是最常见的生殖道肿瘤异位激素综合征,产生机制可能为肿瘤分泌甲状旁腺激素相关蛋白,作用于骨和肾,或者肿瘤产生转移生长因子,使血钙升高。②异位肾素和醛固酮合成:卵巢癌可分泌肾素和醛固酮,引起高血压和低血钾。

经前期紧张综合征、多囊卵巢综合征、卵巢过度刺激综合征等也伴发水盐代谢障碍症状,与内源性或外源性女性激素过多相关。

三、妊娠期间血液系统的变化

(一) 血细胞

1. 红细胞及血红蛋白　正常妊娠过程中,尽管红细胞的生成增加,但是由于血液稀释,血红蛋白和红细胞浓度及血细胞比容稍有下降,血液黏稠度随之降低。通常红细胞计数约为 $3.6 \times 10^{12}/L$,血红蛋白值约为 110g/L,血细胞比容从未孕时 $0.38 \sim 0.47$ 降至 $0.31 \sim 0.34$。

2. 白细胞从妊娠 7～8 周开始轻度增加,其增加原因尚不明确,增多的中性粒细胞主要是成熟形式,偶见中幼粒细胞。计数差别很大,分娩期及产褥早期可能显著上升,至妊娠 30 周达高峰,约为 $(10\sim12) \times 10^9/L$,足月是可达 $(15\sim20) \times 10^9/L$。胎儿血循环中出现粒细胞,于妊娠 12 周开始,胸腺、脾产生淋巴细胞,成为抵御外来病原菌及对抗外来抗原的防线。

3. 血小板数目无明显改变。

(二) 凝血因子

妊娠期血液处于高凝状态,有利于防止产后出血,但也易发生弥散性血管内凝血(DIC)。凝血因子Ⅱ、Ⅴ、Ⅶ、Ⅷ、Ⅸ、Ⅹ增加,妊娠晚期凝血酶原时间及部分孕妇凝血活酶时间轻度缩短,凝血时间无明显改变。血浆纤维蛋白原含量比非孕妇女增加 40%～50%,于妊娠末期可达 4～5g/L,故血液处于高凝状态。另外,纤维蛋白原的增加还可改变红细胞表面负电荷,使红细胞出现钱串样叠连,故红细胞沉降率加快,为正常的 4～5 倍。

四、妊娠期间生化指标的变化

(一) 血浆蛋白

由于血液稀释,血浆蛋白从妊娠早期开始降低,至妊娠中期为 60～65g/L,主要是白蛋白减少.约为 35g/L,以后持续此水平直至分娩。在实验室检查上表现为,白蛋白浓度降低和血浆球蛋白浓度的轻微上升,白球比例下降,类似某些肝病。

(二) 肝酶变化

正常妊娠中血浆胆碱酯酶活性降低,降低幅度与白蛋白浓度的降低幅度大致相同。孕妇血清中亮氨酸氨基肽酶活性显著升高。

五、妊娠期免疫系统的变化

胎儿作为一个同种异体移植物,这样一个巨大的异体抗原能在母体内存活,而不被母体排斥,其中涉及复杂的免疫学问题。主要有;①妊娠期母体的免疫防御反应受到严重抑制,②胎盘的免疫屏障作用将胎儿抗原封闭起来,阻碍了胎儿抗原与母体免疫系统的接触;③母体的抗体及其他免疫因子受到胎盘屏障的阻碍,无法通过胎盘与胎儿接触。

(一) 妊娠期母体的免疫应答

妊娠期,由于胚胎的种植及胎儿在宫内的发育,孕妇的免疫系统可发生一系列的变化。其变化的目的是尽可能适应胚胎发育的需要,并避免其受到母体的免疫排斥,起到免疫保护作用。由于妊娠期孕妇血中 E、P 及皮质激素、人绒毛膜促性腺激素等物质的增加或出现，使孕妇免疫功能受到限制，从而使胎儿不受母体的免疫排斥而得以生长。此外，脱落的滋养层细胞或胎儿细胞通过胎盘进入母体血循环，刺激母体产生相应抗体。这些特异性抗体具有免疫保护作用，称为封闭抗体。它们可与胎盘抗原结合，也可与母体淋巴细胞结合，干扰淋巴细胞介导的细胞毒作用，使胎盘、胎儿不致受损。

（二）胎儿体液免疫

妊娠第 9 周，胎儿体内即可出现含有膜表面球蛋白的 B 淋巴细胞，胎儿的肝脏、脾脏及骨髓中均有能产生膜免疫球蛋白的细胞。约在妊娠第 12 周，胎儿开始合成免疫球蛋白，合成顺序为 IgM—IgG—IgA—IgD—IgE，其中 IgD 和 IgE 的合成量极少。胎 IgG 主要来源于母体，母亲血液中的 IgG 可经胎盘进入胎儿体内。胎盘对 IgG 的转运随着妊娠的进展和胎儿的发育而增强，妊娠 6 个月时，胎儿血清中 IgD 的浓度几乎与母血的 IgG 浓度一致。胎儿补体合成的时间极早。妊娠第 38 天的胚胎血液中已出现补体。妊娠 3 个月时，胎儿血清中出现溶血性补体，表明此时胎儿体内已存在补体的全部成分，但浓度很低。至出生 3 个月后，其补体方可达到正常成人水平。虽然在胎儿发育过程中，其免疫系统逐渐形成并发育成熟，具备形成一定抗体的能力，但由于胎儿在妊娠过程中一直位于子宫腔内，被子宫及胎盘所保护，接触抗原的机会极为有限。此外，胎儿尚能从母体获得一定的抗体，故胎儿期的免疫功能处于受抑制的状态。一般情况下，胎儿不能产生免疫应答反应。但特殊情况下，如妊娠期母体病毒感染时，胎儿也可产生针对这些病毒的免疫应答反应。

第二节　孕产妇基础疾病与输血相关性

一、妊娠期高血压疾病

妊娠期高血压疾病是妊娠期特有的疾病。我国发病率为 9.4%。本病命名是强调生育年龄的妇女发生高血压、蛋白尿等症状与妊娠之间的因果关系。多数病例是在妊娠期出现一过性高血压、蛋白尿等症状，在分娩后即可消失。该病多发生在妊娠 20 周以后至产后 24 小时内。临床表现主要为高血压、蛋白尿和水肿，严重时出现抽搐、昏迷、心肾衰竭，甚至母婴死亡，所以本病是孕产妇和围生儿患病及死亡的主要原因。

（一）高危因素与病因

确切病因至今尚无定论，妊娠期高血压疾病的发病风险增加可能与下列因素密切相关：初产妇、孕妇年龄<18 岁或>40 岁，多胎妊娠，有妊娠期高血压病史及家族史、慢性高血压病史、慢性肾炎、糖尿病、营养不良、低社会经济状况等。

（二）辅助检查

1. 血液检查　血红蛋白、血细胞比容、血浆黏度、全血黏度值增高；重症应测定凝血功能、电解质及二氧化碳结合力，及早发现酸中毒并纠正。

2. 肝肾功能测定　肝细胞功能受损可使 ALT、AST 升高，患者可出现清蛋白缺乏为主的低蛋白血症，清/球蛋白比值倒置。肾功能受损时，血清肌酐、尿素氮、尿酸升高，肌酐升高与病情严重程度相平行。

3. 尿液检查　进行尿常规检查,当尿相对密度(尿比重)≥1.020时说明尿液浓缩,尿蛋白(＋)时尿蛋白的含量约为300mg/24h;当尿蛋白(＋＋＋＋)时尿蛋白含量约为5g/24h。

(三) 眼底检查

视网膜小动脉的痉挛程度可反映全身小血管的痉挛程度。眼底检查可见视网膜小动脉痉挛、视网膜水肿、絮状渗出或出血,严重时可发生视网膜剥离,患者出现视力模糊或失明。

(四) 其他

根据病情进行心电图、超声心电图、脑血流图、胎盘功能、胎儿成熟度等检查。

二、流产

妊娠不满28周.胎儿体重不足1000g而终止者,称为流产。流产发生于妊娠12周以前为早期流产,发生在妊娠12周至不足28周之间为晚期流产。流产分为自然流产和人工流产。自然流产是因某种原因致胚胎或胎儿自动脱离母体而终止妊娠,而胎儿尚无独立生存的能力。自然流产的发病率占全部妊娠的10％～15％,多为早期流产。人工流产属计划生育范畴。

(一) 病因

流产的病因主要有:①遗传基因缺陷;②母体因素,全身性疾病,生殖器官疾病;③内分泌异常,创伤,不良习惯;④免疫因素;⑤环境因素。

(二) 流产的主要分类及临床表现

主要症状为停经后出现阴道流血和腹痛。早期自然流产的过程是先出现阴道流血,而后出现腹痛。晚期流产的全过程为先出现腹痛(阵发性子宫收缩),后出现阴道流血。

按流产发展的不同阶段,可分为以下临床类型:

1. 先兆流产　指妊娠28周前,先出现少量阴道流血,为暗红色或血性白带,相继出现轻微的阵发性下腹痛或腰部坠痛。此时胚胎仍存活,经治疗后,如果症状消失,可继续妊娠;若症状继续加剧,可发展为难免流产。

2. 难免流产　指流产已不可避免,一般多由先兆流产发展而来。一经确诊应尽早使胚胎及胎盘组织排出来。

3. 不全流产　由难免流产发展而来。这时,部分妊娠物已排出体外,部分残留于宫腔内或嵌顿于宫颈口处,影响子宫收缩,导致大量出血。

4. 完全流产　指妊娠物已全部排出,阴道流血量减少,腹痛减轻或消失。在患者就诊时应积极处理,出血多有休克者应及时输血,补液对症处理,纠正休克。

5. 流产的特殊情况

(1)稽留流产:亦称过期流产,指胚胎或胎儿死亡后滞留在宫腔内尚未自然排出者。通常有先兆流产的症状,继而在妊娠早期时早孕反应消失,妊娠中期时腹部不见增大,不出现胎动或胎动消失,不能闻及胎心音。胎死后在宫腔内如稽留时间过长,可发生凝血功能障碍,DIC,造成严重出血,处理前应检查血常规、凝血,做好输血准备。

(2)习惯性流产:指连续自然流产3次或以上者。近年国际上常将连续2次或以上的自然流产称为复发性流产,每次流产多发生在同一妊娠月份,其临床经过与一般流产相同。早期流产常见的原因为胚胎染色体异常、免疫因素异常、黄体功能不足、甲状腺功能低下。晚期流产常见的原因为子宫畸形或发育不良、宫颈内口松弛、子宫肌瘤等。

（3）流产合并感染：指流产合并生殖器官感染，可发生于各种类型的流产，严重时感染可扩展到盆腔、腹腔甚至全身，并发盆腔炎、腹膜炎、败血症及感染性休克等。

三、异位妊娠

异位妊娠是妇产科常见急腹症之一，发病率约为 1/100，是孕产妇主要死亡原因之一。其中以输卵管妊娠最常见。输卵管妊娠占异位妊娠的 95％左右，其中壶腹部妊娠最多见，约占 78％，其次为峡部、伞部，间质部妊娠较为少见。

（一）常见原因

1. 输卵管炎症　是异位妊娠的主要病因。可分为输卵管黏膜炎和输卵管周围炎两种情况；

2. 输卵管发育不良或功能异常；

3. 输卵管手术史；

4. 辅助生殖技术；

5. 避孕失败；

6. 其他　如子宫肌瘤或卵巢肿瘤压迫输卵管，影响输卵管管腔的通畅，使受精卵运行受阻。子宫内膜异位症也可增加输卵管妊娠的可能性。

（二）不同类型的输卵管妊娠的结局及与输血之间的相关性

1. 输卵管妊娠破裂型　多见于停经 6 周左右的输卵管峡部妊娠。

（1）输卵管峡部妊娠：受精卵多着床于输卵管黏膜皱襞间，囊胚生长发育时绒毛向管壁方向侵蚀肌层及浆膜层，最终穿破浆膜，形成输卵管妊娠破裂。因输卵管肌层血管丰富，短期内可发生大量腹腔内出血，使患者出现休克。出血较输卵管妊娠流产剧烈，也可反复出血，在盆腔与腹腔内形成血肿。若孕囊自破口排出，可种植于任何部位，囊胚较小时可被吸收，若过大时则可在直肠子宫陷凹内形成包块或钙化为石胎。

（2）输卵管间质部妊娠：此类型少见，但后果严重，结局几乎均为输卵管妊娠破裂。由于输卵管间质部位于子宫角，肌层较厚，血运丰富，因此破裂常发生于妊娠 12～16 周。其破裂似子宫破裂。症状极为严重，往往在短时间内即可出现低血容量休克症状。

2. 输卵管妊娠流产型　多见于妊娠 8～12 周的输卵管壶腹部妊娠。

（1）完全性流产：受精卵种植在输卵管黏膜皱襞内后，由于蜕膜形成不完整，发育中的囊胚常向管腔内突出．最终突破包膜而出血，囊胚与管壁分离。若整个囊胚剥离落入管腔刺激输卵管逆蠕动经伞端排出到腹腔，形成输卵管妊娠完全流产，出血一般不多。

（2）不完全性流产：若囊胚剥离不完整，妊娠物部分排出到腹腔，部分尚附着于管壁上，形成输卵管妊娠不全流产，滋养细胞继续侵蚀输卵管管壁，导致反复出血，形成输卵管或输卵管周围血肿，血液不断流出并积累在直肠子宫陷凹形成盆腔血肿，量多时可流入腹腔。

3. 陈旧性宫外孕　输卵管妊娠流产或破裂后，有时内出血停止，病情稳定，胚胎死亡并吸收，但长期反复内出血所形成的盆腔血肿不消散，血肿机化变硬并与周围组织发生粘连，临床上称陈旧性宫外孕。

4. 继发性腹腔妊娠或阔韧带妊娠　无论输卵管妊娠流产或破裂，胚胎从输卵管排入腹腔内或阔韧带内，多数可死亡。偶有存活者，其绒毛组织附着于原位或排至腹腔后重新种植而获得营养，可继续生长发育形成继发性腹腔内妊娠或阔韧带妊娠。

（三）异位妊娠并发失血性休克的救治原则

迅速补充血容量,维持生命安全是异位妊娠并发失血性休克的救治原则。异位妊娠是一种紧急状况,需严密观察生命体征的变化,估计出血量,因异位妊娠休克体征多与外出血不成正比,所以要以血红蛋白及血压的动态监测观察结果来指导输血、输液量,并记录液体的出入量。开通输液通道是救命的关键,要使用大号针头,便于及时输血。对休克患者,应取平卧位,并采取快速输液、输血、吸氧、保暖等急救措施。经过初步抗休克治疗,患者生命体征平稳后,尽早实施手术止血。既往休克患者抢救时,腹腔镜手术被列为禁忌证,随着手术器械的更新、手术技巧的提升,以及麻醉中心、输血科强大后援保障力的增高,患者可以获得最微创、最满意的疗效,腹腔镜下进行异位妊娠病灶清除止血已经逐渐成为趋势,它最大的优点在于可以尽可能地吸净腹腔镜内积血,减少术后发热及感染的机会,在有条件的医院还可以进行自体血的回输,在血源紧张地区这一办法尤为适用。

四、葡萄胎

妊娠滋养细胞发展成的肿瘤称为妊娠滋养细胞肿瘤。它包括葡萄胎、侵蚀性葡萄胎和绒毛膜癌。三者同源于妊娠滋养细胞,肿瘤的发生与妊娠有一定相关性,其发生原因仍不明。

（一）基本概念

葡萄胎为绒毛基质微血管消失,从而绒毛基质积液,形成大小不等水疱,形似葡萄,故称为葡萄胎(hydatidiform mole)。有完全性与部分性之分,大多数为完全性葡萄胎。临床诊断葡萄胎皆系指完全性葡萄胎而言;部分葡萄胎伴有胎盘组织或(及)胎儿者,则冠以部分性葡萄胎。在自然流产的组织中发现40%病人有一定的水泡样变性,但不诊断为葡萄胎。诊断主要靠病史、查体、B超扫描和hCG测定。

（二）临床表现

1. 闭经　因葡萄胎系发生于孕卵的滋养层,故多有2～3个月或更长时间闭经。

2. 阴道流血　为严重症状,是葡萄胎自然流产的表现。一般开始于闭经的2～3个月,多为断续性少量出血,但其间可有反复多次大流血,如仔细检查,有时可在出血中发现水泡状物。阴道流血显然来自子宫,除自阴道流出外,部分蓄积于子宫内,也可能一时完全蓄积于子宫内,从而闭经时间延长。

3. 子宫增大　多数患者的子宫大于相应的停经月份的妊娠子宫,不少患者即因触及下腹包块(胀大子宫或黄素囊肿)而来就诊,但也有少数子宫和停经月份符合甚或小于停经月份者。可能有两种情况:①为绒毛水泡退变呈萎缩状,停止发展,形成稽留性葡萄胎;②部分水泡状胎块已排出,使子宫体缩小,形成葡萄胎不全流产。

4. 腹痛　由于子宫迅速增大而胀痛,或宫内出血,刺激子宫收缩而疼痛,可轻可重。

5. 妊娠中毒症状　约半数患者在停经后可出现严重呕吐,较晚时可出现高血压、水肿及蛋白尿。

6. 无胎儿可及　闭经8周前后,B超监测,未发现有胎囊、胎心及胎儿。孕16周甚至18周仍不感有胎动,听不到胎心,B超扫描显示雪片样影像而无胎儿影像。

7. 卵巢黄素化囊肿　部分患者可出现卵巢黄素化囊肿,经双合诊发现或B超检查发现。

8. 咯血 部分患者可能有咯血或痰带血丝,医生应主动询问有无此症状。

9. 贫血和感染 反复出血而未及时治疗,必然导致贫血及其相关症状,个别甚至可因出血而死亡。反复出血容易招致感染,如阴道操作不洁或在流血期间性交,更易促使感染发生。感染可局限于子宫及附件,也可导致败血症。

(三) 葡萄胎的严重并发症及处理原则

1. 大出血 葡萄胎如未及时诊断、处理,可发生反复出血,宫腔积血,造成失血,也可在自然排出时发生大量流血。在已经贫血的基础上,可发生出血性休克,甚至死亡。故葡萄胎应作为急症处理,短期延误就有可能造成更多的失血,危害病人。

2. 清宫 因葡萄胎随时有大出血可能,故诊断确定后,应及时清除子宫内容物,一般采用吸宫术。在内容物吸出的过程中,子宫体逐渐缩小、变硬。吸出物中虽含血量较多,但大部为宫腔原有积血,故患者脉搏、血压一般变动不大。第一次清宫不必过于追求完全,以致损伤较软的宫壁。可于 1 周左右,再做第二次刮宫术。

3. 输血 贫血较重者应给予少量多次缓慢输血,并严密观察病人有无活动出血,待情况改善到一定程度后再施行清宫术。遇有活动出血时,应在清宫的同时,予以输血。

4. 纠正电解质紊乱 长期流血、食欲缺乏者往往有脱水、电解质紊乱,应检查纠正。

5. 控制感染 子宫长期出血,或经过反复不洁操作,容易引起感染,表现为局部(子宫或附件)感染或败血症。应予足量抗炎药物;并积极纠正贫血和电解质紊乱。

6. 化疗 对良性葡萄胎是否予以预防性化疗,尚无一致意见,但目前众多研究越来越倾向于暂不予化疗,严密临床观察。

(四) 恶性葡萄胎特殊表现及处理

恶性葡萄胎可来自良性葡萄胎或自始即表现为恶性。因此,如有葡萄胎所表现的症状和体征,或有排出葡萄胎的病史,或者以子宫穿孔、内失血急症就诊。

1. 阴道流血 葡萄胎排出后,经过 3～4 周以上仍有不规则阴道流血,时流时停,量可多可少,但刮宫未见残留水泡状胎块,子宫不能如期复旧,也可有不流血者,因子宫本身无葡萄胎侵犯,黄素化囊肿持续存在。

2. 腹腔内出血 个别恶性葡萄胎患者,绒毛侵蚀、破坏子宫肌壁,造成子宫穿孔,穿入腹腔或阔韧带内,形成不同程度的内出血或盆腔血肿。患者感到急性腹痛,出血量多者,可发生休克。

3. 转移灶表现 因最常见转移部位为肺部,故有的患者可能出现咯血。个别发生大量肺微血管绒毛栓塞时,则出现胸闷、气急、呼吸困难等症状。阴道、外阴有转移灶者,在局部形成大小不等(直径数 mm 至 1～2cm 或更大)的出血性结节,呈紫蓝色,有的深入阴道穹隆部,有的在阴道壁或阴道口,在外阴部者较少。破溃时则引起出血,或自然止血,破口处附有血块。头部转移时,患者感到头痛。头痛可为一时性(小的栓子),不出现占位性病变;或为持续性(较多栓子形成较大血肿),则出现占位性病变;或为剧烈头痛(更大血肿),可陷于昏迷甚至死亡。其他部位的转移灶如胃、肠道转移可出现大便潜血、油墨状血,脊柱旁软组织转移可出现脊髓神经压迫症状等。

4. 治疗 化疗是主要的治疗方法。年轻患者,尤其是无后代者,一般不考虑子宫切除,完整化疗可达到治愈目的。年龄超过 40 岁,已有后代,可考虑手术切除子宫。在手术前 3 天开始化疗,手术后第 2 天继续化疗,直到完成第一疗程,以后疗程仍应继续。经完整化疗后子宫仍有病灶检出者,应考虑切除子宫。有后代,年龄虽较轻,但对输血、化疗知识缺乏,条件较差时,应考虑切除有病灶的子宫,尽可能保留一侧卵巢,保留侧应是静脉丛不丰富的一侧。切除病灶子宫后,也需要化疗。

第三节 孕产妇手术输血要点

一、孕产妇术中出血时常用处理方法

剖宫产术时出血的处理

1. 按摩子宫。

2. 缩宫剂 ①缩宫素:为预防和治疗产后出血的一线药物。治疗产后出血方法为:缩宫素 10U 肌肉注射、子宫肌层或宫颈注射,以后 10~20U 加入 500ml 晶体液中静脉滴注,给药速度根据患者的反应调整,常规速度 250ml/h,约 80mU/min。静脉滴注能立即起效,但半衰期短(1~6 分钟),故需持续静脉滴注。缩宫素应用相对安全,大剂量应用时可引起高血压、水钠潴留和心血管系统副作用;快速静脉注射未稀释的缩宫素,可导致低血压、心动过速和(或)心律失常。因缩宫素有受体饱和现象,无限制加大用量反而效果不佳,并可出现副作用,故 24 小时总量应控制在 60U 内。②卡贝缩宫素(商品名:巧特欣):是一种合成的具有激动剂性质的长效催产素,它的临床和药理特性与天然产生的催产素类似,引起子宫的节律性收缩。起效快,2 分钟可致明确强度,半衰期为 40 分钟,对子宫的活性可以持续约 2 小时,明显长于普通缩宫素,是其 10 倍。单剂量静脉注射 100 微克(1 毫升)卡贝缩宫素与连续输注 16 小时普通缩宫素相当。可在硬膜外或腰麻醉下剖宫产术完成婴儿娩出后,缓慢地在 1 分钟内一次性给予。单剂量注射卡贝缩宫素后,一些患者可能没有产生足够的子宫收缩,对于这些患者,不能重复给予卡贝缩宫素。如果为子宫下段出血或者宫口近开全的出血病例,效果欠佳。静脉注射卡贝缩宫素后常发生(10%~40%)的是恶心、腹疼、瘙痒、面红、呕吐、热感、低血压、头痛和震颤。不常发生(1%~5%)的不良事件包括背疼、头晕、金属味、贫血、出汗、胸痛、呼吸困难、寒战、心动过速和焦虑。③卡前列素氨丁三醇(商品名:欣母沛):为前列腺素 F2α 衍生物(15-甲基 FGF2α),引起全子宫协调有力的收缩。用法为 250μg(1 支)深部肌肉注射或子宫肌层注射,3 分钟起作用,30 分钟达作用高峰,可维持 2 小时;必要时重复使用,总量不超过 2000μg(8 支)。哮喘、心脏病和青光眼患者禁用,高血压患者慎用;副反应轻微,偶尔有暂时性的恶心、呕吐等。④米索前列醇:系前列腺素 E_1 的衍生物,可引起全子宫有力收缩,应用方法:米索前列醇 200~600μg 顿服或舌下给药。但米索前列醇副作用较大,恶心、呕吐、腹泻、寒战和体温升高较常见;高血压,活动性心、肝、肾脏病及肾上腺皮质功能不全者慎用,青光眼、哮喘及过敏体质者禁用。

3. 如效果不明显,可行子宫动脉结扎术或 B-Lynch 子宫捆扎法(图 7-1)。

4. 前置胎盘手术 术中发现子宫下段收缩差,出血较多,可先压迫止血,用两手分别在子宫下段前后壁紧紧压迫包括压迫子宫动静脉的下行支以减少出血。压迫 5 分钟,如仍有多量出血则宜早行宫腔填纱术。先填子宫下段,然后再填宫体部,8 字缝合子宫切口部位。

5. 介入型血管栓塞术。

6. 全子宫或次全子宫切除术 如产后出血用上述方法无明显效果仍继续出血,为了挽

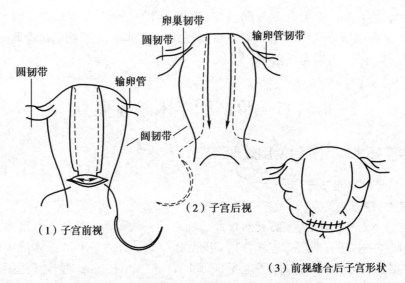

（1）子宫前视　（2）子宫后视　（3）前视缝合后子宫形状

图 7-1　子宫动脉结扎术和 B-Lynch 子宫捆扎法

救产妇生命,行子宫次全或全切除术,适合剖宫产晚期出血。

二、孕产妇失血时补液输血抢救要点

1. 补液量　补充血容量时应该按照失血量,CVP、尿量及末梢循环等客观指标综合考虑补液量,即"需多少补多少",并且在补液过程中根据指标改善情况及时调整补液量。

2. 补液成分　补液成分按照失血量而定(表 7-1)。

表 7-1　出血量与补液比例相关性

出血量	补液量
<10%	晶体液
10%~30%	晶胶比 1:1
>30%	晶胶比 2:3

3. 输血量的估判

(1)失血量 2000ml 以上,应及时补充 1400ml 血(占失血量 70%)及其他液体;

(2)失血量 3000ml 以上,应及时补充 2400ml 血(占失血量 80%)及其他液体 2000ml,方能维持全身脏器功能。

三、液体补足时临床表现

当患者液体量补足,可以维持正常血循环容量时,有以下几点表现:

1. 皮肤颜色红润。

2. 一般情况好转。

3. 尿量每小时>30ml。

4. 脉压>3kPa。

四、孕产妇输血注意事项

孕产妇产后大出血输血应注意以下几点：

1. 输血时要注意库血与新鲜血的比例，库血中凝血因子大部分消失，新鲜血能补充凝血因子，最好是 3 个单位库血配上 1 个单位新鲜血。

2. 血浆及血浆代用品可提高血浆胶体渗透压，起到补充维持血容量的作用，一般每输 4～5 个单位库血应补充 1 单位新鲜冰冻血浆。

3. 库血中枸橼酸盐含量较高，输血时应注意防治酸中毒、高血钾、枸橼酸盐中毒，注意补充钙及碱性液体，每输注 800ml 血，需补充 10％葡萄糖酸钙 10ml。

4. 警惕输血产生的不良反应，通常不良反应分为速发型和迟发型两大类，主要是速发型输血反应，其症状在输血后数分钟至数小时出现，其主要表现为寒战、发热、荨麻疹、呼吸困难、恶心呕吐、心动过速、胸背痛、低血压、支气管痉挛、血管神经性水肿、过敏性休克、肺水肿和充血性心力衰竭。多因溶血、致热原和致病菌污染血液所致。迟发性输血反应少见，包括溶血反应、紫癜等。输血有传播疾病的危险，常见的有病毒性肝炎、艾滋病、疟疾、梅毒等，应予警惕。

总之，在妊娠期间输血治疗，必须做到合理输血、输成分血。若有条件尽量行自体输血（即输注孕妇自己的血液，如输卵管妊娠腹腔内出血的血液自身回输）。

五、已经出现凝血功能障碍患者输血的处理原则

一旦确诊凝血功能障碍，应迅速补充相应的血液成分及凝血因子，防止进一步加重，导致严重的 DIC。

1. 血小板　血小板低于 $(20～50)×10^9/L$ 或血小板降低出现不可控制的渗血时使用。

2. 新鲜冰冻血浆　是新鲜抗凝全血于 6～8 小时内分离血浆并快速冰冻，几乎保存了血液中所有的凝血因子、血浆蛋白、纤维蛋白原。使用剂量 10～15ml/kg。

3. 冷沉淀　输注冷沉淀主要为纠正纤维蛋白原的缺乏，如纤维蛋白原浓度高于150g/L不必输注冷沉淀。冷沉淀常用剂量为 1～1.5U/10kg。

4. 纤维蛋白原　输入纤维蛋白原 1g 可提升血液中纤维蛋白原 0.25g/L，1 次可输入纤维蛋白原 2～4g。

第四节　孕产妇术后出血统计与评估

一、孕产妇术后出血常见出血时间及防治措施

胎儿娩出后 24 小时内出血量超过 500ml 者称为产后出血。分为产前、产时、产后。产前出血常见原因多为孕妇合并内科疾患导致的凝血功能异常出血或者胎盘早剥、前置胎盘等病理产科引起的出血，该部分患者因孕期通常已经进行常规产检，发生产前出血通常可以估计和预判。因而临床常见危重疾患为产后出血，产后出血所致失血性休克抢救成功关键在于：多观察，早发现，早行动，恢复血管内容量。

二、产后出血常见原因

产后出血常见四大原因分别是四个"T"。

1. 宫缩乏力(Tone),占约 70%;

2. 胎盘残留(Tissue),占约 20%;

3. 软产道损伤(Trauma),占约 9%;

4. 凝血功能障碍(Thrombin),占约 1%。

三、孕产妇出血量的评估方法

1. 容积法　用量杯测量弯盘或专用的产后接血容器,然后将收集的血用量杯测量。

2. 称重法　在分娩前将产妇所用的敷料和消毒单、巾一律称重,产后将被血浸湿的敷料和单、巾称重,减去初称重量然后除以 1.05 即为出血量。即:[总量(称重)-原纱布量]/1.05(血液比重)。

3. 面积法　按事先测算过的血液浸湿的面积计算(表 7-2)。

表 7-2　敷料浸湿面积计算

敷料类型	面积
双层单	16cm×17cm/10ml
单层单	17cm×18cm/10ml
四层纱布垫	10cm×10cm/10ml 或者 15cm×15cm/15ml

4. 休克指数(表 7-3)　休克指数=心率/收缩压(mmHg)

表 7-3　休克指数与出血相关性

SI	丢失血量	估计失血量
0.5~1	<20%	500~750ml
1	20%~30%	1000~1500ml
1.5	30%~50%	1500~2000ml
2	50%~70%	2500~3000ml

5. 血红蛋白　每下降 1g 失血 400~500ml,但是在产后出血早期,由于血液浓缩,血红蛋白值常不能准确反映实际出血量。

6. 红细胞　下降 100 万,血红蛋白下降>3g(1500ml 血容量)。

7. 血细胞比容(HCT)　下降 3%约失血 500ml。

8. 出血速度　该指标也是反映病情轻重的重要指标,重症的情况包括:失血速度>150ml/min,3 小时内出血量超过血容量的 50%,24 小时内出血量超过全身血容量。

第五节　孕产妇病房抢救与输血

一、孕产妇入院后配血、输血制度

孕产妇入院待产后,医院应当配有专项的配血、输血制度。尤其是高危孕产妇的救治过程中,医院应当开放相应的绿色通道,积极抢救。

1. 所有孕产妇入院后均应检查 ABO 和 RH 血型、血常规、血清四项是否完善,缺项者及时补齐。

2. 高危孕妇分娩前、剖宫产术前配血 2～5U 红细胞或酌情决定配血量,签署输血知情同意书。

3. 输血科备足各种血型的成分血和血浆,并保证危重孕产妇抢救时用血优先。

4. 输血科接到产科紧急用血通知后,应争分夺秒立即配血,原则上接配血单后 30 分钟发血。

5. RH 阴性孕妇入院后通知输血科,由血库负责与当地血站联系,原则上常规备血 2U 红细胞。

二、常见产科失血因素

常见的产科情况引起出血的有:

1. 产前出血　如前置胎盘、胎盘早期剥离。
2. 产时出血　如子宫破裂、阴道撕裂等。
3. 产后及产褥期出血　如子宫收缩乏力,胎盘、胎膜滞留引起产后出血。晚期产后出血由于胎盘附着部位子宫复旧不全、剖宫产术后切口感染以致术后晚期出血等。
4. 手术创伤　如阴道手术产致产道撕裂、剖宫产时创伤等。

三、孕产妇失血性休克的临床特点

1. 为适应妊娠及分娩的需要和胎儿胎盘的娩出,孕产妇孕产期的血流动力学的变化较大,在休克防治上有其特殊性。孕期血容量增加 30%～50%,对失血量的耐受力较大,故而一旦发现血压下降,失血量往往已超过 1000ml。

2. 如患者在失血前已合并显著的血液浓缩(低血容量)或中、重度贫血。孕妇对失血的耐受量下降,即使失血量低于 500～750ml,也可使患者迅速出现失代偿性休克。

3. 孕妇的血液处于高凝低溶状态,血管壁的弹力下降,腹部大血管受到增大子宫的压迫,血流淤滞,不易消除体内不断活化的凝血因子,极易发生 DIC,导致休克及重要脏器衰竭。

四、早期失血性休克的诊断

失血性休克患者的临床表现不仅取决于失血量,还取决于失血速度、患者健康状况、年龄及原发病。

临床体征:休克早期阶段,主要是表现为直立性低血压,坐位或立位收缩压下降 10～

20mmHg,同时伴有心率增快,自觉发冷、皮肤苍白、出汗、四肢发冷、尿浓缩。失血进一步增多时,出现口渴,表情淡漠,心动过速,脉压减小,少尿或者无尿。当失血量超过全身血液量的40%,心脑血流灌注减少,表现为意识障碍,烦躁不安,反应迟钝,昏迷,心功能不全,低氧血症,严重酸中毒。

表现特点(表7-4):

1. 血压　表现为直立性低血压或者既往有高血压,收缩压降低 20～30mmHg,失血性休克时,收缩压降低显著低于舒张压,故脉压 $<$20mmHg;

2. 呼吸和脉搏　休克早期呼吸深快,脉搏频数,多 $>$100 次/分,常表现在血压降低之前,休克晚期出现呼吸障碍,脉细数,低血压;

3. 中心静脉压　失血性休克时中心静脉压低于 5cmH$_2$O;

4. 体格检查可发现内、外出血引起的相应部位症状和体征。

表 7-4　产后出血的临床表现

失血量占血容量比例(%)	脉搏(次)	呼吸(次)	收缩压	脉压	毛细血管再充盈速度	尿量(ml/h)	中枢神经系统症状
$<$20	正常	14～20	正常	正常	正常	$>$30	正常
20～30	$>$100	$>$20～≤30	稍下降	偏低	延迟	20～30	不安
31～40	$>$120	$>$30～≤40	下降	低	延迟	$<$20	烦躁
$>$40	$>$140	$>$40	显著下降	低	缺少	0	嗜睡或昏迷

五、产后出血抢救的流程

产后出血的处理可分为预警期、处理期和危重期,分别启动一级、二级和三级急救方案。产后 2 小时出血量 $>$400ml 为预警线,应迅速启动一级急救处理,包括迅速建立两条畅通的静脉通道、吸氧、监测生命体征和尿量、向上级医护人员求助、交叉配血,同时积极寻找出血原因并进行处理;如果继续出血,应启动相应的二、三级急救措施。病因治疗是产后出血的最重要治疗,同时兼顾抗休克治疗,并可求助院级行政机关、麻醉科、手术室、重症监护室(ICU)、血液科医师、介入放射科、输血科等协助抢救。在抢救产后大出血时,团体协作十分重要。

六、失血性休克患者补液原则

对于已经发生产后出血的高危孕产妇应严密观察病情,尽早发现。一旦发现患者出现休克表现,应进行以下抢救措施:

1. 立即开放两条静脉通路,用输血针头;

2. 先晶体后胶体的原则;

3. 首选晶体　为失血量的 3～4 倍,当失血量超过血容量的 30%,在补充晶体液的基础上加用胶体。可以补充血管及组织间液的液体及电解质,先输入 1000ml,20 分钟内输入,1 小时内应输入 2000ml 液体,以后根据患者基本情况、血压、心率及实验室检查结果等综合情况酌情调整输血及胶体液;

4. 晶体液和胶体液的比例为(3~4)∶1;

5. 成分输血(红细胞与血浆比例约为6∶4)。

七、孕产妇失血性休克时的输血治疗原则及方法

1. 悬浮红细胞 血红蛋白降至 70g/L 时应考虑输血。无活动性出血的病人每输注 2 单位(400ml)全血的红细胞及其血红蛋白升高约 10g/L,血细胞压积升高约 3％～4％。

2. 血小板 血小板输注主要适用于血小板数量减少或者功能异常,有出血倾向的病人。血小板计数<50×10⁹/L,或者确定血小板功能低下,可以考虑输注。

3. 新鲜冰冻血浆 输注新鲜冰冻血浆可以补充凝血因子,它含有纤维蛋白原和其他凝血因子。大量失血时输注红细胞的同时应该注意使用新鲜冰冻血浆,每单位约 1000ml,含有纤维蛋白原 3g 和所有凝血因子。每 4g 纤维蛋白原可提高血纤维蛋白原 1g/L。

4. 冷沉淀 内含凝血因子Ⅴ、Ⅷ、Ⅻ和纤维蛋白原等,对大量输血后并发凝血异常的病人及时输注冷沉淀可以提高血循环中凝血因子及纤维蛋白原的凝血物质的含量,缩短凝血时间,纠正凝血异常。凝血酶原复合物每单位大约有 200ml,包括 0.2g 纤维蛋白原,凝血因子Ⅲ、Ⅴ、Ⅶ、Ⅸ、Ⅺ,维生素 K 依赖性凝血因子。

(李 洁)

第八章

移 植 输 血

第一节 造血干细胞移植输血

HSCT(造血干细胞移植)是指对患者进行化疗或(和)放疗预处理后,将正常供者或自体的造血干细胞输注给患者,使其重建造血和免疫功能的治疗方法。近几年,该方法已广泛应用于治疗血液系统疾病、某些实体肿瘤、自身免疫性疾病及遗传代谢性疾病,病例数有逐年增加的趋势。

根据造血干细胞来源,可分为以下三类:骨髓干细胞、外周干细胞、脐血干细胞。根据供者不同可分为:自体 HSCT、异体 HSCT。异体 HSCT 又分为同基因 HSCT 和异基因 HSCT。

无论何种 HSCT,经预处理后必定会造成骨髓抑制,因此会出现诸如感染、贫血和出血等并发症,这些并发症如不能得到控制可直接导致患者死亡,这使得输血治疗成为造血干细胞移植治疗过程中重要的支持治疗。

一、干细胞移植输血的一般性原则

由于血制品中含有少量存活的造血干细胞、粒细胞、淋巴细胞,故输注的红细胞、血小板必须经过 25Gy 的 γ 射线照射,并使用白细胞滤器,以防止输入的 HLA 不相合的造血干细胞植活而造成输血相关移植物抗宿主病(TA-GVHD)及其他输血并发症,血浆及其衍生血液制品则不需要照射。

(一) 红细胞输注

血红蛋白降低至何种程度应该进行输血治疗,不同患者间个体差异较大。除考虑 HB 下降这一因素,还应考虑如疾病种类、贫血发生的急缓、是否伴有血容量不足、心肺功能不全、是否伴有高代谢率等。一般而言,HB 低于 80g/L 或血细胞比容((hematocrit, Hct)小于 25% 即可考虑输注红细胞,对于一般情况好的年轻患者还可以适当放宽。对于老年患者或有心肺基础病变的患者,应维持 HB 在 100g/L 以上或 Hct 大于 30%,输注时注意速度要慢,以免引起循环超负荷。

(二) 血小板输注

HSCT 治疗的患者经过大剂量预处理后,在一定时期内骨髓受到抑制,造血功能尚未重建,需要输注血液制品予以支持治疗,此时治疗和预防出血是关系移植成败的重要环节。

预防性血小板输注已成为接受 HSCT 的造血系统恶性疾病患者的标准治疗。国外学者认为预防性血小板输注可显著降低血小板低下患者出血的概率和程度。HSCT 治疗过程中，一旦出现脏器出血，输注血小板的治疗效果将大打折扣。而血小板输入过多，则易出现同种免疫以至输注无效，为今后的治疗增加难度。目前虽然有专家认为 HSCT 过程中输血小板的阈值应定为 $10\times10^9/L$，但更多专家认为血小板低于 $20\times10^9/L$ 时出血危险性增加。因此，整个移植过程中要保持血小板在 $20\times10^9/L$ 以上，在有感染、发热和其他移植并发症的情况下，这个数值应提高。

（三）血浆及其他血制品的应用

HSCT 术后因消化道严重感染或急性移植物抗宿主病（GVHD）导致严重腹泻和消化道出血的患者应补充新鲜冰冻血浆（FFP），因为血浆中血管活性物质的大量丢失可以加重或诱发血栓性微血管病（TMA）。其他如冷沉淀、纤维蛋白原、凝血酶原复合物等则遵循按需补充的原则。在 HSCT 治疗过程中不能输注除供者以外的异体白细胞。

二、不同干细胞来源对输血的影响

（一）自体造血干细胞移植的输血原则

自体干细胞移植由于回输的是分离冻存的患者自身的造血干细胞，因此不存在血型改变的问题。输血方法遵循同型输血及上述一般性原则。

（二）异体造血干细胞移植的输血原则

不同异体干细胞来源（骨髓、外周血、脐血）对输血的影响主要在于造血恢复时间不同，就单纯一种移植成分而言，造血恢复时间外周血＜骨髓＜脐血，因此，在其他临床特点一致的前提下，相应的对血制品量的要求脐血移植最多，骨髓次之，外周血最少。

三、血型不相合的异体造血干细胞（HSCT）移植

（一）ABO 血型不合 HSCT 对机体的影响

人类 ABO 抗原不依赖 HLA 遗传，二者相互独立存在。目前，ABO 血型不合已不是禁忌证，占 allo-HSCT 移植的 20%～40%。ABO 血型不合分为主要血型不合（受者具有与供者红细胞起反应的血清凝集素）、次要血型不合（供者具有与受者红细胞抗原起反应的血清凝集素）和主次均不合。干细胞表面不表达 ABH 抗原，ABO 血型不合并不影响造血干细胞的植活，但会引起溶血反应、红系造血延迟和并发 PRCA。

1. 溶血反应　造血干细胞植活后患者血型逐渐变化，供者血型出现在移植后的 22～42 天，约需 80 天才能完全转变为供者血型。患者既往产生的血清凝集素在移植后减少，至移植后 40 天甚至更长时间才能完全消失。所以，ABO 血型主要不合的移植，移植后患者残留的抗-A 抗体和抗-B 抗体可破坏供者红细胞，发生溶血反应。因骨髓中含有大量的红细胞，ABO 血型不合的骨髓移植，移植前需采用大剂量血浆置换（供者血型或 AB 型血浆）去除受者体内的红细胞凝集素，或应用重力沉淀法和梯度离心法去除移植物中的红细胞，以避免溶血反应发生。同样，ABO 血型次要不合的移植，移植后供体来源的血型抗体能识别受者残存红细胞表面相应的血型抗原引起溶血反应。就 ABO 血型次要不合的移植而言，抗体主要来源于移植物中的供体 CD19$^+$CD20$^+$B 淋巴细胞（过客淋巴细胞）、供体来源的免疫重建（干细胞植活后分化产生的供体源 B 细胞，通常发生在移植后的 1～3 周）。此外，移植物 T

细胞去除、FK506 治疗、缺少应用 MTX 预防 GVHD 等,都与迟发型溶血反应有关。值得指出的是,外周血造血干细胞移植因 ABO 血型次要不合诱发的迟发型溶血反应发生率较骨髓移植高,原因是:①动员的外周血含有较多数量的淋巴细胞(包括 B 细胞)。②动员剂 G-CSF 诱导外周血淋巴细胞向 Th2 偏移,促进体液免疫反应。移植后 MTX 治疗可显著减低迟发型溶血反应的发生率,因 MTX 是 B 淋巴细胞毒性药物,抑制 B 淋巴细胞增殖;相反,CsA 是 T 淋巴细胞毒性药物,抑制 T 淋巴细胞会促使 T 细胞向 Th2 偏移,加剧迟发型溶血反应发生。

2. 造血延迟及 PRCA 主要见于 ABO 血型主要不合的造血干细胞移植。受者残存的红细胞凝集素会影响红系造血的恢复。PRCA 发生率约为 20%,最常见于 A 供 O 的移植病例。移植前应用血浆置换降低受者凝集素水平可能会预防该病的发生,术后通过反复置换受者血浆中的凝集素可加快造血恢复。此外,受者血清中不规则抗体(ABO 以外的同种血型抗体)阳性也可引起 PRCA,可通过输注相应抗原阴性的红细胞来预防。

(二) ABO 血型不合 HSCT 的输血

异基因 HSCT 是治疗恶性血液病的重要方法,也是临床上应用最多的一种 HSCT。它对供受者间 HLA 配型要求严格,一般认为 HLA 系统相合位点越多移植成功率越高。但对供受者间 ABO 血型无要求,目前的研究显示供受者 ABO 血型是否相合与移植的总体生存率、移植相关并发症无关。

ABO 血型不合的 HSCT 在供者干细胞植活后会出现血型变化。约在移植后 1~3 个月逐步由受者血型转化为供者血型。在此过程中要严密监测血型滴度变化,血型转变的快慢,也直接反映了移植的干细胞成活与否及造血功能的恢复状态。同时遵循以下原则:①避免发生急性和慢性溶血合并症;②尽可能地少输入含血型抗体的血浆或血小板,以利于向供者血型转化;③遵循相容性输血原则,见表 8-1。

表 8-1 供受者间 ABO 血型不合的造血干细胞移植后相容输血支持

	受者血型	供者血型	红细胞制品	血小板及血浆制品
ABO 主要不合	O	A	O	A、AB
	O	B	O	B、AB
	O	AB	O	AB
	A	AB	A、O	AB
	B	AB	B、O	AB
ABO 次要不合	A	O	O	A、AB
	B	O	O	B、AB
	AB	O	O	AB
	AB	A	A、O	AB
	AB	B	B、O	AB
ABO 主次均不合	B	A	O	AB
	A	B	O	AB

注:上述血液制品的选择均指在受者完全转变为供者血型之前,受者血型安全转变为供者血型后,应按照供者的血型输血

1. ABO 血型主要不合的 HSCT

(1)移植物和受者的处理:如果受者体内抗供者红细胞的抗体滴度小于1:16,移植物不需要做任何处理可以直接输注给受者。

如果抗体滴度大于或等于1:32,小于或等于1:256,则应去除移植物(主要是骨髓血)的红细胞。移植物中红细胞的残留量应低于20ml。通过血细胞分离机单采获得的外周血造血干细胞采集物中含有红细胞总量一般低于5ml,可以不进行处理,直接输注给受者。

如果受者体内的抗体滴度超过1:256,应采取血浆置换法或免疫吸附方法以降低受者体内的血型抗体滴度。

(2)输血原则:HSCT 后每周检测血型抗原和抗体滴度。在完全转变为供者 ABO 血型抗原前应遵从以下输血规则:红细胞血液制品的血型应与受者相同;血小板和血浆制品的血型应与供者相同。为了减少抗供者红细胞血型抗体的输入,有利于红细胞血型由受者型转变为供者型,可以考虑输注洗涤红细胞。

2. ABO 血型次要不合的 HSCT

(1)移植物和受者的处理:如果移植前供者抗受者 ABO 血型的抗体滴度小于或等于1:128,不必去除移植物中的血浆,直接输入骨髓血造血干细胞或外周血造血干细胞悬液。

如果供者抗受者 ABO 血型的抗体滴度大于或等于1:256,为预防或减轻造血干细胞移植术后的迟发性溶血并发症,应去除供者骨髓血或外周血造血干细胞采集物中的大部分血浆,残留的血浆量应低于200ml。

(2)输血原则:HSCT 后 3 周内应经常检测血型抗体滴度和行 Coombs 试验。如果 Coombs 试验直接反应呈阳性,应输注 O 型洗涤红细胞。如果没有免疫性溶血证据,可以输注与供者血型相同的红细胞或普通 O 型红细胞。输注的血小板和血浆的血型应与受者相同。

3. ABO 血型主要不合与次要不合同时存在的 HSCT

(1)移植物和受者的处理:供受者间 ABO 血型既有主要不合又有次要不合时应采取措施预防 HSCT 后的免疫性溶血并发症。

1)HSCT 前检测供者和受者的血型抗原和抗体滴度。

2)如果受者抗供者的血型抗体滴度大于1:256,受者应进行血浆置换。

3)如果供者抗受者的血型抗体滴度大于或等于1:128,应在 HSCT 前给受者输注 O 型红细胞以稀释受者的血型抗原。

4)对移植物,特别是骨髓采集物,进行去除红细胞和血浆的处理。

(2)输血原则:HSCT 后每周检测血型抗体滴度。在血型完全转变为供者血型前应首先考虑输注 O 型红细胞,AB 型血小板、血浆,当针对供者血型的血型抗体滴度消失,抗原逐渐增强时可输与供者同型红细胞、血小板。

4. 由于接受 HSCT 的患者因放化疗及免疫抑制剂等,常常引起体内血型抗体效价较正常人低,所以 ABO 血型主要不合的受者输入少量的异型红细胞不会产生严重的溶血反应;ABO 血型次要不合的受者接受异型血浆,发生溶血不良反应的几率则更小。

(三) 供受者间 Rh 血型不相合时 HSCT 的相容输血支持

Rh 血型主要不相合时,受者 Rh(一),供者 Rh(+),应输来自 Rh(+)献血者的红细胞、血小板和血浆;如果受者体内存在 Rh 抗体,HSCT 后在受者 Rh 血型抗体完全消失前,应输注 Rh(一)红细胞,血小板和血浆制品可来自 Rh(＋)献血者;受者血浆中 Rh 抗体消失后可以输注 Rh(＋)的红细胞制品。Rh 血型次要不相合时,供者 Rh(一),受者 Rh(＋),应采用 Rh(一)献血者的红细胞,血小板和血浆可来自 Rh(＋)献血者。

四、移植期间输血相关其他问题

(一) TA-GVHD 的预防

输血相关移植物抗宿主病(transfusion associated graft versus host disease, TA-GVHD)是回输的异体血中存在存活的淋巴细胞,从而引发临床表现类似于 aGVHD 的严重输血并发症。发生 TA-GVHD 风险的高低取决于血液成分中残留淋巴细胞的数量和活性、受血者免疫状态、对移植物的敏感性以及献血者和受血者之间免疫系统(HLA)的差异程度。血细胞成分辐照和使用白细胞滤器是预防 TA-GVHD 的主要有效手段。

TA-GVHD 的临床表现是患者在输血后 1～2 周出现发热、斑丘疹、腹泻和肝炎。骨髓受累是 TA-GVHD 的重要特点,死亡率高达 90%。TA-GVHD 诊断的主要依据是皮肤、肠或肝脏活检发现献血者淋巴细胞。

(二) 血小板输注无效的预防

血小板输注无效(platelet transfusion refractoriness, PTR)指血小板输注后不能达到预期血小板增加的效果。

引起 PTR 的原因分为免疫性因素和非免疫性因素两类。多数 PTR 是由非免疫性因素所引起,其特点是输注血小板后血小板计数开始增加,但 18～24 小时后显著降低,血小板存活时间缩短。非免疫因素包括:发热、感染、脾大、弥漫性血管内凝血(DIC)等;免疫性因素包括:骨髓移植免疫性因素、输血、妊娠或器官移植等。血小板同种免疫可在首次输注血小板后几天到几个月内出现。输血、妊娠或器官移植的患者最早可在输注血小板 4 天后被免疫,导致血小板同种免疫的因素包括多次输注(>20 次)。

PTR 的预防及处理针对不同原因采用不同的方法:非免疫因素导致的 PTR 以治疗原发病为主,免疫因素以预防为主。根据具体情况可以选择以下治疗方法:增加血小板输注量、输配型血小板、使用促血小板生成素、血浆置换、使用白细胞滤器或输血小板前输丙种球蛋白等方法。

(三) 输血相关急性肺损伤的诊治

输血相关急性肺损伤(transfusion related acute lung injury, TRALI)是一种少见、可致命的输血相关并发症,主要表现为输血后 6 小时内出现的呼吸困难,从轻度的呼吸困难到非心源性肺水肿(寒战、发热、急性呼吸困难、低氧血症及血压下降等),是输血的严重并发症之一,也是导致死亡的主要原因之一。美国食品和药品管理局 2004 年资料显示,TRALI 已经成为美国输血相关死亡的首要原因。

在输血或输注血液制品后出现急性呼吸窘迫,不能用输血前原发疾病解释者即应考虑 TRALI。目前我国诊断 TRALI 无统一标准,美国国立心肺和血液研究所(national heart lung and blood institute, NHLBI)TRALI 工作组于 2005 年建议 TRALI 的诊断需满足下列条件:排除心脏功能衰竭或循环负荷过重引起的低氧和双侧肺水肿;输血后出现呼吸急促、发绀、呼吸困难合并急性低氧血症,伴有氧合指数小于或等于 300mmHg(1mmHg ＝ 0.133kPa),胸片示双侧肺水肿(排除心源性肺水肿);患者输血前无急性肺损伤(acute lung injury,ALI),ALI 症状和体征出现在输血期间或输血 6 小时以内。

TRALI 重在预防,严格掌握输血适应证、科学输血,避免该并发症的出现。由于该疾病的主要临床表现为缺氧,因此所有患者都需要吸氧支持,部分严重的患者需要气管插管和机械通气,早期确诊并给予恰当的氧疗是治愈本病的关键。

(四)预防 CMV 感染

HSCT 患者预处理要接受大剂量化疗和全身放疗,免疫力损伤严重且持久,是 CMV 的易感人群,而 CMV 感染会引发严重的肺炎、肠炎、aGVHD 及其他严重并发症而导致移植失败。预防 CMV 感染首先是选择 CMV 抗体阴性的供体,这点在供者查体时就可以做到。其次是输异体血时输 CMV 抗体阴性的血制品,这点在我国不容易做到。第三点就是采取去除白细胞的方法,即照射和使用白细胞滤器预防 CMV 感染。

(五)血液制品辐照的指征

为了有效预防输血的多种并发症,HSCT 期间输注的红细胞和血小板一律需要辐照,以下情况必须使用辐照血:

1. 异体造血干细胞移植受者从化放疗预处理开始就应使用辐照血液。不伴有 cGVHD 的患者 HSCT 后 6 个月内,伴有 cGVHD 的患者 HSCT 术后 2 年内,所输血液制品须经过辐照。

2. 骨髓和外周造血干细胞捐献者如需输异体血,在捐献前 7 天内或采集当日需输辐照血(自体血除外)。

3. 自体骨髓或外周造血干细胞移植患者从开始化放疗直至移植后 3 个月(采用全身辐照预处理的患者需输辐照血 6 个月)。

4. 采集自体骨髓或外周造血干细胞以供回输的患者在骨髓或外周造血干细胞采集前 7 天和采集期间。

(六)白细胞滤器的使用

输血并发症中大多数并发症与输入的血制品中含有少量白细胞有关,如 TA-GVHD、非溶血性发热、血小板输注无效、病毒感染等,这些并发症一旦出现,将大大增加治疗难度。使用白细胞滤器可除去大部分残留的白细胞,从而减少输血相关并发症,为 HSCT 顺利进行提供保障。因此在整个移植过程中及移植后,要求使用无白细胞血液成分。

(七)供者自体输血

进行异基因骨髓移植,需要抽取供者骨髓 800～1000ml,为保证供者血容量不受影响,必须给供者输血。如采集过程中输异体血则有可能经循环回输给患者,从而因 HLA 不相合引发严重 GVHD。因此临床上最常用的输血方式是自体血回输。即在供髓前 3 周,从供者体内采血 200～400ml 全血,4℃保存;1 周后回输,同时再采自身血 500～600ml;再过 1 周回输并采血 700～800ml 储存保留至采集骨髓时回输。行单倍体造血干细胞移植时,很多移植中心采取混合移植的方式,即以外周干细胞为主,同时采集少量供者骨髓共同移植的方法,骨髓的采集量往往在 400～600ml 左右。此时也可以不采用前述循环储血的方式,而是提前 1 周采集供者外周血 200～400ml 储存,采集骨髓时回输即可。由于移植后因患者病情有二次供髓的可能,因此如因特殊情况必须给供者输异体血时,务必辐照。

第二节　肝移植输血

肝移植患者常为终末期肝病患者,术前凝血功能异常几乎包括了凝血过程的各个环节。

肝移植手术不仅涉及病肝的切除,还存在一个经受过冷、热缺血,再灌注损伤的新肝植入并逐步发挥作用的过程,其围术期的凝血功能变化有特殊性。一般规律是,随着手术的进行,凝血、抗凝血系统的功能逐渐降低并在无肝期后期及再灌注初期达到最低,而纤溶系统的变化与之相反。再灌注初期凝血状况迅速恶化,并且时常伴有纤溶亢进,术野常广泛渗血,是术中凝血管理的关键时期。随着移植肝功能的恢复,凝血异常逐步得到纠正,新肝制造的血小板生成素也使得血小板计数缓慢回升。新肝功能恢复后,自身凝血功能改善及内环境自身调整后血液稀释等影响逐渐消失,又易出现高凝状态,需要注意预防术后高凝和血栓形成。因此,肝移植患者需要严密的围术期凝血功能监测,针对发现的凝血异常的具体环节进行个体化调控,减少纠正凝血功能的盲目性,以达到减少出血、维持循环稳定的目的。

一、肝脏疾病对凝血因子的影响

肝脏在机体的凝血功能中扮演着重要的角色,维持着凝血与抗凝血、纤溶与抗纤溶的相互平衡。肝脏负责制造大部分的凝血因子[如凝血因子Ⅰ、Ⅱ、Ⅴ、Ⅶ、Ⅷ、Ⅸ、Ⅹ、Ⅺ、Ⅻ,激肽释放酶原、高相对分子质量激肽原(HMWK)],肝脏还负责合成一些凝血调节因子(如抗凝血酶Ⅲ、蛋白C、蛋白S、组织因子通路抑制剂)。同时肝脏还是人体血小板生长因子(TPO)的主要制造者,而血小板又可以活化部分凝血因子,如凝血因子Ⅴ、Ⅺ等。PT为外源性凝血系统的筛选试验,其与血浆中Ⅰ、Ⅱ、Ⅴ、Ⅶ、Ⅹ因子的含量有关,而APTT为内源性凝血系统的筛选试验,与血浆中Ⅱ、Ⅴ、Ⅶ、Ⅷ、Ⅸ、Ⅹ、Ⅺ、Ⅻ因子的多少有关。

1. 依赖维生素K的凝血因子 凝血因子Ⅱ、Ⅶ、Ⅸ和Ⅹ这些依赖维生素K的凝血因子,以前体形式在肝脏合成。在其分泌前,维生素K羧化前体的谷氨酸残基,使其与磷脂联合后发挥凝血功能。在急性和慢性肝实质疾病中,因为肝脏合成功能的障碍,导致依赖维生素K的凝血因子(Ⅱ、Ⅶ、Ⅸ和Ⅹ)的下降。在通常情况下,这四种凝血因子往往会同时表现出不足,但是由于凝血因子Ⅶ含量少,且半衰期短(5~6小时),它的缺乏出现最早最严重,被认为是肝病患者预后的独立危险因素。维生素K缺乏可导致凝血酶原时间(PT)延长,但大多数PT延长的肝细胞病患者,由于凝血因子Ⅶ等的合成严重不足,补给维生素K后PT仍不易纠正;而在梗阻性黄疸患者,只要不存在明显的肝细胞病变,在注射维生素K后24~48小时内PT即可缩短。

2. 凝血因子Ⅴ 凝血因子Ⅴ由肝脏制造,是不依赖维生素K的凝血因子。在暴发性肝衰竭时呈低表达,若低于正常值的20%往往提示不良预后,被认为是判断暴发性肝功能衰竭患者预后的可靠预测指标。而在急性感染患者中,凝血因子Ⅴ可能出现高表达。它对肝脏合成功能的诊断不具备特异性。

3. 凝血因子Ⅷ 凝血因子Ⅷ不仅可以由肝细胞产生,而且可以由窦内皮细胞与库普弗细胞产生,其他组织如肾脏也可产生。当肝细胞合成功能减退时,窦内皮细胞及库普弗细胞仍维持凝血因子Ⅷ的合成;肝脏清除功能减退,内毒素及免疫因素刺激使它的合成与释放增加。血管性血友病因子(von willebrand factor,vWF)主要由肝外合成,肝硬化患者可能由于内毒素血症,血管内皮细胞功能异常,使其释放增加;同时vWF分解蛋白酶产生减少,也使血浆vWF水平升高。在大多数病毒性肝炎患者凝血因子Ⅷ活性、vWF均明显升高。但肝病合并弥漫性血管内凝血(DIC)者,由于凝血因子大量消耗,使凝血因子Ⅷ活性水平降低,故凝血因子Ⅷ活性小于正常50%作为诊断肝病合并DIC的必备条件之一。

4. 表面激活系统的凝血因子　参与表面激活的凝血因子有凝血因子 XI、XII、HMWK 以及前激肽释放酶等。肝病患者，由于肝细胞蛋白质合成能力的减少，上述凝血因子水平显著降低，并可导致部分凝血活酶时间（APTT）延长。

5. 凝血因子 XIII　凝血因子 XIII 在肝脏中合成，以酶原形式存在于血浆中。血小板也可产生因子。它的主要作用是在凝血过程中联结纤维蛋白 γ 链，使之成为不可溶性纤维蛋白，对成纤维细胞的生长和胶原纤维的合成也有重要作用。F XIII 在各种急慢性肝细胞病中通常呈现出低水平表达，但在胆汁性肝硬化或梗阻性黄疸中的表现没有特异性。

6. 纤维蛋白原（FIB）　FIB 即凝血因子 I，是一种由肝脏合成的具有凝血功能的蛋白质，是纤维蛋白的前体，也是最终完成血液凝固的主要基础物质。肝功能严重障碍或先天性缺乏，均可使血浆纤维蛋白原浓度下降。低纤维蛋白血症的原因包括：FIB 的合成下降；DIC 过程中的过度消耗；血浆纤维蛋白溶解活性的异常。FIB 在正常生理妊娠后期，以及急慢性肝病、梗阻性黄疸、胆汁性肝硬化、肝脏肿瘤中可呈现正常或高表达。

二、肝脏疾病对血小板的影响

血小板在止血和凝血过程中是最早被激活并启动后续级联反应的关键物质。肝脏疾病时的血小板数量减少主要是由于肝硬化门脉高压脾脏肿大，大量血小板（血小板总数 50%）淤积在脾内以及脾巨噬细胞活动增强使脾窦内的血小板破坏增多。另外，肝硬化时骨髓巨核细胞无效性生成，血小板寿命缩短，也是血小板数量减少的原因。值得关注的是，许多药物如奎尼丁、磺胺类制剂、组胺 II（H_2）受体阻断剂、口服降糖药、金盐、利福平和肝素等也能引起血小板数量减少，其他因素还包括反复输血、大量酒精摄入、自身免疫性疾病等。此外，慢性肝病还可使血小板形态发生改变、血小板黏附和聚集功能发生异常，这种形态和功能的改变与肝损害的程度呈正相关。

三、手术出血及其他干预对机体影响

1. 凝血物质的丢失、稀释和消耗　肝移植手术失血，红细胞、血小板及各种凝血因子大量丢失，术前和术中容量治疗致使血液稀释，使凝血因子浓度进一步降低，缺血再灌注损伤所造成的内膜伤害、输注红细胞等也能够造成显著的凝血因子消耗。

2. 医源性的凝血障碍　除了扩容导致血液稀释外，术前血液透析、血浆置换、术中使用肝素以及大量快速输入红细胞或血浆等均可影响凝血功能。动静脉有创监测时肝素封管/冲洗液的应用，肝移植供体保存液中的肝素剂量都可影响活化凝血时间（ACT），无肝期输入血浆或红细胞，血制品中的枸橼酸盐可能导致游离钙离子水平严重降低，对凝血产生显著的干扰。

3. 纤溶亢进　纤溶增强机制有多因素，一是晚期肝硬化产生的组织纤溶酶原激活物（tPA）；二是病肝清除能力下降使 tPA 的作用显著增加；三是慢性肝病使得纤维蛋白溶解抑制物如 α_2-抗纤溶酶（α_2AP）和纤溶酶原激活物（PA）水平降低。纤溶酶原激活物的增加和抑制物的降低导致了纤溶亢进。纤维蛋白降解产物（FDP）产生增多，FDP 使纤维蛋白单体的聚合发生障碍而出现凝血酶时间延长，同时可干扰血小板的聚集，加重凝血缺陷。

四、纠正术前的低凝状态

1. 维生素 K 的应用 阻塞性黄疸、肠功能障碍及服用华法林或长期应用影响维生素 K 吸收和代谢的抗菌药物等患者给予肌肉或静脉注射维生素 K_1,一般在及时补充后 6～12 小时可使凝血机制恢复正常。连续补充 3 天即可恢复体内维生素 K 的储备。应用肝素治疗的患者,通过 ACT 来监测凝血,必要时用鱼精蛋白中和(1mg 硫酸鱼精蛋白可中和 150U 肝素)。急慢性肝病患者也可予以补充维生素 K_1,对于部分存在肝内胆管阻塞者 PT 可有一定程度缩短。

2. 阿司匹林的停用 由于阿司匹林对血小板聚集的抑制作用持续时间长,且阿司匹林在体内的清除呈剂量相关性,停用阿司匹林 5 天后可用血栓弹力图或 SONOCLOT 分析仪检测血小板功能正常后择期手术。

3. 血液制品和血液制剂的补充 对于维生素 K_1 治疗无效的肝病患者,则不能继续应用维生素 K_1,应根据凝血功能检测结果,酌情输新鲜冰冻血浆、冷沉淀、凝血酶原复合物、纤维蛋白原等。一般情况下,各项凝血指标异常超过正常值的 1.5 倍和(或)INR＞2,即应输入新鲜冰冻血浆。

如血小板计数低于 $20×10^9/L$ 的患者,需及时补充血小板。

五、术中术后血液制品、凝血因子、止血药物的应用

1. 血小板输注 重度和极重度血小板减少($PLT<10×10^9/L$)的患者,应及时补充机采血小板。术中尽可能维持血小板计数在 $30×10^9/L$ 以上,SONOCLOT 测定的血小板功能(PF 值)＞1 或 TEG 检测 MA 值＞50mm。肝胆疾病术前因血小板破坏增加导致的血小板减少,不能预防性输注血小板。因输血小板后的峰值决定其效果,缓慢输入的效果较差,所以输血小板时应快速输注,并一次性足量应用。当血小板计数＞$50×10^9/L$ 时,如果仍有明显的出血则可能存在纤溶亢进而抑制了血小板的功能,首先考虑抗纤溶治疗。

2. 新鲜冰冻血浆(FFP)输注 FFP 的输注指征为血浆中凝血因子不足,包括以下几个方面。

(1)华法林抗凝治疗的紧急拮抗(剂量通常为 5～8ml/kg);

(2)在没有单一的凝血因子成分可提供的情况下,用于纠正已知的凝血因子缺乏;

(3)纠正伴有 APTT 和 PT 延长时(＞1.5 倍的对照值)创面广泛渗血;

(4)急性大出血并输入大量库存全血或红细胞后(出血量或输血量≥患者自身血容量)。输注 FFP 的要求是必须给予足够的剂量,按照 10～15ml/kg 的剂量输注,以达到凝血因子至少为血浆浓度正常值的 30%。FFP 不应单纯用于补充血容量或提高白蛋白。

3. 冷沉淀输注 血浆冷沉淀保存有较多的纤维蛋白原。出血患者输注冷沉淀之前应该检查纤维蛋白原浓度,如纤维蛋白原浓度高于 1.5g/L 不必输注冷沉淀。输注冷沉淀指征:

(1)有大量渗血,纤维蛋白原浓度低于 0.8～1.0g/L 者;

(2)用于纠正大量输血发生广泛渗血的患者,又不能及时检测纤维蛋白原浓度者;

(3)先天性纤维蛋白原缺乏的患者。纤维蛋白原浓度在 1.0～1.5g/L 的患者是否应用,应根据预测可能或进行性出血风险大小决定。

4. 凝血酶原复合物　凝血酶原复合物含包括Ⅱ、Ⅶ、Ⅸ、Ⅹ在内的多种凝血因子,主要用于 PT 延长、急慢性肝病、维生素 K 缺乏等,可于手术前按 10～20U/kg 给予,术中和术后可根据情况补充应用。

5. 人纤维蛋白原　人纤维蛋白原可迅速提高血浆纤维蛋白原浓度,血浆纤维蛋白原＜0.8g/L 时应用,一般首次给药 1～2g,每 2g 纤维蛋白原可使血浆中纤维蛋白原提高约0.5g/L。对严重凝血功能障碍的患者,大量应用新鲜冰冻血浆存在高容量负荷的风险,所以需与输注凝血因子同步进行。

6. 重组活化凝血因子Ⅶ(rFⅦa)　rFⅦa 是止血的天然始动因子,主要通过与组织因子结合经外源性凝血途径发挥止血作用,它能在活化的血小板表面促进凝血酶的产生,用于难治性出血。rFⅦa 能在肝胆疾病凝血酶产生不足的情况下发挥止血作用。rFⅦa 有效发挥止血作用的条件是:

(1)有足够的纤维蛋白原;

(2)有一定数量的血小板且血小板功能正常;

(3)体温正常;

(4)无酸中毒存在。

推荐初始用量为 $90\mu g/kg$,2～3 小时后可重复给予。应用 rFⅦa 需要注意静脉血栓形成的风险。

7. 止血药物与抗纤溶药物的应用　血凝酶为巴西蝮蛇蛇毒中的类凝血酶物质,可促进血小板的激活和聚集,其中含有磷脂依赖性凝血因子Ⅹ激活物,能促进凝血因子Ⅹ激活将凝血酶原活化为凝血酶。

6-氨基己酸为纤溶抑制药,能与纤溶酶和纤溶酶原上纤维蛋白亲和部位的赖氨酸结合部位强烈吸附,阻抑纤溶酶、纤溶酶原与纤维蛋白结合,从而抑制由纤溶酶所致的纤维蛋白溶解。抑制纤溶药物的使用主张足量、预防性应用,术中根据实验室监测结果酌情追加使用。

8. 肝移植期术中术后补液及输血要点

(1)术中:需要完全或部分阻断下腔静脉,病肝切除时出血和广泛渗出。维持血流动力学稳定的关键措施是输注悬浮红细胞、新鲜冰冻血浆增加血容量;应用血管活性药物;下腔静脉开放后监测容量超负荷的各项指标。

(2)肝移植期:无肝期因左室收缩性下降、门静脉系统回流障碍、胃肠淤血,肠腔内产生毒素进入循环,部分患者术前合并肝肾综合征,易致肾功能损害。无肝前期和无肝期多数病人循环系统处于高排低阻状态,血压波动较大,病人可在维持麻醉深度,补充失血量,渗出量和术前禁食量的基础上,应用血管活性药物,多巴胺 $3～8\mu g/(kg \cdot min)$,肾上腺素 $0.05～0.1\mu g/(kg \cdot min)$ 或去甲肾上腺素每次 $8～12\mu g$,维持血流动力学的稳定。无肝前期和无肝期病人通常处于低凝状态,术中应根据血凝分析的结果补充新鲜冰冻血浆、血小板、凝血酶原复合物,纤维蛋白原及冷沉淀等富含凝血因子物质以纠正凝血功能障碍,同时配合使用抗纤溶药物(抑肽酶于无肝前期 100 万 U 静注,随后以 50 万 U/h 的速度维持输注),以防止和减轻纤溶反应,从而减少术中的失血量。新肝期初期出现的心排血量下降,血压的一过性骤降和心率增快,主要处理措施为快速补充血容量,必要时应用血管活性药物,并可于新肝开放前后静脉输注 5% $NHCO_3$ 100～200ml,$CaCl_2$ 0.5～2.0g 以达到纠酸扩容的目的,从而保持血流动力学的稳定。

（3）术后 1～3 天：因手术、麻醉等因素诱发患者出现严重全身炎症反应综合征（SIRS）、全身毛细血管渗漏综合征等。术后在前述特点的综合作用下患者早期处于循环超负荷状态，尤其术后 1 天表现最为显著，心搏出量明显增加，循环血流量和中心血容量处于最高峰。同时随着供肝血液重新灌注、肝细胞功能逐渐恢复。此时若积极的液体治疗必然导致液体超负荷，表现为术后低蛋白血症、水钠潴留、全身水肿加重和体重增加，出现肺淤血、水肿表现。因此结合患者血流动力学特点，在此期间治疗重点在于限制液体输入，经鼻饲及口早期肠内营养支持，灵活使用肾活性药物包括可利欣、多巴胺、扩血管药物，持续呋塞米泵入利尿，维持循环相对稳定，抑制炎症反应，在 SIRS 期间尽可能减少体内液体集聚。

（4）术后 3～6 天：随着肝功能的恢复，清蛋白合成的增加，全身炎症反应的减弱，毛细血管渗漏综合征的恢复，术后第 3 天负平衡血容量和血流量及心搏出量开始明显下降，综合几天来总液量出入比例或正平衡容量进行调整给液量，以进食或肠内营养支持为主导，继续辅以利尿药调节等。

（5）术后 1 周：血流各项指标略有上升，考虑可能与术中、术后大剂量激素使用有关，关注激素引起的循环超负荷。

（6）术后 2 周：机体内环境逐渐处于相对稳态，随着肝脏动脉及门静脉灌注的稳定，可简化各项治疗，向普通饮食过渡。

六、预防血栓形成

晚期肝病患者既可表现为出血倾向，也可能形成高凝状态，甚至可表现为二者同时存在的双相凝血功能紊乱。门静脉和肝静脉血栓是导致肝硬化患者病情恶化的重要原因，肝移植中切除的肝脏至少有 70% 存在肝和门静脉血栓。肝移植患者存在门静脉主干及其分支部分血栓形成，但同时伴血小板（PLT）和纤维蛋白原（FIB）减少，PT 和 APTT 延长。肝硬化患者门静脉血栓发生率在 0.6%～15%，凝血酶原基因 20210 的突变是形成门静脉血栓的唯一独立危险因素，其风险较正常人增加 5 倍以上。对这些患者早期抗凝是适宜的，大约 50% 患者内脏静脉可获得再通，可有效防止血栓的延长而不增加出血并发症。因为许多促凝的先天性缺陷仍未明确，而获得性紊乱较为常见，即使促凝因素不明确，但在诊断后应即刻开始抗凝治疗。肝移植后仍应继续抗凝治疗，因为移植后仍有血栓再发的高危因素，除了蛋白缺陷外，其他促进凝血的紊乱会一直存在。血栓弹力图（TEG）测定显示胆汁淤积性患者常表现为促凝血状态，易发生血栓。由于现有出凝血检测并不能真实全面地反映患者出凝血状况，目前尚无治疗肝硬化发生血栓并发症的指南，也无肝硬化患者发生房颤时预防栓塞的指南。

七、血型不合的肝移植

1. ABO 血型不合的肝移植　肝脏作为一种免疫特惠性器官，对抗体介导的排斥反应有较好的耐受性，因此，肝移植的排斥反应较其他器官移植弱。人类的 ABO 抗原不仅存在于红细胞的表面，同时也存在于肝脏的血管内皮、胆管上皮和肝窦内皮细胞表面，因此，肝移植供、受体的 ABO 血型相同最理想。但由于供体来源的困难，ABO 血型不同的肝移植目前也已开展。ABO 血型不同可分为相容与不相容两类。血型相容含以下 4 种情况：

(1)供者为 A 型,受者为 A、AB 型;

(2)供者为 B 型,受者为 B、AB 型;

(3)供者为 O 型,受者为任一血型;

(4)供者为 AB 型,受者为 AB 型。

ABO 血型不同但相容的肝移植效果优于 ABO 血型不相容;但由于供体器官短缺和部分患者的病情无法控制以等待合适的供体,血型不相容的肝移植则能给这些患者提供选择。

ABO 血型不相容较相容的肝移植患者更易发生感染,血管、胆道并发症以及肝坏死。近年来针对因 ABO 血型不相容所导致的抗体介导的排斥反应,总结出了一系列的预防和治疗方法,如移植前血浆置换、术中同时切除患者的脾脏,术后使用特殊的免疫抑制剂治疗等,但这些方法仍然存在限制性,如血浆置换的操作及使用免疫抑制剂可能增加感染的几率,脾切除可能增加术中出血、感染的风险。因此,临床以供、受者血型相合为肝移植的基本原则,对于急性肝功能衰竭而无合适移植肝脏时也可考虑 ABO 血型不相容的肝移植以挽救病人的生命。

2. RhD 血型不合的肝移植 RhD 阴性个体血清中不存在天然抗-D 抗体,但受到 RhD 抗原刺激后可产生抗-D。D 抗原在肝脏的血管内皮、胆管上皮和肝窦内皮细胞表面不表达,因此,对于抗-D 阴性的 RhD 阴性患者,移植经充分冲洗过肝脏血管的、ABO 同型的、RhD 阳性供者的肝脏是可行的。由于 RhD 阴性血液制品的缺乏,可通过术前调整凝血功能、改善手术技术减少出血、术中回收自体血液等方法来保障移植的正常进行。当患者大量失血而 RhD 阴性红细胞缺乏时也可输注 ABO 同型的 RhD 阳性血液制品。目前,RhD 血型不合的肝移植已被证明是安全、可行的,但对于移植物的长期存活仍无明确统计,需进一步研究。

第三节 肾移植输血

一、肾移植液体平衡

1. 输液原则 肾移植术后早期液体量及种类的选择主要根据尿量及电解质的情况决定。术后常规补液 1～3 天,除必要的抗生素和免疫抑制剂外,不在静脉输入其他药物,根据尿量结合中心静脉压制订输液总量,使用循环补液。尿量每小时>500ml 时给予 5%GS 500ml 与 Ringer's 500ml 以 1:3 交替输入;尿量在 300～500ml 时给予 5%GS500ml 与 Ringer's500 ml 以 1:2 交替输入;尿量<300ml 时给予 5%GS 500ml 与 Ringer's 500ml 以 1:1 交替输入。量出而入,循环反复。

2. 多尿期的液体管理 肾移植术后多尿期,排出的尿液内含有较高浓度的钠(98～127mmol/L)和钾(12～29mmol/L),氯化物则较少(40～110mmol/L)。此期输液得当,能维持水电解质平衡,血清肌酐可呈梯度下降,肾功能恢复较快;但若输液不当,则易引起低血钾、低血钠、严重脱水等并发症。术后 1 周每天监测电解质、肝肾功能等情况,根据当天的检查结果按比例补充各种电解质,如 10%氯化钾、10%氯化钠、5%碳酸氢钠等,在输液内加入胰岛素或皮下注射胰岛素降低血糖,准确记录 24 小时出入量,严格按输液方案进行,严格控制水、电解质入量,使各种电解质紊乱得到改善。

（1）准确地评估患者的循环容量

1）了解术前脱水量，术中失血、失液量及尿量，术中输液的量及输血量；

2）准确记录每小时尿量及 24 小时出入量，将固体食物折算其含水量并记入入量；

3）观察皮肤是否干燥，有无眼眶凹陷、口渴、血压偏低、脉搏偏快及尿量明显减少的症状，如发生以上症状时应考虑血容量是否不足，这时遵医嘱补充血容量。如四肢或眼睑水肿、体重明显增加、呼吸困难、气促，甚至咳粉红色泡沫痰，则提示体液过多，要做好输入液体的控制，并且做到"量出为入"。每 4～6 小时测中心静脉压 1 次，根据中心静脉压测量结果调整输液速度和种类，维持中心静脉压在 9～12cmH$_2$O。

（2）多尿时的处理

1）循环补液以 5％葡萄糖与 Ringer's 为主，依尿量按比例交替输入；

2）根据生化指标予 5％碳酸氢钠 125～150ml/d，生化结果示 CO$_2$ 结合力正常停用；

3）给予 20％白蛋白 50ml 加入 5％葡萄糖 500ml 静脉输注；

4）如患者出现低钠、低氯时采用 5％葡萄糖与 0.9％生理盐水，依尿量按比例交替输入。

3. 少尿和无尿期的液体管理　肾移植术后早期出现少尿或无尿的原因与血容量不足、肾后性梗阻（如导尿管的扭曲、折叠，膀胱内血块堵塞导尿管等）、尿液外渗、急性或加速性排斥反应、急性肾小管坏死、移植肾动静脉栓塞等有关。如尿量少于 50ml/h，血压偏低、脉搏快、四肢湿冷或术中补液量不足，首先应考虑是否因血容量不足引起，在排除了不是血容量不足引起的尿少后，则应减慢输液速度。对于已经能进食的患者如果尿量少于 80ml/h，停用循环补液。对水钠潴留患者，根据水肿和血压情况采用低钠、低盐饮食，饮水量根据尿量进行调节。对于高血钾患者严格限制含钾高的水果和蔬菜摄入，停止喝矿泉水改为饮用蒸馏水，密切观察患者有无乏力、心悸、胸闷、头痛、四肢抽搐等症状，必要时行血液透析治疗。

4. 移植肾功能延迟恢复的液体管理　急性肾小管坏死是术后移植肾功能延迟恢复的常见原因，肾脏开放血流前快速输液，血压低时应用多巴胺，保证血流开放后收缩压不低于 140mmHg，术后 24 小时内维持在 145mmHg 左右，中心静脉压维持在 9～12cmH$_2$O，以保证移植肾处于良好的灌注状态。为避免低血压导致肾小管发生急性坏死，术后早期应用生物制剂作免疫诱导治疗，待血肌酐降至 300μmol/L 以下时，才使用环孢素、普乐可复等免疫抑制剂，以防止肾小管坏死加重，有利于移植肾功能的恢复。

二、肾移植的输血

肾移植前严重贫血，肾移植术中失血过多时需输血，输血既可提高血液胶体渗透压以提高血容量和血压，增加肾血流量和肾小球滤过，也可提高血氧含量，纠正贫血和缺氧，提高机体的抗病能力。

1. 输血对肾移植的影响概况　输血可诱导免疫耐受，下调机体的细胞免疫功能，减少移植排斥反应。Babcook 认为输血会刺激受体的免疫系统，使 Th2 类反应上调，Th1 类反应下降即诱导 Th1 向 Th2 偏移。新近的研究表明，正是因为输血诱导的免疫耐受或免疫抑制引起的受体体液致敏，使得患者出现高 PRA 状态、CDC 升高、CMV 感染，并由此导致早期急性排斥反应和移植抗宿主病（GVHD）。国际器官登记处（UNOS）对 35 625 例肾移植回顾性分析结果表明，影响肾移植的因素依次为：HLA-B、DR 错配、PRA 水平、移植次数、移植前输血、供者年龄和种族差异。值得重视的是，输血是产生群体反应性抗体（panel

reactive antibody,PRA)的重要因素之一。PRA 是指器官移植受者体内存在的抗人类白细胞抗原抗体。因此,输血是器官移植术后引起排斥反应的主要原因之一,通过输血前抗体检测,减少输血次数、输血量以及促红细胞生成素的广泛应用能降低输血产生群体反应性抗体,对肾移植的存活率有显著影响。

目前降低肾脏移植患者术前 PRA 的方法主要有术前血浆置换、术前免疫吸附、应用大剂量静脉滴注免疫球蛋白(Ⅳ Ig)的方法降低术前患者 PRA 值。

2. 输血时期、输血量的选择 Opelz 等人认为肾移植受者术前输血可明显提高移植肾存活率,随后众多移植中心也得出同样结论,但其疗效机制一直未得到详细阐明。Opelz 还报道,术中输血,术后 1 年肾存活率为 $57\% \pm 7\%$,术中未输血,1 年存活率为 $64\% \pm 6\%$,二者无明显差异,并提出术中输血对肾移植存活率的影响不大,应于术前多次、反复输血才能提高肾移植的存活率。Worner 等提出术前 3 周~6 个月输血更有利于肾移植的存活。至于最适输血量,一直没有一致的共识,有学者认为,输血 10 次以上并大量输血才能提高移植肾的存活率;也有学者认为,仅输 1U 血便可对肾移植起保护作用。

肾移植受者主要输注的血液成分为红细胞,红细胞被证明具有免疫原性,其表面表达的 CR1、CR3、DAF、LFA-3、SOD 酶等免疫物质可导致移植排斥反应的发生。美国输血协会 (AABB)建议:每单位血制品中白细胞水平必须低于 5×10^8 个。临床研究证明,去白细胞血液成分输注可大大降低 HLA 抗体产生率,减少超急性排斥反应的发生。

3. 供体特异性输血对活体、亲属肾移植的影响 供体特异性输血(donor specific transfusion,DST)是指在肾移植前多次输入供肾者的血液,始于 20 世纪 70 年代,主要应用于亲属捐献活体肾的病例,可延长移植肾的存活期,减少急、慢性排斥反应的发生,降低输血并发症,提高亲属活体肾移植围术期成功率。DST 诱导免疫耐受的机制主要包括:嵌合体的形成、供者可溶性 HLA 抗原对受者免疫系统的刺激、T 细胞和 B 细胞反应的抑制、抑制性 T 细胞的激活、共刺激途径的阻断以及抑制免疫有关细胞因子的活性并阻碍其产生等。

有关 DST 的最适输血量、间隔次数、使用的最佳时期,目前尚无确切指南,但临床上多采用术前少量、多次输注供体全血或血清。有研究表明,库存超过 3 天的供体血液诱导免疫耐受效应显著优于新鲜血液。另有文献报道,DST 可引起 30% 左右的肾移植受体产生抗供体特异性的抗体,导致移植肾存活率降低。近年来,研究表明活体肾移植患者联合供体造血干细胞输注后成功诱导免疫耐受,在 OKT3 诱导下进行骨髓细胞输注具有很强的免疫调节作用,能显著降低慢性排异的发生率,提高移植肾长期生存率。

第四节 心 脏 移 植

心脏移植手术是目前治疗终末期心脏疾患最有效的治疗方法,目前行心脏移植的患者多为终末期原发性心肌病或缺血性心肌病患者,经长期药物及其他手术治疗无效,从而选择心脏移植治疗。

一、药物的配合应用

甲强龙、抑肽酶和乌司他丁等药物的应用,可减少全身炎性反应对各器官功能的损害,并利于血小板功能保护,减少术中失血及术后渗出。尽可能保留自体血液,采取综合措施进行血液保护,不仅可减少血球破坏,还可以减少异体输血诱发的移植物抗宿主病的危险。

二、血液稀释

体外循环采用中度血液稀释,有效地降低血液黏度,降低末梢循环阻力,减少灌注中血管内皮细胞沉积和聚集,增加组织摄氧,减少血液有形成分的破坏,改善微循环灌注。保持中高流量灌注,维持血流动力学稳定,保持一定的平均动脉压在 60~80mmHg,减少血压波动。转流期间监测血气,避免组织缺氧,及时纠正酸碱、电解质紊乱,确保各项指标在正常范围内,为供体心脏的顺利复苏创造有利条件。同时避免血氧张力过高对机体造成的损害。

三、胶体渗透压的维持

心脏移植受体多伴有水钠潴留,体外循环预充和稀释更加重了患者水潴留。分别在预充时和复温后加入白蛋白,并用超滤技术滤除过多液体浓缩血液,滤除炎性介质和代谢产物,有利于提高胶体渗透压、减轻炎性反应,改善心、脑、肺等重要脏器的水肿。

四、自体输血在心脏移植手术中的应用

心脏移植手术患者的自体输血可采用三种形式进行:术前预存自身血、麻醉后血液稀释回输、术中失血回收。

(徐丽昕)

第九章

单 采 治 疗

第一节　单采治疗流程

针对临床医师和输血科医护人员形成不同的操作程序。

一、临床医师执行单采治疗要点

1. 临床科室请输血科会诊,共同拟定单采治疗方案。

2. 临床医师根据会诊建议,做好治疗前检查、化验及患者特殊准备,并取得患者及家属针对单采治疗术的同意。

3. 根据患者病情决定是在输血科治疗或临床床旁治疗。

4. 医师填写单采治疗申请单。

5. 患者及家属签署单采治疗知情同意书。

6. 下医嘱,确定单采前用药、单采治疗名称。

7. 实施单采治疗术。

8. 临床医师根据输血科填写的术后回执了解治疗情况及治疗后化验检查与注意事项。

9. 追踪临床疗效,确定是否进行再次治疗及治疗时机。

二、输血科医务工作者操作要点

(一) 患者信息核对与操作

1. 患者治疗前对患者机体状态进行评估,是否能进行单采治疗,单采治疗包括门诊和住院患者,对实施单采治疗的患者,由临床医师提出会诊申请,符合适应证的,进一步完成血常规、凝血、血清四项、血生化及心电图等相关检查。

2. 单采治疗组人员掌握不良反应、感染及意外事件的处理预案,知晓率100%。

3. 审核治疗申请单,审核内容包括核对患者信息、治疗项目、治疗时间。

4. 填写知情同意书,患者或家属签字。知情同意书签署率100%。备注上申请单号。

5. 检测患者心率、血压。

6. 填写单采操作记录中患者基本情况、治疗前心率、血压,化验检查结果,如血常规指标、肝肾功能、凝血五项(可进入医院医疗网检验查询系统,查最近期的结果)。

(二) 物品准备

1. 消毒用品　安尔碘、棉签、棉球、一次性医用胶贴;

2. 一次性消耗用品 口罩、帽子、治疗单；

3. 医用耗材 一次性注射器、穿刺针、试管、输液器、输血器，一次性单采耗材；

4. 内用液体 生理盐水、ACD-A 抗凝剂，血浆置换患者需要配备 6% 羟乙基淀粉、人血白蛋白或血浆等置换液进行置换；

5. 急救药品 葡萄糖酸钙注射液、多巴胺注射液、地塞米松磷酸钠注射液、异丙嗪注射液、阿托品、去乙酰毛花苷注射液、2% 利多卡因等；

6. 其他设备 针对抢救患者，患者床旁要配备心电监护、吸氧等装置。

（三）耗材安装

1. 打开血细胞分离机，根据临床医师或输血科医师对治疗的要求确定治疗方案，检测仪器配置是否到位，选择治疗项目，输入患者基本信息；

2. 安装管道，配备生理盐水、ACD-A 抗凝剂，开始对一次性管路进行预充。

（四）治疗步骤

1. 穿刺患者，留取标本待检；

2. 根据患者机体情况适量先输注盐水维持管路通畅，开始治疗；

3. 填写单采操作记录，注意记录治疗过程中血压、脉搏、呼吸情况变化及采集成分和采集量，回输成分和回输量，体外循环血容量，抗凝剂与全血比例等信息，治疗记录体现个性化的治疗方案；

4. 治疗过程中严密观察患者基本情况和机器运转情况，出现任何仪器无法恢复的故障均应停止治疗，手工回输管道内患者血液；

5. 治疗过程中出现严重不良反应，应先停止治疗，维持输液状态及时给药，处理完不良反应后再断开患者。

（五）治疗后处理

1. 填写治疗回执，让临床医师了解治疗过程和治疗后需要观察的病情、术后化验及检查和处置。

2. 择期进行患者单采术后的访视，了解单采术后有无不良反应。

3. 追踪治疗后化验检查结果，完善单采治疗疗效评估。

三、单采相关记录

与单采治疗相关记录包括：治疗性单采申请单、治疗知情同意书、治疗操作记录、临床回执等。每一种记录的主要信息归纳如下。

（一）治疗性单采申请单

1. 治疗性单采申请单由诊治患者的门诊或住院临床医师填写并签字。

2. 基本信息 姓名、性别、出生日期、住院号、门诊号、病区、床号、申请日期。

3. 医疗信息 临床诊断、前期治疗方案、单采治疗次数、单采前患者情况（体重、身高、心功能、血常规、血液生化、凝血功能）。

4. 申请单采治疗项目及频次。

5. 申请医师签名。

（二）血液成分置换治疗知情同意书

1. 血液成分置换治疗知情同意书由临床医师或输血科医务工作者填写基本信息，患者及家属签字。

2. 基本信息　姓名、性别、出生日期、住院号、门诊号、病区、床号、申请日期、联系方式、病情摘要、主要诊断等。

3. 处置建议及利弊分析　结合目前患者病情,医生提出处置建议。建议行血浆或红细胞置换,介绍实施血浆置换治疗的目的及可能临床获益:①及时、快速地清除疾病相关性因子,如抗体、免疫复合物、同种异体抗原,或改变抗原抗体量的比例。②清除体内的毒性物质、过量药物,异常升高的胆红素、胆固醇。③降低血浆中炎性介质如补体产物、纤维蛋白原等的浓度,改善相关症状。④调节免疫系统的功能,增强某些疾病状况下机体的单核巨噬细胞系统功能。⑤通过置换液补充体内所需的物质如白蛋白、球蛋白、凝血因子等。⑥改善重要脏器的功能,延缓疾病进展和恶化,挽救生命。

实施红细胞置换治疗的目的及可能临床获益:①及时、快速地清除因疟疾、巴贝斯虫病、溶血性贫血等疾病造成的病理性红细胞,降低红细胞进一步溶血的比例。②通过置换补充的红细胞能提高携氧能力,纠正贫血。

4. 不实施血液成分置换治疗可能导致的不良后果　①重要器官(如肺脏、肾脏、肝脏)、血液系统、神经系统功能恶化,导致器官衰竭,危及生命。②其他重要脏器发生严重并发症,影响生命体征稳定。

5. 根据患者病情告知预后及可能出现的不良后果　进行血液成分置换治疗是对患者有效的救治措施,但在实施和整个治疗过程中可能会出现:①皮肤瘙痒、荨麻疹、发热、呼吸困难、腰背疼痛、突发心搏骤停、致热源反应、过敏性休克、急性心衰。②体温变化、血压下降、休克、意识丧失、重要脏器的梗死以至影响功能,各种心律失常、甚至猝死。③恶心、呕吐、头痛、嗜睡甚至昏迷、肺水肿。④重要脏器(例如脑、肺、胃肠道)出血、溶血,血管通路局部可能发生出血、血肿形成。⑤因机体的特殊性,凝血功能的差异性,治疗过程中可能发生循环管路凝血,导致治疗无法继续进行,需要更换管路。⑥治疗过程中或治疗后出现电解质紊乱,酸碱失衡。⑦因血压过低、严重出血倾向,或过度衰弱无法承担血液成分置换治疗时,需中止治疗。⑧因不可抗拒因素(自然灾害、区域性供水电不足)导致治疗中止。⑨由于医学技术的特殊性以及个体差异,包括自身所患基础疾病等,尚有可能发生其他难以预料的、危及患者生命的意外情况。一旦发生上述风险和意外,医生会采取相应救治措施积极应对。

6. 患者知情选择意见　医生已经充分告知患者将要进行的诊疗方案,包括操作方式、此次操作及操作后可能发生的并发症和风险,并且解答关于此次操作的相关问题,患者是否接受血液成分置换治疗,并对可能发生的后果知晓。如果操作中发生已提及的风险和意外,患者是否能表示理解和接受,患者或授权委托人签字。

7. 输血科意见　包括输血科医师对当次治疗的意见和签字。

(三)血液成分单采或去除知情同意书

1. 血液成分单采或去除知情同意书由临床医师或输血科医务工作者填写基本信息,患者及家属签字。

2. 基本信息　姓名、性别、出生日期、住院号、门诊号、病区、床号、申请日期、联系方式、病情摘要、主要诊断等

3. 处置建议及利弊分析　结合目前患者病情,医生提出处置建议:建议行血液成分单采项目,介绍实施治疗的目的及可能临床获益:①采集外周血干细胞,为干细胞移植或单病

种治疗提供干细胞来源。②采集红细胞,为术前自体备血提供血液来源。③采集机采血小板,为术前自体备血或单病种治疗提供血液来源。④采集血浆,为术前自体备血提供血液来源。⑤采集白细胞,为单病种治疗提供白细胞来源。

建议行血液成分去除项目,实施血液成分去除的目的及可能临床获益:①血浆去除:可根据治疗目的去除血浆中有害成分,如血脂去除,降低血浆中三酰甘油、胆固醇等的浓度,改善相关症状。②红细胞去除:去除机体多余的红细胞,改善血液黏稠度。③白细胞去除:去除机体异常增高的白细胞,降低白细胞危象的发生率;去除部分淋巴细胞,调节机体免疫功能,治疗自身免疫紊乱疾病。④血小板去除:去除机体异常增高的血小板,改善凝血功能。

4. 不实施血液成分去除可能导致的不良后果 ①加重重要器官(如肺脏、肾脏、肝脏)、血液系统、神经系统的负荷,未去除的成分使器官功能恶化,严重者危及生命。②其他重要脏器发生并发症,影响生命体征稳定。

5. 告知预后及可能出现的不良后果 行血液成分单采或去除是对患者有效的救治措施,但在实施和整个治疗过程中可能会出现:①严重基础疾病患者单采过程中可能出现体温变化、血压下降、休克、意识丧失、重要脏器的梗死以至影响功能,各种心律失常,甚至猝死。②严重基础疾病患者可能导致重要脏器(例如脑、肺、胃肠道)出血、溶血,血管通路局部可能发生出血、血肿形成。③因机体的特殊性,凝血功能的差异性,治疗过程中可能发生循环管路局部堵塞,导致治疗无法继续进行,需要更换管路。④因血压过低、严重出血倾向,或过度衰弱无法承担治疗时,需中止治疗。⑤因不可抗拒因素(自然灾害、区域性供水电不足)导致治疗中止。⑥由于医学技术的特殊性以及个体差异,包括自身所患基础疾病等,尚有可能发生其他难以预料的、危及患者生命的意外情况。

一旦发生上述风险和意外,医生会采取相应救治措施积极应对。

6. 患者知情选择意见 医生已经充分告知患者将要进行的诊疗方案,包括操作方式、此次操作及操作后可能发生的并发症和风险并且解答了关于此次操作的相关问题,患者是否接受血液成分采集或去除治疗,并对可能发生的后果知晓。如果操作中发生已提及的风险和意外,患者是否能表示理解和接受,患者或授权委托人签字。

7. 输血科意见 包括输血科医师对当次治疗的意见和签字。

(四) 单采操作记录

1. 由输血科医务工作者填写单采操作记录并签字。

2. **基本信息** 姓名、性别、出生日期、住院号、门诊号、病区、床号、操作日期、联系方式等。

3. **医疗信息** 病情摘要、主要诊断、临床治疗方案、治疗性单采项目、单采相关主要化验指标,患者治疗前、中、后生命体征变化。

4. **连接治疗管道方式** 静脉穿刺、留置针或大静脉插管。

5. **治疗过程记录** 单采管道序列号,患者单采术起止时间,循环总量,抗凝剂名称、使用比例和使用量,收集、置换或去除的细胞浓度和容量,入患者体内液体和药物名称、方式和剂量。

6. **不良反应及处理** 患者治疗期间有无不良反应,不良反应的临床表现、临床处理及缓解情况。

7. **仪器报警及处理** 患者治疗期间血细胞分离机是否正常运行,有无故障发生,是否妥善处理。

8. 备注信息　患者治疗期间需要记录的其他信息。

（五）治疗性单采术后回执沟通信息

1. 由输血科医务工作者填写单采术后回执并签字,将单采术后回执转交临床医师,便于临床医师了解患者单采治疗情况。

2. 基本信息　姓名、性别、出生日期、住院号、门诊号、病区、床号、操作日期、联系方式等。

3. 医疗信息　主要诊断、治疗性单采项目,患者治疗前、中、后生命体征变化。

4. 治疗过程记录　患者单采术起止时间,循环总量,抗凝剂名称、使用比例和使用量,收集、置换或去除的细胞浓度和容量,入患者体内液体和药物名称、方式和剂量。

5. 不良反应及处理　患者治疗期间有无不良反应,不良反应的临床表现、临床处理及缓解情况。

6. 治疗后建议　包括治疗后患者病情观察项目、需要复查项目、单采治疗术后用药建议、下一次单采时机与方案等信息。

第二节　单采治疗项目

一、血液成分采集

1. 外周血造血干细胞采集

【治疗名称】外周血造血干细胞采集(peripheral blood stem cell collection,PBSCC)

【概述】

● 外周血造血干细胞(PBSC)是存在于外周循环血液中的一种具有自我更新、分裂增收和分化功能的细胞。

● 正常成人 PBSC 占外周血液单个核细胞的 1‰左右,经适当动员处理可提高至 10‰。

● PBSC 的比重在 $1.058\sim1.060$,直径为 $6\sim7\mu m$。

【适应证】

● 作为同种异体 PBSC 移植的供体,经白细胞配型和 PBSC 动员后。

● 自身 PBSC 移植或自身 PBSC 单病种治疗的患者,经 PBSC 动员后。

● 采集的 PBSC 主要用于治疗肿瘤性疾病,如白血病、实体肿瘤以及一些非肿瘤性疾病,如再生障碍性贫血、地中海贫血、重症免疫缺陷病、急性放射病等。

【禁忌证】

● 同种异体 PBSC 移植的供体动员前具有血源性传染性疾病。

● 同种异体 PBSC 移植的供体生命体征不平稳。

● 同种异体 PBSC 移植的供体具有不适合 PBSC 动员或采集的基础疾病。

● 需自身 PBSC 移植的患者血液系统恶性疾病未缓解期。

● 需自身 PBSC 单病种治疗的患者具有不适合 PBSC 动员或采集的基础疾病。

【治疗原则】

● 采集前用药:化疗药物(以大剂量环磷酰胺最常用)、造血细胞刺激因子(集落刺激因子,以 G-CSF 最常用)、化疗药物联合造血细胞刺激因子。

- 采集标准:全血处理量一般为全身血容量的 1～2 倍;全血流速根据患者体重、血管状态综合设定,一般为 30～120ml/min;采用 ACD-I 进行抗凝,抗凝剂与全血的比例 1∶7 至 1∶14,采集量根据被采集者循环血容量、临床治疗剂量共同设定,1 次 30～200ml。
- 单采频度:1 次/日,1～3 次。
- PBSC 移植的采集时机:经动员后当 PBSC 达到峰值是采集的最佳时间[白细胞计数在 $(40～50)×10^9/L$,单核细胞比例＞10% 为最佳采集时机],通常白细胞计数升高到 $10×10^9/L$ 以上,外周血 $CD34^+$ 细胞＞1%,或 $CD34^+$ 细胞峰值位于 $(20～40)×10^6/L$ 便可以采集,容易采集到 10^8 数量级的干细胞。
- 单采术中补液与用药:根据最终离体血容量补充 0.9% 氯化钠注射液 500～1000ml,葡萄糖酸钙 1～2g。

【实践经验】

- 采集 PBSC 是用特殊的全自动血液成分分离机从外周静脉血中采集,无须进行手术麻醉,适用于病变或放疗引起骨髓受损患者的治疗。
- 重建造血快,当输注足量的 PBSC 时,中性粒细胞和血小板一般在 10 天以后迅速上升。
- PBSC 移植的细胞在受者体内植入率高,造血功能恢复快,重建免疫功能强,辐射敏感性低、感染轻、出血少;减少了大剂量化疗、放疗的危险性,有利于肿瘤患者的继续治疗。
- PBSC 来源方便、移植痛苦少,移植后患者白细胞回升快,缩短了住院时间,降低了患者的经济负担。
- 异基因移植其 PBSC 采集物内含有较多的成熟淋巴细胞,发生 GVHD 较多且较重。
- 采集前一天开始清淡低脂饮食,避免血脂过高影响采集效果。

2. 红细胞采集

【治疗名称】红细胞采集(red blood collection)

【概述】通过血细胞分离机迅速、安全地采集压积红细胞,回输其他血液成分并同时补充液体,维持血容量平衡,采集的压积红细胞为术前自体备血提供血液来源。

【适应证】

- 外科择期手术患者,一般情况较好,年龄 18～60 岁,预计术中失血量达到需要输血的程度;
- 血常规化验:血红蛋白在 120g/L 以上,血细胞压积应在 33% 以上,血小板计数在 $100×10^9/L$ 以上;
- 针对特殊人群的适应证可适当放宽,如有严重输血不良反应病史、稀有血型、配血不合、因宗教或个人强烈意愿原因不愿输异体血液的患者。

【禁忌证】

- 贫血或各种原因造成的血容量不足、血压下降;
- 自身血液质量不符合条件,如患菌血症、败血症,因遗传缺陷造成红细胞膜异常、血红蛋白异常或红细胞酶缺乏等;
- 有严重基础疾病,身体不能耐受采血者。
- 有癫痫病史患者;
- 机体不能耐受血细胞分离的成人或婴幼儿。

【治疗原则】

● 采集标准:全血处理量一般为 800~1500ml;全血流速根据患者体重、血管状态综合设定,一般为 30~120ml/min;采用 ACD-I 进行抗凝,抗凝剂与全血的比例 1:7 至 1:14,采集量根据患者循环血容量、手术需求共同设定,1 次分离 600~1500 全血中的红细胞,约 300~600ml。

● 单采频度:1~2 次,间隔 3 天可进行第二次采集。

● 单采术中补液与用药:根据最终离体血容量补充 0.9% 氯化钠注射液 500~1000ml,葡萄糖酸钙 1~2g。

【实践经验】

● 孕妇自体储备红细胞可在床旁胎心监护下进行;

● 骨科、神经外科行动不便患者可在病房床旁进行。

3. 血小板采集

【治疗名称】血小板采集(apheresis platelet collections)

【概述】通过血细胞分离机迅速、安全地采集血小板,回输其他血液成分并同时补充液体,维持血容量平衡,采集的血小板为术前自体备血或局部治疗提供血液来源。

【适应证】

● 外科择期手术患者,一般情况较好,年龄 18~60 岁,预计术中需要血小板进行输血或局部治疗;

● 患者单采血小板供自体输血时,其标准为:出血、凝血时间正常,血小板功能正常,血小板计数$>80×10^9$/L,白细胞计数及分类正常。

● 针对特殊人群的适应证可适当放宽,如有严重输血不良反应病史、稀有血型、配血不合、因宗教或个人强烈意愿原因不愿输异体血液的患者。

【禁忌证】

● 贫血或各种原因造成的血容量不足、血压下降;

● 自身血液质量不符合条件,如患菌血症、败血症,因遗传缺陷造成红细胞膜异常、血红蛋白异常或红细胞酶缺乏等血小板功能异常者;

● 有严重基础疾病,身体不能耐受采血者。

● 有癫痫病史患者;

● 机体不能耐受血细胞分离的成人或婴幼儿。

【治疗原则】

● 采集标准:全血处理量一般为 2000~5000ml;全血流速根据患者体重、血管状态综合设定,一般为 30~120ml/min;采用 ACD-I 进行抗凝,抗凝剂与全血的比例 1:7 至 1:14,采集量根据患者血小板计数、手术需求共同设定,1 次 1~2U,约 200~500ml。如需要浓缩血小板,容量为 5~60ml。未成年患者或血小板局部治疗患者采集血小板计数$(0.5~5)×10^{11}$个。

● 单采频度:1~2 次,间隔 3 天可进行第二次采集。

单采术中补液与用药:根据最终离体血容量补充 0.9% 氯化钠注射液 500~1000ml,葡萄糖酸钙 1~2g。

【实践经验】

● 患者采集前清淡饮食,避免乳糜血对血小板采集的干扰。

● 孕妇自体血小板可在床旁胎心监护下进行;

● 骨科、神经外科行动不便患者可在病房床旁进行。

4. 血浆采集

【治疗名称】血浆采集术(concurrent plasma collection)

【概述】采用血细胞分离机采集血浆,通过血细胞分离机迅速、安全地采集血浆,回输其他血液成分并同时补充液体,维持血容量平衡,采集的血浆为术前自体备血或自体组织体外培养修复提供血浆来源。

【适应证】

● 外科择期手术患者,一般情况较好,年龄 18～60 岁,预计术中需要血浆进行输血治疗;

● 采集自身血浆用于自身组织体外培养与修复;

● 患者单采血浆供自体输血时,其标准为:出血、凝血时间正常,血常规、血生化指标、凝血功能基本正常;

● 针对特殊人群的适应证可适当放宽,如有严重输血不良反应病史、稀有血型、配血不合、因宗教或个人强烈意愿原因不愿输异体血液的患者。

【禁忌证】

● 贫血或各种原因造成的血容量不足、血压下降;

● 自身血液质量不符合条件,如患菌血症、败血症;

● 有严重基础疾病,身体不能耐受采血者;

● 有癫痫病史患者;

● 机体不能耐受血细胞分离的成人或婴幼儿。

【治疗原则】

● 采集标准:全血处理量一般为 800～1500ml;全血流速根据患者体重、血管状态综合设定,一般为 30～120ml/min;采用 ACD-I 进行抗凝,抗凝剂与全血的比例 1:7 至 1:14,采集量根据患者血容量、手术需求或治疗需求共同设定,1 次约 200～600ml。

● 单采频度:1～2 次,间隔 3 天可进行第二次采集。

● 单采术中补液与用药:根据最终离体血容量补充 0.9%氯化钠注射液 500～1000ml,葡萄糖酸钙 1～2g。

【实践经验】

● 患者采集前清淡饮食,避免乳糜血对血浆采集的干扰;

● 孕妇自体血小板可在床旁胎心监护下进行;

● 骨科、神经外科行动不便患者可在病房床旁进行;

● 采集后监测患者凝血功能。

5. 白细胞采集

【治疗名称】白细胞单采术(leukocyte apheresis)

【概述】通过血细胞分离机迅速、安全地采集外周血液中的白细胞或单类白细胞,如单核细胞、淋巴细胞、中性粒细胞,回输其他血液成分并同时补充液体,维持血容量平衡,采集的白细胞为自体疾病治疗或其他人员血液治疗提供血液来源。

【适应证】

● 采集自身白细胞用于自身组织修复。

● 采集的白细胞可根据治疗分类选择单核细胞、淋巴细胞或中性粒细胞为主要成分。

● 患者单采白细胞供自身治疗时,其标准为:出血、凝血时间正常,血常规、血生化指标、凝血功能基本正常。

● 亲属单采白细胞供患者治疗时,其标准为:出血、凝血时间正常,血常规、血生化指标、凝血功能基本正常,输血相关传染病检测正常。

● 针对特殊人群的适应证可适当放宽,如有严重输血不良反应病史、稀有血型、配血不合、因宗教或个人强烈意愿原因不愿输异体血液的患者。

【禁忌证】

● 贫血或各种原因造成的血容量不足、血压下降;

● 自身血液质量不符合条件,如患菌血症、败血症;

● 有严重基础疾病,身体不能耐受采血者;

● 有癫痫病史患者;

● Hb<80g/L 贫血患者;

● 机体不能耐受血细胞分离的成人或婴幼儿。

【治疗原则】

● 采集标准:全血处理量一般为 3000~8000ml;全血流速根据患者体重、血管状态综合设定,一般为 30~120ml/min;采用 ACD-I 进行抗凝,抗凝剂与全血的比例 1:7 至 1:14,采集量根据患者白细胞计数及白细胞分类、手术需求共同设定,1 次 30~100ml。

● 单采频度:1~2 次,间隔 1 天可进行第二次采集。

● 单采术中补液与用药:根据分离时间可补充 0.9% 氯化钠注射液 500ml,每循环 2000ml 全血可补充葡萄糖酸钙 1g。

【实践经验】

● 白细胞采集过程中,根据所选择的操作类型、置换液种类和病人耐受程度有所调整,儿童和年老体弱患者需调低流速。血管通路和患者对枸橼酸盐的耐受能力是限制流速的重要因素。

● 每次白细胞采集后第二天早晨抽血进行血常规检查。

二、血液成分去除

1. 红细胞去除

【治疗名称】红细胞去除(RBC depletion)

【概述】

● 治疗性红细胞去除是指分离和去除患者血液中病理性的红细胞,回输其他血液成分的一种见效迅速、安全的治疗技术。

● 治疗性红细胞去除主要用于真性红细胞增多症和继发性红细胞增多症的治疗。

真性红细胞增多症是一种获得性克隆性多能干细胞的骨髓增殖性疾病,常伴有一系以上的造血细胞异常。临床表现是多血质,全血容量增多,血液呈高黏滞状态,易形成血栓,脾大,合并一系列血管神经症状。除红细胞异常增高外,常伴有白细胞及血小板数量增多。

● 治疗性红细胞去除可在短时间内迅速使红细胞容量降低,而全血容量正常,达到缓解症状的目的。

【适应证】

● 红细胞增多症患者,Hct>55%,或 Hb>170g/L。

● 常见需要进行红细胞去除的疾病包括:真性红细胞增多症、慢性阻塞性肺疾病继发红细胞增多、肾移植术后继发红细胞增多、心血管病继发红细胞增多、高海拔地域降至低海拔红细胞增多、肾癌合并继发红细胞增多症等。

【禁忌证】

● DIC 进行期患者;

● 机体不能耐受血细胞分离的成人或婴幼儿。

【治疗原则】

● 去除标准:全血处理量一般为 1500～3000ml;全血流速根据患者体重、血管状态综合设定,一般为 30～120ml/min;采用 ACD-I 进行抗凝,抗凝剂与全血的比例 1∶7 至 1∶14,去除量根据患者红细胞计数和全身循环血容量共同设定,一次去除 200～1500ml 红细胞,可迅速使 Hct 降至正常范围。

● 单采频度:1～2 次,间隔 1 天可进行第二次采集。针对 Hb>240g/L 的患者,考虑通过 2～3 次,每次间隔 2～3 天的方式将红细胞阶段性降至正常范围。

● 单采术中补液与用药:由于去除容量大,可补充 0.9%氯化钠注射液、羟乙基淀粉和或 5%的白蛋白溶液,每循环 2000ml 全血可补充葡萄糖酸钙 1g。

【实践经验】

● 红细胞去除过程中,根据所选择的操作类型、置换液种类和病人耐受程度有所调整,儿童和年老体弱患者需调低流速。血管通路和患者对枸橼酸盐的耐受能力是限制流速的重要因素。

● 每次红细胞去除后第二天早晨抽血进行凝血功能、血常规、血生化检查。

● 重症患者、老年患者、基础疾病较多患者需住院进行床旁红细胞去除治疗,具有不稳定型心绞痛患者,对于有血栓形成倾向或紧急手术的患者,可在心电监护下进行。

2. 白细胞去除术

【治疗名称】白细胞去除(cytapheresis)

【概述】治疗性白细胞去除是指分离和去除患者血液中病理性白细胞,回输其他血液成分的一种见效迅速、安全的治疗技术。

【适应证】

● 治疗高白细胞白血病,白细胞或者幼稚细胞在 100×10^9/L 以上,尤其是有白细胞淤滞迹象的白血病患者。

● 许多自身免疫性疾病的淋巴细胞去除术,尤其是在激素治疗无缓解的患者或不能耐受激素治疗的自身免疫性疾病患者。

● 常见需要进行白细胞去除的疾病包括:白血病引起的白细胞增多症、类白血病引起的白细胞增多症(包括细菌感染、变态反应、中毒、恶性肿瘤、烧伤等)、系统性红斑狼疮继发性白细胞增多症、糖皮质激素过量诱发继发性白细胞增多症、风湿病继发性白细胞增多症、肺炎继发性白细胞增多症、结核继发性白细胞增多症、心内膜炎继发性白细胞增多症、溃疡性结肠炎继发性白细胞增多症、斑疹伤寒继发白细胞增多症、黑热病继发白细胞增多症、其他慢性传染病(梅毒、布氏杆菌病等)继发白细胞增多症。

【禁忌证】

● DIC 进行期患者；

● Hb<80g/L 贫血患者；

● 机体不能耐受血细胞分离的成人或婴幼儿。

【治疗原则】

● 去除标准：全血处理量一般为 3000～8000ml；全血流速根据患者体重、血管状态综合设定，一般为 30～120ml/min；采用 ACD-I 进行抗凝，抗凝剂与全血的比例 1∶7 至 1∶14，采集量根据患者白细胞计数及白细胞分类设定，1 次去除白细胞总数或单类白细胞总数的 1/3 或半量，容量 30～100ml。

● 去除频度：1～2 次，间隔 1 天可进行第二次采集。

单采术中补液与用药：根据分离时间可补充 0.9％氯化钠注射液 500ml，每全血循环 2000ml 可补充葡萄糖酸钙 1g。

【实践经验】

● 白细胞去除过程中，根据所选择的操作类型、置换液种类和病人耐受程度有所调整，儿童和年老体弱患者需调低流速。血管通路和患者对枸橼酸盐的耐受能力是限制流速的重要因素。

● 每次白细胞去除后第二天早晨抽血进行凝血功能、血常规、血生化检查。

3. 血小板去除术

【治疗名称】治疗性血小板去除术(platelet depletion)

【概述】治疗性血小板去除是指分离和去除患者血液中病理性血小板，回输其他血液成分的一种见效迅速、安全的治疗技术。

【适应证】

● 由于血小板生成素的过量分泌引起的罕见的家族性疾病。由一系列的基础性疾病引起的反应性血小板增多症。慢性骨髓源性白血病引起的骨髓增生异常，血小板数目迅速增高。

● 常见需要进行血小板去除的疾病包括：原发性血小板增多症、慢性粒细胞性白血病继发血小板增高、红白血病继发血小板增高、肺炎引起继发性血小板增多症、败血症继发性血小板增多症、结缔组织病继发性血小板增多症、贫血继发性血小板增多症、肾病综合征继发性血小板增多症、脾切除继发性血小板增多症、急性胃炎继发性血小板增多症。

● 主要用于急性、严重的血栓和(或)血小板数目大于 $1000×10^9$/L 的高风险患者。

【禁忌证】

● 血小板计数低于 $500×10^9$/L 时；

● 血小板计数高于 $500×10^9$/L，患者仍有活动性出血或凝血因子、纤维蛋白原明显低于正常范围；

● DIC 进行期患者；

● Hb<80g/L 贫血患者；

● 机体不能耐受血细胞分离的成人或婴幼儿。

【治疗原则】

● 去除标准：全血处理量一般为 3000～8000ml；全血流速根据患者体重、血管状态综合设定,一般为 30～120ml/min;采用 ACD-I 进行抗凝,抗凝剂与全血的比例 1:7 至 1:14,采集量根据患者血小板计数设定,1 次 30～200ml。

● 单采频度:1～2 次,间隔 1 天可进行第二次采集。

● 单采术中补液与用药:根据分离时间可补充 0.9% 氯化钠注射液 500ml,每循环 2000ml 全血可补充葡萄糖酸钙 1g。

【实践经验】

● 年龄超过 60 岁的、有心血管病史或者有过血栓形成史的病人发生临床事件的风险较高,且与血小板计数有一定的相关性。

● 血小板去除过程中,根据所选择的操作类型、置换液种类和病人耐受程度有所调整,儿童和年老体弱患者需调低流速。血管通路和患者对枸橼酸盐的耐受能力是限制流速的重要因素。

● 每次血小板去除后第二天早晨抽血进行凝血功能、血常规、血生化检查。

4. 血脂去除

【治疗名称】血浆去除(针对高脂血症)(plasmapheresis about disease of hyperlipidemia)

【概述】

血脂去除术是通过全封闭血液分离机分离血液成分,将含高血脂的血浆采集出来,同时,将其余血液成分还输入体,该技术不添加任何亲和吸附化学药物,一种见效迅速、安全的治疗技术。

【适应证】

● 血脂偏高患者。

● 长期服用药物的高脂血症、高黏血症,脂肪肝患者。

【禁忌证】

● DIC 进行期患者;

● Hb<80g/L 贫血患者;

● 机体不能耐受血细胞分离的成人或婴幼儿。

【治疗原则】

● 去除标准:全血处理量一般为 2000～3000ml;全血流速根据患者体重、血管状态综合设定,一般为 30～120ml/min;采用 ACD-I 进行抗凝,抗凝剂与全血的比例 1:7 至 1:14,去除量根据患者血脂水平和循环血容量共同设定,每次治疗降低血黏度 30% 以上,血脂 30% 以上,去除容量 400～600ml。

● 去除频度:2～8 次,间隔 3 天以上可进行第二次去除;针对家族性高脂血症且降脂药物疗效欠佳患者需每周 1 次进行治疗。

● 单采术中补液与用药:根据分离时间可补充 0.9% 氯化钠注射液 500ml,每循环 2000ml 全血可补充葡萄糖酸钙 1g。

● 患者病情较重时存在风险,不考虑此项治疗,考虑药物治疗。

【实践经验】

高脂血症患者需注意清淡饮食,适当运动,严重者配合药物治疗。

三、血液成分置换(血细胞分离机)

1. 红细胞置换

【治疗名称】红细胞置换(red cell exchange)

【概述】治疗性红细胞置换术是一种以去除病理红细胞为目的的体外血液净化系统。红细胞置换利用血液分离技术,将红细胞从全血中分离出来,再将去除后的血液其他成分包括血浆、血小板、白细胞回输体内。同时补充所需的健康献血员的悬浮红细胞,以达到治疗疾病的目的。

【适应证】

常见需要进行红细胞置换的疾病包括:镰状细胞疾病导致的贫血、镰状细胞疾病引起的急性肺部综合征、镰状细胞疾病引起中风、镰状细胞疾病预防铁过多、巴贝斯虫病、严重的疟疾。

【禁忌证】

● DIC 进行期患者;

● Hb<80g/L 贫血患者;

● 机体不能耐受血细胞分离的成人或婴幼儿;

● 孕妇。

【治疗原则】

● 置换标准:全血处理量一般为全身血容量的 1～2 倍;全血流速根据患者体重、血管状态综合设定,一般为 30～120ml/min;采用 ACD-I 进行抗凝,抗凝剂与全血的比例 1:7 至 1:14,采集量根据供者循环血容量、临床治疗剂量共同设定,1 次 30～200ml。

● 置换频度:1 次/日,1～3 次。

● 置换液:健康献血员红细胞。

● 单采术中补液与用药:可补充 0.9% 氯化钠注射液 500ml,每循环 2000ml 全血可补充葡萄糖酸钙 1g。

【实践经验】

● 置换过程中,根据所选择的操作类型、置换液种类和病人耐受程度有所调整,儿童和年老体弱患者需调低流速。血管通路和患者对枸橼酸盐的耐受能力是限制流速的重要因素。

● 当患者的红细胞被悬浮红细胞替代时,血细胞比容发生变化,血氧饱和度的变化程度与红细胞置换的强度有关。

● 每次红细胞置换后第二天早晨抽血进行凝血功能、血常规、血生化检查。

2. 血浆置换

【治疗名称】(total plasma exchange)

【概述】治疗性血浆置换术是一种以去除大分子物质为目的的体外血液净化系统。TPE 利用血浆分离技术,将血浆从全血中分离出来,使存在于血浆中的致病物质快速有效地清除;再将去除后的血液有形成分以及所需补充的白蛋白、血浆或平衡液等回输到患者体内,以达到治疗疾病的目的。

● 血浆置换能及时、快速地清除疾病相关性因子,如抗体、免疫复合物、同种异体抗原,或改变抗原抗体量的比例。

● 血浆置换能清除体内的毒性物质、过量药物,异常升高的胆红素、胆固醇。

● 血浆置换能降低血浆中炎性介质如补体产物、纤维蛋白原等的浓度,改善相关症状。

● 血浆置换能调节免疫系统的功能,增强某些疾病状况下机体的单核巨噬细胞系统功能。

● 血浆置换能通过置换液补充体内所需的物质如白蛋白、球蛋白、凝血因子等。

● 血浆置换能改善重要脏器的功能,延缓疾病进展和恶化,挽救生命。

【适应证】(表 9-1)

表 9-1　根据救治缓急程度将进行血浆置换的疾病分类

	1 类	2 类	3 类	4 类
1	急性炎症性脱髓性多发性神经病	急性中枢神经系统炎性脱髓鞘病	纯红细胞再障或再生障碍性贫血	全身性红斑狼疮,肾炎
2	慢性炎症性脱髓鞘性多发性神经病	抗中性粒细胞质抗体相关的急进性肾炎	特发性溶血性尿毒症综合征	腹泻相关小儿溶血尿毒症综合征
3	抗 IgG/IgA 神经病	高酯血症	输血后紫癜	免疫性血小板减少性紫癜
4	抗肾小球基底膜肾炎	植烷酸贮积病(感染病)	急进性肾小球肾炎	
5	严重的西德纳姆舞蹈病	血型不合造血干细胞移植	温抗体引起的自身免疫性溶血性贫血	
6	血栓性血小板减少性紫癜	朗伯-伊顿肌无力综合征	骨髓瘤和急性肾衰竭	
7	单克隆球蛋白病	拉斯姆森脑炎	移植相关的微血管病	
8	冷球蛋白血症	多发性神经病的抗体	局灶节段性硬化	
9	重症肌无力	肾移植,抗体介导排斥	介导心脏移植排斥反应	
10	小儿自身免疫性神经疾病与链球菌	妊娠引起的红细胞同种免疫	系统性红斑狼疮(具有肾炎以外的表现)	
11		肾移植,HLA 脱敏治疗	药物使用过量或中毒	
12		ABO 血型不合肾移植	凝血因子抑制患者	
13		蘑菇中毒	冷凝集素病	
14		婴幼儿 ABO 血型不合心脏移植	硬皮病或进行性系统性硬化症	
15			急性肝功能衰竭	

续表

	1类	2类	3类	4类
16			胰腺炎引起的高脂血症	
17			多发性硬化症	
18			视神经脊髓炎	
19			神经系统副肿瘤综合征	
20			多发性骨髓瘤伴神经病变	
21			僵人综合征	
22			爆发性抗磷脂综合征	
23			败血症	
24			甲状腺功能亢进	
25			急性播散性脑脊髓炎	
26			ABO血型不合肝移植	
27			寻常或慢性天疱疮	

【禁忌证】

● DIC进行期患者。

● Hb<80g/L贫血患者。输注红细胞纠正贫血后可进行置换。

● 机体不能耐受血细胞分离的成人或婴幼儿。

● 孕妇。

【治疗原则】

● 置换标准:全血处理量一般为全身血容量的1~2倍;全血流速根据患者体重、血管状态综合设定,一般为30~120ml/min;采用ACD-I进行抗凝,抗凝剂与全血的比例1:7至1:14,对低凝患者,抗凝剂与全血比例最低1:25,采集量根据供着循环血容量、临床治疗剂量共同设定,1次30~200ml。

● 置换频度:1次/日,1~3次。

● 置换液:生理盐水、4%~5%的人血白蛋白溶液、羟乙基淀粉溶液、新鲜冰冻血浆(FFP)。

● 单采术中补液与用药:根据分离时间可补充0.9%氯化钠注射液500ml,每循环2000ml全血可补充葡萄糖酸钙1g。

【实践经验】

● 置换过程中,根据所选择的操作类型、置换液种类和病人耐受程度有所调整,儿童和年老体弱患者需调低流速。血管通路和患者对枸橼酸盐的耐受能力是限制流速的重要因素。

● 当患者的血浆被非血浆的置换液替代时,凝血因子稀释造成的凝血功能变化是一个潜在的问题。PT、APTT延长以及纤维蛋白原浓度下降的程度与血液置换的强度有关。

● 每次血浆置换后第二天早晨抽血进行凝血功能、血常规、血生化检查。

四、量子血疗法

【治疗名称】血液量子疗法

【概述】

量子血疗(亦称血液量子疗法)的含义是将患者小剂量血液(3~5ml/kg)在体外高纯度氧空间中用β射线、X射线、紫外线或激光等照射后再回输给患者,以达到预防和治疗疾病的目的。量子血疗最常用的照射光线为紫外线,方法有体外和体内(血管内)照射,血液为患者自身血液或同种异体血液。

【适应证】

1. 急、慢性细菌、病毒感染 急性化脓性感染、并发的脓毒症、产褥热、肺炎、腹膜炎、脑膜炎、骨髓炎、细菌性心内膜炎、感染及经久不愈的伤口、病毒感染、血液病并发感染、手术后感染等。

2. 血管性疾病 心绞痛、心肌梗死、高血压病、动脉粥样硬化、脉管炎、雷诺病、血栓形成和营养性溃疡、慢性动脉供血不足,以及脑卒中及其后遗症。

3. 免疫性疾病 多发性关节炎、过敏性疾患、哮喘等。

4. 成形手术。

5. 烧伤。

6. 其他 CO中毒、慢性湿疹、多发性硬化症、萎缩症、硅沉着病、ARDS、肺心病、肺性脑病、糖尿病酮症酸中毒、青光眼、眼底出血、视网膜炎、牙周病、颞颌关节炎和关节病、牙龈萎缩、梅尼埃病以及肿瘤晚期症状的改善。

【禁忌证】

血卟啉病、紫外线过敏症和使用卟啉类药物者。

【治疗原则】

1. 体外法

(1)自身血:按采血常规采集患者自身血液200~400ml(视病情和患者身体状况而定)并维持患者静脉通道。按量子血疗治疗仪的操作手册操作,进行照射处理,血液照射处理后回输给患者,回输速度以患者能够承受的最大速度为佳。回输结束后拔除静脉穿刺针,压迫穿刺点。

(2)同种异体血:选择与患者相配合的献血员血液(全血或红细胞制品)200~400ml(视病情而定),按量子血疗治疗仪操作手册进行血液的照射处理,血液照射处理后发给相应患者使用。输注速度以患者能够承受的最大速度为佳,应在照射后30~45分钟以内输注完毕。

2. 血管内照射法 患者平躺于治疗床上,暴露肘部选择静脉,做好标记,按量子血疗治疗仪操作手册开机,连接光纤与穿刺针,准备就绪后,按皮肤消毒常规进行消毒,按静脉穿刺操作常规进行静脉穿刺后用胶布固定,开始治疗。治疗剂量为10个生物剂量,时间8~10分钟。治疗结束后拔除穿刺针,压迫穿刺点止血。

3. 疗程 一般治疗2~3天1次,5~10次为1个疗程,重症患者或疾病重症期可1次/天。

第三节 淋巴细胞去除在系统性自身免疫病中的应用

一、概述

系统性自身免疫病是在多元性易感背景以及多种环境因素的作用下,对自身抗原产生病理性免疫反应的结果,其中T细胞和B细胞的激活涉及整个免疫系统的变化。系统性自身免疫病的治疗主要集中在风湿科、血液科、肾脏疾病内科、神经内科、内分泌科和皮肤科,系统性自身免疫病的致病因子很多,主要包括自身免疫性疾病的抗体(IgG、IgM等)、沉积于组织的免疫复合物、异型抗原和异常增多的低密度脂蛋白和一些副蛋白,如冷凝球蛋白及游离的轻链和重链,有时还包括一些与蛋白结合的毒素。目前系统性自身免疫病主要采用糖皮质激素联合免疫抑制剂的治疗,患者的生存质量及存活率都得到了提高,但少部分患者存在激素及免疫抑制剂抵抗或者不耐受,白细胞/淋巴细胞去除术为这类患者提供了有效的治疗手段。

二、疾病治疗种类

1. 类风湿关节炎 类风湿关节炎是一种慢性进行性自身免疫病,以关节滑膜炎及对称性、破坏性的关节病变为主要特征,其发病机制不明,活化的T淋巴细胞及B淋巴细胞、巨噬细胞等在其关节炎的发病过程中起重要作用。

2. 银屑病及其关节炎 银屑病是一种常见的病因不清的慢性炎症性疾病。随着免疫学研究的进展,许多学者认为T细胞在银屑病发病机制中起着非常重要的作用。

3. 强直性脊柱炎 淋巴细胞去除术治疗强直性脊柱炎后,患者的关节痛及背痛逐渐改善并维持。

4. 系统性红斑狼疮 系统性红斑狼疮患者经细胞去除术治疗后,患者SLEDA I评分由治疗前的16(中位数)降低,其骨骼肌皮肤症状及关节炎、秃发也有明显的改善。

5. 多发性肌炎/皮肌炎。

6. 抗中性粒细胞胞质抗体(ANCA)相关性血管炎。

7. 新月体型肾小球肾炎 新月体型肾小球肾炎是严重的肾小球炎症,为急进性肾小球肾炎,未经治疗常在数周到数月进入肾衰竭。急进性肾小球肾炎80%由ANCA相关性血管炎所致。采用糖皮质激素联合环磷酰胺治疗ANCA相关性血管炎后其死亡率得到改善,但其2年的死亡率仍约20%。目前也有采用霉酚酸酯、英夫利昔单抗、脱氧司加林、静脉注射丙种球蛋白及淋巴细胞去除法(LCAP)治疗ANCA相关性急进性肾小球肾炎的报道。治疗后其肺出血改善。

8. 其他治疗 还用于治疗白塞氏病、多发性硬化症、重症肌无力、慢性炎性反应性脱髓鞘性多神经病(CIDP)、意义未定的单克隆丙种球蛋白病(MGUS)、CNS脱髓鞘病变、寻常型天疱疮、类天疱疮及炎性肠病等治疗。

临床工作中是否选择该治疗要根据患者的病情轻重及经济情况而决定。

第四节 单采过程中常见问题处理

单采治疗过程中人体血液实际是处于体外循环状态,大量血液在体外,血液性状和量瞬间发生变化,都会给患者的生命带来威胁。单采治疗医师、技师或护师应严格遵循操作规程,定期检查,记录监测装置的各种参数,密切关注患者情况,一旦机器报警或发生其他异常,要立即查清原因,采取紧急措施,保证单采治疗安全。

一、血流量不足

血流量不足是指从血管通路到血细胞分离管路之间的血流量不足的状态,表现为采血压力监测低限报警、管路跳动、血泵部位管路不充盈。

1. 原因 穿刺血管狭窄,穿刺针闭塞,患者血压低下、血细胞分离管路局部扭曲等。

2. 对策 首先调低血流量,查看管路,如果由于采血管路弯曲引起,应注意缓慢将管路复位。如果存在穿刺部位问题,调整穿刺针位置或重新穿刺。针对大静脉置管引起的采血压力低,可回输 50ml 生理盐水待留置针充盈后再进行采血。

二、回输管路压力上升

回输管路压力上升是指血泵以下的管路以及静脉内血流通过受阻造成的回输管路压力上升状态,导致回输压力监测高限报警。表现为管路局部扭曲或患者静脉回输血管局部肿胀。

1. 原因 静脉侧血管狭窄,穿刺针位置不佳,穿刺失败,穿刺管阻塞,管路弯曲或凝血等。

2. 对策 报警时应首先停止血泵,进行检查。如果由于静脉回路弯曲引起,应注意缓慢将管路复位。由于静脉穿刺部位渗血,应立即拔针止血后再进行穿刺。如果是管路凝血造成的,应立即更换管路。如果不是管路内凝血,是穿刺针阻塞的原因,可用生理盐水进行冲洗,不能解决时重新穿刺。如果穿刺针和管路都没阻塞,可适当调整穿刺针位置。

三、穿刺失败

1. 原因 穿刺失败可引起穿刺部位疼痛、穿刺部位肿胀、血流量不足或回输管路压力上升等。

2. 对策 静脉穿刺失败时应立即停止血泵,进行检查。一般是拔针后完全止血后重新穿刺。由于内部渗血造成躯体局部肿胀时应当天在局部进行冷敷,第 2 天再进行热敷。

四、血液渗漏

表现为穿刺针管路等部位有血液漏出。

1. 原因 穿刺针脱出,穿刺针与管路的连接不严、出现漏血,管路损坏等。

2. 对策 马上停止血泵,找到出血的部位及原因,必要时更换管路。及时估计患者出血量,根据出血量多少评估是否需要立即输液和或输血。

3. 预防 妥善连接穿刺针与管路,减少漏血情况发生。

五、空气栓塞

空气栓塞是指管路内混有空气,空气通过静脉进入人体。

1. 原因 管路内的空气检测器发生故障,穿刺脱出,穿刺针与管路连接不严密,引血量不足,从穿刺针到血泵之间的管路损坏,盐水注射管路损坏,输液结束后有空气从排气针部位进入,血泵部位的管路损坏。

2. 对策 立即停止血泵,给予患者头低足高位、左侧卧位。同时估计进入人体的空气量,如少量空气可通过肺循环排出体外,不会引起太大问题。但如果大量空气进入可能导致肺栓塞、脑栓塞、血压下降、胸闷、胸痛、意识障碍、痉挛等症状。大量空气进入体内的急救措施包括:①速将患者置于头低足高左侧位,目的是使肺动脉口的位置在右心室的下部,使气泡向上飘浮到右心室底,随心脏跳动,空气被混成泡沫,分次少量进入肺动脉内,同时使循环中的气体尽量不要经左右头臂静脉、颈静脉逆行进入脑部。②常规或加压吸氧,使血液中气泡直径变小,易于溶解。③静注阿托品 1mg 或含化硝苯地平 10mg 以降低迷走神经兴奋性和解除肺血管及冠状动脉痉挛,防止心搏呼吸骤停。④静注激素,一是减轻脑动脉气栓所致的脑水肿,二是减轻全身的反应性,三是减轻血气界面的表面活性作用。⑤镇静脱水,以减轻缺氧水肿及其引起的抽搐、烦躁不安。⑥静注氨茶碱、罂粟碱以缓解肺动脉高压和支气管痉挛。⑦酌情予以强心利尿、抗休克处理。⑧病情需要或患者情况允许时可行心导管右心室抽气或经肋下右心室穿刺抽气,或经右颈静脉穿刺抽吸上腔静脉气体。

3. 预防 妥善固定各个部位连接,出现低血压进行输液时,输液结束前不要离开患者,空气检测装置应保证良好状态,每次巡回认真观察。

六、管路内凝血

凝血是指机器与管路内的血压凝固状态,出现采血管路压力降低或回输管路压力上升,血流不佳等状况。

1. 原因 忘记加入抗凝剂,血泵长时间停止,过度低流量置换,患者的血液凝固亢进,血红蛋白增加,预冲时置换器内未充满液体,混有气泡,置换液温度过低等。

2. 对策 凝血比较严重的管路应更换,确定抗凝剂输入正常,注射量不足应立即增加用量。

3. 预防 置换开始后,确认抗凝剂的正确使用,置换结束时检查置换器,如有血凝块应适当调整抗凝剂用量。应规范正确进行预冲,治疗过程中如出现任何情况导致血泵停止时,尽快查找原因,及时恢复体外循环,预防凝血。

七、管道漏血

管道漏血是指管道发生破损,导致血液流出管道。

1. 原因 管道一般不易破损,若不是出厂问题或运输和存放损坏、高温和干燥,一般很少破损,管路安装差错是血细胞分离机运转时管道漏血的主要原因,其他原因包括需用止血钳时误用剪刀导致管道破损。单采机都备有漏血装置检测器,通过光电管监测,发生警报,自动停止。但也有装置不灵不报警或假报警情况,所以还要具体分析。当发生漏血时可见血液从管道喷出,或在管道接口区少许漏血。

2. 对策 发生压力监测部位破膜应立即更换管道。少量漏血，一般先用生理盐水回血后更换管道。但严重漏血，宁可报废血液而不应回输患者。如患者出血过多或休克，应该输血。

3. 预防 常规检查，正确安装管道，管道预冲时观察有无漏液，医疗操作严格把关。

八、穿刺部位出血

穿刺部位出血是指从静脉穿刺部位有血液从皮肤渗出的状态。

1. 原因 当患者穿刺部位的皮肤或血管壁很薄时，有时从穿刺部位持续出血。

2. 对策 可以进行压迫止血，但偶尔会导致静脉压升高。如果对穿刺针附近的出血进行压迫也不能止住时，可以采取用线止血的方法。具体方法：将一根或多根消毒的粗缝合线从穿刺针的下方绕过、交叉，两侧沿着穿刺针在血管内的方向，在皮肤表面进行固定，达到止血的目的。

九、单采置换液异常

置换液异常包括置换液浓度、成分和温度异常。

（一）置换液浓度异常

由于置换液配比差错，而引起的置换液浓度异常和各种成分比例异常。最严重的是低钠血症和高血钾，可引起患者心脏骤停、抽搐、昏迷甚至死亡。

1. 低钠血症 低钠置换液可引起血浆渗透压下降，产生一系列的症状，如恶心、呕吐、胸闷、头疼、淡漠无神、意识障碍、血压降低、心率加快及急性溶血反应的表现。一旦溶血立即停止置换，检查溶血原因，如为低钠立即更换正常置换液。

2. 高钠血症 置换液异常也可导致高钠血症，使血浆渗透压升高，使细胞内和组织间水分向血管内运动，使细胞内脱水，造成口干、烦躁、恶心、呕吐、血压高、头痛躁动和痉挛等，严重时可导致昏迷或死亡。高钠血症可以使血液循环量增多引起肺水肿和心力衰竭。应立即更换正常置换液进行置换。

3. 高血钾和低血钾 慢性置换患者高血钾比急性肾衰竭少见。除非饮食不好，发生溶血或输入大量陈旧血液导致血钾升高。频繁呕吐、腹泻、进食少也可发生低钾。无论高钾、低钾都可出现异常心电图。一般来说高钾使心肌受抑制，出现心前区不适，心率缓慢、血压下降、四肢麻木。心电图表现为心率慢，QRS波群增宽，P波变小，T波高耸，可有室性期前收缩、房室传导阻滞、室性心动过速或房颤。低血钾患者常无明显不适感，有时心率快、心电图可见窦性心动过速、房性期前收缩或房颤等。血钾异常时应调整置换液血钾浓度再进行置换。

（二）置换液成分异常

置换液变质释放出某些有害成分随置换液进入人体，可造成中毒或器官损伤。

（三）置换液温度异常

当置换液温度高于正常范围时，应立即停止置换，当置换液温度过低时，应水浴至尽量接近体温，不能水浴超过体温。

十、停电

在治疗过程中电源突然中断，要用手动方式尽可能回输血液，保持患者血管通畅，记录断电时机器状态和血细胞分离机治疗过程,短时间内电力恢复可根据患者意愿、临床医师评估、机器恢复状态等因素决定是否继续治疗。

第五节 常见的血细胞分离机介绍

常见的血液分离机有:COBE 公司产 Spectra,Baxter 公司产 CS-3000＋、Amicus,Haemonetics 公司产 MCS＋、PCSplus,德国 Fresenius 公司产 AS104 型和 COM. TEC,四川南格尔公司生产的 XJC 2000 和 XCF3000。

德国 Fresenius 公司血细胞分离机介绍

一、德国 Fresenius 公司 COM. TEC 的使用介绍

(一) 血细胞分离术前准备

1. 获得患者即时指标 性别、身高、体重、血常规。

当使用白细胞程序时(包括白细胞去除和干细胞采集),如果术前 Hct 小于 25％,会明显影响分离效果,建议术前输注红细胞。

2. 准备正确的耗材 根据单采项目选择耗材,查看包装、批号、生产日期、有效期。

3. 其他用品准备 生理盐水 1000ml;ACD-A(通常 500～1000ml,具体根据程序种类及治疗过程情况而定);16～18G 采血穿刺针(最好为 17G);必备药品[葡萄糖酸钙、地塞米松(血浆置换时)、肾上腺素等];其他用品:血管钳至少 2 支。

(二) 操作步骤

1. 开机并选择程序。

注意事项:如需打印开机后所有信息需同时开启打印机。

2. 安装耗材 可根据页面所示帮助信息进行安装,按"More Help(更多帮助)"键进行翻页。

*安装要点:①将耗材盘装入固有分离盘时要充分嵌入;②转子只能逆时针转动;③固有分离盘要推到底,锁扣要扣死(听到"咔"的锁定音);④游离管束要绕在固定钩内;⑤将管束上部的方形固定器卡到位。

耗材安装技巧

(1)安装顺序:先将泵头转至 12 点位置→挂好各针和袋子(关闭需关闭的夹子)→安装泵管→安装大滴壶,然后顺势将滴壶上方和下方的管路装入相应的自动夹中→安装抗凝剂滴壶→安装两条盐水管路(注意:①颜色匹配;②留够长度)→拧紧两个压力监测头→根据不同程序将特定管路装入相应控制阀与探测器→安装分离盘。

(2)注意事项

1)挂针和袋时可能需要关闭管路上相应的夹子,但千万别关蓝色夹子!

2)压力监测头不能先于泵管安装。

3)压力监测头要拧紧,同时不要弯折。

4)将分离盘安装到离心腔内时,只能"逆时针"转动。

5)不要急于连接盐水和抗凝剂,一定要在完全装好耗材并按下"Continue(继续)"键出现"Prepare Prime(准备预冲)"页面之后才能接盐水和抗凝剂。

3. 预冲

注意事项：

(1)连接盐水和抗凝剂时远离离心室上孔。

(2)预冲前盐水滚轮要开到最大位置。

(3)预冲前要检查采血压力和回流压力显示是否都在"0"，如果不是，拧松相应的压力接头使压力回零后再将其拧紧。

4. 输入参数并开始分离

注意事项：

(1)将盐水滚轮关小一半。

(2)术中观察抗凝剂反应，必要时缓推葡萄糖酸钙。

5. 回输

注意事项：

(1)关闭采血针红色夹子后，再进行回输。

(2)将盐水滚轮开到最大。

(3)把被压扁的盐水管路复原。

(4)检查剩下的盐水量是否充足(至少应剩余 200ml)。

6. 断开患者与终产品。

注意事项：先不要急于卸下耗材，应首先保护好患者(拔针)与终产品(夹闭或断下)。

7. 卸下耗材。

二、外周血干细胞(单个核细胞)**采集**(德国 Fresenius 公司 COM. TEC)

分离前准备：

1. 程序与耗材 程序 autoMNC，耗材 P1YA。

2. 安装分离盘。

3. 其他消耗品 盐水至少 1000ml，ACD-A(抗凝剂)500～1000ml，16～18G 采血穿刺针一根。

4. 注意 若术前 Hct＜25％，建议采集前输注红细胞。

5. 外周血干细胞采集要求(仅供参考)

采集前：WBC count＞1000/μl，CD34＞10/μl，PLT＞20 000/μl

采集技术要求：

(1)处理血量低于 4 倍血容量，采集时间每次不超过 5 小时，采集频次 14 天内不超过 5 次采集。

(2)产品细胞数量要求自体：CD34$^+$ 2×10^6/kg BW，异体：CD34$^+$ 4×10^6/kg BW。

(3)参数输入(共有 3 个菜单)

1)患者参数菜单：性别、身高、体重、术前血细胞比容值、术前白细胞浓度、术前 CD34 计数、患者全身血容量(该值为机器自动计算值)

2)白膜菜单：每循环血量、白膜泵出量、白膜收集量、循环次数、预计处理的总血量(机器自动计算)、处理全血量与患者全身血容量比值(机器自动计算)终产品体积(机器自动计算)、CD34－预测 CD34 收率(机器自动计算)

3)过程参数菜单：全血流速、血浆流速(机器自动计算)、收集血浆功能(默认为 off,一般不改)、抗凝剂比例、离心机转速、界面控制(一般不用变)开始时可以使用默认值,其中可酌情调节的参数有：全血流速、抗凝剂比例、离心机转速。

三、非慢粒去除白细胞操作方案(德国 Fresenius 公司 COM. TEC)

1. 如果术前 Hct＜20％,应输注红细胞将 Hct 升至 20％以上。

2. 选用程序　autoMNC(PIYA)

3. 开始分离前从采血管路上附带的样品袋留取血样送检血常规。

4. 主要参数设置方法

(1)白细胞总数(WBC)：设至最大值(120 * 10E3/UL)

(2)每循环血量[V(Cycle)]

□ 第一个循环：设为 180ml;

□ 第二个循环开始：先根据白细胞总数按照下述经验值设定

WBC 10 万～20 万 120～150ml

WBC 20 万～30 万 100～120ml

WBC ＞30 万 80～100ml

□ 然后在"白膜收集阶段(Buffy Coat Phase)"时观察白膜

— 如果此时分离腔内仍剩余有白膜需下调 V(CYCLE),每次 10ml,直至观察不到剩余白膜;反之需上调 V(CYCLE),每次 10ml,但上限为 180ml。

— 每进行 10 个循环需再次观察白膜,必要时再次调节 V(CYCLE),方法同上。

— 如果无法观察到白膜,就按上述经验值设定即可。

(3)白膜泵出量[V(Spillover)]：25ml。

(4)白膜收集量[V(Buffy Coat)]：先设到 10ml,如果收集尾部"变淡"则减 1～2ml,或者按"STOP PHASE 键"手动控制收集截止点。

(5)循环次数(No. Cycle)：至少使处理全血量达到 2 倍 TBV。如果这样做的结果使得终产品容量超过 TBV 的 15％,请建另外的通路给予补液。

(6)全血流速(Blood Flow)：Hct＞30％时无限制;20％＜Hct＜30％时,不要超过 40ml/min;Hct＜20％时,不要超过 30ml/min。

(7)抗凝剂比例(ACD：Blood)：1：9。

(8)离心机转速(RPM)：在机器默认值基础上增加 200;如果需要减少血小板损失,则使用默认值即可。

5. 分离完毕后,请即刻查。

(1)即刻血常规;

(2)终产品中的白细胞记数(注意：需稀释后 20～40 倍后再送检或特别告知化验室)。

四、慢粒去白操作方案(德国 Fresenius 公司 COM. TEC)

1、如果术前 Hct＜20％,应输注红细胞将 Hct 升至 20％以上。

2. 选用程序　autoMNC(PIYA)。

3. 开始分离前从采血管路上附带的样品袋留取血样送检血常规。

4. 安装耗材时,将血浆管路从白膜探测器中取出。

5. 主要参数设置方法

(1)白细胞总数(WBC):设至最大值(120 * 10E3/UL)

(2)每循环血量[V(Cycle)]:

□ 第一个循环:设为180ml;

□ 第二个循环开始:先根据白细胞总数按照下述经验值设定

WBC 10万～20万 120～150ml

WBC 20万～30万 100～120ml

WBC >30万 80～100ml

□ 然后在"白膜收集阶段(Buffy Coat Phase)"时观察白膜

— 如果此时分离腔内仍剩余有白膜需下调V(CYCLE),每次10ml,直至观察不到剩余白膜;反之需上调V(CYCLE),每次10ml,但上限为180ml。

— 每进行10个循环需再次观察白膜,必要时再次调节V(CYCLE),方法同上。

— 如果无法观察到白膜,就按上述经验值设定即可。

(3)白膜泵出量[V(Spillover)]:设为17ml。或者,先设到25ml,然后在"白膜泵出阶段"时,当泵出的白膜前端到达4号夹子时按下"Stop Phase"键。

(4)白膜收集量[V(Buffy Coat)]:先设到10ml,如果收集尾部"变淡"则减1～2ml,或者按"STOP PHASE键"手动控制收集截止点。

(5)循环次数(No. Cycle):至少使处理全血量达到2倍TBV。如果这样做的结果使得终产品容量超过TBV的15%,请建另外的通路给予补液。

(6)全血流速(Blood Flow):Hct>30%时无限制;20%<Hct<30%时,不要超过40ml/min;Hct<20%时,不要超过30ml/min。

(7)抗凝剂比例(ACD:Blood):1:9。

(8)离心机转速(RPM):在默认值基础上下调500。

6. 分离完毕后,请即刻查

(1)即刻血常规。

(2)终产品中的白细胞记数(注意:需稀释后20～40倍后再送检或特别告知化验室)。

五、肿瘤免疫治疗淋巴细胞采集方案(德国Fresenius公司COM. TEC)

(一)选用程序耗材

autoMNC,P1YA,选择"Lymphocytes(淋巴细胞)"子程序

(二)参数设置

1. V(Cycle) 500～700ml。

2. V(Spillover) 11.5ml。

3. V(Buffy coat) 8ml,根据末尾是否太红而增减,使用"Stop Phase"键最佳。

六、血浆置换(德国Fresenius公司COM. TEC)

分离前准备

1. 常规预防性给予抗过敏药物(如地塞米松)。

2. 程序与耗材 程序TPE,耗材PL1。

3. 分离盘。

4. 其他消耗材料 置换液(包括新鲜冰冻血浆和其他置换液);盐水1000ml,ACD-A

(抗凝剂)500ml,16~18G 采血穿刺针两根(最好为 17G)。

输入参数(共有 2 个菜单)。

(1)患者参数菜单:性别、身高、体重、术前血细胞比容值、患者全身血容量(机器自动计算)。

(2)血浆置换菜单:全血流速、液体容量平衡(>100%代表入多出少,反之入少出多)被置换的纯血浆量(不含抗凝剂)、置换系数(即:相对于患者全身血浆容量的倍数,理论上建议1.5)、置换液容量、置换液种类、抗凝剂比例(机器自动根据所选置换液种类调整该比例,也可手调)、抗凝剂输注速率(机器自动计算)、分离时间(机器自动计算)RPM-离心机转速(机器自动设定,也可手调)。

七、血小板去除程序(德国 Fresenius 公司 COM. TEC)

(一) 分离前准备

1. 程序与耗材 程序 PLT-5d,耗材 C5L。

2. 分离盘。

3. 其他消耗材料 盐水(通常 1000ml),ACD-A(通常 1000ml),16~18G 采血穿刺针一根。

(二) 输入参数(共有 2 个菜单)

1. 患者参数菜单 性别、身高、体重、术前血细胞比容值、术前体内血小板浓度、产品份数、患者全身血容量,该值为机器自动计算。

2. 程序参数菜单 全血流速、抗凝剂比例、抗凝剂流速,该值为机器自动计算、血小板收量、血小板去除体积、血小板去除浓度、预期处理的全血量,该值为机器自动计算、是否收集血浆,默认值为 Off(关),通常不需改变。

(1)Yield(血小板收量):请通过计算得到计划去除的血小板总量,公式为

(术前 PLT 浓度-术后目标 PLT 浓度)×患者全身血容量

(2)ACD:blood 比例:增加 ACD(<1:8)会改善血小板在分离腔中的分离,通常设为1:7 或 1:7.5。此时操作者应格外注意监测患者不良反应!

(3)PC volume(去除体积):TBV 的 13%或以内,同时 PC conc. 不超过 8000。

(4)Blood flow 全血流速:一般设为 50ml/min 即可(全血流速越低,血浆流速也越低,随着血浆同流到患者的血小板也越少,可提高去除效果)。

八、红细胞去除(德国 Fresenius 公司 COM. TEC)

(一) 分离前准备

1. 程序与耗材 程序 Therapy-RBC,耗材 PL1。

2. 分离盘。

3. 其他消耗材料 置换液(晶体液或胶体液均可)约 500~1000ml;盐水,ACD-A(抗凝剂),16~18G 采血穿刺针两根(最好为 17G)

(二) 输入参数(共有 2 个菜单)

1. 患者参数菜单 性别、身高、体重、术前血细胞比容值、患者全身血容量,该值为机器自动计算。

2. 红细胞菜单 全血流速、术前血细胞比容、目标(术后)血细胞比容、液体容量平衡、置换液容量(机器自动计算)、抗凝剂比例、抗凝剂输注速率(机器自动计算)、分离时间(机器

自动计算)。

九、红细胞置换(德国 Fresenius 公司 COM. TEC)

(一) 准备工作

1. 程序与耗材　程序 Therapy-RBC,耗材 PL1。

2. 分离盘。

3. 其他消耗材料　置换液(浓缩红细胞);盐水,ACD-A(抗凝剂),16～18G 采血穿刺针两根(最好为17G)。

(二) 输入参数(共有 2 个菜单)

1. 患者参数菜单　性别、身高、体重、术前血细胞比容值、患者全身血容量,该值为机器自动计算。

2. 红细胞菜单　全血流速、术前血细胞比容、目标(术后)血细胞比容、液体容量平衡、置换红细胞容量(机器自动计算)、抗凝剂比例、抗凝剂输注速率(机器自动计算)、分离时间(机器自动计算)。

(1)Blood flow—全血流速

(2)Vol. balance—液体容量平衡(默认为 100%,一般不变)

(3)Hct(RPL)value—置换液血细胞比容(通常均为 70%)

(4)RPL volume—置换液容量(置换得越多,则剩余病理红细胞比例越少)

美国 MCS+便携式血细胞采集仪

中文名称:便携式血细胞采集仪(商品名:MCS+)

英文名称:Mobile Collection System

生产国:美国

产品性能结构及组成:该产品由离心机、蠕动泵(血液泵、输送泵和抗凝剂泵)、气动阀门、超声气泡监测器、压力监测器、管路感知器、显示屏、控制面板、电路板和数据输出装置组成。

功能:用于选择性移除一种或多种全血中的细胞成分,包括干细胞、红细胞、血小板、白细胞;也可用于选择性移除血浆中的分级分离成分,如凝血蛋白和免疫球蛋白等。

主要临床用途:

1. 血浆置换;

2. 外周血单个核细胞采集;

3. 治疗性白细胞去除;

4. 治疗性血小板去除;

5. 淋巴血浆置换。

血浆置换(TPE)属于一种临床治疗方法,即通过体外循环或者手工的方法去除患者血浆,而保留其他有用的血液成分,同时补充健康献血员的血浆,以达到治疗疾病的目的。从技术方面来看,TPE 不是血液透析,属于治疗性血液分离采集。

(一) 治疗性血浆置换术管理程序

1. 目的　治疗性血液成分单采和置换术是治疗一些难治性疾病并取得了一定疗效的辅助性治疗措施。采用这项治疗技术的患者病情都比较危重,整个操作过程是在患者全身情况较差的条件下进行的,偶尔可发生威胁生命的不良反应和并发症。为规范这项治疗技术的实施,确保治疗过程的安全,制定本程序。

2. 耗材的选择　两种规格耗材可以用于 TPE 程序。L/N 980E 的离心杯容量为 225ml,L/N 981E 为 125ml。

(1)如果病人血细胞比容处于正常范围:体重低于 55kg,建议使用 981E(125ml)耗材;体重高于 60kg,建议使用 980E(225ml)耗材。

(2)由于 MCS＋采用间断式单通路原理,血容量波动范围大,严重贫血、低血压和心功能不稳定者建议使用 981E(125ml)耗材。

(3)需要特别指出的是当使用 L/N 980E 225ml 离心杯的时候,需要正确地输入病人的资料,如身高、体重、血细胞比容等;并合理输入 Max Plasma/Cycle(该值决定每个循环中可以采集的最大血浆量)。

3. 安装管路

(1)请插入治疗性血浆置换(TPE)程序卡(原有程序卡请取出),注意确认 MCS＋电源开关正处于关闭状态。

(2)打开位于 MCS＋左侧的电源开关。

(3)有两个可选程序,分别是:治疗性血浆置换 TPE(自动补偿)和 TPE-2(手动补偿)。选择您所需的程序,按"Draw"键确认进入下一个界面。

(4)请检查耗材型号、耗材用途和失效年月。信息见耗材封装盖。

(5)确认耗材未过有效期,且包装完好无损,揭开耗材封装盖。

(6)将两侧液体支架拉起到需要高度。

(7)打开离心舱盖。

(8)将与袋子连接的置换液穿刺针暂时挂在右侧支架上。

(9)握住离心杯头部,轻轻转动离心杯杯体,检查离心杯是否转动自如;将离心杯正确放置在离心舱内,确认出液口向右,确认杯体已被固定。同时可听到声讯,"嘀"一声提示音,屏幕提示消失。

(10)注意！如果离心杯没有安装到位,离心杯会被损坏,这时需要重新安装一套耗材。

(11)关闭离心舱盖,顺时针旋转 90°旋钮。确认离心杯出口管路在正确位置。

(12)将采血泵管及传输泵管套在相应泵的位置,将白色泵夹放置到位,可听到声讯声。

(13)将 500ml 排气袋开口朝上挂在机器正面前下方的悬挂针上。

(14)将离心杯出口管线装入 Line Sensor 探测器内。"Y"接头应在 Line Sensor 前方。

(15)将黄色管线装入黄色阀门内。

(16)将绿色管线装入绿色阀门内。

(17)装载 SPM。压紧后顺时针旋转 90°使鲁尔接口配合紧密,轻拉接头不应脱落。

(18)将 5000ml 废物袋挂在机器右侧的三个悬挂针上。在无菌操作下,取下绿色管线及废物袋上的封帽,将绿色管线与废物袋连接。

(19)找到 1000ml 置换液过渡袋,将此袋出口向下挂在血浆秤上。

(20)将此袋无色管线装入机器上方右侧的无色阀门内。

(21)将滤网滴壶装入机器左前方的滴壶固定器内。

(22)将白色泵夹与滤网滴壶之间的红色管线装入献血员空气探测器内（BLAD）。

(23)将红色管线装入红色阀门内。

(24)以装载 SPM 方法将 DPM 安装到位(注意：DPM 务必装载正确,否则易导致全血浸入 DPM 膜,使其无法正确监测献血员静脉压。

(25)将滤网滴壶下方的无色管线装入 DLAD1 及 DLAD2。

(26)将穿刺针一端暂时挂在左侧支架上。

(27)将抗凝剂泵管套在抗凝剂泵上,装载蓝色泵夹。

(28)将抗凝剂泵前方管路置入抗凝剂空气探测器内(此时勿穿刺连接抗凝剂)。

(29)夹闭采血管线的夹子。

(30)将空包装盒移除。

备注:管道耗材安装附有幻灯演示

(二) 治疗性血液成分单采和置换术管理程序

1. 目的　治疗性血液成分单采是治疗一些难治性疾病并取得了一定疗效的辅助性治疗措施。采用这项治疗技术的患者病情都比较危重,整个操作过程是在患者全身情况较差的条件下进行的,偶尔可发生威胁生命的不良反应和并发症。为规范这项治疗技术的实施,确保治疗过程的安全,制定本程序。

PBSC 协议提供了采集和细胞去除的三种程序:

(1)Stem Cells(PBSC)外周血造血干细胞采集:该程序可采集、浓缩单个核细胞(MNC),用于采集外周血造血干细胞。

(2)Therapeutic Platelet Reductions(TPR)治疗性血小板去除:去除异常增高的血小板。

(3)Therapeutic Leukocyte Reductions(TLR)治疗性白细胞去除:去除异常增高的白细胞。

2. 安装管路

(1)请插入外周血干细胞采集(PBSC)程序卡(原有程序卡请取出),注意确认 MCS＋电源开关正处于关闭状态。

(2)打开位于 MCS＋左侧的电源开关。

(3)有三个可选程序,分别是:外周血干细胞采集(PBSC)、治疗性血小板去除(TPR)和治疗性白细胞去除(TLR)。选择您所需的程序,按"Draw"键确认进入下一个界面。

(4)请检查型号、耗材用途和失效年月,信息见耗材封装盖;确认耗材未过有效期,且包装完好无损,揭开耗材封装盖。

(5)将支架拉起。

(6)打开离心机舱盖。

(7)将白色泵夹及离心杯取出,握住离心杯头部,轻轻转动离心杯杯体,检查离心杯是否转动自如;按离心杯肩部下压离心杯,使离心杯固定在离心机内的卡盘上;确认负压将杯底固定。

(8)关闭离心机舱盖,确认出口管线在离心机盖上方。顺时针旋紧离心舱盖。此时可听到机器鸣声同时该行屏幕提示自动消失。

(9)沿出口管线将"Y"接头之前的管线装入 Line Sensor 内。

(10)安装 SPM,压下后向右旋转半周即可,屏幕相应提示消失。

(11)将无色管线装入无色阀门内。

(12)将 600ml 成品袋挂在机器右侧挂针上,管线出口向上。

(13)将绿色管线装入绿色阀门内。

(14)将黄色管线装入黄色阀门内。

(15)将血浆袋挂在血浆称上。

(16)将 1000ml Buffy Coat 袋挂在血浆称上,位于血浆袋前方。

(17)将白色管线装入白色阀门内。

(18)将蓝色管线装入蓝色阀门内。

(19)将白色泵夹的泵管分别套在采血泵及传输泵上,安装白色泵夹。

(20)将滤网壶装入固定器。

(21)将介于滤网壶与泵管夹之间的红色采血管线装入 BLAD。

(22)将红色管线装入红色阀门内。

(23)以安装 SPM 的方法安装 DPM。

(24)将滤网壶下端管线装入 DLAD1 及 DLAD2。

(25)将蓝色泵夹的 AC 泵管套在抗凝剂泵上,安装蓝色泵夹。

(26)将来自抗凝剂泵夹的无色管线装入 ALAD。

(27)将采血针管线的白色夹子夹闭,将采血样袋的夹子夹闭。

(28)检查管路安装是否正确、到位。

3. 参数含义解释

(1)Recirc Speed 再循环速度:是指将 Buffy Coat 再循环至离心杯的速度。

(2)Collect Speed 采集成品速度:MCS+可依据静脉穿刺情况实际降低预计值。

(3)CentriSurge 离心冲浪:是将血小板冲洗出离心杯的一种方法。即在采集 Buffy Coat 的早期将血小板洗出离心杯以最小限度减少血小板损失。

(4)Start Collect at 开始采集时限:该参数决定 Line Sensor 读取参考值并以此确定开启采集阀门的时间。该参数依据治疗内容不同、患者细胞计数差异及采集目标而定。总体来讲,该值越高,开始采集时间越早,成品中混入血小板量越多;反之则采集时限延迟,混入血小板少,但淋巴细胞越少。

(5)RBC Detect at 结束采集时限:供 Line Sensor 读取以便计算成品容量。

(6)Vol into RBC/collec 结束采集时限继续采集容量:即达到结束采集时限值之后,可继续采集的量。最佳容量值依据设定的采集目标值及患者的细胞计数。概括来讲,该值越大,采集的 Buffy Coat 产品越多,同时混入的粒细胞和红细胞越多。

(7)Vol into RBC/recirc 再循环中结束采集时限后继续采集容量:含义同上,但发生在再循环中,采集最终成品时。

四川南格尔生物医学股份有限公司血细胞分离机

该公司的血细胞分离机与美国血技公司的机型相似,均为单针、非连续碗状离心系统。

(一)工作原理

在密闭的系统中,通过血泵将全血采集到离心杯中,由于血液的各组成成分的密度不同,离心杯在离心机内高速旋转进行血液成分分离,得到所需的血液成分,其余成分安全地回输给单采者。

(二)操作过程

血细胞分离过程为间断性,当血液与抗凝剂按比例混合后,每一个体外血液循环分为采集、分选、回输3个过程。整体分离过程机器自动化,操作者需安装耗材和启动机器,并通过显示屏幕观察工作状态和记录单采过程中的参数。

(三)技术参数

1. 袖带压力 0～100mmHg(0～13.3kPa),预设值50mmHg(6.7kPa);

2. 每循环血液离体量 400～500ml(根据血细胞比容变化);

3. 成分采集量 红细胞采集或去除200～800ml,血浆置换200～2000ml,血小板采集1～2U[(200～600)ml,血小板含量(2.0～6.0)×10^{11}个];

4. 采血速度 20～100ml/min,预设值60ml/min;

5. 回血速度 20～120ml/min,预设值80ml/min;

6. 抗凝剂与全血比例 1:8～1:16,预设值1:10;

7. 离心机速度 4800r/min 或 5500r/min。

(四)不同机型适用范围

1. 南格尔 XJC-2000 适用于血浆单采和血浆置换;

2. 南格尔 XCF-3000 适用于血浆单采和血浆置换、红细胞单采和红细胞去除、血小板单采。

(五)不同机型操作要点

南格尔 XJC-2000 安装方法

1. 开机 连接电源,打开机器左侧开关,进入开机画面。

2. 选择程序 点击确定按钮选择"血浆置换程序——(2)"。

3. 开机自检 选择"检查设备——(1)",等待机器自检,进行到"打开离心机盖""关闭离心机盖""打开离心机盖"时需手动配合。

4. 输入患者信息 开机自检后选择"设置参数——(2)",利用"↑、↓"键"修改"和数字键输入患者信息,点击"确认"键确认。

5. 装机 选择"工作程序——(0)",进行装机:

(1)按屏幕提示进行装机,离心机杯嵌入杯槽后自行滑落,带停止时向下按压到底。

(2)压力检测器安装时应先对准中心小孔用力按入后旋转45°,方可嵌牢。

(3)安装抗凝剂泵时,针头一侧装入靠近屏幕的卡槽。

(4)穿刺针头下方的卡子应卡死。

6. 管路自检 管路好后,点击"确认"键进行管路自检。

7. 预冲

(1)按屏幕提示点击"充液"键泵入管路,此时请勿连接抗凝剂。无误后点击"确认"键确定;

(2)连接抗凝剂与盐水管路,红色针头连接抗凝剂,蓝色针头连接盐水,点击"充液"键继续。

8. 连接患者 预冲完毕后,选择患者饱满、充盈的肘静脉血管。连接袖带点击"袖带"

键对血管加压。准备进行穿刺。

9. 开始采集　患者穿刺留样后,点击"采血"键开始采集程序。

注:1. 患者如果对抗凝剂有反应,可将葡萄糖酸钙加入盐水中边补钙边补液。

2. 采集中如遇到采集压力低时,可相应调低采血速度。

3. 采集中如遇到报警"血员管路2发现空气"时,可手动顺时针转动全血泵排除报警。

4. 采集中如遇到报警声不止可点击"充液"键或空白键消音。

5. 采集过程中如需摘取袖带,可再次点击"袖带"键,取消袖带压力。如需在回输过程中摘取袖带,则可直接摘取。

6. 采血速度、回血速度一般默认 50ml/min;如患者血管条件较好,则采血速度可适量提高,如患者血管条件较差,则可适量降低。

7. 采集过程中如遇管路探测器未发现红细胞,导致红细胞流入血浆袋中,则应马上点击"停止"按钮,待离心机停止后点击"回输"键,进行回输。

南格尔 XCF-3000 安装方法

1. 开机　连接电源,打开机器左侧开关,进入开机画面。

2. 选择程序　点击确定按钮选择"分离血小板——(1)""分离红细胞——(2)""分离血浆——(3)"。

3. 开机自检　选择"检查设备——(1)",等待机器自检,进行到"打开离心机盖""关闭离心机盖""打开离心机盖"时需手动配合。

4. 输入患者信息　开机自检后选择"设置参数——(2)",利用"↑、↓"、"修改"与数字键输入采集信息,点击确定。

5. 装机　选择"工作程序——(0)",进行装机:

(1)按屏幕提示进行装机,离心机杯嵌入杯槽后需确认是否安装牢固。

(2)压力检测器安装时应先对准中心小孔用力按入后旋转 45°,方可嵌牢。

(3)安装抗凝剂泵时,针头一侧装入靠近屏幕的卡槽。

(4)穿刺针头下方的卡子与留样袋卡子应卡死。

6. 预冲

(1)装机完毕后检查管道是否安装无误,正确后点击"确认"键继续;

(2)按屏幕提示点击"充液"键,泵入管路,无误后点击"确认"键确定;

(3)连接抗凝剂与盐水管路,点击"充液"键继续。

7. 连接患者　预冲完毕后,选择患者饱满、充盈的肘静脉血管。连接袖带点击"袖带"键对血管加压。准备进行穿刺。

8. 开始采集　患者穿刺留样后,点击"采血"键开始采集程序。

9. 采集结束后,断开患者。按屏幕提示点击"↑"统计采集信息。完毕后点击"确认"键进行下一程序。

注:1. 患者如果对抗凝剂有反应,可将葡萄糖酸钙加入盐水中边补钙边补液。

2. 采集中如遇到采集压力低时,可相应调低采血速度。

3. 采集中如遇到报警"血员管路2发现空气"时,可手动转动全血泵排除报警。

4. 采集中如遇到报警声不止可点击"充液"键或空白键消音。

5. 采集过程中如需摘取袖带,可再次点击"袖带"键,取消袖带压力。如需在回输过程中摘取袖带,则可直接摘取。

6. 采血速度、回血速度一般默认 50ml/min;如患者血管条件较好,则采血速度可适量提高,如患者血管条件较差,则可适量降低。

7. 采集过程中如遇管路探测器未发现红细胞,导致红细胞流入血浆袋中,则应马上点击"停止"按钮,待离心机停止后点击"回输"键,进行回输。如需采集本循环红细胞则选择"确认"键收集红细胞,选择"修改"键则不采集本循环红细胞。

（六）应急情况处理

因该种类血细胞分离机在采集过程中最大离体量超过 400ml,应急情况下如血液未被污染,应将血液回输给单采者。

1. 断电处理　因供电发生故障的紧急处理:

关上电源,手动逆时针旋转血泵 5 圈,使抗凝血通过采血器管路和针头。以保证针头处血液是抗凝的。

如果电源在 5~7 分钟内未恢复,重力回输离心杯及管路内容物给患者。

如果电源及时恢复,血液成分分离机会自动记忆当时工作状态,进入恢复程序,屏幕出现提示,按"确认"键继续上次操作,屏幕会提示采血前清空离心杯,按"采血"键进行采血,按"回输"键进行回输。按屏幕提示进行操作。

2. 程序恢复　在工作过程中发生紧急情况或血液成分分离机出现异常状态,可按退出键停止工作,血液成分分离机会自动记忆当时工作状态和工作参数,同时自动恢复程序并在屏幕上显示采血过程被停止,按"确认"键继续上次过程,按"停止"键进行新过程,紧急情况处理完毕,若要继续上次操作,则做好准备按"确认"键,屏幕提示采血前清空离心杯,按"采血"键进行采血,按"回输"键进行回输。按屏幕提示进行操作。

3. 血液重力回输　由于一些不正常情况,血液成分分离机不能将离心杯内容物回输给供血者。可按照下面的程序将离心杯及管路内容物回输给患者,可显著减少供血者细胞的丢失。

(1)关上电源。

(2)首先告诉供血者要进行的程序,以避免引起不安。

(3)用夹子或止血钳夹住六处管路:采血器管路;两个压力检测器接头处管路,并将压力监测器接头从压力监测器中取出;阀 2 旁的蓝色管路和阀 3 旁的黄色管路;血小板袋上的绿色管路。

(4)从阀门、空气探测器中移开管路。

(5)从血泵中拆去管路。

(6)从托架上取下血液过滤器。

(7)打开离心机盖,取出离心杯并保持直立。

(8)保持离心机杯和血液过滤器在供血者心脏位置以上。

(9)打开采血器管路上的止液夹。

(10)重力回输管内内容物给供血者。

(11)当回输至采血器接头处时,关闭采血器管路上的止液夹,将离心杯和血液过滤器倒放在机器台面上。

(12)拔出穿刺针头,按标准操作规程进行处理。

(13)将液体从针内排出,按标准操作规程处理采血器。

(14)取下血浆收集袋、血小板收集袋,按标准操作规程处理。

(15)从抗凝剂泵中拆去管路,取下抗凝剂袋。

(16)按照标准操作规程处理被污染的管路、离心杯及抗凝剂。

(李　卉)

第十章

常见药物对血液及心血管系统的影响

本章仅介绍与输血紧密相关的几类临床药物,主要关注输血期间药物的适应证、用法和用量、药物对血液及心血管系统的影响等内容,对药物的生理、药理、储存、运送等其他信息并未进行阐述。因此,该章不涵盖临床所有药物,而且提及药物也没有进行"综述性介绍",在此一并说明。

第一节　影响血液凝集及造血系统的药物

一、促凝血药

1. 亚硫酸氢钠甲萘醌

【适应证】

①止血:用于阻塞型黄疸、胆瘘、慢性腹泻、广泛肠切除所致吸收功能不良患者,早产儿、新生儿低凝血酶原血症,香豆素类或水杨酸类过量以及其他原因所致凝血酶原过低等引起的出血。亦可用于预防长期口服抗生素类药物引起的维生素 K 缺乏病。②镇痛:用于胆石症、胆道蛔虫症引起的胆绞痛。③解救杀鼠药"敌鼠钠"中毒:宜用大剂量。④在动物肝脏内参与凝血酶的合成,促进凝血酶原的形成,加速凝血,维持正常的凝血时间。

【用法用量】

(1)止血:①肌注,肌注每次 2～4mg,每日 4～8mg。防止新生儿出血可在产前 1 周给孕妇肌注,每日 2～4mg。②口服:每次 2～4mg,每日 6～20mg。

(2)胆绞痛:肌注,每次 6～8mg。

【对血液及心血管系统影响】

①较大剂量可致新生儿、早产儿溶血性贫血和高胆红素血症及黄疸。②在红细胞 6-磷酸脱氢酶缺乏症患者可诱发急性溶血症贫血。

2. 维生素 K_1

【适应证】

维生素 K_1 作为医药制剂,在临床上应用于凝血酶过低症、维生素 K_1 缺乏症、新生儿自然出血症的防治以及梗阻性黄疸、胆瘘、慢性腹泻等所致出血,香豆素类、水杨酸钠等所致的低凝血酶原血症。维生素还具有镇痛、缓解支气管痉挛的作用,对内脏平滑肌绞痛、胆管痉挛、肠痉挛引起的绞痛有明显的效果。

【用法用量】

低凝血酶原血症：肌内或深部皮下注射，每次 10mg，每日 1～2 次，24 小时内总量不超过 40mg。

预防新生儿出血：可于分娩前 12～24 小时给母亲肌注或缓慢静注 2～5mg。也可在新生儿出生后肌内或皮下注射 0.5～1mg，8 小时后可重复。

本品用于重症患者静注时，给药速度不应超过 1mg/min。

可用于溴鼠灵引起的慢性中毒。具体用法：①静脉注射 5mg/kg 维生素 K_1，如需要时重复 2～3 次，每次间隔 8～12 小时。②口服 5mg/kg 维生素 K_1，共 10～15 天。

新生儿出血症：肌肉或皮下注射，每次 1mg，8 小时后可重复给药。

维生素 K_1 的药理毒理及药代动力学：肌肉注射 1～2 小时起效，3～6 小时止血效果明显，12～14 小时后凝血酶原时间恢复正常。本品在肝内代谢，经肾脏和胆汁排出，本品在肝内代谢，经肾脏和胆汁排出。

【对血液及心血管系统影响】

偶见过敏反应。静注过快，超过 5mg/min，可引起面部潮红、出汗、支气管痉挛、心动过速、低血压等，曾有快速静脉注射致死的报道。肌注可引起局部红肿和疼痛。新生儿应用本品后可能出现高胆红素血症、黄疸和溶血性贫血。

3. 氨基己酸

【适应证】

能阻碍纤维蛋白溶解酶的形成，因而抑制纤维蛋白的溶解而达到止血目的。用于外科手术出血、妇产科出血、肺出血、上消化道出血等；用于纤溶性出血，如脑、肺、子宫、前列腺、肾上腺、甲状腺等外伤或手术出血。术中早期用药或术前用药，可减少手术中渗血，并减少输血量。

【用法用量】

静滴，开始一次 4～6g，5%～10% 葡萄糖或生理盐水 100ml 稀释，15～30 分内滴完。维持量每小时 1g，日不超过 20g，可连用 3～4 日。口服，成人每次 2g，小儿按 0.1g/kg 计，1 日 3～4 次，可连用 7～10 日或更久。

【对血液及心血管系统影响】

个别病例腹泻，腹或胃部不适，恶心，眩晕，鼻塞，皮疹，低血压，多尿，结膜充血。有血栓形成倾向，可引起急性横纹肌溶解。泌尿道手术后、血尿病人、有栓塞性血管病史者慎用。

4. 氨甲苯酸

【适应证】

氨甲苯酸用于手术、内科疾病中纤维蛋白溶解亢进所致的出血。适用于肺、肝、胰、前列腺、甲状腺、肾上腺等手术时的异常出血，妇产科和产后出血及肺结核咯血、痰中带血、血尿、前列腺肥大出血、上消化道出血等。此外，尚可用于链激酶或尿激酶过量引起的出血。

【用法用量】

口服：每次 0.25～0.5g，每日 3 次。静注：每次 0.1～0.3g，以 5%～10% 葡萄糖注射液或生理盐水 10～20ml 稀释。1 日量不得超过 0.6g，儿童每次 0.1g。

【对血液及心血管系统影响】

有血栓形成倾向或过去有栓塞性血管病者禁用或慎用。血友病患者发生血尿时或肾功能不全者慎用。

（1）应用氨甲苯酸患者要监护血栓形成并发症的可能性。对于有血栓形成倾向者（如急性心肌梗死）宜慎用。

（2）氨甲苯酸一般不单独用于弥散性血管内凝血所致的继发性纤溶性出血，以防进一步血栓形成，影响脏器功能，特别是急性肾衰竭。如有必要，应在肝素化的基础上才应用本品。

（3）如与其他凝血因子（如因子Ⅸ）等合用，应警惕血栓形成。一般认为在凝血因子使用后 8 小时再用本品较为妥当。

（4）由于氨甲苯酸可导致继发肾盂和输尿管凝血块阻塞，血友病或肾盂实质病变发生大量血尿时要慎用。

（5）宫内死胎所致低纤维蛋白原血症出血，肝素治疗较本品为安全。

（6）慢性肾功能不全时用量酌减，给药后尿液浓度常较高。治疗前列腺手术出血时，用量也应减少。

5. 血凝酶

【适应证】

本品可用于需减少流血或止血的各种医疗情况，如：外科、内科、妇产科、眼科、耳鼻喉科、口腔科等临床科室的出血及出血性疾病；也可用来预防出血，如手术前用药，可避免或减少手术部位及手术后出血。

【用法用量】

静脉注射、肌肉注射，也可局部使用。成人：每次 1.0～2.0KU，紧急情况下，立即静脉注射 1.0KU，同时肌肉注射 1.0KU。各类外科手术：手术前 1 小时，肌肉注射 1.0KU，或手术前 15 分钟，静脉注射 1.0KU。手术后每日肌肉注射 1.0KU，连用 3 天，或遵医嘱。在用药期间，应注意观察病人的出、凝血时间。应防止用药过量，否则疗效会下降。

【对血液及心血管系统影响】

虽无关于血栓的报道，为安全起见，有血栓病史者禁用；对本品中任何成分过敏者禁用。大、中动脉，大静脉受损的出血，必须首先用外科手术处理；弥漫性血管内凝血（DIC）导致的出血时慎用；血液中缺乏血小板或某些凝血因子时，宜在补充血小板、凝血因子或输注新鲜血液的基础上应用。

6. 酚磺乙胺

【适应证】

用于手术前预防和治疗出血，也用于肠道出血、脑出血和泌尿道出血等。临床上用于预防和治疗外科手术出血过多，血小板减少性紫癜或过敏性紫癜以及其他原因引起的出血。

【用法用量】

用于预防手术出血：术前 15～30 分钟静注或肌注，1 次 0.25～0.5g。

用于治疗出血：口服，成人每次 0.5～1g，儿童每次 10mg/kg，1 日 3 次。肌注或静注，每次 0.25～0.75g，也可与葡萄糖注射液静滴，1 日 2～3 次，可根据病情调整剂量。

【对血液及心血管系统影响】

毒性低，但有报道静注时可发生休克。

本品可与其他类型止血药合用。本品是通过促进凝血过程而发挥作用。能够增加血液中血小板数量，增强其聚集性和黏附性，促进凝血物质的释放，以加速凝血。

7. 醋甘氨酸乙二胺

【适应证】

①止血:用于阻塞型黄疸、胆瘘、慢性腹泻、广泛肠切除所致吸收功能不良患者,早产儿、新生儿低凝血酶原血症,香豆素类或水杨酸类过量以及其他原因所致凝血酶原过低等引起的出血。亦可用于预防长期口服抗生素类药物引起的维生素 K 缺乏病。②镇痛:用于胆石症、胆道蛔虫症引起的胆绞痛。③解救杀鼠药"敌鼠钠"中毒:宜用大剂量。

【用法用量】

(1)止血:①肌注,肌注每次 2～4mg,每日 4～8mg。防止新生儿出血可在产前 1 周给孕妇肌注,每日 2～4mg。②口服:每次 2～4mg,每日 6～20mg。

(2)胆绞痛:肌注,每次 8～6mg。

【对血液及心血管系统影响】

①较大剂量可致新生儿、早产儿溶血性贫血和高胆红素血症及黄疸。在红细胞 6-磷酸脱氢酶缺乏症患者可诱发急性溶血症贫血。②可致肝损害。肝功能不全者可改用维生素 K_1。肝硬化或晚期肝病患者出血使用本品无效。

8. 卡巴克络

【适应证】

本品常用于特发性紫癜、视网膜出血、慢性肺出血、胃肠道出血、鼻出血、咯血、血尿、痔出血、子宫出血、脑出血等。

【用法用量】

口服,成人每次 2.5～5mg,1 日 3 次,肌注,每次 5～10mg,也可静注。

【对血液及心血管系统影响】

本品能促进毛细血管收缩,降低毛细血管通透性,增进断裂毛细血管断端的回缩,而起到止血作用。

9. 人凝血因子Ⅷ

【适应证】

本品对缺乏人凝血因子Ⅷ所致的凝血机能障碍具有纠正作用,主要用于防治甲型血友病和获得性凝血因子Ⅷ缺乏而致的出血症状及这类病人的手术出血治疗。

【用法用量】

给药剂量必须参照体重、是否存在抑制物,出血的严重程度等因素。下列公式可用于计算剂量:

所需因子Ⅷ单位(IU)/次＝0.5×患者体重(kg)×需提升的因子Ⅷ活性水平(正常的%)

一般推荐剂量如下:

轻度至中度出血:单一剂量 10～15IU/kg 体重,将因子Ⅷ水平提高到正常人水平的 20%～30%。

较严重出血或小手术:需将因子Ⅷ水平提高到正常人水平的 30%～50%,通常首次剂量 15～25IU/kg 体重。如需要,每隔 8～12 小时给予维持剂量 10～15IU/kg 体重。

大出血:危及生命的出血如口腔、泌尿系统及中枢神经系统出血或重要器官如颈、喉、腹膜后,髂腰肌附近的出血:首次剂量 40IU/kg 体重,然后每隔 8～12 小时给予维持剂量 20～25IU/kg 体重。疗程需由医生决定。

手术:只有当凝血因子Ⅷ抑制物水平无异常增高时,方可考虑择期手术。手术开始时血液中因子Ⅷ浓度需达到正常人水平的 60%～120%。通常在术前按 30～40IU/kg 体重给药。术后 4 天内因子Ⅷ最低应保持在正常人水平的 60%,接下去的 4 天减至 40%。

获得性因子Ⅷ抑制物增多症:应给予大剂量的凝血因子Ⅷ,一般超过治疗血友病患者所需剂量一倍以上。

【对血液及心血管系统影响】

大量反复输入本品时,应注意出现过敏反应、溶血反应及肺水肿的可能性,对有心脏病的患者尤应注意。

10. 重组人血小板生成素

【适应证】

本品适用于治疗实体瘤化疗后所致的血小板减少症,适用对象为血小板低于 $50 \times 10^9/L$ 且医生认为有必要升高血小板治疗的患者。

【用法用量】

恶性实体肿瘤化疗时,预计药物剂量可能引起血小板减少及诱发出血且需要升高血小板时,可于给药结束后 6～24 小时皮下注射本品,剂量为每日每公斤体重 300U,每日一次,连续应用 14 天;用药过程中待血小板计数恢复至 $100 \times 10^9/L$ 以上,或血小板计数绝对值升高≥$50 \times 10^9/L$ 时即应停用。当化疗中伴发白细胞严重减少或出现贫血时,本品可分别与重组人粒细胞集落刺激因子(rhG-CSF)或重组人红细胞生成素(rhEPO)合并使用。

【对血液及心血管系统影响】

对本品成分过敏者;严重心、脑血管疾病者;患有其他血液高凝状疾病者,近期发生血栓病者;合并严重感染者,宜控制感染后再使用本品。

11. 重组人白介素(重组人白介素 2)

【适应证】

主要用于肾癌、恶性黑色素瘤及癌性胸、腹腔积液的治疗,也可以用于其他恶性肿瘤综合治疗。

【用法用量】

用于癌症治疗,一般可静脉输注或皮下注射每日 20 万～40 万 IU/m² 体表面积(50～100 万 IU/次),每日一次,每周连用 5 日,4 周为一疗程。癌性胸、腹水腔内注射应尽量排出胸、腹水后,每次注射 40 万～60 万 IU/m² 体表面积(50 万～100 万 IU/次),每周 1～2 次,注射 2～4 周,或根据病人情况按医嘱使用。

【对血液及心血管系统影响】

使用较大剂量时,本品可能会引起毛细血管渗漏综合征,表现为低血压、末梢水肿、暂时性肾功能不全等,应立即停用,积极对症处理。应注意,使用本品应严格掌握安全剂量。

重组人白细胞介素-2 即往用药史中出现过与之相关的毒性反应:①持续性室性心动过速;②未控制的心率失常;③胸痛并伴有心电图改变、心绞痛或心肌梗死;④心脏压塞;⑤肾衰竭需透析>72 小时;⑥昏迷或中毒性精神病>48 小时;⑦顽固性或难治性癫痫;⑧肠局部缺血或穿孔;⑨消化道出血需外科手术。

12. 云南白药

【适应证】

功能化淤止血,活血止痛,解毒消肿。用于跌打损伤,淤血肿痛,吐血、咯血、便血、痔血、崩漏下血、支气管及肺结核咳血,溃疡病出血,疮疡肿毒及软组织挫伤,闭合性骨折以及皮肤感染性疾病。

【用法用量】

刀伤、枪伤、跌打诸伤,无论轻重,出血者用温开水送服;淤血肿痛及未出血者用酒送服;妇科各种,用酒送服;但经血过多、红崩用温开水送服;毒疮初起,服 0.25 克,另取药粉用酒调匀,敷患处,如已化脓,只需内服。其他内出血各症状均可内服。

口服:每次 0.25~0.5 克,1 日 4 次(2~5 岁按成人量 1/4 服用,5~12 岁按成人量 1/2 服用)。

凡遇较重的跌打损伤可先服红色保险子,轻伤及其他病症不必服。

【对血液及心血管系统影响】

①止血:云南白药能显著缩短家兔和人的凝血时间,能对抗肝素及双香豆素的抗凝作用。②活血化淤:云南白药能明显改善高分子右旋糖酐引起的微血管循环障碍。③抗炎。④增加心肌营养性血量:用同位素 8bRB 测定小鼠心肌营养性血流量,发现云南白药可明显增加心肌营养性血流量,30 分钟后作用最强。⑤增加机体免疫功能:增加肝脾吞噬功能。⑥抗癌:云南白药中分离提出的两种皂苷Ⅰ和Ⅵ在 P-388、L-1210 和 9KB 组织培养系统筛选试验中显示出一定抗癌活性。

13. 氨甲环酸

【适应证】

(1)前列腺、尿道、肺、脑、子宫、肾上腺、甲状腺、肝等富有纤溶酶原激活物脏器的外伤或手术出血。

(2)用作溶栓药,如组织型纤溶酶原激活物(t-PA)、链激酶及尿激酶的拮抗物。

(3)人工流产、胎盘早期剥落、死胎和羊水栓塞引起的纤溶性出血。

(4)局部纤溶性增高的月经过多、眼前房出血及严重鼻出血。

(5)用于防止或减轻因子Ⅷ或因子Ⅸ缺乏的血友病患者拔牙或口腔手术后的出血。

(6)中枢动脉瘤破裂所致的轻度出血,如蛛网膜下腔出血和颅内动脉瘤出血,应用本品止血优于其他抗纤溶药,但必须注意并发脑水肿或脑梗死的危险。至于重症有手术指征患者,本品仅可作辅助用药。

(7)用于治疗遗传性血管性水肿,可减少其发作次数和严重度。

(8)血友病患者发生活动性出血。

(9)对黄褐斑有确切疗效。

【用法用量】

静脉滴注:一般成人一次 0.25~0.5g,必要时可每日 1~2g,分 1~2 次给药。根据年龄和症状可适当增减剂量,或遵医嘱。

为防止手术前后出血,可参考上述剂量。治疗原发性纤维蛋白溶解所致出血,剂量可酌情加大。

【对血液及心血管系统影响】

(1)应用本品要监护患者以降低血栓形成并发症的可能性。有血栓形成倾向及有心肌梗死倾向者慎用。

(2)本品一般不单独用于弥散性血管内凝血(DIC)所致的继发性纤溶性出血,以防进一步血栓形成,影响脏器功能,特别是急性肾衰竭,故应在肝素化的基础上应用本品。在 DIC 晚期,以纤溶亢进为主时也可单独应用本品。

(3)如与其他凝血因子(如因子Ⅸ)等合用,应警惕血栓形成。应在凝血因子使用后 8 小时再用本品较为妥当。

(4)由于本品可导致继发肾盂和输尿管凝血块阻塞,大量血尿患者禁用或慎用。

(5)慢性肾功能不全时用量酌减,给药后尿液浓度常较高。治疗前列腺手术出血时,用量也应减少。

(6)应用本品时间较长者,应做眼科检查监护(视力、视觉、视野和眼底检查)。

14. 鱼精蛋白

【适应证】

用于肝素注射过量而引起的出血和自发性出血如咯血等。

【用法用量】

抗肝素过量:静注,用量与最后一次肝素的用量及间隔时间有关。每 1mg 鱼精蛋白可拮抗 100 单位肝素。由于肝素在体内降解迅速,在注射肝素后 30 分钟,每 100 单位肝素,只需用鱼精蛋白 0.5mg;每次用量不超过 50mg,需要时可重复给予。抗自发性出血:静滴,5～8mg/(kg·d),分 2 次,间隔 6 小时,每次以 300～500ml 生理盐水稀释后使用,3 日后改为半量。

【对血液及心血管系统影响】

本品快速静脉注射可引起低血压、心动过缓、肺动脉高压、呼吸困难、短暂面部潮红及温热感。缓慢静脉注入,10 分钟内不超过 50mg,可避免上述反应。

15. 凝血酶

【适应证】

凝血酶适用于结扎止血困难的小血管、毛细血管以及实质性脏器出血的止血。用于外伤、手术、口腔、耳鼻喉、泌尿、烧伤、骨科等出血的止血。

【用法用量】

(1)局部止血:用灭菌氯化钠注射液溶解成 50～200U/ml 的溶液喷雾或用本品干粉喷洒于创面。或以吸收性明胶海绵、纱条蘸凝血酶贴敷创面;也可直接撒布粉末状凝血酶至创面。

(2)消化道止血:用生理盐水或温开水(不超 37℃)溶解成 10～100U/ml 的溶液,口服或局部灌注,也可根据出血部位及程度增减浓度、次数。

【对血液及心血管系统影响】

本品严禁作血管内、肌内或皮下注射,以防引起局部坏死甚至形成血栓而危及生命。

16. 凝血酶原复合物

【适应证】

(1)主要用于预防和治疗因凝血因子Ⅱ、Ⅶ、Ⅸ及Ⅹ缺乏导致的出血,如乙型血友病、严重肝病及弥散性血管内凝血(DIC)等。

(2)用于逆转抗凝剂(如香豆素类、茚满二酮等)诱导的出血。

（3）对已产生凝血因子Ⅷ抑制性抗体的甲型血友病患者,使用本药也有预防和治疗出血的作用。

（4）治疗敌鼠钠盐中毒。

【用法用量】

成人

● 常规剂量

● 静脉滴注

（1）乙型血友病:①预防自发性出血:每次 20～40U/kg,每周 2 次。②治疗出血:对轻至中度出血,每次 25～55U/kg,或使用能将因子Ⅸ血浆浓度提高到正常浓度的 20%～40% 的剂量,每日 1 次,使用 1～2 日;严重出血时,每次 60～70U/kg,或使用能将因子Ⅸ血浆浓度提高到正常浓度的 20%～60% 的剂量,每 10～12 小时 1 次,连续 2～3 日。③围术期止血:拔牙前 1 小时给予 50～60U/kg,或使用能将因子Ⅸ血浆浓度提高到正常浓度的 40%～60% 的剂量;若术后仍有出血,可重复此量。其他手术前 1 小时给予 50～95U/kg,或使用能将因子Ⅸ血浆浓度提高到正常浓度的 25%～60% 的剂量;术后每 12～24 小时重复此量,至少持续 7 日。

因子Ⅸ每 1U/kg 可提高其血浆浓度 1%。计算用量参考公式:

因子Ⅸ剂量(U)＝体重(kg)×需要提高的因子Ⅸ血浆浓度(%)×1U/kg。

（2）甲型血友病:已产生因子Ⅷ抗体的患者,预防及控制出血可给予 75U/kg。必要时 12 小时后再重复使用。

（3）因子Ⅶ缺乏症:为控制围术期出血,术前应给予能提高因子Ⅶ血浆浓度到正常浓度的 25% 的剂量,术后每 4～6 小时重复一次,必要时持续 7 日。计算用量参考公式:

凝血酶原复合物剂量＝体重(kg)×需要提高的因子Ⅶ血浆浓度(%)×0.5U/kg

（4）抗凝剂诱发的出血:严重病例必要时每次 1500U,并同时加用维生素 K。

【对血液及心血管系统影响】

（1）输注过快可引起短暂发热、寒战、头痛、荨麻疹、恶心、呕吐、嗜睡、冷漠、潮红、耳鸣,以及脉率、血压改变甚至过敏性休克,减慢输注速度可缓解。但发生高敏反应时原则上应停药,直到症状消失,其后可在密切观察下缓慢输注。

（2）偶有报道大量输注本药可导致 DIC、深静脉血栓(DVT)、肺栓塞(PE)或手术后血栓形成等。

（3）本药含微量 A 型和 B 型的同种血细胞凝集素,给血型为 A 型、B 型、AB 型的患者大量输注时可发生血管内溶血。

二、抗凝血药

1. 枸橼酸钠

【适应证】

本品仅用于体外抗凝血。

【用法用量】

输血时预防血凝,采血袋内按照每 100ml 全血加入输血用枸橼酸钠注射液 10ml 进行抗凝剂配比。

【对血液及心血管系统影响】

枸橼酸根与血中钙离子形成难解离的络合物,钙离子是凝血过程中所需的物质之一,血液中钙离子减少,而使血液凝固受阻。

2. 肝素

【适应证】

(1)治疗各种疾病并发的播散性血管内凝血早期。

(2)预防动、静脉血栓和肺栓塞。

(3)治疗动、静脉血栓和肺栓塞,缺血性脑卒中,不稳定型心绞痛(减轻症状、预防心肌梗死),急性心肌梗死(防止早期再梗死和梗死区延展,降低病死率)。

(4)人工心肺、腹膜透析或血液透析时作为抗凝血药物。

(5)作为溶血栓疗法的维持治疗。

(6)用于输血时预防血液凝固及血库保存鲜血等体外抗凝剂。

【用法用量】

静注:5000~1万 U/次,1次/3~4小时;2.5万 U/日。

静滴:1万~2万 U/24小时,用5%葡萄糖注射液或0.9%氯化钠注射液稀释(0.5万 U 用输液 100ml)后,以 20~30 滴/分的速度滴注。

皮下注射:5000U/次,1次/8~12小时,手术前1~2小时开始给药或于心肌梗死发生后给药。

【对血液及心血管系统影响】

(1)禁用于有出血性素质和伴有血液凝固延缓的各种疾病、肝肾功能不全、严重高血压、脑出血、急性感染引起的心内膜炎(人工瓣膜引起的心内膜炎除外)、大脑手术及脊柱手术后、胃肠道有持续的引流管、流产、活动性肺结核、剥脱性皮肤病、溃疡病及对本品过敏者以及妊娠末3个月的孕妇、临产妇。

(2)慎用于乙醇中毒、过敏体质、月经期中、有占位性病变者、孕妇及产妇等。

(3)如有严重出血现象,可静注鱼精蛋白急救,注射速度<20mg/min 或 10 分钟内注射 50mg 为宜(1mg 鱼精蛋白可中和 100U 肝素)。但应注意:①应用鱼精蛋白过量,可有抗凝血作用,因鱼精蛋白干扰凝血致活酶。②由于肝素代谢,故肝素注射后间隔的时间越长,中和肝素所用鱼精蛋白的量也越小。

(4)用药之前,进行血小板计数,用药期间应每周2次做血小板计数,并定期测定凝血时间。如凝血时间>30分钟,表明用药过量。应注意观察有无出血情况。

(5)本品皮下注射的一种特殊方法—深皮下脂肪层注射法:注射部位为腹壁或髂嵴上的脂肪层。可避免一般浅层皮下注射易致血肿、疼痛,且作用时间短的缺点。用结核菌素空针抽准剂量,更换注射针头,然后消毒皮肤(消毒时要轻,不可重按,以免皮下出血),在离开肚脐至少5cm处以及没有瘢痕的腹白线以外处提起一块腹壁,固定好针头,慢慢推注药物(不要回抽针芯看回血)。注完后迅速拔出针,在针孔处轻压约1分钟,不可按摩。如此每次更换注射部位。

(6)本品有利尿作用,发生在治疗开始后的36~48小时内,直至停药后的48小时内,应注意使患者多饮水,记好出入量。

(7)吸烟、喝酒可影响本品的作用,应禁止。

(8)本品可抑制醛固酮的分泌,引起钾潴留,如连用多日,应测血钾。

(9)本品可引起血液中的抗凝血酶Ⅲ的消耗增多,在停用本品后的24~48小时后开始恢复正常。在此期间,发生血栓的可能性增多,故不可突然停用,一般于停药前的3~5天加用口服抗凝血药以预防,并逐渐减量直至停用。

(10)如有过敏反应时,应及时停药。

(11)有发生与创伤有关的出血危险,应避免受创伤,同时停止对患者进行损伤性的操作如肌肉注射、导尿等。

(12)按干燥品计算,每1mg的效价不得少于150U。

(13)用量过大时可引起自发性出血,如:黏膜出血、关节积血、伤口出血等。

(14)以下疾病者需禁用:肝肾功能不全、溃疡病、严重高血压、脑出血、孕妇、先兆流产、外科手术后、血友病者。

(15)长期应用偶可产生暂时性脱发、骨质疏松和自发性骨折等。

3. 肝素钙

【适应证】

抗凝血、血栓药。目前,国外采用肝素钙代替肝素,日本、西欧、美国、意大利均生产并广泛用于临床。

近年来,研究发现,本品还有调血脂、抗炎、抗补体、抗过敏、免疫调节等多种非抗凝方面的药理作用。

【用法用量】

皮下注射

(1)成人剂量:①深部皮下注射,首次5000~10 000单位,以后每8小时5000~10 000单位或每12小时10 000~20 000单位,或根据凝血试验监测结果调整。②静脉注射,首次5000~10 000单位,以后按体重每4小时50~100U/kg,或根据凝血试验监测结果确定。用前先以氯化钠注射液50~100ml稀释。③静脉滴注,每日20 000~40 000单位,加至氯化钠注射液1000ml中24小时持续点滴,之前常先以5000单位静脉注射作为初始剂量。④预防性应用,术前2小时深部皮下注射5000单位,之后每8~12小时重复上述剂量,持续7天。

(2)儿童剂量:静脉注射,首次剂量按体重50U/kg,之后每4小时50~100U/kg,或根据凝血试验监测结果调整。静脉滴注,首次50U/kg,之后50~100U/kg,每4小时一次,或按体表面积10 000~20 000U/m²,24小时持续点滴,亦可根据部分凝血活酶时间(APTT或KPTT)试验结果确定。

对于心血管外科手术,其首次剂量及持续60分钟以内的手术用量同成人常用量。对于弥散性血管内凝血,每4小时25~50U/kg持续静脉点滴。若4~8小时后病情无好转即应停用。

【对血液及心血管系统影响】

(1)局部刺激,可见注射局部小结节和血肿,数日后自行消失,偶见出血发冷。

(2)过敏现象很少出现,一旦出现过敏反应立即停药。

(3)出血性血液病、手术、中枢神经手术7天内,活动性消化器官溃疡、严重高血压、亚急性细菌性心内膜炎、阻塞性黄疸、肝肾功能不全者及妊娠后期妇女禁用。

(4)肝肾功能不全、出血性器质性病变、视网膜血管疾患、孕妇、服用抗凝血药者及老年人应慎用。

(5)长期用药可引起出血，血小板减少及骨质疏松等。

4. 低分子量肝素

【适应证】

临床用于预防手术后血栓栓塞，预防深静脉血栓形成、肺栓塞，血液透析时体外循环的抗凝剂，预防末梢血管病变等。少数资料报道尚可用于因肝素引起的过敏或血小板减少症的替代治疗。尚有报道用于一些栓塞性疾病的特殊治疗。本品临床应用尚处于研究探索阶段，最佳剂量和标准化问题，有待解决。

【用法用量】

用药剂量因人而异，宜个体化给药。

【对血液及心血管系统影响】

不良反应与注意事项同肝素，用量过大仍可导致自发性出血，使用时需进行血液学监护。

5. 华法林

【适应证】

适用于预防和治疗血栓栓塞性疾病。仅口服有效，奏效慢而持久，对需长期维持抗凝者才选用本品，需要迅速抗凝时，应选用肝素，或在肝素治疗基础上加用本品。

(1)防治血栓栓塞性疾病，可防止血栓形成与发展，如治疗血栓栓塞性静脉炎，降低肺栓塞的发病率和死亡率，减少外科大手术，如风湿性心脏病、髋关节固定术、人工置换心脏瓣膜手术等的静脉血栓发生率。

(2)治疗心肌梗死的辅助用药。

【用法用量】

口服第 1 日 0.5～20mg，次日起用维持量，每日 2.5～7.5mg。

成人常用量：每日 10mg，连服 3 日。最初 1～2 日的凝血酶原活性，主要反映短寿命凝血因子Ⅶ的消失程度，这时的抗凝作用不稳定。约 3 日后，因子Ⅱ、Ⅸ、Ⅹ均耗尽，才能充分显示抗凝效应。凝血酶原时间也更确切反映维生素 K 依赖性凝血因子的减少程度，可据此以确定维持量。

小儿常用量：应按个体所需。

孕妇及哺乳期妇女用药：

(1)易通过胎盘并致畸胎。妊娠期使用本品可致"胎儿华法林综合征"，发生率可达 5%～30%。表现为骨骺分离、鼻发育不全、视神经萎缩、智力迟钝、心、肝、脾、胃肠道、头部等畸形。妊娠后期应用可致出血和死胎，故妊娠早期 3 个月及妊娠后期 3 个月禁用本品。遗传性易栓症孕妇应用本品治疗时可给予小剂量肝素并接受严密的实验监控。

(2)少量华法林可由乳汁分泌，哺乳期妇女每日口服 5～10mg，血药浓度一般为 0.48～1.8μg/ml，乳汁及婴儿血浆中药物浓度极低，对婴儿影响较小。

【对血液及心血管系统影响】

与口服抗凝药一致，过量易致出血。早期可有瘀斑、紫癜、牙龈出血、鼻出血、伤口出血经久不愈、月经过多等。出血可发生在任何部位，特别是泌尿和消化道。肠壁血肿可致亚急性肠梗阻,也见于硬膜下和颅内。任何穿刺均可引起血肿,严重时局部压迫症状明显,不常见的不良反应有恶心、呕吐、腹泻、瘙痒性皮疹、过敏反应和皮肤坏死。大量口服甚至有双侧乳房坏死、微血管病或溶血性贫血以及大范围皮肤坏疽等报道;一次量过大时尤其危险。

可引起出血、血尿、瘀斑、便血等。可引起肝肾损害,停药后症状消失。主要不良反应是出血,最常见为鼻出血、齿龈出血、皮肤瘀斑、血尿、子宫出血、便血、伤口及溃疡处出血等。用药期间应定时测定凝血酶原时间,应保持在 25～30 秒,凝血酶原活性至少应为正常值的 25%～40%。不能用凝血时间或出血时间代替上述二指标。无测定凝血酶原时间或凝血酶原活性的条件时,切勿随便使用本品,以防过量引起低凝血酶原血症,导致出血。凝血酶原时间超过正常的 2.5 倍(正常值为 12 秒)、凝血酶原活性降至正常值的 15% 以下或出现出血时,应立即停药。严重时可用维生素 K,口服(4～20mg)或缓慢静注(10～20mg),用药后6 小时凝血酶原时间可恢复至安全水平。必要时也可输入新鲜全血、血浆或凝血酶原复合物。

6. 重组水蛭素

【适应证】

可用于弥漫性血管内凝血(DIC)、手术后血栓形成、体外循环、血管成形术、深静脉血栓形成等的抗血栓治疗。

【用法用量】

静脉给药,起始剂量为 0.4mg/kg,弹丸式注射,缓慢给药(15 秒以上)。溶液浓度为5mg/ml,最大注射剂量为 8.8ml,维持剂量为 0.15mg/(kg·h),连续静脉输注 2～10 日。

【对血液及心血管系统影响】

本品直接抑制凝血酶和抑制肝素诱导的血小板活化,与可增加出血危险性的药物(如口服抗凝药)联合使用时,抗凝效果增加,发生出血的风险会增加。以下情况慎用:血管或器官畸形者、细菌性心内膜炎患者、有出血迹象患者、出血性素质者、严重或未控制的高血压患者、近期发生过脑血管事件者、近期出血患者、肝肾功能不全者。

7. 比伐卢定

【适应证】

本品主要用于预防血管成型介入治疗不稳定型心绞痛前后的缺血性并发症。

【用法用量】

对于未接受 PTCA 的不稳定型心绞痛患者和其他冠状动脉疾病患者,尚无试验资料。在实施 PTCA 之前,本品常规剂量为首剂 1.0mg/(kg·h),合并 2.5mg/(kg·h)静脉滴注4 小时,如果需要,可按 0.2mg/(kg·h)维持至 20 小时。用 5% 葡萄糖或 0.9% 氯化钠注射液溶解后使用。本品不得用于肌肉注射。

【对血液及心血管系统影响】

本品与血浆蛋白和血红细胞不结合。在与肝素、华法林或溶栓药物合用时,会增加患者出血的可能性。

常见的是出血,多见于动脉穿刺部位,也可能发生在身体其他部位。用药中,若血压或血容量突然下降,或有其他不明症状出现时,都应立刻停药并高度警惕出血的发生。尚可引起背痛、头痛、低血压等。

8. 阿加曲班

【适应证】

用于发病 48 小时内的缺血性脑梗死急性期病人的神经症状（运动麻痹）、日常活动能力（步行、起立、坐位保持、饮食）的改善。

【用法用量】

通常对成人在开始的 2 日内 1 日 6 支（阿加曲班 60mg）以适当量的输液稀释，经 24 小时持续静脉滴注。其后的 5 日中 1 日 2 支（阿加曲班 20mg），以适当量的输液稀释，每日早晚各 1 次，每次 1 支（阿加曲班 10mg），1 次以 3 小时静脉滴注。可根据年龄、症状适当增减。请在医生指导下进行。

【对血液及心血管系统影响】

①有时会出现出血性脑梗死的症状，所以要进行密切观察，一旦发现异常情况应终止给药，进行适当的处理。②可能有脑出血、消化道出血出现，所以要进行密切观察，一旦发现异常情况应终止给药，进行适当的处理。③可能有休克、过敏性休克（荨麻疹、血压降低、呼吸困难等）出现，所以要进行密切观察，一旦发现异常情况应终止给药，进行适当的处理。

9. 达比加群酯

【适应证】

用于在非瓣膜性心房颤动患者中减低中风和全身栓塞的风险。

【用法用量】

口服，推荐剂量（150 或 220mg）。

【对血液及心血管系统影响】

小出血事件的发生具有明显的剂量相关性。其他不良反应，达比加群酯与依诺肝素相比无显著差异。

推荐剂量（150 或 220mg）下，达比加群酯严重不良反应发生率均为 8%。总不良反应发生率均为 77%，因严重不良反应导致治疗终止的发生率分别为 8% 和 6%。恶心和呕吐发生率分别为 21%～22% 和 16%～17%；11%～13% 的患者出现便秘和发热；6%～7% 的患者出现低血压、失眠和水肿；1%～4% 的患者出现贫血、眩晕、腹泻、疱疹、头痛、尿潴留、继发性血肿、消化不良和心动过速等症状。

10. 磺达肝癸钠

【适应证】

本品用于进行下肢重大骨科手术如髋关节骨折、重大膝关节手术或者髋关节置换术等患者，预防静脉血栓栓塞事件的发生。

【用法用量】

进行重大骨科手术的患者：本品推荐剂量为每日 1 次 2.5mg，术后皮下注射给药。

初始剂量应在手术结束后 6 小时给予，并且需在确认已止血的情况下。

治疗应持续到静脉血栓栓塞风险消失以后，通常到患者可以下床活动，至少在手术后 5～9 天。临床经验显示：进行髋关节骨折手术的患者，发生静脉血栓栓塞的危险将持续至手术后 9 天以上。对于这些患者，应考虑将本品的使用时间再延长 24 天。

特殊群体：

在进行重大骨科手术的患者中，对于那些年龄大于 75 岁和（或）体重低于 50kg 和（或）肌酐清除率为 20～50ml/min 的肾脏损害患者，应严格遵循本品的首次注射时间。本品首次给予应不早于手术结束后 6 小时。除非术后已经止血,否则不应注射本品。

肾功能损害:肌酐清除率<20ml/min 的患者不应使用本品。肌酐清除率在 20～30ml/min 范围内的肾脏损害患者,本品推荐剂量为 1.5mg。对于肌酐清除率在 30～50ml/min 范围内的肾脏损害患者,根据药代动力学模拟结果可以考虑使用本品 1.5mg 剂量进行短期预防。对于长期预防本品 1.5mg 剂量应被作为替代 2.5mg 的用量。

肝功能损害:不需要调节剂量。在严重肝功能损害的患者中,本品应谨慎使用。

儿科:在<17 岁的人群中本品的疗效和安全性未经研究。

使用方法:本品是通过皮下深层注射给予的,患者取卧位。注射部位应该在前侧和后侧腹壁之间左右交替。为了避免药物的丢失,当使用预灌式注射器时,注射前不要排除注射器中的气泡。注射针的全长应垂直插入拇指和食指之间的皮肤皱褶内;整个注射过程中应始终保持有皮肤皱褶。

【对血液及心血管系统影响】

本品仅用于皮下注射。不能肌肉内注射。

出血:本品应慎用于那些出血危险性增高的患者,如那些先天的或获得性的出血性疾病患者(例如血小板计数<50 000/mm³)、活动性溃疡性胃肠疾病、近期颅内出血或脑、脊髓或眼科手术后不久以及下面所列的特殊人群。

那些能增加出血风险的药物不应与磺达肝癸钠同时使用。这些药物包括地西卢定(desirudin)、纤溶药物、GPⅡb/Ⅲa 受体拮抗剂、肝素、类肝素药物或者低分子肝素。需要时,可根据【药物相互作用】部分的提示与维生素 K 拮抗剂联合使用。其他抗血小板药物(阿司匹林、双嘧达莫、磺吡酮、盐酸噻氯匹定、氯比格雷)以及非甾体消炎药物应慎用。如果需要合用,应进行严密监测。

脊椎/硬膜外麻醉:对于那些进行重大骨科手术的患者,可导致长期或永久瘫痪的硬膜外或脊髓血肿的发生不能排除为合并使用本品和脊髓/硬膜外麻醉或脊髓穿刺的结果。对于那些术后使用了留置硬膜外导管或联合使用其他影响止血的药物的患者,这些罕见事件的危险性会更高。

老年患者:老年患者出血的危险性会增高。由于肾脏功能通常随年龄增长而降低,老年患者可以表现为磺达肝癸钠排出的减少以及暴露的增加。本品在老年患者中应慎用。

低体重患者:体重<50kg 的患者,其出血危险性会增加。磺达肝癸钠的排泄随体重降低而减少,对于这些患者应谨慎使用本品。

肾功能损害患者:已知磺达肝癸钠主要通过肾脏排泄。肌酐清除率<50ml/min 的患者,其出血危险性会增加,应慎用本品。

严重肝功能损害的患者:不需要进行剂量调整。然而,由于严重肝功能损害的患者中凝血因子的缺乏而增加出血的危险,因此应谨慎考虑使用本品。

患有肝素诱导性血小板减少症的患者:磺达肝癸钠不会与血小板因子 4 结合,并且不会与Ⅱ型肝素诱导性血小板减少症患者的血清发生交叉反应。磺达肝癸钠在Ⅱ型肝素诱导性血小板减少症患者中的疗效和安全性尚无正式的研究。对驾车和操作机械能力的影响:本品对驾车和操作机械能力的影响尚无研究。

在进行下肢重大骨科手术和(或)腹部手术患者中的不良反应:

血液和淋巴系统异常:常见手术后出血,贫血;不常见出血(鼻出血,胃肠道出血,咯血,血尿,血肿),血小板减少症,紫癜,血小板增生症,血小板异常,凝血异常。

免疫系统异常:罕见过敏反应。

脉管系统异常:罕见低血压。

在内科患者中的不良反应:

血液和淋巴系统异常:常见出血(血肿,血尿,咯血,齿龈出血);不常见贫血。

11. 利伐沙班

【适应证】

用于预防髋关节和膝关节置换术后患者深静脉血栓(DVT)和肺栓塞(PE)的形成。也可用于预防非瓣膜性心房纤颤患者脑卒中和非中枢神经系统性栓塞,降低冠状动脉综合征复发的风险等。

用于择期髋关节或膝关节置换手术成年患者,以预防静脉血栓形成(VTE)。

【用法用量】

推荐剂量为口服利伐沙班10mg,每日1次。如伤口已止血,首次用药时间应于手术后6～10小时之间进行。治疗疗程长短依据每个患者发生静脉血栓栓塞事件的风险而定,即由患者所接受的骨科手术类型而定。

对于接受髋关节大手术的患者,推荐一个治疗疗程为服药5周。对于接受膝关节大手术的患者,推荐一个治疗疗程为服药2周。如果发生漏服1次用药,患者应立即服用利伐沙班,并于次日继续每天服药1次。患者可以在进餐时服用利伐沙班,也可以单独服用。

【对血液及心血管系统影响】

出血风险:如下详述,一些亚群的患者的出血风险较高。治疗开始后,要对这些患者实施密切监测,观察是否有出血并发症征象。这可以通过定期对患者进行体格检查,对外科伤口引流液进行密切观察以及定期测定血红蛋白来实现。对于任何不明原因的血红蛋白或血压降低都应寻找出血部位。

肾损害:在重度肾损害(肌酐清除率＜30ml/min)患者中,利伐沙班的血药浓度可能显著升高,进而导致出血风险升高。不建议将利伐沙班用于肌酐清除率＜15ml/min的患者。肌酐清除率为15～29ml/min的患者应慎用利伐沙班。当合并使用可以升高利伐沙班血药浓度的其他药物时,中度肾损害(肌酐清除率30～49ml/min)患者应该慎用利伐沙班。

肝损害:在中度肝损害(Child Pugh B类)的肝硬化患者中,利伐沙班血药浓度可能显著升高,进而导致出血风险升高。利伐沙班禁用于伴有凝血异常和临床相关出血风险的肝病患者。对于中度肝损害(Child Pugh B类)的肝硬化患者,如果不伴有凝血异常,可以谨慎使用利伐沙班。

其他出血风险:与其他抗血栓药一样,伴有以下出血风险的患者应慎用利伐沙班:先天性或后天性出血障碍、没有控制的严重动脉高血压、活动期胃肠溃疡性疾病、近期胃肠溃疡、血管源性视网膜病、近期的颅内或脑内出血、脊柱内或脑内血管异常、近期接受脑、脊柱或眼科手术。

12. 链激酶

【适应证】

用于急性心肌梗死、深部静脉血栓、肺栓塞、脑栓塞、急性亚急性周围动脉血栓、中央视网膜动静脉栓塞、血透分流术中形成的凝血、溶血性和创伤性休克及并发弥漫性血管内凝血

(DIC)的败血症休克等。

【用法用量】

(1)给药前半小时,先肌注异丙嗪 25mg、静注地塞米松 2.5～5mg 或氢化可的松 25～50mg,以预防副反应(出血倾向、感冒样寒战、发热等)。

(2)初始剂量:将本品 50 万单位溶于 100ml 0.9％氯化钠注射液或 5％葡萄糖溶液中,静滴(30 分钟左右滴注完毕)。

(3)维持剂量:将本品 60 万单位溶于 250～500m 的 15％葡萄糖溶液中,加入氢化可的松 25～50mg 或地塞米松 1.25～2.5mg,静滴 6 小时,保持每小时 10 万单位水平。按此疗法 1 日 4 次,治疗持续 24～72 小时或直到血栓溶解或病情不再发展为止。疗程根据病情而定,视网膜血管栓塞一般用药 12～24 小时,新鲜心肌梗死用药 18～20 小时,周围动静血栓用药 3 日左右,至多 5～6 日,慢性动脉阻塞用药时间较长,但不宜超过 6～7 日。

(4)治疗结束时,可用低分子右旋糖酐作为过渡,以防血栓再度形成。

(5)儿童的初始剂量应根据抗链激酶值的高低而定,维持剂量根据血容量换算,保持在每小时每毫升血容量 20 单位的水平。

【对血液及心血管系统影响】

(1)人体常受链球菌感染,故体内常有链激酶(即溶栓酶)的抗体存在,使用时必须先给以足够的链激酶初始剂量将其抗体中和。新近患有链球菌感染的病人,体内链激酶抗体含量较高,在使用本品前,应先测定抗链激酶值,如大于 100 万单位,即不宜应用本品治疗。链球菌感染和亚急性心内膜炎病人禁用。

(2)出血为主要并发症,一般为注射部位出现血肿,不需停药,可继续治疗,严重出血可给予氨基己酸或氨甲苯酸对抗溶栓酶的作用,更严重者可补充纤维蛋白原或全血。在使用本品过程中,应尽量避免肌注及动脉穿刺,因可能引起血肿。

(3)新做外科手术者为相对禁忌,原则上 3 日内不得使用本品,但如产生急性栓塞必须紧急治疗时,亦可考虑应用高剂量的本品(高剂量可减少出血机会),应严密注意手术部位的出血问题。

13. 尿激酶

【适应证】

该品主要用于血栓栓塞性疾病的溶栓治疗。包括急性广泛性肺栓塞、胸痛 6～12 小时内的冠状动脉栓塞和心肌梗死、症状短于 3～6 小时的急性期脑血管栓塞、视网膜动脉栓塞和其他外周动脉栓塞症状严重的髂-股静脉血栓形成者。也用于人工心瓣手术后预防血栓形成,保持血管插管和胸腔及心包腔引流管的通畅等。溶栓的疗效均需后继的肝素抗凝加以维持。该品为酶类溶血栓药,能激活体内纤溶酶原转为纤溶酶,从而水解纤维蛋白使新鲜形成的血栓溶解。用于急性心肌梗死、急性脑血栓形成和脑血管栓塞、肢体周围动静脉血栓、中央视网膜动静脉血栓及其他新鲜血栓闭塞性疾病。该品对陈旧性血栓无明显疗效。亦适用于治疗脑血栓形成、周围血管栓塞、中央视网膜血管栓塞、急性心肌梗死等新鲜血栓栓塞性疾病,对肾移植、整形外科手术等出现的血栓形成,均有较好的疗效。

【用法用量】

静脉推注或静脉滴注,每日 4 万～6 万 U,溶于 20～40ml 生理盐水,1 次或 2～3 次推注;或溶于 5％葡萄糖生理盐水或低分子右旋糖酐 250ml 中滴注。一般 7～10 日为一疗程,或酌情增减。

（1）脑血管疾病：在急性脑血栓形成的中风症状出现 6 小时～6 日内，用 6 万 U 静脉推注或滴注。

（2）急性静脉血栓形成：首次剂量可以每日 6 万～18 万 U，以后改为 6 万 U，1 日 2 次，用 7～10 日。

（3）急性动脉栓塞取栓术：注射该品 6 万 U，术后继续用 6 万 U，1 日 2 次，用 5～7 日。

（4）急性心肌梗死：以 50 万 U 溶于 25％葡萄糖液 20ml 中静脉推注，再以 50 万 U 加于 5％葡萄糖液 500ml 中静脉滴注。

（5）眼科应用：每日静脉滴注或推注 1 万～2 万 U，或用 200～500U 溶于 0.5ml 注射用水中作结膜下或球后注射。

（6）冠状动脉输注：20 万～100 万 U 溶于氯化钠注射液或 5％葡萄糖注射液 20～60ml 中冠脉内输注，按每分钟 1 万～2 万 U 速度输入，剂量可依患者体重、体质情况及溶栓效果等情况作调整。

【对血液及心血管系统影响】

（1）应用该品前，应对病人进行血细胞比容、血小板记数、凝血酶时间（TT）、凝血酶原时间（PT）、激活的部分凝血致活酶时间（APTT）测定。TT 和 APTT 应小于 2 倍延长的范围内。

（2）用药期间应密切观察病人反应，如脉率、体温、呼吸频率和血压、出血倾向等，至少每 4 小时记录 1 次。

（3）下列情况禁用：①近期（14 天内）有活动性出血（胃与十二指肠溃疡、咳血、痔疮、出血等）、做过手术、活体组织检查、心肺复苏（体外心脏按摩、心内注射、气管插管）、不能实施压迫部位的血管穿刺以及外伤史；②控制不满意的高血压（血压＞21.3/14.7kPa）或不能排除主动脉夹层动脉瘤者；③有出血性脑卒中（包括一时性缺血发作）史者；④对扩容和血管加压药无反应的休克；⑤妊娠、细菌性心内膜炎、二尖瓣病变并有房颤且高度怀疑左心腔内有血栓者；⑥糖尿病合并视网膜病变者；⑦出血性疾病或出血倾向，严重的肝、肾功能障碍及进展性疾病；⑧意识障碍患者。

严重肝功能障碍、低纤维蛋白原血症及出血性素质者忌用。

严重肝功能障碍和严重高血压患者、低纤维蛋白原血症及有出血性疾病者均忌用。

高龄老人、严重动脉粥样硬化者应用剂量宜谨慎。

14. 阿替普酶

【适应证】

①用于急性心肌梗死和肺栓塞。②用于急性缺血性脑卒中、深静脉血栓及其他血管疾病。用于动静脉瘘血栓形成。

【用法用量】

（1）静脉注射：将 50mg 的本药溶解为 1mg/ml 的浓度，注射给药。

（2）静脉滴注：将本药 100mg 溶于注射用生理盐水 500ml 中，在 3 小时内按以下方式滴完，即前 2 分钟先注入本药 10mg，以后 60 分钟内滴入 50mg，最后 120 分钟内滴完余下的 40mg。

（3）负荷给药法（front loading）：总剂量为 100mg，先弹丸（bolus）注射 15mg，然后 30 分钟内再静脉滴注 50mg，接着 1 小时内静脉滴注剩余 35mg。

（4）按体重法：先静脉弹丸注射 15mg，接着 30 分钟静脉滴注 0.75mg/kg，然后 1 小时内静脉滴注 0.5mg/kg。

（5）二次弹丸法（two bolus）：总量 100mg，分 2 次静脉弹丸注射，间隔 30 分钟，此方法可有 88％的再通率。

【对血液及心血管系统影响】

（1）血液系统：出血最常见。与溶栓治疗相关的出血类型有胃肠道、泌尿生殖道、腹膜后或颅内的出血，浅层的或表面的出血主要出现在侵入性操作的部位（例如静脉切口，动脉穿刺，近期做了外科手术的部位）。另外，有出现硬膜外血肿和筋膜下血肿的报道。全身性纤维蛋白溶解比用链激酶时要少见，但出血的发生率相似。

（2）心血管系统：①心律失常：使用本药治疗急性心肌梗死时，血管再通期间可出现再灌注心律失常，如加速性室性自主心律、心动过缓或室性期前收缩等。这些反应通常为良性，通过标准的抗心律失常治疗可以控制，但有可能引起再次心肌梗死和梗死面积扩大。心律失常的发生率和静脉滴注链激酶时相似。②血管再闭塞：血管开通后，需继续用肝素抗凝，否则可能再次形成血栓，造成血管再闭塞。有报道用本药进行溶栓治疗后发生了胆固醇结晶栓塞。

（3）中枢神经系统：可出现颅内出血、癫痫发作。

（4）泌尿生殖系统：有报道用药后立即出现肾血管肌脂瘤引起的腹膜后出血。

（5）骨骼肌系统：可出现膝部出血性滑膜囊炎。

（6）其他：过敏反应。

15. 瑞替普酶

【适应证】

第三代溶栓药，用于急性心肌梗死、肺栓塞的抢救，外周血管的血栓性疾病的治疗。

【用法用量】

只能静脉使用。10MU＋10MU 分两次静脉注射，每次缓慢推注 2 分钟以上，两次间隔为 30 分钟。注射时应该使用单独的静脉通路，不能与其他药物混合后给药，也不能与其他药物使用共同的静脉通路。没有多于两次给药的重复用药的经验。尽管没有足够的资料表明，在用药中或用药后合并使用抗凝或抗血小板药是否有利，但 99％的病人在溶栓治疗期间同时使用肝素，用药期间或用肝素后，可合并使用阿司匹林。关于不合并使用肝素或阿司匹林对于 rPA 的安全性及效果的影响的研究还未进行。当配制溶液时，肝素和 rPA 是有配伍禁忌的，不能在同一静脉通路给药，如需共用一条静脉通路先后注射时，使用二种药之间，应该用生理盐水或 5％葡萄糖溶液冲洗管道。

【对血液及心血管系统影响】

以下患者禁用：①活动性内出血。②脑血管意外史。③新近（2 个月内）颅脑或脊柱的手术及外伤史。④颅内肿瘤，动静脉畸形或动脉瘤。⑤已知的出血体质。⑥严重的未控制的高血压。

16. 东菱精纯抗栓酶

【适应证】

本品能分解纤维蛋白原，并能促使纤维蛋白溶解，防止血栓形成，改善微循环。可用于治疗缺血性脑血管疾病、突发性耳聋、慢性动脉闭塞症。

【用法用量】

静滴：成人首次 10 巴曲酶单位（BU），以后隔日 1 次，5BU。

【对血液及心血管系统影响】

有出血倾向者、对本药过敏者，严重肝、肾功能不全者禁用。

17. 蚓激酶

【适应证】

目前的临床试验表明，蚓激酶对冠心病心绞痛、脑梗死、糖尿病、肾病综合征、肺心病及下肢深静脉血栓等常见病治疗作用确切，且不良反应小，患者易耐受。尽管尚有许多问题需要大规模、长时间的临床对照研究解决，但展望未来，蚓激酶在临床疾病中的应用会有更好的前景。

【用法用量】

口服制剂。

【对血液及心血管系统影响】

与血栓（纤维蛋白）有特殊的亲和力，能够跟踪溶栓，有效溶解微栓，改善微循环，加强心、脑血管侧支循环，开放性修复血管受损内皮细胞，增加血管弹性，改善血管供氧功能，降低血液黏度，降低血小板聚集率，抑制血栓再次形成。修复血栓发生后周边坏死脑细胞，挽救半暗区。目前已广泛用于临床，并越来越多地用在心脑血管、内分泌、呼吸系统等疾病的预防和治疗中。

18. 去纤酶

【适应证】

本品是从蛇毒中提取的一种物质，能溶解血浆纤维蛋白原和纤维蛋白，故能溶解血栓。此外，它还能降低血液黏度，延长凝血时间。

本品可用于治疗血栓栓塞性疾病，如：脑血栓、四肢动静脉血栓、视网膜静脉栓塞等。对冠心病、心绞痛、心肌梗死也有一定疗效。

【用法用量】

静滴：每次 0.25～1NIH 凝血酶单位/kg，每 4～7 日一次，3～4 次为一疗程。用前须先做皮试。

【对血液及心血管系统影响】

对本品过敏者禁用。有出血倾向及凝血机能低下者忌用。

三、血浆代用品

1. 右旋糖酐 40

【适应证】

(1)用于失血、创伤、烧伤等各种原因引起的休克和中毒性休克。

(2)预防手术后静脉血栓形成。用于肢体再植和血管外科手术等预防术后血栓形成。

(3)用于心绞痛、脑血栓形成、脑供血不足、血栓闭塞性脉管炎等。

(4)体外循环时，代替部分血液，预冲人工心肺机，既节省血液又可改善循环。

【用法用量】

静滴：每次 250～500ml，每日或隔日一次，7～14 次为 1 个疗程。

【对血液及心血管系统影响】

(1)本品除可以扩充血容量的作用外,还可以降低血液黏滞性,改善微循环。可用于失血、创伤、烧伤、中毒等引起的休克,血栓性疾病等。

(2)少数病人可发生荨麻疹、红色丘疹、皮肤瘙痒、恶心、呕吐、哮喘,重者口唇发绀、虚脱、血压剧降、支气管痉挛,个别患者甚至出现过敏性休克。

(3)偶见发热、寒战,少数患者出现淋巴结肿大、关节炎。

(4)可有凝血障碍、出血时间延长,常与用量有关,用量过大可致出血及肾功能异常。

(5)重度休克时,如大量输注右旋糖酐,应同时给予一定数量的全血,以维持血液携氧功能。如未同时输血,由于血液在短时间内过度稀释,则携氧功能降低,组织供氧不足,而且影响血液凝固,出现低蛋白血症。

(6)本品能吸附于细胞表面,与红细胞形成假凝集,干扰血型鉴定。输血患者的血型检查和交叉配血试验应在使用右旋糖酐前进行,以确保输血安全。

2. 右旋糖酐 70

【适应证】

(1)主要用于防治低血容量休克,如出血性休克、手术中休克、烧伤性休克。

(2)用于预防手术后的血栓形成和血栓性静脉炎。

(3)用于防治微循环血栓及播散性血管内凝血(弥散性血管内凝血)。

(4)与阿司匹林、双嘧达莫合用以治疗栓塞性血小板减少性紫癜。

【用法用量】

静脉滴注:

(1)成人:每次给药 500ml,以每分钟 20～40ml 输入;每天最大量不超过 1000～1500ml,在 15～30 分钟左右输入全量。

(2)儿童:每次按 10～15ml/kg 给药。

【对血液及心血管系统影响】

(1)本药用量过大会出现低蛋白血症、出血倾向或出血(如鼻出血、齿龈出血、皮肤黏膜出血、创面渗血、血尿、经血增多等),实验室检查有红细胞集聚明显、血沉加快。因此,本药每天用量不应超过 1500ml。

(2)本药不改变血型,但能干扰血型检验和配血。用本药前应事先验好血型。

3. 右旋糖酐 10

【适应证】

用于急性失血性休克、创伤性休克及烧伤性休克、急性心肌梗死、心绞痛、脑血栓形成、脑供血不全、闭塞性血栓性脉管炎(血栓闭塞性脉管炎)、雷诺综合征等。此外,术前有低血容量以及硬膜外麻醉后所致低血压者均可使用本品升压。

【用法用量】

静脉滴注:速度为每分钟 5～15ml,血压上升后,可酌情减慢。每次 500～1000ml。

【对血液及心血管系统影响】

用量过大可致贫血、低血浆蛋白和凝血时间延长等现象,急救大出血时,最好能与全血并用。

4. 琥珀酰明胶

【适应证】

(1)用于各种原因引起的低血容量性休克(如失血、急性创伤或手术、烧伤、败血症)的早期治疗。

(2)用于手术前后及手术期间稳定血液循环及稀释体外循环液。

(3)用于预防脊髓和硬膜外麻醉中的低血压。

(4)作为输注胰岛素的载体(防止胰岛素被容器及管壁吸附而丢失)。

【用法用量】

静脉滴注

(1)少量出血、术前及术中预防性治疗:可在 1～3 小时内输入本药 500～1000ml。

(2)低血容量性休克:可在 24 小时内输入本药 10 000～15 000ml。但红细胞比容不应低于 25%,同时避免血液稀释引起的凝血异常。

(3)严重的急性失血致生命垂危:可在 5～10 分钟内加压输入本药 500ml,进一步输入量视血容量的缺乏程度而定。

(4)老年人剂量:老年人用药时,应控制血细胞比容不低于 30%,并注意防止循环超负荷。

【对血液及心血管系统影响】

(1)心力衰竭可能伴有循环超负荷者,此时输液时应缓慢进行。

(2)对水分过多、肾衰、有出血倾向、肺水肿、钠或钾缺乏以及对输液成分过敏等病人要慎用。

(3)失血量超过总量 25% 时,应输全血或红细胞。

(4)使用琥珀酰明胶不会干扰交叉配血。

(5)琥珀酰明胶含钙量、含钾量低,可用于洋地黄化的病人或肾功能较差的病人。

(6)输注琥珀酰明胶期间下列化验指标可能不稳定:血糖、血沉、尿液比重、蛋白、双缩脲、脂肪酸、胆固醇、果糖、山梨醇脱氢酶。

5. 中分子羟乙基淀粉 200/0.5

【适应证】

(1)治疗和预防与下列情况有关的循环血容量不足或休克:手术(失血性休克)、创伤(创伤性休克)、感染(感染性休克)、烧伤(烧伤性休克)等。

(2)10% 的中分子羟乙基淀粉 200/0.200/0.5 可用于治疗性血液稀释。

(3)3% 的中分子羟乙基淀粉 200/0.200/0.5 可用于减少手术中对供血的需要,如急性等容血液稀释(ANH)。

【用法用量】

10% 氯化钠注射液:①250ml(25g 羟乙基淀粉 200/0.5 与氯化钠 2.25g);②500ml(50g 羟乙基淀粉 200/0.5 与氯化钠 4.5g)。6% 氯化钠注射液:①250ml(15g 羟乙基淀粉 200/0.5 与氯化钠 2.25g);②500ml(30g 羟乙基淀粉 200/0.5 与氯化钠 4.5g)。3% 氯化钠注射液:500ml(15g 羟乙基淀粉 200/0.5 与氯化钠 4.5g)。

【对血液及心血管系统影响】

羟乙基淀粉是目前最常用的血浆代用品之一。它可改善低血容量和休克患者的血流动力学和氧输送;能够降低血细胞比容,降低血液和血浆黏滞度,尤其是红细胞聚集,可改善低血容量和休克患者微循环障碍区的血流量和组织氧释放,从而改善循环和微循环功能。许多临床实验均证实使用后,对低血容量和休克病人的心排出量、氧供、氧耗和器官功能均能产生有利影响。

6. 中分子羟乙基淀粉 130/0.4

【适应证】

防治血容量不足和用于急性等溶血液稀释。

【用法用量】

一般用法:静脉输注的初始 10～20ml 应缓慢给予,Max:33ml/(kg·d)。根据患者失血量、血流动力学参数的维持或恢复以及稀释效果确定每日剂量、给药速度以及持续用药时间。对于长时间每日给予最大剂量的治疗方法,目前临床用药经验尚有限。

【对血液及心血管系统影响】

(1)血液:本药可改变凝血机制,导致一过性凝血酶原时间、激活的部分凝血活酶时间及凝血时间延长。大量应用时亦可引起一过性出血时间延长。

(2)肝:多次输注本药的患者中,有间接胆红素升高的报道,并于末次注射后 96 小时恢复正常。

(3)过敏反应:少数患者使用本药可出现过敏反应,表现为眼睑水肿、荨麻疹及哮喘等。也可见类似中度流感的症状、心动过缓或心动过速、支气管痉挛、非心源性肺水肿。

(4)其他:尚可见呕吐、颌下腺及腮腺肿大、下肢水肿等。大剂量使用时,由于稀释效应,可能引起血液成分如凝血因子、血浆蛋白稀释及血细胞比容下降。长期大剂量使用本药,患者可出现皮肤瘙痒。

7. 包醛氧淀粉

【适应证】

尿素氮吸附药,适用于各种原因造成的氮质血症。

【用法用量】

口服:饭后用温开水浸泡后服用。1 日 2～3 次,一次 1～2 袋,或遵医嘱。

【对血液及心血管系统影响】

服用本品时要适当控制蛋白质摄入量,如能配合低蛋白饮食,将有助于提高疗效。

8. 羟乙基淀粉 40

【适应证】

血容量补充药。有抑制血管内红细胞聚集作用,用于改善微循环障碍,临床用于低血容量性休克,如失血性、烧伤性及手术中休克等;血栓闭塞性疾患。

【用法用量】

静脉滴注,1 日 250～500ml。

【对血液及心血管系统影响】

(1)一次用量不能过大,以免发生自发性出血。

(2)大量输入可致钾排泄增多,应适当补钾。

(3)有出血倾向和心衰者慎用。

9. 聚明胶肽

【适应证】

用于外伤引起的失血性休克者;严重烧伤、败血症、胰腺炎等引起的失体液性休克者。

纠正或预防血浆或全血容量缺乏引起的循环功能不全,适用于低血容量性休克、全血或血浆丢失、补充心肺循环量。

【用法用量】

剂量及输注速度应按个体化给药。全血或血浆丢失,预防休克 500～1500ml,容量缺乏性休克最多 2000ml。输注速度一般 125 滴/分,急救时可在 5～15 分钟内输入 500ml。

【对血液及心血管系统影响】

本品不可与含枸橼酸盐的血液混合使用,但含枸橼酸盐的血液可在输入本品之前或之后输注,或分通道同时输注。

输注本品可导致暂时性红细胞沉降率加快。

应注意可能存在的低蛋白血症,并注意用药剂量。

10. 氧化聚明胶

【适应证】

用于预防和治疗失血性休克、创伤性休克及中毒性休克。

【用法用量】

静脉滴注:每次量一般为 500～1000ml,输注速度每分钟 80～160 滴。

【对血液及心血管系统影响】

可作为血浆代用品。其成品供应为 3% 溶液,含有生理盐水,有较好的血液相溶性,可用于失血性、外伤性及中毒性休克。另外,经国外临床试用反复大量输注(一次最大量曾用至 3000ml)未发现凝血功能异常,对肝、肾功能亦无损害,是较安全而有效的血浆代用品。

四、抗贫血药

1. 硫酸亚铁

【适应证】

硫酸亚铁用于治疗缺铁性贫血症(如慢性失血、营养不良、妊娠、儿童发育期等)引起的缺铁性贫血;也用于在食物中加铁,长期超量使用可能会引起腹痛、恶心等副作用。

【用法用量】

口服,成人:预防用,一次 1 片,1 日 1 次;治疗用,一次 1 片,1 日 3 次。饭后服。

2. 葡萄糖酸亚铁

【适应证】

用于因慢性失血,月经过多,孕妇,哺乳期妇女,儿童发育期所致的缺铁性贫血。

【用法用量】

口服,成人:预防用,一次 0.3g,1 日 1 次。治疗用,一次 0.3～0.6g,1 日 3 次。饭后服。

【对血液及心血管系统影响】

含铁量较低,故副作用较轻。可引起胃肠不适,可致恶心、上腹部疼痛、腹泻、便秘等。

3. 蔗糖铁

【适应证】

本品适用于口服铁剂效果不好而需要静脉铁剂治疗的病人,如:口服铁剂不能耐受的病人、口服铁剂吸收不好的病人。

【用法用量】

本品只能与 0.9％w/v 生理盐水混合使用。本品不能与其他的治疗药品混合使用。

成年人和老年人：根据血红蛋白水平每周用药 2～3 次，每次 5～10ml（100～200mg 铁）。给药频率应不超过每周 3 次。

儿童：根据血红蛋白水平每周用药 2～3 次，每次每公斤体重 0.15ml 本品（＝3mg 铁/公斤体重）。

最大耐受单剂量：

成年人和老年人：

注射时：用至少 10 分钟注射给予本品 10ml（200mg 铁）。

输液时：如果临床需要，给药单剂量可增加到 0.35ml 本品/公斤体重（＝7mg 铁/公斤体重），最多不可超过 25ml 本品（500mg 铁），应稀释到 500ml 0.9％（w/v）生理盐水中，至少滴注 3.5 小时，每周一次。

【对血液及心血管系统影响】

（1）维生素 E 缺乏时，铁过量（超过 8mg/kg）可加重缺乏维生素 E 的早产儿红细胞溶血现象。

（2）婴儿补铁过量易发生大肠杆菌感染。

（3）胃酸有利于铁的离子化，促进铁吸收。

（4）有支气管哮喘、铁结合率低和（或）叶酸缺乏症患者，应警惕过敏样反应的发生。

（5）严重肝功能不全、急性感染、有过敏史或慢性感染的病人慎用本品。

4. 多糖铁复合物

【适应证】

治疗单纯性缺铁性贫血。

【用法用量】

缺铁性贫血 150～300mg（元素铁）/次，每日一次，口服。

【对血液及心血管系统影响】

儿童：铁过量[＞8mg/（kg·d）]可加重维生素 E 缺乏早产儿的红细胞溶血现象。补铁过量时，多数新生儿易发生大肠杆菌感染，＜6 岁儿童意外过量服用含铁制剂可致致命性中毒。

孕妇：可用于治疗孕产妇缺铁性贫血。

5. 叶酸

【适应证】

（1）叶酸是合成核酸时所需的辅酶，叶酸不足，影响核酸合成，影响正常细胞分裂与复制。

（2）帮助调节胚胎神经细胞发育，防止新生婴儿患先天性神经管缺陷症。

（3）叶酸与维生素 B_{12} 是制造红细胞不可缺少物质，预防治疗叶酸贫血症。

（4）保护黏膜，黏膜是细胞分裂、衰亡、再生的十分活跃部位。

（5）抗癌作用，叶酸和烟酸一起能阻止自由基对染色体破坏。

（6）叶酸可作为精神分裂症病人的辅助治疗剂，对其症状有明显的缓解作用。此外，叶酸还可用于治疗慢性萎缩性胃炎、抑制支气管鳞状转化以及防治因高同型半胱氨酸血症引起的冠状动脉硬化症、心肌损伤与心肌梗死等。

【用法用量】

每日摄取量：成人的建议是 400 微克 DEF，孕期 600 微克 DEF。可耐受最高摄入量（UL）为每日 1000 微克 DEF。一般认为，对于无叶酸缺乏症的孕妇来说，每日摄取不宜过多。必要时服用孕妇专用的叶酸制剂，而不是普通用于治疗贫血所用的大含量（每片含叶酸 5mg）叶酸片。

【对血液及心血管系统影响】

叶酸口服可很快改善巨幼红细胞性贫血，但不能阻止因维生素 B_{12} 缺乏所致的神经损害的进展，且若仍大剂量服用叶酸，可进一步降低血清中维生素 B_{12} 含量，反使神经损害向不可逆转方面发展。

6. 维生素 B_{12}

【适应证】

(1)用于治疗和预防维生素 B_{12} 缺乏症。

(2)用于胃切除或吸收不良综合征，维生素 B_{12} 缺乏造成贫血的预防。

(3)用于补充因消耗性疾病、甲状腺功能亢进、妊娠、哺乳等造成的维生素 B_{12} 需求增加。

(4)营养性和妊娠性贫血。

(5)广节裂头绦虫病贫血。

(6)肝障碍贫血。

(7)放射性引起的白细胞减少。

(8)神经疼，肌肉疼，关节疼。

(9)末梢神经炎，末梢神经麻痹。

(10)脊髓炎，脊髓变性。

【用法用量】

肌注：每次 $50\sim200\mu g$，每日或隔日 1 次。治疗神经疾患时，用量可酌增。口服：每次 $25\mu g$，每日 3 次。

【对血液及心血管系统影响】

有些病人对该品有过敏反应，甚至过敏性休克，使用时应注意。维生素 B_{12} 是人体内每天需要量最少的一种维生素 B，过量的维生素 B_{12} 会产生毒副作用。据报道注射过量的维生素 B_{12} 可出现哮喘、荨麻疹、湿疹、面部水肿、寒战等过敏反应，也可能引发神经兴奋、心前区痛和心悸。维生素 B_{12} 摄入过多还可导致叶酸的缺乏。

7. 腺苷钴胺

【适应证】

用于巨幼细胞贫血、营养不良性贫血、妊娠期贫血、多发性神经炎、神经根炎、三叉神经痛、坐骨神经痛、神经麻痹。也可用于营养型神经疾患以及放射线和药物引起的白细胞减少症。

【用法用量】

肌肉注射，一次 $0.5\sim1.5mg$，1 日 1 次。

【对血液及心血管系统影响】

治疗后期可能出现缺铁性贫血，应补充铁剂。

8. 甲钴胺

【适应证】

周围神经病变。

(1)多发性神经炎、三叉神经痛；脑意外事件的后遗症、脑外伤、血管硬化引起的神经障碍；失眠、多梦、烦躁、易怒；酒精性神经炎；自主神经障碍。

(2)糖尿病性神经病变，肝功能异常的神经炎，巨幼红细胞贫血。

(3)面部神经麻痹；耳鸣、重听、眩晕、耳聋；耳平衡障碍；味觉、嗅觉功能异常。

(4)糖尿病性视网膜病变；视神经炎、复视、青光眼引起的视神经萎缩。

(5)坐骨神经痛、椎间盘突出、骨刺、肩颈酸痛、腰痛、骨折、运动伤害。

(6)妊娠性贫血、下肢麻木；更年期神经功能异常。

(7)带状疱疹、湿疹、各种皮肤炎引起的神经炎、神经痛。

(8)放化疗引起的造血功能损害及神经伤害。

【用法用量】

健康人一次口服 $120\mu g$ 或 $1500\mu g$ 注射，无论哪个剂量，均在给药后 3 小时达到最高血药浓度。

【对血液及心血管系统影响】

可引起血压下降、呼吸困难等严重过敏反应。

9. 促红素

【适应证】

(1)肾功能不全所致贫血，包括透析及非透析病人。

(2)外科围术期的红细胞动员。

(3)治疗非骨髓恶性肿瘤应用化疗引起的贫血。不用于治疗肿瘤病人由其他因素(如铁或叶酸盐缺乏、溶血或胃肠道出血)引起的贫血。

【用法用量】

(1)肾性贫血：本品应在医生的指导下使用，可皮下注射或静脉注射，每周分 2～3 次给药，也可每周单次给药。给药剂量和次数需依据病人贫血程度、年龄及其他相关因素调整，以下方案供参考：

治疗期：

每周分次给药：开始推荐剂量为血液透析患者每周 $100～150IU/kg$，非透析病人每周 $75～100IU/kg$。若血细胞比容每周增加少于 $0.5vol\%$，可于 4 周后按 $15～30IU/kg$ 增加剂量，但最高增加剂量不可超过 $30IU/(kg \cdot w)$。血细胞比容应增加到 $30vol\%～33vol\%$，但不宜超过 $36vol\%$。

每周单次给药：推荐剂量为成年血透或腹透患者每周 10 000IU。

维持期：

每周分次给药后如果血细胞比容达到 $30\%～33\%$ 或血红蛋白达到 $100～110$ 克/升，则进入维持治疗阶段。推荐将剂量调整至治疗期剂量的 2/3，然后每 2～4 周检查血细胞比容以调整剂量，避免红细胞生成过速，维持血细胞比容和血红蛋白在适当水平。

每周单次给药后如果血细胞比容或血红蛋白达到上述标准，推荐将每周单次给药时间延长(如每两周 1 次给药)，并依据病人贫血情况调整使用剂量。

（2）外科围术期的红细胞动员：适用于术前血红蛋白值在 100～130 克/升的择期外科手术病人（心脏血管手术除外），使用剂量为 150IU/kg，每周 3 次，皮下注射，于术前 10 天至术后 4 天应用，可减轻术中及术后贫血，减少对异体输血的需求，加快术后贫血倾向的恢复。用药期间为防止缺铁，可同时补充铁剂。

（3）肿瘤化疗引起的贫血：当病人总体血清促红素水平 200mu/ml 时，不推荐使用本品治疗。临床资料表明，基础促红素水平低的病人较基础水平高的疗效要好。起始剂量每次 150IU/kg，皮下注射，每周 3 次。如果经过 8 周治疗，不能有效地减少输血需求或增加红细胞比容，可增加剂量至 200IU/kg，皮下注射，每周 3 次。如红细胞比容 40% 时，应减少本品的剂量直到红细胞比容降至 36%。当治疗再次开始时或调整剂量维持需要的红细胞比容时，本品应以 25% 的剂量减量。如果起始治疗剂量即获得非常快的红细胞比容增加（如在任何 2 周内增加 4%），本品也应该减量。

（4）使用方法：采用无菌技术，打开药瓶，将消毒针连接消毒注射器，吸入适量药液，静脉或皮下注射。

【对血液及心血管系统影响】

（1）过敏反应：极少数患者用药后可能出现皮疹或荨麻疹等过敏反应，包括过敏性休克。因此，初次使用本品或重新使用本品时，建议先使用少量，确定无异常反应后，再注射全量，如发现异常，应立即停药并妥善处理。

（2）心脑血管系统：血压升高、原有的高血压恶化和因高血压脑病而有头痛、意识障碍、痉挛发生，甚至可引起脑出血。因此在促红素注射液治疗期间应注意并定期观察血压变化，必要时应减量或停药，并调整降压药的剂量。

（3）血液系统：随着血细胞比容增高，血液黏度可明显增高，因此应注意防止血栓形成。

10. 琥珀酸亚铁

【适应证】

用于缺铁性贫血。

【用法用量】

（1）成人：预防用，口服每日 1 次，每次 1 片；治疗用，每日 3 次，每次 1～2 片；

（2）儿童：口服每日 1 次，每次半片；治疗用，每日 2 次，每次半片或 1 片。

本品宜饭后服用。饭后立即服用本品，可减轻胃肠道局部刺激。

【对血液及心血管系统影响】

铁剂禁用于对铁过敏患者、血色病或含铁血黄素沉着症者。

11. 富马酸亚铁

【适应证】

抗贫血药，用于缺铁性贫血。

【用法用量】

口服，一次 0.2～0.4g，1 日 0.6～1.2g。

【对血液及心血管系统影响】

本药过量时发生的急性中毒多见于儿童，一次性摄入 130mg 铁即可使小儿致死。另外，由于坏死性胃炎、肠炎，患者可有严重呕吐、腹泻及腹痛，以致血压降低、代谢性酸中毒，甚至昏迷。24～48 小时后，严重中毒可进一步发展至休克、血容量不足、肝损害及心血管功能衰竭,患者可有全身抽搐。

12. 枸橼酸铁铵

【适应证】

铁质强化剂、抗贫血用铁剂,棕色品含铁量较高(可达 18.5%),一般用作补血剂,可配制补血液剂或糖浆。适用于儿童或不能吞服片剂的成人。因含铁量低,不适用于重度贫血患者。

【用法用量】

每次 0.3～2g,每天 3 次。

13. 右旋糖酐铁

【适应证】

该品为注射用铁剂,适用于不宜口服用药的缺铁性贫血病人。

【用法用量】

深部肌注:每日 1ml。

【对血液及心血管系统影响】

(1)适于不能耐受口服铁剂的缺铁性贫血患者,或需迅速纠正缺铁患者。

(2)注射该品后血红蛋白未见逐步升高者应即停药。

(3)严重肝、肾功能不全者禁用。

14. 山梨醇铁

【适应证】

主要用于不宜口服铁剂或口服治疗无效的缺铁性贫血病人,需迅速纠正贫血状况者如溃疡性结肠炎患者等。

【用法用量】

初次注射者先注射 0.5ml,观察 0.5 小时,无不良反应则再继续注射 1.0～1.5ml。按每次 1.5mg/kg 铁计算,每次深部肌肉注射 1.5～2.0ml,相当于 75～100mg 铁元素,隔日 1 次或每 3 天 1 次,每周不宜超过 3 次。

15. 亚叶酸钙

【适应证】

主要用作叶酸拮抗剂(如甲氨蝶呤、乙胺嘧啶或甲氧苄啶等)的解毒剂。本品临床常用于预防甲氨蝶呤过量或大剂量治疗后所引起的严重毒性作用。当口服叶酸疗效不佳时,也用于口炎性腹泻、营养不良、妊娠期或婴儿期引起的巨幼细胞性贫血,但对维生素 B_{12} 缺乏性贫血并不适用。近年应用亚叶酸钙作为结肠、直肠癌的辅助治疗,与氟尿嘧啶联合应用,可延长存活期。

【用法用量】

剂量:肌注:治疗巨幼红细胞性贫血:1 日 1mg,1 日 1 次。用于抗叶酸代谢药中毒:1 次 6～12mg,每 6 小时 1 次,共 4 次。治疗白细胞减少症:每次 3～6mg,每日 1 次。

【对血液及心血管系统影响】

以下患者慎用:①严重骨髓抑制患者;②腹泻患者;③合并重症感染的患者;④胸水、腹水多的患者;⑤严重心脏疾病患者或有其既往史患者;⑥全身情况恶化的患者;⑦对本品成分或氟尿嘧啶有严重过敏症的既往史患者;⑧与替加氟等合用或停止使用后 7 天之内的患者参照药物相互作用项,禁用于恶性贫血及维生素 B_{12} 缺乏引起的巨幼细胞性贫血。

五、促进白细胞增生药

1. 沙格司亭

【适应证】

本品适用于癌症化疗和使用骨髓抑制疗法时所引起的白细胞减少症,亦适用于治疗骨髓衰竭患者的白细胞低下,也可预防白细胞减少时可能潜在的感染并发症,还能使感染引起的中性粒细胞减少的恢复加快。

【用法用量】

本品为无菌干冻粉剂,用稀积液溶解后,静注或皮下注射。剂量视具体病情而定,应调节剂量使白细胞计数维持在所期望的水平,通常为低于 $10^9/L$。在骨髓增生异常综合征,再生障碍性贫血伴白细胞减少,使用剂量为每公斤体重 $3\mu g$,皮下注射,每日 1 次。癌症化疗所引起的白细胞减少症为 $5\sim10\mu g/kg$,皮下注射,每日 1 次。在化疗停止 1 日后方可使用,持续 $7\sim10$ 日。骨髓移植,每日 $5\sim10\mu g/kg$,静滴 $4\sim6$ 小时,每日 1 次。

【对血液及心血管系统影响】

(1)接受本品治疗的病人,如发生过敏性休克、血管神经性水肿、支气管痉挛等急性过敏反应时应立即停药,并给予紧急处理。

(2)本药有时可引起多浆膜炎综合征,如胸膜炎、胸膜渗液、心包炎、心包渗液和体重增加,这往往与超剂量用药有关,一般可用非甾体抗炎药控制。

(3)凡用本品治疗的病人,在治疗期间应定期作全血检查。

2. 非格司亭

【适应证】

(1)促进骨髓移植后中性粒细胞的恢复。

(2)治疗肿瘤化疗后中性粒细胞减少症。

(3)治疗伴随骨髓异常增生综合征之中性粒细胞减少症。

(4)治疗伴随再生不良性贫血之中性粒细胞减少。

(5)治疗先天性、特发性中性粒细胞减少症。

【用法用量】

(1)用于治疗化疗引起的或因先天性、特发性中性粒细胞减少症:可用皮下注射,一次 $50\mu g/m^2$,1 日 1 次;或静滴,一次 $0.1\mu g/m^2$,1 日 1 次。

(2)急性白血病:静滴,一次 $0.2mg/m^2$,1 日 1 次。

(3)用于骨髓移植:静滴,一次 $0.3mg/m^2$,1 日 1 次。一般在骨髓移植后第 $2\sim5$ 天内开始应用本品。

【对血液及心血管系统影响】

(1)本品使用中,需定期进行血液检查,要特别注意不可让中性粒细胞增加到必需数量以上,否则须采取适当的减量或停药措施。

(2)使用本品前要详细问清病情,对肝、肾、肺、心脏功能有较严重损害者和过敏史者慎用,必要时可作皮下过敏试验。

3. 维生素 B_4

【适应证】

本品是核酸的组成成分,参与遗传物质的合成。能促进白细胞增生,使白细胞数目增加,用于防治各种原因引起的白细胞减少症,特别是用于肿瘤化学治疗时引起的白细胞减少症,也用于急性粒细胞减少症。

用于各种原因引起的白细胞减少症、急性粒细胞减少症。

【用法用量】

口服:成人每次 10~20mg,1 日 3 次。肌注或静注,每日 20~30mg,儿童每日 2 次,每日 20mg。

4. 茜草双酯

【适应证】

(1)各种原因引起的白细胞减少症,对化疗所致白细胞减少疗效较好,优于利血生、鲨肝醇、维生素 B_4。

(2)还可用于慢性苯中毒,反复发作性血尿、月经过多、妇科出血及放置节育环后月经不调和出血。

【用法用量】

成人口服每次 400mg,每天 2 次,饭后服。白细胞减少者可持续用药,1 个月 1 个疗程。儿童可用 15~20mg/kg,每天 2~3 次。

【对血液及心血管系统影响】

本品具有促进造血和升高白细胞的作用。能促进造血干细胞增殖分化及加速成熟粒细胞释放,从而升高白细胞。另外本品能改善微循环,增加骨髓血流量,对造血干细胞有保护作用。

5. 地菲林葡萄糖苷

【适应证】

癌症放、化疗所致白细胞减少症。

【用法用量】

口服,每次 200mg(胶囊)、50mg(微粒胶囊),1 日 3 次。

6. 小檗胺

【适应证】

能促进造血功能,增加末梢血白细胞。用于防治肿瘤患者由于化疗或放疗引起的白细胞减少症、苯中毒、放射性物质及药物等引起的白细胞减少症。

【用法用量】

口服,成人,每次 50mg,1 日 3 次,或遵医嘱。

7. 茴香脑

【适应证】

能促进骨髓细胞成熟和释放入外周血液,有明显地升高白细胞的作用,主要是升高中性粒细胞。

用于白细胞减少症。

【用法用量】

口服:成人每次 450mg,1 日 2~3 次。

8. 千金藤素

【适应证】

能促进骨髓组织增生,从而升高白细胞。用于白细胞减少症。可使外周血白细胞增多,动物实验发现,可明显预防丝裂霉素引起的白细胞减少,但不抑制丝裂霉素的抗癌作用。其作用机制是促进骨髓组织增生,从而产生升高白细胞作用。用于因肿瘤化疗、放疗引起的粒细胞缺乏症和其他原因引起的白细胞减少症。

【用法用量】

每次 20mg,1 日 3 次。

9. 苦参总碱

【适应证】

抗肿瘤作用。适用于消化道及生殖系统恶性肿瘤的治疗。本品对氯化钡、乌头碱、氯仿-肾上腺素、巴因引起的心律失常模型有明显预防与治疗作用。本品适用于消化道及生殖系统恶性肿瘤的治疗。

【用法用量】

静脉注射,用 25％葡萄糖注射液 40ml 推注;或用 5％或 10％葡萄糖注射液 250ml 滴注,一次 0.5～1g,1 日 1 次。

【对血液及心血管系统影响】

(1)对循环系统的影响:苦参总碱给小鼠腹腔注射,大鼠、兔静注,均能明显对抗由氯仿-肾上腺素、乌头碱所致的心律失常。苦参总碱对氯仿-肾上腺素诱发的猫室性纤颤的对抗作用较弱,但对哇巴因诱发豚鼠的室性纤颤有较明显的对抗作用。

(2)猫静注西地兰引起室性心律失常后,立即静注苦参总碱 1.9g/kg,可使未损伤脊髓猫的异位心律转变为窦性心律,而对损伤脊髓猫则无对抗作用。故认为苦参总碱的抗心律失常作用也与中枢有关。

(3)苦参总碱对氯化钡诱发大鼠心律失常有显著治疗效果,能使动物迅速转复窦性心律,但其预防作用较差,并有明显个体差异性;对毒毛花苷诱发豚鼠出现室性期前收缩、室速、室扑-颤及心脏停搏,则可显著地提高其剂量阈值,与模型组相比差异显著($P<0.01$);对乌头碱诱发大鼠心律失常亦有较好预防作用,能明显推迟心律失常发生时间($P<0.05$)。

(4)对白细胞的作用:实验证明,静注及肌注苦参总碱 30mg/kg 对兔经 X 线 600R(伦琴)全身照射所致的白细胞减少症具有显著的治疗作用。此外,苦参总碱 30mg/kg 静注或60mg/kg 肌注,每日 1 次,连续 2 天,对正常家兔外周血白细胞有升高作用。

10. 鲨肝醇

【适应证】

升白细胞药。用于防治因放射治疗、肿瘤化疗及苯中毒等引起的粒细胞减少症。

【用法用量】

口服,一次 20～60mg,1 日 3 次,4～6 周为一疗程。

11. 利血生

【适应证】

用于各种原因引起的白细胞减少、再生障碍性贫血等。

【用法用量】

1 次 20mg，1 日 3 次。小儿 10mg，2～3 次/天。

【对血液及心血管系统影响】

具有促进骨髓内粒细胞生长和成熟作用，刺激白细胞及血小板增生。

12. 肌苷

【适应证】

(1)用于治疗白细胞减少、血小板减少。

(2)治疗急性肝炎和慢性肝炎、肝硬化、肝性脑病。

(3)用于冠状粥样硬化性心脏病(冠心病)、心肌梗死、风湿性心脏病、肺源性心脏病的辅助用药。

(4)用于预防及减轻血吸虫病防治药物所引起的心脏和肝脏的毒性反应。

(5)用于眼科疾病(中心性视网膜炎、视神经萎缩)的辅助用药。

【用法用量】

①口服：成人每次 0.2～0.4g，每日 3 次，必要时如肝脏疾病用量可加倍；小儿每次 0.1～0.2g，每日 3 次。②静注：每次 0.2～0.6g，每日 1～2 次。③静滴：成人每次 0.2～0.6g，可用 5％葡萄糖注射液或注射用生理盐水 20ml 稀释滴注，每日 1～2 次；小儿每次 0.1～0.2g，每日 1 次。

13. 氨肽素

【适应证】

适用于治疗特发性血小板减少性紫癜(原发性血小板减少性紫癜)、过敏性紫癜、慢性白细胞减少症、慢性再生障碍性贫血。对银屑病也有一定疗效。

【用法用量】

口服给药：每次 0.1g，每天 3 次。用药至少 4 周，有效者可连续服用。

【对血液及心血管系统影响】

本品促进血细胞增殖、分化、成熟和释放，对升高白细胞及血小板均有作用。本药与抗体、补体、备解素、干扰素等多种免疫物质有协同作用，也能激活单核巨噬细胞和粒细胞活性，产生免疫调节作用。用于原发性血小板减少性紫癜、过敏性紫癜、白细胞减少症和再生障碍性贫血。

六、抗血小板药物

1. 阿司匹林

【适应证】

(1)镇痛、解热。

(2)消炎、抗风湿。

(3)关节炎。

(4)抗血栓。

(5)皮肤黏膜淋巴结综合征(川崎病)。

(6)预防消化道肿瘤。

【用法用量】

成人常用量口服：

（1）解热、镇痛，一次 0.3～0.6g，1 日 3 次，必要时每 4 小时 1 次。

（2）抗风湿，1 日 3～5g（急性风湿热可用到 7～8g），分 4 次口服。

（3）抑制血小板聚集，尚无明确用量，多数主张应用小剂量，如 50～150mg，每 24 小时 1 次。

（4）治疗胆道蛔虫病，一次 1g，1 日 2～3 次，连用 2～3 日；阵发性绞疼停止 24 小时后停用，然后进行驱虫治疗。

小儿常用量口服：

研究发现，如果儿童在患病毒感染性疾病时服用了阿司匹林，患瑞氏综合征（一种严重的药物不良反应，死亡率高）的可能性更高。所以建议不要给儿童或任何不到 19 岁的人服阿司匹林。要常备对乙酰氨基酚或布洛芬来缓解疼痛和发烧。

（1）解热、镇痛：每日按体表面积 1.5g/m²，分 4～6 次口服，或每次按体重 5～10mg/kg，或每次每岁 60mg，必要时 4～6 小时 1 次。

（2）抗风湿：每日按体重 80～100mg/kg，分 3～4 次服，如 1～2 周未获疗效，可根据血药浓度调整用量。有些病例需增至每日 130mg/kg。

（3）小儿用于皮肤黏膜淋巴结综合征（川崎病）：开始每日按体重 80～100mg/kg，分 3～4 次服，热退 2～3 天后改为每日 30mg/kg，分 2～4 次服，连服 2 月或更久，血小板增多、血液呈高凝状态期间，每日 5～10mg/kg，1 次顿服。

（4）预防血栓、动脉粥样硬化及心肌梗死：0.3g/次，1 日 1 次；预防暂时性脑缺血，每次 0.6g，1 日 2 次。

（5）治疗胆道蛔虫：每次 1g，1 日 2～3 次，连服 2～3 日。

（6）治疗 X 线照射或放疗引起的腹泻，每次服 0.6～0.9g，1 日 4 次。

（7）治足癣：先用温开水或 1∶5000 高锰酸钾溶液洗涤，然后该品粉末撒布患处，一般 2～4 次可愈。水杨酸类早晨给药达峰时间长，半衰期长，晚间相反。合理给药应早晨用量略增加。晚间加服一次。

【对血液及心血管系统影响】

出血、溶血、造血功能障碍

阿司匹林有扩张冠状动脉和脑血管作用，未能抑制凝血酶原在肝脏合成，能抑制环氧酶的活性和减少凝栓质 A₂ 的形成，阻止血小板聚集，使其不易释放出凝血因子，具有一定的抗凝血作用。为此，有消化道出血或溃疡病者，在临床上有出血倾向或者近期有脑出血病史者不宜服用本药。孕妇服用阿司匹林，在早产儿中常出现脑损害如脑出血等，因此，孕妇在分娩前 2～3 个月应停用该品。阿司匹林可引起造血功能障碍。笔者曾见 1 例服用该品引起急性造血功能停滞患者，服用该品 4 小时后全身发痒，7 小时后鼻出血、牙龈出血不止，伴全身紫癜，骨髓象示红细胞系明显受抑，经对症治疗，10 天后骨髓象恢复正常。阿司匹林偶可引起溶血。

阿司匹林可引起胃黏膜糜烂、出血及溃疡等。多数患者服中等剂量阿司匹林数天，即见大便隐血试验阳性；长期服用本药者溃疡病发率高。

2. 磺吡酮

【适应证】

主要用于冠状动脉粥样硬化性心脏病（缺血性心脏病）和脑血管疾病的防治，如心肌梗死、短暂性大脑缺血性发作和脑梗死等；也用于防止瓣膜性心脏病动脉栓塞并发症及手术后静脉血栓形成的预防。用于慢性痛风的治疗。也可用于高尿酸血症。

【用法用量】

口服,每天 2 次,每次 100～200mg,逐渐增加剂量至每次 200～400mg,持续 1 周。维持量每天 2 次,每次 100～400mg。进餐时或与牛奶同时服用。

【对血液及心血管系统影响】

偶见溃疡发生,也有报道发生血小板和粒细胞减少。血液病、溃疡病和肾结石者慎用。服药初期宜加用苏打片,服药期间应忌酒和多饮水。定期随访血象、血尿酸和肾功能。个别患者用药期间可引起肾衰竭。孕妇、肾功能不全者慎用。

3. 双嘧达莫

【适应证】

是治疗冠心病的常用药物,现已少用作抗心肌缺血。其抗血小板聚集作用可用于心脏手术或瓣膜置换术,可减少血栓栓塞的形成。

【用法用量】

双嘧达莫注射液:0.142mg/(kg·min),静滴共 4 分钟。

双嘧达莫缓释胶囊:口服一次 200mg,1 日 2 次。

双嘧达莫片:口服。一次 25～50mg,1 日 3 次,饭前服。或遵医嘱。

【对血液及心血管系统影响】

(1)可引起外周血管扩张,故低血压患者应慎用。

(2)不宜与葡萄糖以外的其他药物混合注射。

(3)与肝素合用可引起出血倾向。

(4)有出血倾向患者慎用。

4. 西洛他唑

【适应证】

(1)本药具有血管扩张作用及抗血小板功能的作用,用于治疗由动脉粥样硬化、大动脉炎、闭塞性血栓性脉管炎(血栓闭塞性脉管炎)、糖尿病所致的慢性动脉闭塞症。

(2)本药能改善肢体缺血所引起的慢性溃疡、疼痛、冷感及间歇跛行,并可用于血管成形术、血管移植术、交感神经切除术后的补充治疗,以协助缓解症状、改善循环及抑制移植血管内血栓形成。

【用法用量】

口服给药:每次 50～100mg,每天 2 次给药,年轻患者可根据症状必要时适当增加剂量。

【对血液及心血管系统影响】

(1)绝大多数患者在服药后有不良反应发生,主要有血管扩张引起的头痛、头晕及心悸等,个别患者可出现血压偏高,其次为恶心、呕吐、胃不适、腹胀、腹痛等消化道症状,少数患者有尿频及肝功能、尿素氮、肌酐、尿酸值异常。

(2)过敏症(如皮疹、瘙痒)。

(3)偶有白细胞减少、皮下出血、消化道出血、鼻出血、血尿、眼底出血等报道。

5. 噻氯匹定

【适应证】

试用于以血小板功能为主导的一些疾病,对慢性血栓闭塞性脉管炎及闭塞性动脉硬化患者,可使症状改善,在心绞痛患者,疗效报告不一致,但如在心肌梗死发作后 12 小时内服用,其血小板寿期、心肌酶的活性均有改善;对近期发作的一过性脑缺血发作,效果优于乙酰水杨酸和潘生丁。

(1)噻氯匹定主要用于动脉血栓栓塞性疾病的防治,包括缺血性心脏病、脑血管疾病和短暂性脑缺血发作。尤其适用于不能耐受阿司匹林、阿司匹林过敏或无效者。

(2)对慢性血管闭塞性脉管炎及闭塞性动脉硬化患者可改善临床症状。能降低血浆纤维蛋白原,减少纤维蛋白沉着而提高透析效果,适用于尿毒症需维持血液透析的患者。本品抑制细胞间相互反应,对糖尿病微血管病变,包括糖尿病肾病、糖尿病眼底病变有一定的防治作用。近年来不少报道谈到本品可减少静脉血栓复发,对维持移植物及支架组织的通畅亦有效。

【用法用量】

口服,1 日 0.5g,分 2 次给药,饭后服。本品 250mg,2 次/日,服用 3 天,之后 1 次/日维持。一般 3 天内即可抑制 ADP 诱导的血小板聚集,达正常值的 50% 以下。250mg,1 次/日,服用 3 周后,血小板 ADP 聚集率抑制<50%。对不稳定型心绞痛患者临床效果不明显者,宜根据血小板(ADP)聚集抑制率调整剂量。

【对血液及心血管系统影响】

(1)因噻氯匹定能抗血小板的凝集,从而使出血时间延长,所以凡有凝血障碍或活动性病理性出血患者(如出血性消化溃疡、颅内出血)禁用本品。

(2)血液病伴有出血时间延长者、对本品过敏者、白细胞减少症、血小板减少症或粒细胞减少病史者禁用本品。

(3)严重肝功损害患者也禁用本品。

(4)服用本品常出现许多出血并发症(如瘀斑、鼻出血、血尿、结膜出血、胃肠道出血、手术切口出血),因此对创伤、外科手术或可能有增加出血危险的病人以及溃疡病患者应谨慎使用。

6. 吲哚布芬

【适应证】

抗凝血药。可选择性地作用于血循环中的血小板、阻断血栓形成。用于治疗动脉硬化引起的缺血性心血管疾病、缺血性脑血管病变和周围动脉病变、血脂代谢障碍、静脉血栓形成和糖尿病。也可用于体外循环手术时预防血栓形成。

【用法用量】

每日剂量 200~400mg,分 2 次口服或者肌注、静注。

【对血液及心血管系统影响】

常见消化不良、腹痛、便秘、皮肤过敏反应、齿龈出血等。如出现荨麻疹样皮肤过敏立即停药。

7. 氯吡格雷

【适应证】

可用于防治心肌梗死、缺血性脑血栓、闭塞性脉管炎和动脉粥样硬化及血栓栓塞引起的并发症。应用于有过近期发生的中风、心肌梗死或确诊外周动脉疾病的患者,治疗后可减少动脉粥样硬化事件的发生(心肌梗死、中风和血管性死亡)。

【用法用量】

成年人和老年人:75mg 氯吡格雷,每日 1 次,进食不影响药物吸收。儿童和青少年:在 18 岁以下人群中使用的安全性、有效性还不明确;口服,1 次/天,每次 25～75mg。可按病情酌情增减。

【对血液及心血管系统影响】

常见的不良反应有皮疹(4%)、腹泻(5%)、腹痛(6%)、消化不良(5%)、颅内出血(0.4%)、消化道出血(2%)、严重粒细胞减少(0.04%)。与阿司匹林相似。易造成出血性疾病:胃肠道出血、紫癜、淤血、血肿、鼻出血、血尿、眼出血(主要是结膜出血)和颅内出血。氯吡格雷治疗病人的严重出血发生率为 1.4%。血液系统:包括严重中性粒细胞减少、再生障碍性贫血和严重血小板减少,均比较罕见。

8. 依替巴肽

【适应证】

用于急性冠状动脉综合征患者的治疗(不稳定型心绞痛/非 ST 段抬高性心肌梗死),包括即将接受药物治疗的患者以及接受经皮冠脉介入治疗(PCI)的患者。接受 PCI 治疗的患者,包括接受冠状动脉内支架置入术的患者。

【用法用量】

(1)急性冠状动脉综合征:对于患有急性冠状动脉综合征且肾功能正常的患者,本品的推荐成人剂量为:诊断后尽快进行 180μg/kg 的静脉推注,继以 2.0μg/(kg·min)的持续静脉滴注至 72 小时,除非患者出院或开始进行冠脉搭桥手术(CABG)。如果患者在接受依替巴肽期间即将进行经皮冠状动脉介入治疗(PCI),则静脉输注需持续到患者出院,或持续到治疗后 18～24 小时,两种情况中先发生者,使治疗达到 96 小时。

对于患有急性冠状动脉综合征,且估计肌酐清除率(用 Cockroft-Gault 公式)＜50ml/min,或如果肌酐清除率不可知而血清肌酸酐＞2.0mg/dl 的患者,其推荐成人剂量为:诊断后尽快进行 180μg/kg 的静脉推注,随后立即继以 1.0μg/(kg·min)的持续静脉滴注。

(2)经皮冠状动脉介入治疗(PCI):对肾功能正常患者,依替巴肽的推荐成人剂量为在 PCI 即将开始之前静脉推注 180μg/kg,继以 2.0μg/(kg·min)的持续滴注,并在第一次推注后 10 分钟给予 180μg/kg 的第二次推注。静脉输注需持续到患者出院,或治疗后 18～24 小时,两种情况中先发生者,输注时间建议至少 12 小时。

对于估计肌酐清除率(用 Cockroft-Gault 公式)＜50ml/min,或如果肌酐清除率不可知而血清肌酸酐＞2.0mg/dl 的患者,其推荐成人剂量为在 PCI 即将开始之前静脉推注 180μg/kg,立即继以 1.0μg/(kg·min)的持续滴注,并在第一次推注后 10 分钟给予 180μg/kg 的第二次推注。对于接受冠状动脉旁路移植手术的患者,在手术前应停止依替巴肽的输注。

【对血液及心血管系统影响】

临床常见不良反应为出血、严重出血包括颅内出血以及其他引起血红蛋白降低超过 5g/dl 的出血事件;轻微出血包括自发的肉眼血尿、吐血,其他可以观测到的血红蛋白 A 降低超过 3g/dl,以及其他血红蛋白降低超过 4g/dl 但是少于 5g/dl 的出血事件。

大部分严重出血事件发生于血管插管部位。体重偏轻的患者引发出血的危险性会增加。

其他不良反应有:颅内出血和中风,血小板减少,变应性反应,低血压。

9. 替罗非班

【适应证】

本品与肝素联用,适用于不稳定型心绞痛或非 Q 波心肌梗死患者,预防心脏缺血事件,同时也适用于冠脉缺血综合征患者进行冠脉血管成形术或冠脉内斑块切除术,以预防与经治冠脉突然闭塞有关的心脏缺血并发症。

【用法用量】

将本品溶于 0.9%氯化钠注射液或 5%葡萄糖注射液中,浓度为 $50\mu g/ml$。

本品与肝素联用由静脉输注,起始 30 分钟滴注速率为 $0.4\mu g/(kg \cdot min)$,输注量完后,继续以 $0.1\mu g/(kg \cdot min)$ 的速率维持滴注。下表可作为按体重调整剂量的指南(表 10-1)。

表 10-1　替罗非班的用法用量

患者体重(公斤)	大多数患者		严重肾功能不全患者	
	30 分钟负荷滴注速率(ml/h)	维持滴注速率(ml/h)	30 分钟负荷滴注速率(ml/h)	维持滴注速率(ml/h)
30～37	16	4	8	2
38～45	20	5	10	3
46～54	24	6	12	3
55～62	28	7	14	4
63～70	32	8	16	4
71～79	36	9	18	5
80～87	40	10	20	5
88～95	44	11	22	6
96～104	48	12	24	6
105～112	52	13	26	7
113～120	56	14	28	7
121～128	60	15	30	8
129～137	64	16	32	8
138～145	68	17	34	9
146～153	72	18	36	9

在验证疗效的研究中,盐酸替罗非班注射液与肝素联用滴注一般至少持续 48 小时,并可达 108 小时。患者平均接受盐酸替罗非班注射液 71.3 小时。在血管造影术期间可持续滴注,并在血管成形术/动脉内斑块切除术后持续滴注 12～24 小时。当患者激活凝血时间小于 180 秒或停用肝素后 2～6 小时应撤去动脉鞘管。

【对血液及心血管系统影响】

与药物有关的最常见不良事件是出血(研究者的报告通常是渗出或轻度出血)如颅内出血、腹膜后出血和心包积血,其他不良反应尚有恶心、发热、头痛、皮疹或荨麻疹,血红蛋白、血细胞比容、血小板数目减少,尿粪隐血发生率增加。不良反应发生程度一般均较轻微,无须治疗,停药后即可消失。使用时必须严密观察出血等副作用,并监测出血时间。

10. 普拉格雷

【适应证】

心力衰竭、中风、不稳定型心绞痛等心脑血管疾病。有急性冠状动脉综合征需要进行经皮冠脉介入术的患者。

【用法用量】

开始剂量为 60mg，维持剂量为 10mg，对体重低于 60kg 的患者可考虑剂量为每天 5mg。使用者也需每天联合使用 75～325mg 剂量的阿司匹林。75 岁以上患者使用该药出血风险加大，因此 75 岁以上患者不推荐使用。

【对血液及心血管系统影响】

较高的出血风险，致癌风险很大。

11. 沙格雷酯

【适应证】

用于改善慢性动脉闭塞症引起的溃疡、疼痛及冷感等缺血性诸症状。

【用法用量】

成人每次 100mg，每天 3 次，饭后口服。剂量应随年龄及症状适当增减。

【对血液及心血管系统影响】

有时有心悸、气短、胸痛、颜面潮红、手部水肿等循环系统症状以及贫血、血小板减少、嗜睡、头痛、肾功能改变、出血倾向等。

12. 奥扎格雷

【适应证】

用于治疗急性血栓性脑梗死和脑梗死所伴随的运动障碍。临床上用于蛛网膜下腔出血手术后血管痉挛及其并发脑缺血症状的改善。

【用法用量】

静滴：每日 80mg，与其他抗血小板药合用时，可减量。

13. 依前列醇

【适应证】

可用于不稳定型心绞痛、心肌梗死、顽固性心衰、外周血管痉挛性疾病及肺动脉高压。其抗血小板聚集作用可用于防止血栓形成。用于治疗某些心血管疾病和血液透析时（比肝素更为安全）作为抗凝剂；末梢血管病如雷诺病，用药后明显减少发作次数和发作持续时间；也用于血小板消耗综合征及减少血小板在体外循环中的损失等。

【用法用量】

一般静脉滴注给药，滴速每分钟 2～16μg/kg，一般不超过每分钟 30μg/kg。其制剂为粉针剂，每支 500μg。临用时以专用的含甘氨酸缓冲剂溶解。静滴：成人心肺分流术前连续静滴每分钟 10ng/kg；在分流术中静滴每分钟 20ng/kg，术毕即停注。肾透析：透析前静滴每分钟 5ng/kg，透析中每分钟 5ng/kg，滴入透析器动脉入口处。

【对血液及心血管系统影响】

静注速度超过每分钟 10μg/kg 时，可出现头痛、腹部不适、高血压等，超过 20μg/kg 时，可出现血压下降、心率减慢，甚至昏厥。不良反应发生率与剂量有关：静滴时不良反应有面部潮红、头痛、不安、焦虑、呕吐、腹部不适、低血压和心动过缓等。

14. 贝前列素

【适应证】

慢性动脉闭塞性疾病如雷诺病、雷诺综合征,慢性脑梗死及其他慢性动脉闭塞性疾病等。用于治疗慢性动脉闭塞症引起的溃疡、疼痛及冷感等。

【用法用量】

口服给药:每天总量为 $120\mu g$,分 3 次服用。

【对血液及心血管系统影响】

体内体外试验均表明本品可抑制多种致聚剂引起的血小板聚集,也可抑制血小板黏附,并防止血栓形成。对末梢循环障碍的患者可改善其红细胞变形功能。用于治疗慢性动脉闭塞症引起的溃疡、疼痛及冷感等。

15. 曲克芦丁

【适应证】

用于缺血性脑血管病脑血栓形成、脑栓塞所致脑梗死、中心性视网膜炎、动脉硬化、冠心病、血栓性静脉炎、静脉曲张、慢性静脉功能不全等。

【用法用量】

口服。一次 2～3 片,1 日 3 次。

【对血液及心血管系统影响】

能抑制血小板的凝集,有防止血栓形成的作用。同时能对抗 5-羟色胺、缓激肽引起的血管损伤,增加毛细血管抵抗力,降低毛细血管通透性,可防止血管通透性升高引起的水肿。对急性缺血性脑损伤有显著的保护作用。本品系芦丁经羟乙基化制成的半合成黄酮化合物,具有抑制红细胞和血小板凝聚作用,防止血栓形成,同时能增加血中氧的含量,改善微循环,促进新血管生成以增进侧支循环。它对内皮细胞有保护作用,能对抗 5-羟色胺和缓激肽引起的血管损伤,增加毛细血管的抵抗力,降低毛细血管的通透性,有防止因血管通透性升高而引起的水肿的作用,并有抗放射性损伤、抗炎症、抗过敏、抗溃疡等作用。

16. 伊洛前列素

【适应证】

(1)用于防治周围血管血栓形成和栓塞,如心肌梗死、闭塞性血栓性脉管炎等。

(2)肝素诱导性血小板减少症。

(3)动力性肺动脉高压。

【用法用量】

成人静脉滴注:外周血管病:间歇滴注小于或等于 $2ng/(kg \cdot min)$,每次持续滴注 5～12 小时,连续 3～6 天或持续滴注 14～48 小时。对雷诺综合征患者严重缺血时,可连续用药 14～28 天。肾功能不全时剂量:开始剂量应为 $0.5ng/(kg \cdot min)$,然后以 $0.5ng/(kg \cdot min)$逐渐增量,直至出现轻微头痛和发热为止。肝功能不全时剂量见肾功能不全时剂量。成人静脉给药:为了避免或减少不良反应的发生,开始时应以低速度输入 $0.5ng/(kg \cdot min)$,然后逐渐递增至最大剂量。

(1)周围血管疾病和糖尿病性血管病:每天以 $2ng/(kg \cdot min)$或更小的速度输注 6 小时,连续 14～28 天会起效。

(2)伴有系统性硬化病的雷诺病:每天以 $0.5～3ng/(kg \cdot min)$的速度输注 5～8 小时,

并连续使用 3 天。据报道,0.5ng/(kg·min)和标准剂量 2ng/(kg·min)治疗的效果相同,但不良反应明显较少。

(3)肝素诱发的血小板减少症:应用肝素前,静脉输入本药 3～36ng/(kg·min)能有效地抑制肝素引起的血小板聚集,从而使急诊心血管手术能够进行。

【对血液及心血管系统影响】

本药是依前列醇的同类物,为血小板活化的强抑制剂,能抑制血小板凝集而使血栓形成受到削弱。本药可通过血小板受体激活腺苷酸环化酶,影响磷脂酶的活性和细胞液钙浓度,降低外周血管阻力、平均动脉压以及增加心率、心脏指数和肾血流量,促进尿钠排泄。另外,本药还具有保护细胞、心功能以及抗心律失常作用。

17. 达唑氧苯

【适应证】

适用于雷诺综合征等周围血管疾病。

【用法用量】

用法为口服,成人每次 100～200mg,每 6 小时 1 次。

【对血液及心血管系统影响】

本品能选择性抑制血小板中血栓素(TXA_2)合成酶,而对环氧化酶和前列环素(PGI_2)合成酶抑制作用较弱,从而抑制血小板的黏附和聚集,抑制花生四烯酸和肾上腺素诱导的血小板释放反应。本品尚能抑制冷刺激所引起的人体肢端血管的收缩反应。

18. 氯贝丁酯

【适应证】

主要用于以 TG 增高为主的高脂血症。由于降低血浆 VLDL 水平而降低 TG 浓度,亦能轻度降低血浆胆固醇水平,但此作用不恒定。适用于高脂蛋白血症Ⅲ型、高脂蛋白血症Ⅱ_b型、高脂蛋白血症Ⅳ型、高脂蛋白血症Ⅴ型病人。

【用法用量】

口服:每次 0.25～0.5g,每日 3 次。

【对血液及心血管系统影响】

氯贝丁酯能降低血小板的黏附作用,降低血小板对 ADP 和肾上腺素导致聚集的敏感性,并可抑制 ADP 诱导的血小板聚集。它还可延长血小板寿期。可单独应用或与抗凝剂合用于缺血性心脏病人。

第二节 维生素类、营养类药物

一、维生素 A、D 属药物

1. 维生素 A

【适应证】

(1)防止夜盲症和视力减退,有助于对多种眼疾的治疗(维生素 A 可促进眼内感光色素的形成);

(2)有抗呼吸系统感染作用;

（3）有助于免疫系统功能正常；

（4）生病时能促进康复；

（5）能保持组织或器官表层的健康；

（6）有助于祛除老年斑；

（7）促进发育，强壮骨骼，维护皮肤、头发、牙齿、牙床的健康；

（8）外用有助于对粉刺、脓包、疖疮，皮肤表面溃疡等症的治疗；

（9）有助于对肺气肿、甲状腺功能亢进症的治疗。

（10）有助于治疗脱发。

【用法用量】

（1）对维生素 A 的建议每日摄取量，就一般成年男性而言，1000RE（或 5000IU）即可防止不足。

（2）10～15 岁少女建议每日摄入量为 4600 国际单位。

（3）16 岁以上的女性建议每日摄入量为 4200 国际单位。

（4）成年人每日需约 0.85 个柠檬方可满足需要；成年人每日只需吃 1/2 根胡萝卜、1 片芒果、1 根芦笋即可满足需要。

（5）孕妇需特别注意其安全用量，以免产生畸形儿。怀孕期间，最初摄取量不建议增加。

（6）哺乳期女性，在前 6 个月中可额外增加 2500 国际单位，后 6 个月额外增加 2000 国际单位。

2. β 胡萝卜素

【适应证】

（1）用于红细胞生成性原卟啉症。

（2）防治肿瘤。

（3）防治动脉硬化、冠心病、脑卒中、白内障、老年性痴呆。

（4）防治维生素 A 缺乏症。

（5）免疫性疾病辅助用药。

【用法用量】

口服，一次 60mg（4 粒），1 日 3 次，剂量范围 1 日 30～200mg（2～13 粒），饭后服用，一疗程 8 周左右。小儿 1 日 30～150mg（2～10 粒），分 2～3 次服用。

3. 维生素 D

【适应证】

维生素 D 主要用于组成和维持骨骼的强壮。

维生素 D 还被用于降低结肠癌、乳腺癌和前列腺癌的几率，对免疫系统也有增强作用。

心脏病：维生素 D 可降低对胰岛素的耐受性，而胰岛素耐受性是导致心脏病的主要因素之一。

肺病：肺部组织在人的一生中会经历修复和"改造"，由于维生素影响多种细胞的生长，它可能对肺的修复过程起到一定的作用。

癌症（包括乳腺癌、结肠癌、卵巢癌和前列腺癌等）：维生素 D 对调节细胞繁殖起到关键作用，癌症患者体内则缺乏这种调控机制。因此，通过防止细胞过度繁殖，维生素 D 就能预防某些癌症。

糖尿病:在1型糖尿病中,免疫系统会杀灭人体自身的细胞。科学家认为,维生素D可起到免疫抑制剂的作用,能防止免疫系统的过度反应。

高血压:维生素D为颈部甲状腺上的副甲状腺所利用。这些腺体分泌出一种调节体内钙水平的激素,钙则帮助调节血压。

精神分裂症:患精神分裂症的几率大概与出生前几个月的日照情况有关。缺乏日照可能会导致维生素D缺乏,会改变胎儿大脑的发育。

多发性硬化:缺乏维生素D会限制人体产生的1,25二羟基维生素D_3,这是维生素D_3的一种激素形式,可以调节免疫系统。它的缺乏可能提高患上多发性硬化的风险。

佝偻病和骨质疏松:维生素D可坚固骨骼,预防儿童佝偻病和老年骨质疏松症。

抗疲劳:缺乏维生素D时,会使人感到疲倦、乏力,不愿运动和参加体力劳动。

【用法用量】

医学分析表明,将维生素D摄取量增至1000IU/d可能降低结肠癌和乳腺癌的患病几率50%。

男性摄入维生素D400IU/d可大幅降低患多种癌症的几率,包括胰腺癌、食道癌和非霍奇金淋巴瘤。

婴儿在生命的第一年期间每天摄入2000IU的维生素D,在30年随访期间1型糖尿病的风险降低80%。

4. 骨化三醇

【适应证】

绝经后及老年性骨质疏松症,肾性骨营养不良症(慢性肾衰竭,特别是进行血液透析或腹膜透析的患者),手术后甲状旁腺功能低下,特发性甲状旁腺功能低下,假性甲状旁腺功能低下,维生素D依赖性佝偻病,低血磷性抗维生素D型佝偻病。只要用量不超过个体生理需求量,就不会出现副作用。其副作用类似于维生素D_3过量的症状,即高血钙症综合征或钙中毒。

【用法用量】

成人剂量必须根据血清钙的浓度为标准来调整。肾性骨营养不良症(接受血液透析治疗的患者)最初剂量为$0.25\mu g/d$。1次/日,连服2~4周。对于血清钙浓度正常或偏低的患者,$0.25\mu g$,每2日1次就足够了。如果服用2~4周后病人的生化指标和临床症状没有明显的改善,可每隔2~4周将用量增高$0.25\mu g/d$。在这段时间内,应每周测血钙至少2次。因为服用本药后,肠道对钙的吸收能力增加,所以有些患者可以维持低剂量的钙剂补充而保证正常的钙吸收。对于易发生高血钙症的患者,只需补充小剂量的钙剂或不需补充钙。如患者同时使用巴比土酸盐或抗癫痫药,则必须提高本药的剂量。绝经后及老年性骨质疏松症推荐剂量为每次$0.25\mu g$,2次/日。最大剂量可至$0.5\mu g$,2次/日。在用药后第1、第3、第6个月监测血钙及血肌酐。正常者可每隔6个月监测。调整剂量期间,需每周监测血钙。甲状旁腺功能低减和佝偻病最初剂量是$0.25\mu g$,每日清晨服用。如果生化指标和临床症状没有明显改善,可以每隔2~4周提高药物用量。

5. 阿法骨化醇

【适应证】

适用于防治骨质疏松症,肾源性骨病(肾病性佝偻病),甲状旁腺功能亢进(伴有骨病者)、甲状旁腺功能减退、营养和吸收障碍引起的佝偻病和骨软化症、假性缺钙(D-依赖型Ⅰ)的佝偻病和骨软化症等。

【用法用量】

口服:骨质疏松症患者初始剂量为 0.5μg/d,维持量为 0.25~0.5μg/d。其他指征患者初始剂量为成人及体重在 20kg 以上的儿童 1μg/d,老年人 0.5μg/d,维持量为 0.25~1μg/d,服用时请遵医嘱。

6. 双氢速甾醇

【适应证】

主要用于因甲状腺功能不足引起的低钙血症。绝经后及老年性骨质疏松症,肾性骨营养不良症(慢性肾衰竭,特别是进行血液透析或腹膜透析的患者),手术后甲状旁腺功能低下,特发性甲状旁腺功能低下,假性甲状旁腺功能低下,维生素 D 依赖性佝偻病,低血磷性抗维生素 D 型佝偻病。

【用法用量】

口服:每次 0.8~2.4mg,每日 1 次。维持量,每次 0.25~1.75mg,每日或数日 1 次。

二、维生素 B 属药物

1. 维生素 B_1

【适应证】

(1)维生素 B_1 缺乏的预防和治疗,如"脚气病",周围神经炎及消化不良。

(2)妊娠或哺乳期,甲状腺功能亢进,烧伤,长期慢性感染,重体力劳动,吸收不良综合征伴肝胆疾病,小肠系统疾病及胃切除后维生素 B_1 的补充。

【用法用量】

口服:脚气病:成人一次 5~10mg,1 日 3 次。儿童 1 日 10mg;维生素 B_1 缺乏症:成人一次 5~10mg,1 日 3 次;儿童 1 日 10~50mg,分次服:妊娠期缺乏症:1 日 5~10mg;嗜酒致维生素 B_1 缺乏症:1 日 40mg。

推荐膳食 1 日摄入量:小儿 4~6 岁 0.9mg;成人(男)1.4mg,(女)1mg;孕妇 1.4mg;哺乳期妇女 1.5mg。

【对血液及心血管系统影响】

大剂量静脉注射时,可能发生过敏性休克。

2. 维生素 B_2

【适应证】

用于角膜炎、结膜炎、口角炎、舌炎、脂溢性皮炎、阴囊炎等。还用于防治维生素 B_2 缺乏引起的色素障碍。

(1)促进发育和细胞的再生;

(2)促使皮肤、指甲、毛发的正常生长;

(3)帮助预防和消除口腔内、唇、舌及皮肤的炎反应,统称为口腔生殖综合征;

(4)增进视力,减轻眼睛的疲劳;

(5)影响人体对铁的吸收;

(6)与其他物质结合一起,从而影响生物氧化和能量代谢。

【用法用量】

人体 1 日需要量为 2～3mg,它分布在各组织中,过量时即随尿排出。

3. 烟酸

【适应证】

(1)用于防治糙皮病等烟酸缺乏病。也用作血管扩张药,治疗高脂血症。也用于治疗血管性偏头痛、头痛、脑动脉血栓形成、肺栓塞、内耳眩晕症、冻伤、中心性视网膜脉络膜炎等。

(2)严格控制或选择饮食,或接受肠道外营养的病人,因营养不良体重骤减,妊娠期、哺乳期,以及服用异烟肼者,严重烟瘾、酗酒、吸毒者,烟酸需要量均增加。

【用法用量】

成人口服:每次 50～200mg,一天 3 次。

推荐膳食每日摄入量:初生～3 岁为 5～9mg,4～6 岁为 12mg,7～10 岁为 13mg,男性青少年及成人为 15～20mg,女性青少年及成人为 13～15mg,孕妇为 17mg,乳母为 20mg。

(1)口服:1 次 50～200mg,1 日 3～4 次,饭后服。

(2)静注或肌注:1 次 10～50mg,1 日 1～3 次。用于脑血管疾病:50～200mg,加于 5％～10％葡萄糖液 100～200ml 中静滴,1 日 1 次。

4. 烟酰胺

【适应证】

①主要用于防治糙皮病、口炎、舌炎等。②病态窦房结综合征。③房室传导阻滞(对完全性右束支、左束支、左前分支、双束支或三束支阻滞无效)。

【用法用量】

(1)防治糙皮病、口炎及舌炎:口服,1 次 50～200mg,1 日 3 次。如口服吸收不良,可加入葡萄糖液静滴,每次 25mg,1 日 2 次。同时加服其他维生素 B 族及维生素 C。

(2)防治心脏传导阻滞:1 次 300～400mg,1 日 1 次,加入 10％葡萄糖溶液 250ml 中静滴,30 日为 1 个疗程。

5. 维生素 B_6

【适应证】

临床上应用维生素 B_6 制剂防治妊娠呕吐和放射病呕吐。

【用法用量】

(1)口服,1 次 10～20mg,1 日 3 次。(缓释片一次 50mg,1 日 1～2 次)。

(2)皮下注射、肌肉注射、静脉注射,1 次 50～100mg,1 日 1 次。

6. 生物素

【适应证】

(1)帮助脂肪代谢。

(2)协助代谢氨基酸及碳水化合物。

(3)促进汗腺、精神组织、骨髓、男性性腺、皮肤及毛发的正常运作和生长,减轻湿疹、皮炎症状。

(4)预防白发及脱发,有助于治疗秃顶。

(5)维持皮肤正常功能,减轻湿疹、皮肤发炎症状。

(6)缓和肌肉疼痛。

(7)有助于机体某些生化反应的进行。

【用法用量】

口服,1 日 25～30mg。

7. 复合维生素 B

【适应证】

①防治因大量或长期服用异烟肼、肼屈嗪等引起的周围神经炎、失眠、不安;减轻抗癌药和放射治疗引起恶心、呕吐或妊娠呕吐等。②治疗婴儿惊厥或给孕妇服用以预防婴儿惊厥。③白细胞减少症。④局部涂搽治疗痤疮、酒糟鼻、脂溢性湿疹等。预防和治疗 B 族维生素缺乏所致的营养不良、厌食、脚气病、糙皮病等。

【用法用量】

口服:1 次 10～20mg,1 日 3 次。皮下注射、肌注、静注:1 次 50～100mg,1 日 1 次。治疗白细胞减少症时,以该品 50～100mg,加入 5% 葡萄糖液 20ml 中,作静脉推注,每日 1 次。

8. 呋喃硫胺

【适应证】

为维生素 B_1 的活性型衍生物,其特点是不受体内硫胺酶所破坏,因此吸收迅速而作用持久。

【用法用量】

口服,每次 25～50mg,1 日 3 次;肌肉注射,1 日 20～40mg。

9. 泛酸钙

【适应证】

适用于泛酸钙缺乏(如吸收不良综合征、热带口炎性腹泻、乳糜泻、局限性肠炎或应用泛酸钙拮抗药物时)的预防和治疗。还可用于维生素 B 缺乏症的辅助治疗。

【用法用量】

口服给药:

(1)预防用药:①在刚出生至 3 岁的儿童中,1 日 2～3mg;②4～6 岁,1 日 3～4mg;③7～10 岁,1 日 4～5mg。

(2)泛酸钙缺乏时应根据严重程度给药,一般一次 10～20mg,1 日 30～60mg。

10. 干酵母

【适应证】

用于营养不良、消化不良、食欲缺乏及 B 族维生素缺乏症。

【用法用量】

口服:每次服 0.5～4g,1 日 3 次。

三、维生素 C 及其他

1. 维生素 C

【适应证】

治疗烧伤、烫伤、牙床出血,加速术后伤口愈合,增加免疫力,预防感冒及过滤性病毒和细菌的感染,预防癌症,抗过敏、抗坏血病、抗压力,促进钙和铁的吸收,有美白效果,降低有害的胆固醇及高血压,预防动脉硬化,减少静脉中血栓的形成,天然的抗氧化剂,预防白内障。天然的轻泻剂,天然的退烧剂,抑制炎症。

【用法用量】

(1)成人及孕早期妇女维生素 C 的推荐摄入量为 100mg/d。

(2)中、晚期孕妇及乳母维生素 C 的推荐摄入量为 130mg/d。

2. 维生素 E

【适应证】

(1)有效减少皱纹的产生,保持青春的容貌。

(2)减少细胞耗氧量,使人更有耐久力,有助减轻腿抽筋和手足僵硬的状况。

(3)抗氧化,保护机体细胞免受自由基的毒害。

(4)改善脂质代谢,预防冠心病、动脉粥样硬化。

(5)抗衰老和抗癌,预防器质性衰退疾病的佳品。

(6)预防炎症性皮肤病、脱发症。

(7)改善性冷淡、月经不调、不孕。

(8)身体内保护器官强力抗氧化剂。

(9)抑制脂质过氧化及形成自由基。

(10)调整激素、活化脑下垂体。

(11)预防治疗甲状腺疾病(甲状腺分泌过量或过少)。

(12)改善血液循环、降低胆固醇、预防高血压。

(13)维生素 E 是一种很重要的血管扩张剂和抗凝血剂。

(14)预防与治疗静脉曲张。

(15)防止血液的凝固,减少斑纹组织的产生。

(16)预防溶血性贫血、保护红细胞使之不容易破裂。

(17)降低细胞需要氧量,维持生命力、耐力、持久力。

(18)强化肝细胞膜、保护肺泡细胞,降低肺部及呼吸系统遭受感染的几率。

(19)延缓衰老、预防癌症、预防慢性疾病。

(20)保护皮肤免受紫外线和污染的伤害,减少瘢痕与色素的沉积。

(21)加速伤口的愈合。

(22)可以参与细胞 DNA 的合成。

(23)对激素的合成有重要作用。

【用法用量】

口服或肌肉注射:一次 10～100mg,1 日 1～3 次。

【对血液及心血管系统影响】

(1)维生素 E 具有抗凝活性,服用 6 个月以上易引起血小板聚集和血栓形成,长期大剂量摄入可增加出血性卒中发生危险。

(2)摄入低剂量维生素 E 具有抗氧化作用,而摄入大剂量时可能不再具有抗氧化活性,此时维生素 E 反而成了促氧化剂。

(3)摄入大剂量维生素 E 可妨碍其他脂溶性维生素的吸收和功能。

第三节　调节水、电解质和酸碱平衡的药物

一、电解质平衡调节药

1. 氯化钠

【适应证】

该药可预防和治疗低钠综合征,包括全身虚弱、精神怠倦、肌肉阵挛和循环障碍等。对于出汗过多、严重吐泻、大面积烧伤、利尿药及慢性肾上腺皮质功能不全所致低血钠症,可使用氯化钠配成的生理盐水或高渗氯化钠溶液治疗,高温作业者可服用含食盐(氯化钠)饮料,外用生理盐水可用于冲洗伤口、创面、鼻或眼等患处,此外,尚可防止脱水或休克等。

【用法用量】

(1)高渗性失水:高渗性失水时患者脑细胞和脑脊液渗透浓度升高,若治疗使血浆和细胞外液钠浓度和渗透浓度过快下降,可致脑水肿。故一般认为,在治疗开始的 48 小时内,血浆钠浓度每小时下降不超过 0.5mmol/L。若患者存在休克,应先予氯化钠注射液,并酌情补充胶体,待休克纠正,血钠＞155mmol/L,血浆渗透浓度＞350mOsm/L,可予 0.6％低渗氯化钠注射液。待血浆渗透浓度＜330mOsm/L,改用 0.9％氯化钠注射液。

(2)等渗性失水:原则给予等渗溶液,如 0.9％氯化钠注射液或复方氯化钠注射液,但上述溶液氯浓度明显高于血浆,单独大量使用可致高氯血症,故可将 0.9％氯化钠注射液和 1.25％碳酸氢钠或 1.86％(1/6M)乳酸钠以 7：3 的比例配制后补给。后者氯浓度为 107mmol/L,并可纠正代谢性酸中毒。补给量可按体重或红细胞比容计算,作为参考。①按体重计算:补液量(L)＝[体重下降(kg)×142]/154;②按红细胞比容计算:补液量(L)＝[实际红细胞比容－正常红细胞比容×体重(kg)×0.2]/正常红细胞比容。正常红细胞比容男性为 48％,女性为 42％。

(3)低渗性失水:严重低渗性失水时,脑细胞内溶质减少以维持细胞容积。若治疗使血浆和细胞外液钠浓度和渗透浓度迅速回升,可致脑细胞损伤。一般认为,当血钠低于 120mmol/L 时,治疗使血钠上升速度在每小时 0.5mmol/L,不超过每小时 1.5mmol/L。当血钠低于 120mmol/L 时或出现中枢神经系统症状时,可给予 3％～5％氯化钠注射液缓解滴注。一般要求在 6 小时内将血钠浓度提高至 120mmol/L 以上。补钠量(mmol/L)＝[142－实际血钠浓度(mmol/L)]×体重(kg)×0.2。待血钠回升至 120～125mmol/L 以上,可改用等渗溶液或等渗溶液中酌情加入高渗葡萄糖注射液或 10％氯化钠注射液。

(4)低氯性碱中毒:给予 0.9％氯化钠注射液或复方氯化钠注射液(林格氏液)500～1000ml,以后根据碱中毒情况决定用量。

(5)外用,用生理氯化钠溶液洗涤伤口、冲洗眼部。

【对血液及心血管系统影响】

氯化钠静脉注射后直接进入血液循环,在体内广泛分布,但主要存在于细胞外液。钠离子、氯离子均可被肾小球滤过,并部分被肾小管重吸收。由肾脏随尿排泄,仅少部分从汗排出。心、肾功能不全者慎用。

2. 氯化钾

【适应证】

医药工业用作利尿药及防治缺钾症的药物。用于低钾血症(多由严重吐泻不能进食、长期应用排钾利尿药或肾上腺皮质激素所引起)的防治,亦可用于强心苷中毒引起的阵发性心动过速或频发室性期外收缩。

【用法用量】

补充钾盐大多采用口服1次1g,1日3次。血钾过低病情危急或吐泻严重而口服不易吸收时,可用静滴,每次用10％10ml,用5％～10％葡萄糖液500ml稀释或根据病情酌定用量。

【对血液及心血管系统影响】

(1)静滴过量时,可出现疲乏、肌张力减低、反射消失、周围循环衰竭、心率减慢,甚至心脏停搏等不良反应。

(2)静滴时,速度宜慢,浓度不可太高(一般不超过0.2％～0.4％,治疗心律失常时可加至0.6％～0.7％),否则不仅引起局部剧痛,还可导致心脏停搏。

3.门冬氨酸钾镁

【适应证】

主要用于急性黄疸型肝炎、肝功能不全,也可用于其他急慢性肝病。本品还可用于低钾血症、洋地黄中毒引起的心律失常、心肌炎后遗症、慢性心功能不全、冠心病等。

【用法用量】

静滴:成人将注射液10～20ml,加入5％或10％葡萄糖注射液250～500ml中缓慢滴注,每日1次。儿童用量酌减。对重症黄疸病人,每日可用2次。对低血钾病人可适当加大剂量。

【对血液及心血管系统影响】

滴注速度太快可引起高钾血症和高镁血症,还可出现恶心、呕吐、颜面潮红、胸闷、血压下降,偶见血管刺激性疼痛。极少数可出现心率减慢,减慢滴速或停药后即可恢复。

4.枸橼酸钾

【适应证】

为碱性钾盐。用于低血钾症、钾缺乏症、利尿及碱化尿液。

【用法用量】

口服:每次1~2g,每日3次。

5.氯化钙

【适应证】

(1)氯化钙可用于血钙降低引起的手足搐搦症以及肠绞痛、输尿管绞痛等。

(2)可用于低钙引起的荨麻疹、渗出性水肿、瘙痒性皮肤病。

(3)用于解救镁盐中毒。

(4)用于维生素D缺乏性佝偻病、软骨病、孕妇及哺乳期妇女钙盐补充。

【用法用量】

(1)治疗低钙血症,成人500～1000mg缓慢静脉注射,速度不超过每分钟50mg,根据反应和血钙浓度,必要时1～3天后重复。小儿按体重25mg/kg缓慢静脉注射。因刺激较大,一般不用于小儿。

（2）心脏复苏：成人静脉或心室腔内注射，每次 200～400mg，避免注入心肌内。小儿按体重一次 10mg/kg，间隔 10 分钟后重复注射。

（3）治疗高钾血症，在心电图监视下用药，根据病情决定剂量，一般先用 500～1000mg 缓慢静脉注射，再酌情用药。

（4）治疗高镁血症：先静脉注射 500mg，每分钟速度不超过 100mg，以后酌情用药。

【对血液及心血管系统影响】

注射过快或过多会引起高钙血症，心脏骤停。

6. 葡萄糖酸钙

【适应证】

（1）用于低血钙，以控制手足搐搦病的发作，也可用于荨麻疹、急性湿疹、皮炎等的止痒。

（2）治疗钙缺乏，急性血钙过低、碱中毒及甲状旁腺功能低下所致的手足搐搦症。

（3）过敏性疾患。

（4）镁中毒时的解救。

（5）氟中毒的解救。

（6）心脏复苏时应用（如高血钾或低血钙，或钙通道阻滞引起的心功能异常的解救）。

【用法用量】

用 10% 葡萄糖注射液稀释后缓慢注射，每分钟不超过 5ml。成人用于低钙血症，一次 1g，需要时可重复；用于高镁血症，一次 1～2g；用于氟中毒解救，静脉注射本品 1g，1 小时后重复，如有搐搦可静注本品 3g；如有皮肤组织氟化物损伤，每平方厘米受损面积应用 10% 葡萄糖酸钙 50mg。

小儿用于低钙血症，按体重 25mg/kg（6.8mg 钙）缓慢静注。但因刺激性较大，本品一般情况下不用于小儿。

【对血液及心血管系统影响】

钙可以维持神经肌肉的正常兴奋性，促进神经末梢分泌乙酰胆碱。血清钙降低时可出现神经肌肉兴奋性升高，发生抽搐，血钙过高则兴奋性降低，出现软弱无力等。钙离子能改善细胞膜的通透性，增加毛细管的致密性，使渗出减少，起抗过敏作用。钙离子能促进骨骼与牙齿的钙化形成，高浓度钙离子与镁离子之间存在竞争性拮抗作用，可用于镁中毒的解救；钙离子可与氟化物生成不溶性氟化钙，用于氟中毒的解救。

7. 戊酮酸钙

【适应证】

同氯化钙。

【用法用量】

静注：1 次 1.0g，加葡萄糖液稀释后，缓慢静注。

【对血液及心血管系统影响】

同氯化钙。

8. 乳酸钙

【适应证】

作为药物使用，可防治缺钙症，如佝偻病、手足搐搦症，以及妇女妊娠、哺乳期所需钙的补充。

【用法用量】

1g 乳酸钙含钙 130mg,成人口服 1～2g,分 2～3 次口服。

9. 甘油磷酸钙

【适应证】

营养药,用于配制复方制剂。

【用法用量】

口服 一次 0.2～0.6g 1 日 0.6～1.8g。

10. 硫酸镁

【适应证】

(1)可用于治疗胆囊炎、胆石症。

(2)常用于治疗惊厥、子痫、尿毒症、破伤风及高血压脑病等。

(3)硫酸镁可用于治疗便秘、肠内异常发酵。

(4)与驱虫剂并用,可使肠虫易于排出。

【用法用量】

治疗胆囊炎、胆石症,每次 2～5g,每日 3 次,饭前或餐间口服。

治疗惊厥、子痫、尿毒症、破伤风及高血压脑病,多以 10% 硫酸镁 10 毫升深部肌肉注射或用 5% 葡萄糖稀释成 2%～2.5% 的溶液缓慢滴注。

驱虫剂并用,可使肠虫易于排出,可每次将 5～20g 硫酸镁溶于 100～400 毫升温开水中,清晨一次口服,浓度不易太高,5% 为佳,否则排便延迟。

【对血液及心血管系统影响】

过量的镁离子可直接舒张周围血管平滑肌,使血管扩张,血压下降。

11. 聚磺苯乙烯

【适应证】

用于急、慢性肾功能不全所致轻度高钾血症。

【用法用量】

口服:成人每次 15～30g,每日 1～2 次。小儿每天 1g/kg。

直肠给药:每次 30g,每天 1～2 次,用水或 20% 甘露醇 100～200ml 混匀作高位保留灌肠。

二、酸碱平衡调节药

1. 乳酸钠溶液

【适应证】

用于纠正代谢性酸中毒,腹膜透析液中缓冲剂、高钾血症伴严重心率失常 QRS 波增宽者。

【用法用量】

本品供制备乳酸钠注射液用。不可直接用于注射。

【对血液及心血管系统影响】

(1)有低钙血症者(如尿毒症),在纠正酸中毒后易出现手足发麻、疼痛、搐搦、呼吸困难等症状,是由于血清钙离子浓度降低所致。

(2)心率加速、胸闷、气急等肺水肿、心力衰竭表现等。

(3)血压升高。

2. 氨丁三醇

【适应证】

适用于代谢性酸血症,也适用于呼吸性酸血症,对代谢性酸血症合并急性呼吸性酸血症的病人是比较理想的药物。

【用法用量】

静滴:对急症每次 7.28% 溶液 2～3mg/kg,严重者可再用 1 次。

【对血液及心血管系统影响】

副作用较多,且有些比较严重。纠正代谢性酸中毒时不作为首选药。

刺激性较强,静滴时,若漏于血管外,可引起组织坏死。并可引起血栓形成或静脉炎。

本品还可引起低血糖、低血压、恶心、呕吐等不良反应。

三、葡萄糖及其他

1. 葡萄糖

【适应证】

(1)补充热能和体液,用于各种原因引起的进食不足或大量体液丢失(如呕吐、腹泻、重伤大失血等),全静脉营养,饥饿性酮症。

(2)低血糖症。

(3)高钾血症。与胰岛素合用,可促进钾转移入细胞内。

(4)高渗溶液用作组织脱水剂,可用于脑水肿、肺水肿及降低眼内压,常与甘露醇等脱水药联合应用。

(5)配制腹膜透析液。

【用法用量】

(1)补充热能:患者因某些原因进食减少或不能进食时,一般可予 10%～25% 葡萄糖注射液静脉滴注以补充营养,并同时静滴适量生理盐水,以补充体液的损失及钠的不足。葡萄糖用量根据所需热能计算。

(2)肠道外营养疗法:葡萄糖是此疗法最重要的能量供给物质。在非蛋白热能中,葡萄糖与脂肪供给热量之比为 2:1。具体用量依临床热量需要决定。根据补液量的需要,葡萄糖可配成 25%～75% 不同浓度,必要时加胰岛素,每 5～10g 葡萄糖加胰岛素 1U。由于常应用高渗溶液,对静脉刺激性较大,并需脂肪乳剂,故一般选用较深部位的大静脉,如锁骨下静脉等。

(3)低血糖症:轻者口服。重者可先予 50% 葡萄糖注射液 20～40ml 静脉注射,或视病情而定。

(4)饥饿性酮症:轻者口服。严重者则可应用 5%～25% 葡萄糖注射液滴注,每日 100g 葡萄糖可基本控制病情。

(5)失水:等渗性失水可给予 5% 葡萄糖注射液静脉滴注。

(6)高钾血症:应用 10%～25% 注射液,每 2～4g 葡萄糖加 1U 胰岛素输注,可降低血清钾浓度。但此疗法仅使细胞外钾离子进入细胞内,体内总钾含量不变。但若不采取排钾措施,仍有再次出现高钾血症的可能。

(7)组织脱水:高渗溶液(一般采用 25％～50％溶液)静注,因其高渗压作用,将组织(特别是脑组织)内液体引到循环系统由肾排出。1 次静注 40～60ml 的 50％溶液。注射时切勿注于血管之外,以免刺激组织。

【对血液及心血管系统影响】

(1)原有心功能不全者,小儿及老年补液过快过多,可致心悸、心律失常。甚至急性左心衰竭。

(2)高渗葡萄糖注射液滴注时容易引起静脉炎。改用大静脉滴注,静脉炎发生率可下降。

(3)不应与血液混合输注,否则发生红细胞凝集和溶血。

2. 果糖

【适应证】

用于冠心病心绞痛、急性心肌梗死、心力衰竭和心律失常等的辅助治疗。近年也用于高钾血症引致的心肌损伤、急性成人呼吸窘迫综合征、扩张型心肌病、肠道外营养,心脏外科体外循环等作为辅助治疗,也有较好疗效。

能加速乙醇代谢,用于急性中毒的辅助治疗。果糖可用于糖尿病患者补充热量,因为果糖在肝脏转变成糖原或进行代谢分解时不需要胰岛素。此外它能加速乙醇代谢,可用于治疗急性乙醇中毒。虽然它在体内有一部分可转化成葡萄糖,但不适用于低血糖症。

【用法用量】

静脉滴注,每次 10g,临用前,用原附灭菌注射用水 100ml 溶解后,于 14 分钟内滴完,每日 2 次。

3. 口服补液盐

【适应证】

该品对急性腹泻脱水疗效显著,常作为静脉补液后的维持治疗用。

【用法用量】

该品虽为口服制剂,但同样强调含量准确、配制方法及使用方法之规范。口服或胃管滴注:轻度脱水每日 30～50ml/kg,中、重度脱水每日 80～110ml/kg,于 4～6 小时内服完或滴完。腹泻停止,应立即停服,以防止出现高钠血症。对小儿或有恶心、呕吐而口服困难的患者,可采用直肠输注法,输注宜缓慢,一般于 4～6 小时内补完累积损失量。

四、复方电解质输液及透析液

1. 复方电解质葡萄糖注射液 M3A

【适应证】

体液与电解质补充药。在经口摄取不可能或不充分时,补充并维持水分和电解质。

【用法用量】

本品为复方制剂,其组成为:每瓶 1000ml 含氯化钠 2.34g,氯化钾 0.75g,乳酸钠 2.24g,葡萄糖 27.00g。成人,一次 500～1000ml 静脉点滴。给药速度为每小时 300～500ml(每分钟约 80～130 滴);小儿每小时 50～100ml,并按年龄、体重、症状适当增减。

2. 复方电解质葡萄糖注射液 M3B

【适应证】

（1）体液与电解质补充药。在经口摄取不可能或不充分时，补充并维持水分和电解质。

（2）用于已可利尿，并需输注钾离子的患者：无尿或少尿得到改善后；循环障碍及休克状态有所改善后应用。

（3）用于不能经口摄取食物或受限制，而仍具有利尿功能的患者。

1）全身性疾患、衰老、热性疾患。

2）脑疾患、脑中风、肿瘤、脑出血、脑性麻痹、昏迷。

3）消化系统疾患、消化系统溃疡、癌、术后、伤寒患者。

（4）对稍有低钾倾向的高张性脱水患者及食欲不振患者，用作维持输液剂。

（5）用于药物引起的低钾血症倾向患者。

（6）对消化不良性中毒及腹泻，与复方乳酸钠林格注射液、复方电解质葡萄糖 R2A 注射液并用。

（7）用于因肠瘘及胆瘘而排泄损失体液时。

（8）用于术后利尿期、糖尿病、尿崩症引起多尿时。

【用法用量】

每 1000ml 含 NaCl 1.75g、KCl 1.5g、乳酸钠 2.24g、葡萄糖 27g。成人，一次 500～1000ml 静脉点滴。给药速度为每小时 300～500ml（每分钟约 80～130 滴）；小儿每小时 50～100ml，并按年龄、症状、体重适当增减。

3. 复方电解质葡萄糖注射液 MG3

【适应证】

内科：用于经口摄取食物不足时（如脑中风等丧失神志时、恶性脑瘤、食欲缺乏、消化系统疾患、全身衰弱等）、糖尿病性酸中毒、投给利尿药时、投给甾体激素时，其他各种脱水症及呼吸器官疾患。

小儿科：用于急性消化不良症、消化不良中毒症、髓膜炎、脑炎、因肺炎或营养失调而致的食欲缺乏、新生儿及未熟儿的水分补充。

外科：用于手术前、手术后的水分和电解质的补充。

【用法用量】

每 1000ml 含：氯化钠 1.75g、氯化钾 1.50g、乳酸钠 2.24g、葡萄糖 100g。成人静脉滴注一次 500～1000ml。给药速度：按年龄、体重及症状的不同可适量增减。小儿一般用量为静脉滴注一次 50～100ml；给药速度：按年龄、体重及症状的不同可适量增减。

4. 复方电解质葡萄糖注射液 R2A

【适应证】

本品供一般脱水状态下的患者补充水分用，最适用于小儿。可用于开始修复时的重度呼吸性及代谢性酸中毒、重度中毒症状及合并代谢性酸中毒的患者。用于脱水症及手术前后的水分和电解质的补充、调整。

【用法用量】

每 1000ml 含：氯化钠 1.92g、氯化钾 1g、乳酸钠 2.80g、氯化镁 0.1g、磷酸二氢钠 0.14g、磷酸二氢钾、葡萄糖 23.5g。成人一次 500～1000ml 静脉滴注。给药速度为每小时 300～500ml（每分钟约 80～130 滴）；小儿每小时 50～100ml。并按年龄、体重、症状可适当增减。

5. 复方电解质葡萄糖注射液 R4A

【适应证】

体液与电解质补充药。用于手术后早期及婴幼儿手术后的水分和电解质的补充以及可能有钾潴留时的水分和电解质的补充。

【用法用量】

每 1000ml 含氯化钠 1.17g、乳酸钠 1.12g、葡萄糖 40g。成人，一次 500ml～1000ml 静脉点滴。给药速度为每小时 300ml～500ml（每分钟约 80～130 滴），小儿每小时 50ml～100ml，并按年龄、症状、体重适当增减。

6. 复合磷酸氢钾注射液

【适应证】

主要用于完全胃肠外营养疗法中作为磷的补充剂，如中等以上手术或其他创伤需禁食 5 天以上的病人的磷的补充剂。本品亦可用于某些疾病所致低磷血症。

【用法用量】

对长期不能进食的病人，根据病情、监测结果由医生决定用量。将本品稀释 200 倍以上，供静脉点滴输注。一般在完全胃肠外营养疗法中，每 4186.8kJ（1000kcal）热量加入本品 2.5ml［相当（PO_4^{3-}）8mmol］，并控制滴注速度。

7. 腹膜透析液

【适应证】

透析用药。专供腹膜透析用。

【用法用量】

腹腔内输注，一次 1000ml。

【对血液及心血管系统影响】

有时会出现腹膜炎、腹膜粘连、出血、透析管阻塞等并发症。

第四节　作用于心血管系统的药物

一、抗休克的血管活性药

1. 去甲肾上腺素

【适应证】

用于治疗急性猝死、体外循环、嗜铬细胞瘤切除等引起的低血压；对血容量不足所致的休克或低血压，本品作为急救时补充血容量的辅助治疗，以使血压回升暂时维持脑与冠状动脉灌注；直到补足血容量，治疗发挥作用；也可用于治疗椎管内阻滞时的低血压及心跳骤停复苏后血压维持。

【用法用量】

静滴：临用前稀释，每分钟滴入 4～10μg，根据病情调整用量。可用 1～2mg 加入生理盐水或 5% 葡萄糖 100ml 内静滴，根据情况掌握滴注速度，待血压升至所需水平后，减慢滴速，以维持血压于正常范围。如效果不好，应换用其他升压药。对危急病例可用 1～2mg 稀释到 10～20ml,徐徐推入静脉,同时根据血压以调节其剂量,待血压回升后,再用滴注法维持。

口服;上消化道出血,每次服注射液 1～3ml(1～3mg),1 日 3 次,加入适量冷盐水服下。

【对血液及心血管系统影响】

(1)本品为儿茶酚胺类药,是强烈的 α 受体激动药,同时也激动 β 受体。通过 α 受体的激动,可引起血管极度收缩,使血压升高,冠状动脉血流增加;通过 β 受体的激动,使心肌收缩加强,心排出量增加。

(2)本品强烈的血管收缩足以使生命器官血流减少,肾血流锐减后尿量减少,组织血供不足导致缺氧和酸中毒;持久或大量使用时,可使回心血流量减少,外周血管阻力增高,心排血量减少,后果严重。

(3)逾量时可出现严重头痛及高血压、心率缓慢、呕吐甚至抽搐。

2. 去氧肾上腺素

【适应证】

本品为 α_1 受体兴奋剂,主要用于室上性阵发性心动过速,防治全身麻醉、脊髓麻醉及吩噻嗪类所致的低血压,感染中毒及过敏性休克。在眼科可作为眼底检查时的快速短效散瞳剂,一般不引起眼压升高。

【用法用量】

皮下或肌肉注射:成人:初量 2.5～5mg,以后视病情需要续用 1～10mg,1～2 小时一次;儿童:每次 0.1～0.25mg/kg。静注:成人:0.5～1mg 缓慢静注。静滴:成人用于终止室上性心动过速时,以 5mg 加入 5%葡萄糖液 100ml 内快速静脉滴入,同时测量血压(收缩压不超过 160～180mmHg)和心率,一旦心动过速终止,立即停药。

【对血液及心血管系统影响】

本品主要作用是收缩血管,升高血压。皮肤黏膜、内脏(包括肾和肺)和骨骼肌的血管均收缩,并使之血流量降低。本品对心肌收缩力的作用很弱,心排出量可因外周阻力增加而下降。

3. 甲氧明

【适应证】

常用于外科手术,以维持或恢复动脉压,尤其适用于脊椎麻醉所造成的血压降低。也用于大出血、创伤及外科手术所引起的低血压、心肌梗死所致的休克以及室上性心动过速。

【用法用量】

(1)一般情况下采用肌注,每次 10～20mg,每 1/2～2 小时 1 次。对急症病人采用静注或静滴。

(2)对急症病人或收缩压降至 8kPa(60mmHg),甚至更低的病人,缓慢静注 5～10mg,注意 1 次量不超过 10mg,并严密观察血压变动。静注后,继续肌注 15mg,以维持较长药效。

(3)对室上性心动过速病人,用 10～20mg,以 5%葡萄糖液 100ml 稀释,作静滴。也可用 10mg 加入 5%～10%葡萄糖液 20ml 中缓缓静注。注射时应观察心率及血压变化,当心率突然减慢时,应停注。

(4)对处理心肌梗死的休克病人,开始肌注 15mg,接着静滴,静滴液为 5%～10%葡萄糖溶液 500ml(内含本品 60mg),滴速应随血压反应而调整,每分钟不宜超过 20 滴。

【对血液及心血管系统影响】

(1)可引起肾血管痉挛,大剂量时偶可产生持续性血压过高,伴有头痛、心动过速、毛发竖立、恶心、呕吐等。

(2)注射后,由于血压升高,可反射地引起心率减慢。

4. 间羟胺

【适应证】

(1)防治椎管内阻滞麻醉时发生的急性低血压;

(2)用作因出血、药物过敏、手术并发症及脑外伤或脑肿瘤合并休克而发生的低血压的辅助性对症治疗;

(3)也可用于治疗心源性休克或败血症所致的低血压。

【用法用量】

成人常用量

(1)肌内或皮下注射 2～10mg(以间羟胺计,以下同),由于最大效应不是立即显现,在重复用药前对初量效应至少要观察 10 分钟;

(2)静脉注射,初量用 0.5～5mg,继而静滴,用于重症休克;

(3)静脉滴注,将间羟胺 15～100mg 加入氯化钠注射液或 5％葡萄糖注射液 500ml 内,调节滴速以维持理想的血压。

小儿常用量

(1)肌内或皮下注射,按体重 0.1mg/kg,用于严重休克;

(2)静脉滴注按体重 0.4mg/kg 或按体表面积 12mg/m² ,用氯化钠注射液稀释至每 25ml 中含间羟胺 1mg 的溶液,滴速以维持理想的血压为度。配制后应于 24 小时内用完,滴注液中不得加入其他难溶于酸性溶液有配伍禁忌的药物。

【对血液及心血管系统影响】

本品作用比去甲肾上腺素弱而持久。作用于血管。受体引起阻力血管收缩,血压持续上升,常伴有反射性心率减慢。正常人的心排出量无明显改变,但心收缩力可加强。休克患者静注后心排出量明显增加,较少引起心率加快和心律失常。收缩肾血管的作用较弱。故较少出现尿少和尿闭等肾衰竭症状。

5. 肾上腺素

【适应证】

用于心脏骤停的抢救和过敏性休克的抢救,也可用于其他过敏性疾病(如支气管哮喘、荨麻疹)的治疗。与局麻药合用有利于局部止血和延长药效。

【用法用量】

(1)常用于抢救过敏性休克,如青霉素引起的过敏性休克。由于该品具有兴奋心肌、升高血压、松弛支气管平滑肌等作用,故可缓解过敏性休克的心跳微弱、血压下降、呼吸困难等症状。皮下注射或肌注 0.5～1mg,也可用于 0.1～0.5mg 缓慢静注(以等渗盐水稀释到 10ml),如疗效不好,可改用 4～8mg 静滴(溶于 5％葡萄糖液 500～1000ml)。

(2)抢救心脏骤停:可用于由麻醉和手术中的意外、药物中毒或心脏传导阻滞等原因引起的心脏骤停,以 0.25～0.5mg 心内注射,同时作心脏按压、人工呼吸和纠正酸血症。对电击引起的心脏骤停,亦可用该品配合电除颤器或利多卡因等进行抢救。

(3)治疗支气管哮喘:效果迅速但不持久。皮下注射 0.25～0.5mg,3～5 分钟即见效,但仅能维持 1 小时。必要时可重复注射 1 次。

(4)与局麻药合用:加少量(约 1:20 万～1:50 万)于局麻药(如普鲁卡因)内,可减少局麻药的吸收而延长其药效,并减少其毒副反应,亦可减少手术部位的出血。

(5)制止鼻黏膜和牙龈出血:将浸有(1:2 万～1:1000)溶液的纱布填塞出血处。

(6)治荨麻疹、花粉症、血清反应等:皮下注射 1:1000 溶液 0.2～0.5ml,必要时再以上述剂量注射 1 次。

【对血液及心血管系统影响】

肾上腺素能使心肌收缩力加强、兴奋性增高,传导加速,心排出量增多。

由于心肌收缩性增加,心率加快,故心排出量增加。肾上腺素又能舒张冠状血管,改善心肌的血液供应,且作用迅速,是一个强效的心脏兴奋药。

用量过大或皮下注射时误入血管后,可引起血压突然上升而导致脑出血。

常见副作用为心悸、头痛,有时可引起心律失常,严重者可由于心室颤动而致死。

6. 美芬丁胺

【适应证】

适用于治疗心源性休克及严重内科疾病所引起的低血压;也可用于麻醉后的低血压和消除鼻黏膜充血等,其应用范围与其他升压药物同。

【用法用量】

(1)肌注:1 次 15～20mg。

(2)静注:1 次 15～20mg,注入宜缓慢。

(3)静滴:于 5%～10% 葡萄糖溶液 100ml 加入 15～30mg,视血压变动可酌情增减剂量。开始时一般为每分钟 30～50 滴,待血压稳定后即减为每分钟 16～20 滴。

(4)口服:每次 12.5～25mg,1 日 2～3 次。

(5)滴鼻:用 0.5% 溶液。

【对血液及心血管系统影响】

对心脏具有变力作用,使其收缩力增强,心排出量加大。

7. 多巴胺

【适应证】

用于各种类型低血压、心力衰竭及休克,包括中毒性休克、心源性休克、出血性休克、中枢性休克,特别对伴有肾功能不全、心排出量降低、周围血管阻力较低并且已补足血容量的病人更有意义。

【用法用量】

成人常用量静脉注射,开始时每分钟按体重 1～5μg/kg,10 分钟内以每分钟 1～4μg/kg 速度递增,以达到最大疗效;极量,每分钟 20μg/kg。慢性顽固性心力衰竭,静滴开始时,每分钟按体重 0.5～2μg/kg 逐渐递增。多数病人按 1～3μg/(kg·min)给予即可生效。闭塞性血管病变患者,静滴开始时按 1μg/(kg·min),逐渐至 5～10μg/(kg·min),直到 20μg/(kg·min),以达到最满意效应。如危重病例,先按 5μg/(kg·min)滴注,然后以 5～10μg/(kg·min)递增至 20～50μg/(kg·min),以达到满意效应。或该品 20mg 加入 5% 葡萄糖注射液 200～300ml 中静滴,开始时按 75～100μg/min 滴入,以后根据血压情况,可加快速度和加大浓度,但最大剂量不超过每分钟 $500\mu g$。

【对血液及心血管系统影响】

(1)本品直接激活多巴胺受体(D1)、α 和 β 受体,对 β 受体作用较弱,小剂量多巴胺主要兴奋 D1 受体,特别是肾和肠系膜及冠状动脉血管的 D1 受体,使上述血管舒张,血流量增加。

(2)滴注中等剂量(每分钟 $5\sim10\mu g/kg$,可兴奋 D1 和 β 受体,使心率、心肌收缩力和心排出量增加,心肌耗氧量轻度增加,同时,皮肤和黏膜血管收缩,肠系膜和冠状动脉扩张,血流增加,血压和总外周阻力升高或不变。

(3)滴注大剂量(每分钟 $10\mu g/kg$)时,由于 α 受体兴奋占优势,外周血管、肾和肠系膜动脉和静脉均收缩,使血压和外周总阻力增加,肾血流降低,尿量减少。

8. 多巴酚丁胺

【适应证】

用于器质性心脏病时心肌收缩力下降引起的心力衰竭,包括心脏直视手术后所致的低排血量综合征,作为短期支持治疗。

【用法用量】

将多巴酚丁胺加于 5%葡萄糖液或 0.9%氯化钠注射液中稀释后,以滴速 $2.5\sim10\mu g/(kg\cdot min)$ 给予,在每分钟 $15\mu g/kg$ 以下的剂量时,心率和外周血管阻力基本无变化;偶用每分钟$>15\mu g/kg$,但需注意过大剂量仍然有可能加速心率并产生心律失常。

【对血液及心血管系统影响】

(1)对心肌产生正性肌力作用,主要作用于 $β_1$ 受体,对 $β_2$ 及 α 受体作用相对较小。

(2)能直接激动心脏 $β_1$ 受体以增强心肌收缩和增加搏出量,使心排血量增加。

(3)可降低外周血管阻力(后负荷减少),但收缩压和脉压一般保持不变,或仅因心排血量增加而有所增加。

(4)能降低心室充盈压,促进房室结传导。

(5)心肌收缩力有所增强,冠状动脉血流及心肌耗氧量常增加。

(6)由于心排血量增加,肾血流量及尿量常增加。

(7)本品与多巴胺不同,多巴酚丁胺并不间接通过内源性去甲肾上腺素的释放,而是直接作用于心脏。

9. 增压素

【适应证】

用于外伤或手术后休克和全身麻醉或腰椎麻醉时所致的低血压症等。

本品对胃癌与多柔比星、氟尿嘧啶、丝裂霉素 C 三种药物并用,可增加药效。

【用法用量】

治疗胃癌用量:静脉注射:成人以 $5\sim30ng/(kg\cdot min)$ 的速度开始静脉注射,一面观测血压,调节注速,维持平均动脉压$<20.0kPa$。当目标血压 $18.6\sim20.0kPa$ 达到时,维持一段时间,并开始静脉滴注抗癌药物。本品及多柔比星、丝裂霉素均为粉针剂,临用前需用 $20\sim40ml$ 生理盐水(糖水)溶解;氟尿嘧啶则为水针剂,通常从抗癌剂量开始用药,约需维持升压 10 分钟。本品静脉注射时的平均动脉压计算方法:舒张期血压+脉压/2。

治疗低血压用量:静滴,每次 $1\sim1.25mg$,溶于生理盐水或葡萄糖液 500ml 中,滴速每分 3～10 微克。

【对血液及心血管系统影响】

能直接兴奋小动脉血管平滑肌,使小动脉强力收缩,从而迅速升高血压。其升压作用比去甲肾上腺素强,但维持时间不长,故一般采用静滴以维持药效。

本品与血液混合可发生分解,故不可与全血或血浆混合。

二、周围血管舒张药

1. 二氢麦角碱

【适应证】

本品主要用于脑动脉硬化症、脑卒中后遗症、脑震荡后遗症、老年人退化性脑循环障碍及老年痴呆等疾病引起的头痛,头晕,注意力不集中,记忆力减退,忧郁,情绪不稳,不安,疲劳感,轻度神经错乱,食欲不振等。也可用于肢端动脉痉挛、动脉内膜炎、偏头痛及血管性头痛等周围血管病。用于缺血性脑血管病及脑供血不足。外周血管性疾病如雷诺综合征。

【用法用量】

口服,一次 1～2mg,1 日 3 次,饭前服。皮下注射或肌肉注射,一次 0.3mg。也可将 0.3mg 用 20ml 葡萄糖注射液或氯化钠注射液稀释后静脉注射,1 日 1～2 次。口服液把药品滴进半杯水中服用,每日 2 次,每次 2～4ml。

【对血液及心血管系统影响】

为麦角毒碱盐类 α-肾上腺素受体阻滞剂,周围血管扩张药。能抑制血管运动中枢及兴奋迷走中枢,使外周血管舒张,血压降低,心率减慢,对中枢有镇痛作用,并能改善脑血流及脑电图,无催产作用。临床可用于脑动脉硬化症、卒中后遗症、头部外伤后遗症、心绞痛、早期高血压及其他周围血管性疾患。

2. 烟酸

【适应证】

(1)用于防治糙皮病等烟酸缺乏病。也用作血管扩张药,治疗高脂血症。也用于治疗血管性偏头痛、头痛、脑动脉血栓形成、肺栓塞、内耳眩晕症、冻伤、中心性视网膜脉络膜炎等。

(2)严格控制或选择饮食,或接受肠道外营养的病人,因营养不良体重骤减,妊娠期、哺乳期,以及服用异烟肼者,严重烟瘾、酗酒、吸毒者,烟酸需要量均增加。

【用法用量】

成人口服:每次 50～200mg,一天 3～4 次。

推荐膳食每日摄入量:初生～3 岁为 5～9mg,4～6 岁为 12mg,7～10 岁为 13mg,男性青少年及成人为 15～20mg,女性青少年及成人为 13～15mg,孕妇为 17mg,乳母为 20mg。

口服:1 次 50～200mg,1 日 3～4 次,饭后服。

静注或肌注:1 次 10～50mg,1 日 1～3 次。用于脑血管疾病:50～200mg,加于 5%～10% 葡萄糖液 100～200ml 中静滴,1 日 1 次。

【对血液及心血管系统影响】

大剂量用药可导致腹泻、头晕、乏力、皮肤干燥、瘙痒、眼干燥、恶心、呕吐、胃痛,高血糖、高尿酸、心律失常、肝毒性反应。

烟酸大剂量服用具有降低血胆固醇、三酰甘油及 β-脂蛋白浓度和扩张血管的作用,而烟酸胺无此作用。

3. 烟酸肌醇酯

【适应证】

本品用于高脂血症、动脉粥样硬化、各种末梢血管障碍性疾病(如闭塞性动脉硬化症、肢端动脉痉挛症、冻伤、血管性偏头痛等)的辅助治疗。

【用法用量】

每次 0.2~0.6g,每日 3 次,连续服 1~3 个月。

【对血液及心血管系统影响】

本品为一温和的周围血管扩张剂,在体内逐渐水解为烟酸和肌醇,故具有烟酸和肌醇二者的药理作用,具降脂作用。其血管扩张作用较烟酸缓和而持久,无服用烟酸后的潮红和胃部不适等不良反应。本品可选择性地使病变部位和受寒冷刺激的敏感部位的血管扩张,而对正常血管的扩张作用则较弱。此外具有溶解血栓、抗凝、抗脂肪肝、降低毛细血管脆性等作用。

4. 维生素 E 烟酸酯

【适应证】

心内科:高脂血症、高血压症、动脉硬化、冠心病。神经内科:微循环障碍性疾病,如颈椎病引起的脑供血、供氧不足,及由此引起的头晕、眼花、耳鸣等症状、脑梗死、轻微脑挫伤、脑外伤后遗症、脑血栓后遗症、血栓性静脉炎。眼科:缺血性视神经病变,视神经萎缩,视网膜动脉痉挛,眼肌麻痹。中心性视网膜炎,糖尿病视网膜炎,玻璃体混浊。老年病科:老年性四肢麻木、冰冷、关节疼痛、前列腺增生。

【用法用量】

口服:每次 100~200mg,1 日 3 次,饭后服用。

5. 罂粟碱

【适应证】

主要用于缓解伴有动脉痉挛的大脑及外周血管疾病,治疗脑血栓、肺栓塞、肢端动脉痉挛及动脉栓塞性疼痛等;亦可用于治疗肠道、输尿管及胆道痉挛疼痛和痛经,也可作为复方支气管扩张喷雾剂的组分之一;还可用于高血压、心绞痛、并发心律失常的心脏局部缺血症等。

【用法用量】

口服:常用量,每次 30~60mg,1 日 3 次。极量,1 次 200mg,1 日 600mg。肌肉注射或静滴:每次 30mg,1 日 90~120mg,1 日量不宜超过 300mg。

【对血液及心血管系统影响】

罂粟碱是一种血管扩张药,为非特异性平滑肌解痉剂,特别是肺动脉、冠状动脉、大血管,产生全身非特异性的动脉扩张和平滑肌松弛。可引起心率增加和血压升高。但在快速输注,通常是多血管输注时,可降低灌注压。因此,必须持续监测血压。它直接作用于平滑肌细胞,抑制磷酸二酯酶,增加细胞内环磷酸腺苷(cAMP)的浓度,cAMP 将血管平滑肌中的触酶钙移出细胞质,产生一个没有神经参与的直接的平滑肌松弛效应。大剂量的罂粟碱可引起低血压和心动过速。罂粟碱也可抑制心脏传导,直接作用于心肌细胞,延长不应期。对中枢神经系统没有作用。

6. 西地那非

【适应证】

适用于治疗阴茎勃起功能障碍(ED)。

【用法用量】

对大多数患者,推荐剂量为 50mg,在性活动前约 1 小时服用;但在性活动前 0.5～4 小时内的任何时候服用均可。基于药效和耐受性,剂量可增加至 100mg(最大推荐剂量)或降低至 25mg。每日最多服用 1 次。

【对血液及心血管系统影响】

心血管系统:有发生心肌梗死、心源性猝死、心力衰竭、心律失常、低血压、脑出血、脑血栓形成、一过性局部缺血性休克和高血压等心血管不良反应事件报道,多数发生在性活动期间或刚结束时,个别发生在用药或性活动后数小时至数天内,甚至还有少量发生在服药后不久尚未进行性活动时。目前尚未确定这些反应是否由本药直接引起,还是由性活动、患者的心血管状况等多种因素共同作用而引起。

血液:有贫血、白细胞减少的个案报道。

7. 环扁桃酯

【适应证】

缺血性脑血管病及其后遗症、脑外伤后遗症、视网膜中心动静脉栓塞、周围血管病、冻疮等。

【用法用量】

每日 3～4 次,每次 200～400mg。

【对血液及心血管系统影响】

为杏仁酸的衍生物,结构有些类似罂粟碱,有直接的血管平滑肌舒张作用,对心、脑、肾、血管有选择性舒张作用而不引起血压下降,心率增快。对乙酰胆碱、组胺等引起的小肠、子宫平滑肌收缩也有舒张作用。

8. 长春西汀

【适应证】

改善脑梗死后遗症、脑出血后遗症、脑动脉硬化症等诱发的各种症状。临床上用于治疗由于大脑血液循环障碍而引起的精神性或神经性症状如记忆力障碍、失语症、行动障碍、头昏、头痛等,高血压性脑病、大脑血管痉挛、大脑动脉内膜炎、进行性脑血管硬化。在眼科方面,用于因视网膜和脉络膜血管硬化及血管痉挛引起的斑点退化。在耳科方面,用于治疗老年性耳聋、眩晕等。

【用法用量】

口服:每次 5～10mg,每天 3 次。静脉滴注,开始剂量每天 2mg,加入到适量的 5%葡萄糖或 0.9%氯化钠注射液中缓慢滴注,以后可根据病情增加至每天 30mg,或遵医嘱。

【对血液及心血管系统影响】

循环系统:有时可出现颜面潮红、头晕等症状,偶可见低血压、心动过速等症状。

血液:有时可出现白细胞减少。

体外溶血试验结果提示:长春西汀浓度超过 0.06mg/ml 出现溶血。

9. 托哌酮

【适应证】

临床可用于治疗闭塞性血管病,如动脉硬化、血管内膜炎等;还适用于卒中后遗症、脑性麻痹症、脊髓末梢神经疾患等。对各种脑血管疾病引起的头痛、眩晕、失眠、肢体发麻、记忆力减退、耳鸣等症状也有一定疗效。

【用法用量】

口服:每次 50~100mg,1 日 3 次。可随年龄、症状增减用量。

【对血液及心血管系统影响】

具有血管扩张作用及中枢性肌肉松弛作用。它直接扩张血管平滑肌和抑制多突触反射,能降低骨骼肌能力,缓解因脑、脊髓受损而出现的肌肉强直、阵挛等。它尚能使外周血流量增加。

三、降压药

1. 可乐定

【适应证】

用于高血压,特别是中度及重度高血压。也用于青光眼之高血压病人,还可预防偏头痛。

【用法用量】

(1)治疗高血压:每次服 0.075~0.15mg,1 日 3 次。可逐渐增加剂量,通常维持量为每日 0.2~0.8mg。静注:每次 0.15~0.3mg,加于 50％葡萄糖液 20~40ml 中(多用于Ⅲ期高血压及其他危重高血压病)推注。

(2)预防偏头痛:1 日 0.1mg,分 2 次服,8 周为 1 疗程(第 4 周以后,1 日量可增至 0.15mg)。

(3)治疗青光眼:用 0.25％溶液滴眼。

【对血液及心血管系统影响】

心血管系统偶见直立性症状(大约 3％)、心悸和心动过速(大约 0.5％),以及心动过缓(大约 0.5％)、雷诺现象、充血性心衰和心电图异常(即窦房结抑制,功能性心动过缓,过度 AV 阻滞和心律失常)。在合用和未合用地高辛时,极少数病例偶见窦房结性心动过缓和房室传导阻滞。偶见血小板减少。

2. 莫索尼定

【适应证】

轻、中度原发性高血压。

【用法用量】

口服给药:本品应采用个体化用药原则。

(1)一般从最低剂量开始,即 0.2mg,每天 1 次,于早晨服用。若不能达到预期效果,可在 3 周内将剂量调至每日 0.4mg,早晨服用或早晚各 0.2mg。单次剂量不得超过 0.4mg 或日剂量不超过 0.6mg。

(2)轻、中度肾功能不全者,单次剂量不得超过 0.2mg 或日剂量不超过 0.4mg。

3. 噻美尼定

【适应证】

本品的化学结构、作用机制、降压效果、不良反应等均与可乐定相似。主要用于高血压病。

【用法用量】

口服：1 次 1mg，1 日 2 次。

【对血液及心血管系统影响】

突然停药可产生血压反跳现象。

4. 雷美尼定

【适应证】

本品的作用及作用机制类似可乐定，用于高血压病。

【用法用量】

口服，每次 1mg，每日 1～3 次。

【对血液及心血管系统影响】

偶见位置性低血压、便秘及胃肠道不适。

5. 托洛尼定

【适应证】

本品是一种类似可乐定作用的降压药，用于治疗动脉高血压。

【用法用量】

口服，1 日 0.75～1.5mg，分 2 次服。

【对血液及心血管系统影响】

本品的降压作用、作用机制、应用及不良反应均与可乐定相似。

6. 胍法辛

【适应证】

胍法辛用于治疗中度至重度高血压。可单用或与利尿药合用。

【用法用量】

初用剂量 1 次 0.5～1mg，1 日 1 次，睡前服。以后可逐渐增至 1 日 3mg。

【对血液及心血管系统影响】

有口干、嗜睡、直立性低血压及便秘等。突然停药也可引起"停药症状"，如头痛、心悸、震颤、血压升高，一般在停药 2～7 天内出现，较可乐定引起为晚，血压升高程度也不如可乐定显著。

7. 胍那苄

【适应证】

用于轻度及中度高血压病，一般均与利尿药合用。

【用法用量】

口服：1 日剂量为 8～64mg。一般初用剂量每次 4mg，1 日 2 次。每 1～2 周增加 4～8mg，最大量每日达 64mg，分 2 次服。

【对血液及心血管系统影响】

为中枢性 α_2 受体激动剂，具有类似胍乙啶的抑制去甲肾上腺素释放的外周性作用，产生良好的降压作用，总外周阻力下降，对心功能无显著影响，不改变心排出量、心排出量及肾小球滤过率。

8. 哌唑嗪

【适应证】

具有降压作用,扩张周围血管,主要扩张小动脉,降低外周阻力而降压,减低心脏前后负荷,松弛血管平滑肌,引起血管扩张,血压降低。用于高血压的治疗。

【用法用量】

高血压,初量每次 0.5mg,3 次/日,4～6 天后可每日递增 0.5～1mg,视反应可渐增至 1～2mg/d,3～4 次/日。充血性心衰,初量 0.5mg/d,渐增至 4mg/d,分 2～3 次用药;常用维持量 4～20mg/d,分 3 次服;极量:20mg/d。

【对血液及心血管系统影响】

首次应用时出现"首剂现象":严重的直立性低血压(通常在首次给药后 30～90 分钟或与其他降压药合用时出现)、眩晕、头痛、心悸、出汗等。这是由于阻断内脏交感神经的活性使静脉扩张,回心血量显著减少所致,低钠饮食的患者较易发生,如果将首次剂量改为 0.5mg,临睡前服用,可防止或减轻这种不良反应。首剂睡前服用,停用利尿药,避免剧烈体位改变可减轻"首剂现象"。随着继续用药,上述症状会消失或减轻。

9. 特拉唑嗪

【适应证】

特拉唑嗪主要用于治疗轻度或中度的良性前列腺增生引起的病状如尿频、尿急、夜尿增多,尿量少,急迫性尿失禁等刺激症状和排尿等待、尿线断续、细而无力、终末滴尿、排尿时间延长、排尿不尽感等。本品可用于尚未达到前列腺手术适应证者,或不能接受手术治疗或等待手术期间。可单独应用或与其他抗高血压药物合用治疗轻度或中度的高血压。

【用法用量】

口服,首剂 0.5～1mg,睡前服用。以后根据疗效逐步增加剂量,常用量每次 5mg,每日 1 次,最大量每日不超过 10mg。重症患者可静注,每次 5mg,每日 1 次。首剂及递增剂量宜小,以免产生首剂反应。静注时速度宜慢,并严密观察血压及患者反应。

【对血液及心血管系统影响】

首次剂量后的直立性低血压,常在给药后 30 分钟至 2 小时出现,失水、低钠及运动后易出现。

10. 多沙唑嗪

【适应证】

①高血压。②良性前列腺增生。③慢性心力衰竭。

【用法用量】

口服给药:高血压:开始每次 1mg,每天 1 次,睡前服,1～2 周后剂量可至每天 4～8mg,每天 1 次。维持量为每次 1～8mg,每天 1 次。最大剂量不超过每天 16mg。

【对血液及心血管系统影响】

首剂反应:首剂及增加剂量后可发生直立性低血压,表现为头晕或晕厥、失水、口干、低钠等,易发生在运动后。

11. 阿夫唑嗪

【适应证】

(1)治疗高血压。

(2)用于治疗良性前列腺增生的某些功能性症状。

【用法用量】

(1)治疗高血压:口服本品 2.5mg,降压作用至少维持 12 小时,长期治疗的日平均量为 7.5～12.5mg,1 日 2 次。

(2)治疗良性前列腺增生:每次 1 片(2.5mg),每天 3 次。所有老年病人(年龄超过 65 岁者),均应慎用此药,即最初服用量应早晚各 1 片,最多可增至每天 10mg。

(3)肾功能不全病人,为慎重起见,初始服用量为每次 1 片(2.5mg),每天 2 次,随后按临床反应调整剂量。

(4)轻度及中度肝功能不全的病人服用量从每天 1 次 1 片(2.5mg)开始,随后按临床反应增至每天 2 次,每次 1 片(2.5mg)。

【对血液及心血管系统影响】

服用大剂量或有高血压的病人,用药后数小时内可能出现直立性低血压,应注意先兆症状(眩晕、疲劳、出汗)。对此情况,病人应平卧直到上述症状消失为止。

12. 乌拉地尔(压宁定)

【适应证】

缓释胶囊:各种类型高血压、重症高血压、高血压危象、充血性心力衰竭。良性前列腺肥大。注射液:重症高血压,高血压危象,围术期高血压,充血性心力衰竭(主要用于治疗心脏病、扩张性心肌病、肾性高血压或肾透析引起的急性左心衰竭或慢性心衰病情加重者)。

【用法用量】

通常在治疗开始时每天服用乌拉地尔 60mg,一天 2 次,每次 1 粒,如果仅需要轻微降低血压,则每天服用乌拉地尔 30mg,一天 2 次,每次 1 粒。

【对血液及心血管系统影响】

极个别病例在口服本药时出现血小板计数减少,但血清免疫学研究尚未证实其因果关系。

13. 利舍平

【适应证】

本品降压作用缓慢、温和而持久,适用于轻度、中度高血压患者。

【用法用量】

口服,初始剂量每次 0.1～0.25mg,每日 1 次,经过 7～14 天的剂量调整期,以最小有效剂量确定维持量;极量不超过一次 0.5mg。利舍平常与噻嗪类利尿药合用以降低剂量,减少不良反应。儿童每日按体重 0.005～0.02mg/kg 或体表面积 0.15～0.6mg/m² 给药,分 1～2 次口服。

【对血液及心血管系统影响】

较少见的不良反应有柏油样黑色大便、呕血、腹部痉挛,偶见体液潴留、水肿和充血性心力衰竭。血栓性血细胞减少型紫癜、前列腺术后出血过多;鼻出血、鼻充血、对寒冷敏感;瘙痒、皮疹、皮肤潮红;体重增加、肌肉疼痛;瞳孔缩小、视神经萎缩、色素层炎、耳聋、青光眼、视物模糊。

14. 降压平

【适应证】

适用于原发性、肾性高血压。

【用法用量】

口服，每次 4～8mg，1 日 3～4 次。必要时用量可酌增（每次可用至 16mg）。

15. 帕吉林

【适应证】

临床上主要用于重度高血压，尤其是在其他降压药疗效不满意者，自觉症状较多，特别是精神及情绪均较差者以及对利舍平有较严重副作用者。轻度高血压不宜用本品，中等度高血压可单用本品或与口服利尿药合用。

【用法用量】

口服：开始剂量每次 10mg，每日 1～2 次。适应以后，可逐渐增加至每日 30～40mg，分 1～2 次服。当血压下降过多时，则适当减量。维持量每日 20mg（少数病例可用 10mg），日服 1 次。

【对血液及心血管系统影响】

服用量过大时，可引起体位低血压；服药期间，忌食含酪胺量高的食物（如扁豆、红葡萄酒、干酪等）。因食物中的酪胺在正常情况下被肝和肠内的单胺氧化酶破坏，但此酶被本品抑制时，酪胺即在体内大量贮积，因而可引起高血压危象甚至死亡。

16. 肼屈嗪

【适应证】

用于肾型高血压及舒张压较高的病人。单独使用效果不甚好，且易引起副反应，故多与利舍平、氢氯噻嗪、胍乙啶或普萘洛尔合用，以增加疗效。

【用法用量】

口服或静注、肌注：一般开始时用小量，每次 10mg，每日 4 次，用药 2～4 日，以后用量逐渐增加。第 1 周每次 25mg，每日 4 次，第 2 周以后，每次 50mg，每日 4 次（如每日超过 400mg，易产生不良反应）。

【对血液及心血管系统影响】

(1)本品长期大剂量使用，可引起类风湿关节炎和红斑狼疮样反应。

(2)禁用于冠状动脉病变、脑血管硬化、心动过速及心绞痛病人。

(3)不良反应还有直立性低血压、发热、眩晕、出汗及呼吸困难等。

17. 双肼屈嗪

【适应证】

与肼屈嗪作用相似，但较缓慢、持久，用途同肼屈嗪。与其他降压药合用效果较好。

【用法用量】

单独口服，成人，每次 12.5～25mg，3～4 次/日。根据疗效酌加，不宜超过 150mg/d。目前多以复方应用于临床，不同厂家组成、剂量有所不同，应予以注意。

【对血液及心血管系统影响】

本品能直接扩张周围血管，以扩张小动脉为主，降压作用强，降低外周总阻力而降压，可改善肾、子宫和脑的血流量。降低舒张压的作用较降低收缩压为强。常见心悸、心动过速、心绞痛，少见低血压。

18. 米诺地尔

【适应证】

米诺地尔是目前世界上唯一一个对脱发有明显疗效的外用化学药。这个药内服是用来降血压。

【用法用量】

口服开始 1 日 5mg,分 1～2 次服用,以后视病情逐渐增加至 1 日 10～20mg,分 1～2 次服用。

【对血液及心血管系统影响】

米诺地尔的作用性质与肼屈嗪相似,但作用较强和持久。它直接作用于血管平滑肌,舒张小动脉,降低外周阻力,从而使血压下降,对容量血管无明显作用。在降压时也能反射性兴奋交感神经而使心率加快、心排出量增加,血浆肾素活性增加和水钠潴留。

19. 硝普钠

【适应证】

本品为一种速效和短时作用的血管扩张药。①用于高血压急症,如高血压危象、高血压脑病、恶性高血压、嗜铬细胞瘤手术前后阵发性高血压等的紧急降血压,也用于外科麻醉期间进行控制性降压;②用于急性心力衰竭,包括急性肺水肿。宜用于急性心肌梗死或瓣膜(二尖瓣或主动脉瓣)关闭不全时的急性心力衰竭。

【用法用量】

(1)成人常用量静脉滴注,开始每分钟按体重 0.5μg/kg,根据治疗反应以每分钟 0.5μg/kg 递增,逐渐调整剂量,常用剂量为每分钟按体重 3μg/kg。极量为每分钟按体重 10μg/kg。总量为按体重 3.5mg/kg。用作麻醉期间短时间的控制性降压,滴注最大量为每分钟按体重 0.5mg/kg。

(2)小儿常用量静脉滴注,每分钟按体重 1.4μg/kg,按效应逐渐调整用量。

【对血液及心血管系统影响】

硝普钠是直接作用于动静脉的强血管扩张剂。其降压作用出现快,维持时间短,一般静脉滴注,调整滴速和剂量,使血压控制在一定水平。血压下降时可反射性加快心率。

20. 二氮嗪

【适应证】

高血压危象,高血压脑病,幼儿特发性低血糖,胰岛细胞瘤引起的严重低血糖病,痛经和制止流产。但对嗜铬细胞瘤或单胺氧化酶抑制剂引起的高血压无效。

【用法用量】

临用时将本品溶于专用溶剂内,患者取卧位快速静注。症状缓解后再改以口服降压药维持。快速静注,1 次 200～400mg,在 15～20 秒钟内注完。抢救高血压危象时,可在 0.5～3 小时内再注射 1 次,1 日总量不超过 1200mg。儿童剂量:5mg/kg。

【对血液及心血管系统影响】

二氮嗪不良反应较多,可引起水钠潴留,多次重复给药可能引起水肿,充血性心力衰竭;过量可能引起低血压甚至导致休克。用药后可能出现一时性脑或心肌缺血,发热感,头痛,恶心,失眠,便秘,皮疹,白细胞及血小板减少,腹部不适感,听觉异常,静脉灼痛,静脉炎;偶见有心率加快,诱发心绞痛等不良反应,应与利尿降压药合用。长期应用可引起高血糖、高尿酸血症、锥体外系症候、多毛症。

21. 阿利吉仑

【适应证】

可有效地降低轻、中度高血压患者的血压,其降压程度与剂量相关,而心率无明显改变,并可能对肾病、心力衰竭、动脉粥样硬化的治疗亦有效。

【用法用量】

18 岁以上成人每日 150mg 顿服,如需要,可增加到每日 300mg 顿服。

【对血液及心血管系统影响】

最常见的不良反应为乏力、胃肠道反应或头痛。增加阿利吉仑的剂量,不良反应的发生率没有增加。

22. 卡托普利

【适应证】

用于治疗各种类型的高血压症,尤对其他降压药治疗无效的顽固性高血压,与利尿药合用可增强疗效,对血浆肾素活性高者疗效较好。也用于急、慢性充血性心衰,与强心剂或利尿药合用效果更佳。

【用法用量】

(1)片制:口服,饭前服用。初量每次 12.5～25mg,2～3 次/日,可渐增至每次 50mg,2～3 次/日。疗效不满意时可加用其他降压药。

(2)注射液:视病情或个体差异而定。本品宜在医师指导或监护下应用,给药剂量须遵循个体化原则,按疗效而予以调整。成人常用量一次 25mg 溶于 10％葡萄糖液 20ml,缓慢静脉注射(10 分钟),随后用 50mg 溶于 10％葡萄糖液 500ml,静脉滴注 1 小时。

【对血液及心血管系统影响】

心血管系统:心悸、轻度心率增高、首剂时低血压、头晕等;血液系统:中性粒细胞减少、粒细胞减少及各类细胞减少。治疗开始后 3～12 周出现,以 10～30 天最显著,停药后持续 2 周。

23. 依那普利

【适应证】

(1)用于治疗高血压,可单独应用或与其他降压药如利尿药合用。

(2)用于治疗心力衰竭,可单独应用或与强心药、利尿药合用。

本品适用于各种程度高血压病、肾血管性高血压及糖尿病合并高血压病患者的治疗;也可用于慢性充血性心力衰竭的治疗,尤以常规应用洋地黄或利尿药难于控制者,能延缓充血性心力衰竭症状的临床进展及减少住院治疗的需要。由于本品效果优于卡托普利,不良反应又较轻,故使用日益广泛,为高血压治疗的首选药。

【用法用量】

成人常用量:

(1)降压,口服一次 5mg,每日一次,以后随血压反应调整剂量至每日 10～40mg,分 2～3 次服,如疗效仍不满意,可加用利尿药。在肾功能损害时,肌酐清除率在每分钟 30～80ml 时,初始剂量为 5mg,如肌酐清除率每分钟<30ml,初始剂量为 2.5mg;在透析病人,透析日剂量为 2.5mg。

(2)治疗心力衰竭,开始剂量为一次 2.5mg,1 天 1～2 次,给药后 2～3 小时内注意血压,尤其合并用利尿药者,以防低血压。一般每天用量 5～20mg,分 2 次口服。

【对血液及心血管系统影响】

与利尿药同用降压作用增强,可引起严重低血压。

24. 贝那普利

【适应证】

本品适用于轻、中度高血压病的治疗,疗效与卡托普利、依那普利、硝苯地平、尼群地平、普萘洛尔等药物用常用量治疗时相同。目前作为高血压病治疗的二线药;各期高血压;充血性心力衰竭;作为对洋地黄和(或)利尿药反应不佳的充血性心力衰竭病人(NYHAclasses Ⅱ-Ⅳ)的辅助治疗。

【用法用量】

口服,起始剂量每次 5～10mg,每日 1 次,以后视病情逐渐增至 40mg,每日 1 次。每日 1 次控制 24 小时血压不佳者可改用每日 2 次。严重肾功能减退、心力衰竭或不能停用利尿药者初剂量宜从 2.5mg 开始。

在用药过程中一旦发现面或唇部肿胀应立即停药,因为面、唇部肿胀提示在喉、咽部亦有可能存在水肿,后述部位的肿胀可能造成呼吸道阻塞,乃至危及生命。出现该种情况时应皮下注射 1：1000 肾上腺素 0.3～0.5ml 对抗之。手术麻醉前 3 日应停用本药,与保钾利尿药或补钾药物合用时应监测血钾。

【对血液及心血管系统影响】

发生率约 20%。主要为头痛、头晕、乏力、咳嗽、恶心、失眠、直立性低血压、面部及唇部肿胀、肌痛、鼻炎、咽炎、呼吸道阻塞和背痛等。

25. 培哚普利

【适应证】

用于治疗各种高血压与充血性心力衰竭。

【用法用量】

成人口服高血压:每次 4mg,每日 1 次,服药 1 个月后,若有需要,可增至每天 2 片,一次服用,充血性心力衰竭:须在医疗监护下开始,初始剂量为每天早晨口服半片,可增至每天一片。

【对血液及心血管系统影响】

本品是一种强效和长效的血管紧张素转换酶抑制药,可使外周血管阻力降低,而心排出量和心率不变。

第五节　激素相关药物

一、肾上腺皮质激素和促肾上腺皮质激素

1. 氢化可的松

【适应证】

(1)用于肾上腺功能不全所引起的疾病、类风湿关节炎、风湿性发热、痛风、支气管哮喘等。用于过敏性皮炎、脂溢性皮炎、瘙痒症等。长期大量服用引起库欣征、水钠潴留、精神症状、消化系统溃疡、骨质疏松、生长发育受抑制。

(2)用于虹膜睫状体炎、角膜炎、巩膜炎、结膜炎等。用于神经性皮炎、结核性脑膜炎、胸膜炎、关节炎、腱鞘炎、急慢性挫伤、腱鞘劳损等。

(3)用于神经性皮炎。

【用法用量】

(1)醋酸氢化可的松片:口服每次 1 片(含药 20mg),1 日 1～2 次。醋酸氢化可的松软膏,1％软膏,外用。醋酸氢化可的松滴眼液:每瓶 5mg(3ml),滴眼,每次 1～2 滴。

(2)皮炎膜(神经性皮炎气雾膜):气雾剂喷射于皮损表面,即形成一层薄膜,可隔绝外界对皮损的各种刺激,使皮损处保持较长时间的稳定,再加上氢化可的松的消炎作用,故对神经性皮炎有一定疗效。一般用后痒感减轻或完全消失,皮损逐渐改善,病程短的见效较快,痊愈率也较高,但痊愈后有复发。

(3)摇匀后供关节注射与鞘内注射。关节腔内注射,每次 1～2ml(每 ml 内含药 25mg);鞘内注射,每次 1ml。替代治疗:成人每日 20～25mg,晨服 2/3,午餐后服 1/3。

【对血液及心血管系统影响】

大剂量长期使用可有肥胖,多毛症,痤疮,血糖、血压及眼压升高,水钠潴留,水肿。可引起低血钾,肌肉麻痹,兴奋,胃肠溃疡,甚至出现胃肠出血、穿孔,骨质疏松,病理性骨折,伤口不易愈合,白内障,失明。突然停药可引起停药综合征。

2. 泼尼松

【适应证】

主要用于各种严重的细菌性感染性疾病、严重变态反应性疾病、肾上腺皮质功能低减、自身免疫性疾病、器官移植的排斥反应、休克、急性白血病、恶性淋巴病等、重症肌无力、某些肝脏疾病、某些眼科疾病和严重的皮肤病等。还可用于某些疾病的辅助诊断。

【用法用量】

抗炎、抗过敏口服:一般用量为每日 15～40mg,早晨 8 点一次服,或将全日量于早晨服 2/3、中午 12 点服 1/3。可根据病情对剂量及疗程作适当增减,每日用量有时可增加至 60mg,疗程有的长达 1 年以上。对肾上腺皮质功能低下的替代治疗,一般用量为每日 5～10mg。

【对血液及心血管系统影响】

诱发高血压和动脉粥样硬化。

3. 泼尼松龙

【适应证】

用于各种急性严重细菌感染、严重的过敏性疾病、结缔组织病(红斑狼疮、结节性动脉周围炎等)、风湿病、肾病综合征、严重的支气管哮喘、血小板减少性紫癜、粒细胞减少症、急性淋巴细胞白血病、各种肾上腺皮质功能不足症、红皮病(剥脱性皮炎)、天疱疮、神经性皮炎、湿疹等症。滴眼用于睑球结膜炎、角膜炎和眼前段组织炎症。

【用法用量】

(1)口服用于治疗过敏性、炎症性疾病,成人开始每日量按病情轻重缓急 15～40mg,需要时可用到 60mg,分次服用。病情稳定后应逐渐减量,维持量 5～10mg,视病情而定。小儿开始用量每日按体重 1mg/kg。

(2)肌肉注射(泼尼松龙磷酸钠酯)每日 10～40mg,必要时可加量。

(3)静脉滴注(泼尼松龙磷酸钠酯)每次 10～20mg,加入 5％葡萄糖注射液 500ml 中滴注。静脉注射用于危重病人,每次 10～20mg,必要时可重复。

(4)关节腔内注射(泼尼松龙醋酸酯)5～25mg。

制剂与规格:醋酸泼尼松龙片 1mg 或 5mg;醋酸泼尼松龙注射液 5ml:125mg 或泼尼松龙磷酸钠注射液 1ml:20mg、泼尼松龙软膏 0.25%～0.5%、泼尼松龙眼膏 0.25%。口服:开始 1 日 10～40mg,分 2～3 次给药。维持量,1 日 5～10mg。肌注,1 日 10～30mg。静滴,一次 10～25mg,溶于 5%～10% 葡萄糖溶液 500ml 中用。关节腔或软组织内注射,5～50mg。

【对血液及心血管系统影响】

本品具有抗炎及抗过敏作用,能抑制结缔组织的增生,降低毛细血管壁和细胞膜的通透性,减少炎性渗出,并能抑制组胺及其他毒性物质的形成与释放。本品还能促进蛋白质分解转变为糖,减少葡萄糖的利用,因而使血糖原和肝糖原都增加,可出现糖尿,同时增加胃液分泌,增进食欲。当严重中毒性感染时,与大量抗菌药物联合使用,可有良好的降温、抗毒、抗炎、抗休克及促症状缓解作用。其水钠潴留及排钾作用比可的松小,抗炎及抗过敏作用较强,不良反应较少。

4. 甲泼尼龙

【适应证】

主要用于过敏性与炎症性疾病。由于本品潴钠作用较弱,故一般不用作肾上腺皮质功能减退的替代治疗。目前主要用于器官移植以防排异;亦作为危重疾病的急救用药,如脑水肿、休克、严重的过敏反应、胶原性疾病、风湿病、白血病、多发性神经炎、内分泌失调以及急性喉支气管炎等。

【用法用量】

(1)口服开始时一般为每日 16～40mg,分次服用。维持剂量为每日 4～8mg。

(2)静脉滴注或推注(甲泼尼龙琥珀酸钠)一般剂量(相当于甲泼尼龙):每次 10～40mg,最大剂量可用至按体重 30mg/kg,大剂量静脉输注时速度不应过快,一般控制在 10～20 分钟,必要时每隔 4 小时可重复用药。甲泼尼龙醋酸酯混悬液可用于关节腔或软组织内注射,按受损部位大小,剂量为每次 10～40mg。关节腔内及肌内注射:每次 10～80mg。

对于危重疾病急救用药:推荐剂量为 30mg/kg,静脉给药时间不得少于 30 分钟,此剂量在 48 小时内可每 4～6 小时重复 1 次。

1)治疗脑水肿:肌注或静注,每 4～6 小时 1 次,每次 40～125mg,4～7 日为一疗程。

2)用于器官移植:每 24～48 小时 1 次,每次静脉给药 0.5～2.0g。

3)急性喉支气管炎(哮喘):肌注 40mg,在发作早期给药。

4)风湿性疾病、全身性红斑狼疮、多发性硬化症:每日 1g,静脉使用 3 日左右。

5)肾盂肾炎、狼疮性肾炎:每 48 小时 1 次,每次 30mg/kg,用药 4 日。

6)防止癌症化疗引起的恶心和呕吐:于化疗前 1 小时、化疗开始之际,各以 5 分钟以上时间静脉给予 250mg。

7)其他适应证:剂量可自 10～500mg,依病情决定。

5. 曲安西龙

【适应证】

适用于类风湿关节炎、其他结缔组织疾病、支气管哮喘、过敏性皮炎、神经性皮炎、湿疹等,尤适用于对皮质激素禁忌的伴有高血压或水肿的关节炎患者。

【用法用量】

剂量:口服,每日 4～48mg,具体用量可根据病种和病情来确定。

【对血液及心血管系统影响】

本品为糖皮质激素类药物。

(1)对免疫器官的影响:糖皮质激素可使胸腺、淋巴结和脾脏重量减轻,体积缩小,使外周血液和骨髓中淋巴细胞迅速减少。

(2)影响淋巴细胞的分布:小鼠应用氢化可的松后,T 细胞向骨髓转移。在临床亦可见到用药后淋巴细胞重分布现象,炎症渗出物中单核-巨噬细胞明显减少,主要由于糖皮质激素抑制了它们的转移,并非由于细胞溶解。

(3)对细胞免疫的作用:糖皮质激素抑制 T 淋巴细胞对有丝分裂原 ConA、PHA 及抗原引起的增殖反应,还可抑制同种混合淋巴细胞反应。糖皮质激素抑制 Tc 细胞活化,抑制其细胞毒作用。

(4)对体液免疫的作用:皮质激素对敏感动物的抗体生成有明显的抑制作而对人类的抗体水平影响不一致,对 IgG 及 IgA 的抑制强于 IgM。有报道哮喘患者在结束皮质激素治疗后,血清 IgE 水平有提高。

(5)对巨噬细胞的作用:巨噬细胞对糖皮质激素最为敏感,抑制巨噬细胞趋化作用的浓度仅为抑制中性粒细胞的 1/30,并使巨噬细胞的杀菌作用能力减弱。单核细胞产生的细胞因子如白细胞介素 1(IL-1)及纤维蛋白溶酶原(Plasminogen)激活因子的产生均可被皮质激素所抑制。

(6)抗炎作用:糖皮质激素的强大抗炎作用可能是多种因素的综合结果:抑制花生四烯酸代谢产生前列腺素及抑制白三烯的合成;增加血管张力和降低毛细血管通透性;抑制吞噬细胞在炎症部位的积聚,并抑制其加工处理抗原和产生 IL-1 的功能;干扰补体激活,减少炎症介质的产生;稳定溶酶体膜,防止溶酶体酶的释放;抑制成纤维细胞增殖与分泌,延迟肉芽组织形成及伤口愈合时间。

6. 曲安奈德

【适应证】

适用于各种皮肤病(如神经性皮炎、湿疹、牛皮癣等)、关节痛、支气管哮喘、肩周围炎、腱鞘炎、急性扭伤、慢腰腿痛及眼科炎症等。

【用法用量】

肌注:每周一次 20～100mg;皮下或关节腔内注射,一般 2.5～5mg,1 日不超过 30mg,1 周不超过 75mg。也可外用软膏。滴眼剂,1 日 1～4 次。气雾剂 1 日 3～4 次。关节腔内注射可能引起关节损伤。长期用于滴眼可引起眼内压升高。

7. 布地奈德

【适应证】

用于糖皮质激素依赖性或非依赖性的支气管哮喘和哮喘性慢性支气管炎患者。

【用法用量】

按个体化给药。在严重哮喘和停用或减量使用口服糖皮质激素的患者,开始使用气雾剂的剂量是:成人 1 日 200～1600μg,分 2～4 次使用(较轻的患者 1 日 200～800μg,较严重者则是 1 日 800～1600pg)。一般一次 200μg,早晚各 1 次;病情严重时,一次 200μg,1 日 4

次。小儿,2～7岁:1日200～400μg,分2～4次使用;7岁以上:1日200～800μg,分2～4次使用。鼻喷吸入,用于鼻炎,1日256μg,可于早晨一次喷入(每侧鼻腔128μg),或早晚分2次喷入。奏效后减至最低有效量。

8. 氟替卡松

【适应证】

预防和治疗季节性过敏性鼻炎(包括花粉症)和常年性过敏性鼻炎。

【用法用量】

(1)应根据每个支气管哮喘患者的具体状况调整吸入药量。如果病人使用压力型定剂量气雾剂的本品有困难可与储雾器(volumatic spacer)联用。16岁以上青年和成人:轻度支气管哮喘100～250μg,每日2次。中度支气管哮喘250～500μg,每日2次。重度支气管哮喘500～1000μg,每日2次。4岁以上儿童:50～100μg,每日2次。依照其病情改善程度减低到最低有效剂量。

(2)喷鼻剂:成人和12岁以上儿童:每日1次,每次每个鼻孔各2喷。小于12岁儿童:每日1次,每次每个鼻孔各1喷。

9. 莫米松

【适应证】

对皮质激素治疗有效的皮肤病,如神经性皮炎、湿疹、异位性皮炎及银屑病等引起的皮肤炎症和皮肤瘙痒。

【用法用量】

成人:

(1)外用:均匀涂搽于患部,每天1次,连续用药3周或至症状消失;

(2)经鼻给药:使用鼻用气雾剂。

儿童:

(1)经鼻给药:用于治疗季节性和常年过敏性鼻炎时:对于12岁及其以上患者常用剂量是每天1次,每次每个鼻孔喷两下(每喷50μg);3～11岁的儿童患者推荐剂量是每天1次,每次每个鼻孔喷一下;对于年龄小于3岁的小儿,莫米松鼻腔喷剂的有效性和安全性尚不明确。(2)外用:对于患特应性皮炎的6～12岁儿童,用0.1%的糠酸莫米松霜治疗6周对减轻症状有效,且不引起肾上腺抑制或皮肤萎缩。

【对血液及心血管系统影响】

(1)抗炎活性:糖皮质激素可以减少炎症介质(例如激肽、组胺、脂质体酶、前列腺素、白三烯)的生成、释放和活性,从而改善炎症过程的最初临床症状。能抑制白细胞附壁及细胞迁移,而且还可以逆转局部区域的血管扩张和血管通透性的增加,从而减少炎性部位细胞的聚集以及减少血清的渗出。

(2)免疫抑制:糖皮质激素可以减轻机体对免疫复合物和迟发型超敏反应的应答。这是由于它可以抑制沉淀于血管壁造成皮肤过敏性脉管炎的抗原抗体复合物的毒效反应,抑制产生接触性皮炎反应的淋巴因子、靶细胞和巨噬细胞的作用。另外,糖皮质激素也可以抑制靶细胞致敏的T淋巴细胞和巨噬细胞的产生。

(3)抗增生作用:能减少银屑病特征性的增生组织形成。本品为作用较强的局部皮质甾体药物。作用同氢化可的松,比氟轻松和曲安西龙强。可从正常未损皮肤吸收。

10. 地塞米松

【适应证】

常被用作抑制或防止药物过敏反应。

(1)消炎:地塞米松可被用来治疗许多炎症,如类风湿关节炎。也经常在某些牙科手术(如拔除智齿)后被用来消肿。有时与曲安奈德合用治疗足底筋膜炎。有时也在发生过敏性休克时大剂量地使用。在使用心脏起搏器时,常被用来减少炎症反应的作用。也被用来与抗生素合用治疗细菌性脑膜炎。和新福林、洁霉素合用制成复方去氧肾上腺素可缓解和治疗过敏性、慢性鼻炎。

(2)在肿瘤方面,它可用于癌症患者接受化疗时抵制某些副作用。地塞米松与可止吐的 5-HT3 受体拮抗剂昂丹司琼有相似性。地塞米松也用在某些恶性血液病,特别是多发性骨髓瘤,有单独给予地塞米松或连同沙利度胺或组合阿霉素和长春新碱的 VAD 治疗方案。在脑肿瘤治疗方面,地塞米松可用来对付水肿(这可能挤压其他大脑结构)的发展。

(3)内分泌:地塞米松可用于先天性肾上腺皮质增生。经常被用于妇产科。但目前地塞米松对母亲和胎儿的影响尚不清楚。

(4)地塞米松可用于治疗高原脑水肿和肺水肿。人们在登山探险时携带地塞米松,以帮助高山症治疗。

(5)地塞米松可以促进胎儿肺部的成熟。但这个功效也有一定的危险性。

【用法用量】

(1)休克:首 4 日 8mg 静脉注射,如有需要可重复,总剂量 24mg。

(2)免疫性疾病和炎症:长期治疗 0.5～1.5mg,每天口服。避免超过每天 1.5mg(避免产生更严重的副作用)。

(3)佐剂或部分化疗:遵医嘱(因人而异)。

【对血液及心血管系统影响】

过敏反应(尽管很少)。

11. 倍他米松

【适应证】

肾上腺皮质激素类药。主要用于过敏性与炎症性疾病。由于本品潴钠作用较弱,故一般不用作肾上腺皮质功能减退的替代治疗。目前主要用于器官移植以防排异;亦作为危重疾病的急救用药,如脑水肿、休克、严重的过敏反应、胶原性疾病、风湿病、白血病、多发性神经炎、内分泌失调以及急性喉支气管炎等。

【用法用量】

口服每片 0.5mg,成人开始服用一次半片～2 片,1 日 2 次。维持量为 1 日 1～2 片。倍他米松醋酸酯注射剂每支 1.5mg 肌肉注射,1 次 6～12mg,甲状腺功能亢进时,氢化可的松的灭活加速。可抑制生长激素的促生长作用。胰岛素能拮抗糖皮质激素的多种作用。甲状旁腺激素可升高血钙浓度,而糖皮质激素则抑制血清钙浓度。

【对血液及心血管系统影响】

(1)水和电解质紊乱:钠潴留、钾丢失、低血钾性碱中毒,体液潴留,易感患者发生充血性心力衰竭、高血压。

(2)胃肠道:消化性溃疡(可能以后发生穿孔和出血)、胰腺炎、腹胀、溃疡性食管炎。

（3）皮肤：影响伤口愈合、皮肤萎缩、皮肤细薄和脆嫩、瘀点和瘀斑、面部红斑、多汗，皮试反应受抑、过敏性皮炎、荨麻疹、血管神经性水肿。

（4）其他：过敏样或过敏性反应和血压降低或休克样反应。与注射糖皮质激素有关的其他不良反应包括头面部皮损内注射偶尔伴发的失明、色素沉着或色素减退、皮下和皮肤萎缩、无菌性脓肿、关节内注射后潮红及 Charcot 关节样病变。

12. 氟氢可的松

【适应证】

（1）替代治疗：与糖皮质激素一起用于原发性肾上腺皮质功能减退症的替代治疗。

（2）直立性低血压：适用于低肾素低醛固酮综合征和自主神经病变所致的直立性低血压。

（3）局部应用：用于治疗脂溢性湿疹、接触性皮炎及肛门、阴部瘙痒等症。

【用法用量】

替代治疗时每天 0.1～0.2mg，分 2 次口服。局部皮肤涂敷每天 2～4 次。

【对血液及心血管系统影响】

氟氢可的松能抑制结缔组织的增生，降低毛细血管和细胞膜的通透性，减少炎性渗出，抑制组胺及其他炎症递质的形成与释放，抗炎作用较氢化可的松强 15 倍左右。主要为盐皮质激素作用，虽有一定的糖皮质激素的活性，但常用剂量无明显糖皮质激素作用。

13. 氯倍他索

【适应证】

适宜于短期的小面积的外用，以治疗银屑病、慢性湿疹、慢性单纯苔癣、扁平苔癣、盘状红斑狼疮等对其他皮质类固醇激素外用制剂无效的病例。

【用法用量】

外涂，每日 1～2 次。

【对血液及心血管系统影响】

本品为一种强效外用皮质激素类药，具有较强的抗炎、抗瘙痒和血管收缩作用，其抗炎作用约为氢化可的松的 112 倍，具有抑制细胞有丝分裂的作用，并能有效地渗透入皮肤角质层。

14. 氟轻松

【适应证】

为外用皮质激素，涂于皮肤患处，治疗皮肤过敏而引起瘙痒，黏膜的炎症，神经性皮炎、接触性皮炎、日光性皮炎、牛皮癣等，特别适合用于婴儿湿疹，且疗效显著，副作用少，奏效快，止痒效果好。

【用法用量】

外用，涂抹于局部患处，一天 3～4 次。

15. 丁氯倍他松

【适应证】

局部外用治疗先天性过敏性皮炎，面部、颈部、腋窝、会阴部湿疹等疾患。

【用法用量】

以软膏涂于患处，1 日 1～3 次。

16. 氯倍他索

【适应证】

外用主要治疗湿疹、过敏性皮炎、神经性皮炎、接触性皮炎、牛皮癣及各种瘙痒症。

氯倍他索气雾剂可用于过敏性哮喘和过敏性皮炎等疾病。

【用法用量】

外用软膏,一天 2～3 次涂于患处。

17. 哈西奈德

【适应证】

接触性湿疹、异位性皮炎、神经性皮炎、面积不大的银屑病、硬化性萎缩性苔藓、扁平苔藓、盘状红斑性狼疮、脂溢性皮炎(非面部)肥厚性瘢痕。

【用法用量】

用法用量:外涂患处,每日早晚各一次。

【对血液及心血管系统影响】

对各类细胞的选择性药理作用:减少 T 淋巴细胞、单核细胞、嗜酸性粒细胞数量,抑制淋巴细胞增殖及细胞因子生成,抑制巨噬细胞分化及吞噬活性,抑制中性粒细胞黏附,降低血管内皮细胞通透性,抑制成纤维细胞增殖及胶原合成,抑制皮脂腺细胞活性。

免疫抑制作用本品通过与细胞质的皮质类固醇受体结合,发生一系列反应,激活了细胞中"溶胞基因"的表达;它诱导淋巴细胞中核内 DNA 裂解直接杀伤淋巴细胞。

18. 可的松

【适应证】

全身用药治疗急、慢性肾上腺皮质功能减退;自身免疫性疾病和过敏性疾病;中毒性或同时伴有休克的严重感染;治疗炎症及防止某些炎症的后遗症,用于眼科炎症,消炎后,可防止或减轻产生瘢痕和粘连而影响视力。

【用法用量】

口服治疗肾上腺皮质功能减退,成人每日剂量 25～37.5mg,清晨服 2/3,午后服 1/3。当患者有应激状况时(如发热、感染),应适当加量,可增加到每日 100mg,有严重应激时,则应改用氢化可的松静脉滴注。

混悬液肌肉注射用于成人肾上腺皮质功能减退,每日 25mg,有应激状况适当加量,有严重应激时,应改用氢化可的松静脉滴注。制剂与规格:醋酸可的松片 5mg 或 25mg。醋酸可的松注射液 2ml:50mg、5ml:125mg 或 10ml:250mg。口服:一次 12.5～25mg,1 日 2～4 次,肌注,一次 25～125mg,1 日 1～2 次。突然停药可引起停药综合征。

【对血液及心血管系统影响】

可的松的免疫抑制作用:糖皮质激素是最早用于临床的一类免疫抑制药。其中以泼尼松作用最强,氢化可的松和可的松次之。其作用机制可能与以下作用有关:

(1)抑制吞噬细胞:大剂量糖皮质激素有抑制吞噬细胞的吞噬功能,影响抗原在吞噬细胞内的处理。

(2)溶淋巴细胞的作用:对小淋巴细胞有明显破坏作用。注射可的松 3 小时,淋巴细胞核萎缩、崩溃、胞膜脱落,使周围血液及淋巴结中的淋巴细胞减少。

(3)抗体形成减少:破坏淋巴细胞,抑制蛋白质和免疫球蛋白合成,增加 γ-球蛋白代谢,致使抗体形成减少。糖皮质激素尚有对抗各种原因所致的休克(特别是中毒性休克),提高中枢神经系统的兴奋性,增强机体应激能力,增加血小板数目和血浆纤维蛋白原的浓度,以及缩短凝血时间等作用。

19. 氯泼尼醇

【适应证】

用于哮喘、风湿性关节炎等。

【用法用量】

口服:开始每天 6mg,分 1～2 次或多次,如效果不满意时,4～6 个月后可增加剂量至 3mg,每天 3 次。

20. 地夫可特

【适应证】

具有抗炎、抗过敏作用,相当于泼尼松龙 10～20 倍,用于肾上腺皮质功能减退、自身免疫性疾病、过敏性疾病及血液系统疾病等。

【用法用量】

口服,每日 6～60mg,可增至 90mg。

【对血液及心血管系统影响】

本品在大剂量长期应用时,可引起肥胖、多毛、痤疮、血糖升高、高血压、眼内压升高、钠和水潴留、水肿、血钾降低、精神兴奋、胃及十二指肠溃疡甚至出血穿孔、骨质疏松、脱钙、病理性骨折、伤口愈合不良、库欣综合征等。

21. 氟米龙

【适应证】

氟米龙的抗炎作用为氢化可的松 40 倍,局部外用有抗炎、血管收缩及止痒作用。治疗急性单纯疱疹病毒性角膜炎,眼组织的真菌感染,牛痘及水痘感染,病毒性角膜和结膜感染,结核。

【用法用量】

(1)局部外用:涂患处。小儿白血病:口服,每日每千克体重 2mg。乳腺癌:每日 20mg。片剂:每片 10mg。霜剂或软膏剂:0.05%。应用本类药物时,必须严格掌握适应证,防止滥用,以减少不良反应和并发症。与其他药物之间的相互作用可参考泼尼松项下。

(2)治疗急性感染中毒,必须与足量的抗感染药物配合应用。

(3)长期使用本品时,应给予促皮质素,方法:每次 12.5mg,每周 1～2 次;同时注意补钾限钠:口服氯化钾,每次 1g,每日 3 次;并增加蛋白饮食,补充钙和维生素。停药时应逐渐减量,不可骤停,以免复发或出现肾上腺皮质功能不足症状。

(4)已经长期使用本品的病人,在手术时及术后的 3～4 天内,须适当增加用量,以防止皮质功能不足,一般外科病人尽量不用,以免影响伤口愈合。

(5)本品的盐皮质激素活性很弱,不适用于原发性肾上腺上皮质功能不全症。

【对血液及心血管系统影响】

本品在大剂量长期应用时,可引起肥胖、多毛、痤疮、血糖升高、高血压、眼内压升高、钠和水潴留、水肿、血钾降低、精神兴奋、胃及十二指肠溃疡甚至出血穿孔、骨质疏松、脱钙、病理性骨折、伤口愈合不良、库欣综合征等。本品对病原微生物并无抑制作用,且由于能抑制炎症反应和免疫反应,降低机体的防御功能,反而有可能使潜在的感染病灶活动并扩散,应特别注意及时加以控制。

22. 阿氯米松

【适应证】

适用于湿疹、特异性皮炎、局部神经性皮炎等。

【用法用量】

外用,涂于患部皮肤,每天 2～3 次。

【对血液及心血管系统影响】

本品系不含氟的局部皮质激素,它具有很强的局部抗炎、抗过敏、止痒作用,并具有收缩血管的作用。

23. 卤米松

【适应证】

用于对外用肾上腺皮质激素类有反应的皮肤疾患,如急性或慢性湿疹性疾病和普通牛皮癣等。

【用法用量】

外用涂患处 1 日 2 次,并作轻度按摩。

【对血液及心血管系统影响】

长期应用可出现皮肤萎缩、毛细血管扩张、色素沉着及毛发增生等。

24. 甲羟松

【适应证】

用于治疗过敏性眼科疾病。

【用法用量】

1 日 3～4 次。

25. 去羟米松

【适应证】

去羟米松是皮肤真菌感染的外用药。

【用法用量】

外用涂患处。

26. 二氟拉松

【适应证】

主要用于银屑病、接触性皮炎、钱币状湿疹、慢性手足部皮炎、汗疱疹等。

【用法用量】

外涂于患处,每天 2 次。

【对血液及心血管系统影响】

本品是一种皮质类固醇激素制剂,有抗炎、抗瘙痒、免疫抑制及缩血管作用。

27. 去氧皮质酮

【适应证】

用于原发性肾上腺皮质功能减退症的替代治疗。

【用法用量】

肌注,成人开始 1 日 2.5～5mg,维持量 1 日 1～2mg。去氧皮质酮微结晶混悬剂,肌注,

1次25～100mg,每3～4周1次。

【对血液及心血管系统影响】

本品为盐皮质激素,具有类似醛固酮的作用。能促进肾远曲小管对 Na^+、Cl^- 的重吸收和 K^+、H^+ 的排出,有明显的保钠排钾作用。有增加细胞外液容积、提高 Na^+ 浓度及降低细胞外液 K^+ 浓度的作用。对维持水盐代谢、维持血压起着重要作用。

28. 促皮质素

【适应证】

(1)用于诊断垂体肾上腺轴的储备功能,其合成的类似物 ACTH(1-24)由于引起变态反应的危险性低而更多用于诊断。

(2)用于肾上腺皮质功能正常但需用糖皮质激素治疗的疾病。但用此药的效果较难预测,因为作用的强弱依赖于个体肾上腺的反应性,且用法不够方便,价格较昂贵,因此不比直接用糖皮质激素有更多的优点。

(3)肾上腺皮质功能减退症,对于原发性者(病变在肾上腺)ACTH 无效,对于继发性者(垂体 ACTH 不足)需长期注射用药,一般不作为治疗药。

【用法用量】

(1)用于诊断垂体肾上腺轴的储备功能时,成人用量,静脉注射,ACTH(1-24)0.25mg,或肌肉注射,0.25～0.75mg。

(2)用于治疗,剂量应个体化。分次肌肉注射或静脉滴注。肌肉注射,1次25单位,1日2次;静脉滴注,临用前用5%葡糖糖溶解后应用,一次12.5～25单位,1日2次。

【对血液及心血管系统影响】

大量应用时可出现不良反应,如高血压、月经障碍、头痛、糖尿、精神异常等。

29. 美替拉酮

【适应证】

用于测试下丘脑-垂体-肾上腺轴完整性。也用于治疗某些肾上腺皮质肿瘤。

【用法用量】

(1)ACTH 试验,每4小时口服750mg,共6次;儿童口服15mg/kg,最小量每4小时250mg,共6次。

(2)治疗顽固性水肿,与糖皮质激素合用,抑制正常 ACTH 对低浓度糖皮质激素的反应性,常用量3g/d,分次服用。

(3)库欣综合征,开始时每次0.2g,1日2次,根据病情调整到每次1g,1日4次。250mg～6g/d。

【对血液及心血管系统影响】

不良反应有恶心、呕吐、眩晕,也可引起高血压和低钾性碱中毒。

二、胰岛激素和其他影响血糖的药物

(一) 高血糖素

【适应证】

临床用于治疗胰岛素引起的低血糖;治疗心源性休克,洋地黄治疗无效的心力衰竭;急性憩室炎,胆道痉挛,肠套叠有平滑肌痉挛时,或用以鉴别黄疸为阻塞性或肝细胞性;嗜铬细胞瘤激发实验。用于重症肝炎。可用胰岛素过量的低血糖昏迷及心源性休克、充血性心功能不全,心肌梗死及心脏手术后的急性心功能不全。

【用法用量】

可皮下、肌内或静脉注射。

(1)治疗胰岛素性低血糖,可用本品 0.1‰溶液 0.5~1mg 皮下肌肉注射,如无反应,20 分钟后可重复应用。

(2)治疗心源性休克,静脉注射每次 3~5mg 或用 5‰葡萄糖稀释后静脉滴注每小时3~5mg,可持续 24 小时应用,最大滴速每小时 12mg,也可将本品 3~5mg 放入生理盐水稀释后静脉缓慢推注。

(3)嗜铬细胞瘤激发实验,静脉快速注射高血糖素 0.5~1mg,促使肾上腺髓质释放儿茶酚胺,大约 30~60 秒钟内血压升高,心率快、出汗,3 分钟内达高值,15 分钟后恢复。

(4)松弛平滑肌,稀释后静脉注射,每次 1~2mg。

(5)刺激胰岛素 β 细胞分泌,以判断胰岛 β 细胞分泌功能。

(6)用于心源性休克,也可静脉输注,每小时 2~12mg。

【对血液及心血管系统影响】

静注本品可使胃、十二指肠、小肠和结肠的平滑肌松弛。能拮抗胰岛素,升高血糖,同时增强心肌收缩力,心率加快,输出量增多,血压上升。

(二) 胰岛素类

1. 胰岛素

【适应证】

胰岛素参与调节糖代谢,控制血糖平衡,可用于治疗糖尿病。

【用法用量】

短效胰岛素用法一般为餐前 30 分钟皮下注射,用药 30 分钟内需进食,1 日 3~4 次。

【对血液及心血管系统影响】

(1)低血糖反应:最常见。

(2)过敏反应:少数病人有过敏反应,如荨麻疹、血管神经性水肿、紫癜,极个别有过敏性休克。

2. 门冬胰岛素

【适应证】

用于治疗糖尿病。

【用法用量】

成人和儿童:胰岛素需要量因人而异,通常为每日每公斤体重 0.5~1.0U。在针对餐时的治疗中,50%~70%的胰岛素需要量由本品提供,其他部分由低精蛋白胰岛素或精蛋白锌胰岛素提供。

本品经皮下注射,部位可选择腹壁、大腿、上臂三角肌或臀部。应在同一注射区域内轮换注射点。

【对血液及心血管系统影响】

低血糖反应。

罕见全身性过敏反应,症状可能包括全身性皮疹、瘙痒、出汗、胃肠道不适、血管神经性水肿、呼吸困难、心衰和血压下降。全身性过敏反应有可能危及生命。

3. 赖脯胰岛素

【适应证】

(1)经常发生低血糖的 1 型糖尿病者,使用本品可减少低血糖的发生率。

(2)生活不规律、外出活动较多的用胰岛素治疗的糖尿病患者,本品快速、短效的特点有助于及时调整胰岛素的用量。

【用法用量】

三餐餐前皮下注射各一次,剂量视病情而定,并按血糖变化调整剂量。如在治疗过程中改用本品,其剂量基本上同原来使用的胰岛素。有时为了控制晚上高血糖,可于早晨加注一次低精蛋白胰岛素,但本品不能与 NPH 混合。为了控制晨起的高血糖,需在睡前加注一次低精蛋白胰岛素。

【对血液及心血管系统影响】

低血糖反应。

4. 低精蛋白锌胰岛素

【适应证】

用于一般中、轻度糖尿病。治疗重度糖尿病需与胰岛素合用,使作用出现快而维持时间长。也可与长效类胰岛素制剂合用,以延长作用时间。血糖波动较大,不易控制的病人适合选用本品。

【用法用量】

皮下注射,每日早餐前半小时注射 1 次,一般从小剂量开始,用量视病情而定。如每日用量超过 40 单位者,应分 2 次注射。

【对血液及心血管系统影响】

低血糖反应;可因制剂不纯而引起过敏反应,如荨麻疹与紫癜。偶有引起过敏性休克,其处理方法同胰岛素。

5. 精蛋白锌胰岛素

【适应证】

作用同胰岛素相同,主要较胰岛素吸收缓慢而作用均匀,维持时间较低精蛋白胰岛素还要长,持续时间可达 24～36 小时,用于轻型和中型糖尿病。

【用法用量】

皮下注射:于饭前半小时注射,一天 10～20U。

6. 甘精胰岛素

【适应证】

需用胰岛素治疗的糖尿病。

【用法用量】

本品是甘精胰岛素类似物。具有长效作用,应在每天傍晚注射一次。OptiSet 注射装置剂量调整幅度是 2IU,一次可注射胰岛素 2IU 至最大剂量 40IU。

【对血液及心血管系统影响】

低血糖反应。

7. 地特胰岛素

【适应证】

用于治疗糖尿病。

【用法用量】

与口服降糖药联合治疗时,推荐地特胰岛素的初始治疗方案为每日一次给药,起始剂量为 10U 或 0.1～0.2U/kg。

地特胰岛素的剂量应根据病情进行个体化的调整。

【对血液及心血管系统影响】

低血糖反应。

8. 预混胰岛素

【适应证】

这类胰岛素的共同特点是双时相作用,即混合后两种胰岛素各自发挥作用,相当于一次注射了短效和低精蛋白胰岛素;不需临时配制,使用方便,尤其适合视力差、文化水平低的患者及老年患者。

【用法用量】

每天只需注射 1～2 次。

【对血液及心血管系统影响】

低血糖反应。

(三) 口服降糖药

1. 甲苯磺丁脲

【适应证】

甲苯磺丁脲,为磺脲类口服降血糖药,主要选择地作用于胰岛 β 细胞,促进胰岛素的分泌,尤其是加强进餐后高血糖对胰岛素释放的兴奋作用。总的作用是降低空腹血糖与餐后血糖。

【用法用量】

口服常用量一次 0.5g,1 日 1～2g。开始在早餐前或早餐前与午餐前各服 0.5g,也可 0.25g,1 日 3 次,于餐前半小时前服,根据病情需要逐渐加量,一般每日 1.5g,最大用量每日 3g。幼年发病的糖尿病,多为胰岛素依赖型糖尿病,本品无效。

【对血液及心血管系统影响】

可有腹泻、头痛、恶心、呕吐、胃痛或不适;较少见的有皮疹;少见而严重的有黄疸、肝功能损害、骨髓抑制、粒细胞减少(表现为咽痛、发热、感染)、血小板减少症(表现为出血、紫癜)等。有时引起腹胀,恶心,呕吐,腹泻,胆汁淤积,皮肤红斑,荨麻疹,粒细胞缺乏,白细胞及血小板减少,低血糖等。引起肝损害。

2. 醋酸己脲

【适应证】

降血糖作用同甲苯磺丁脲。此外,有促进肾排泄尿酸作用,适用于糖尿病伴有痛风者。在肝内代谢后经肾排出,其作用可持续 12～18 小时。T1/2 为 22～35 小时。

甲苯磺丁脲适用于单用饮食控制疗效不满意的轻、中度非胰岛素依赖型糖尿病,病人胰岛 B 细胞有一定的分泌胰岛素功能,并且无严重的并发症。

【用法用量】

口服,成人 1 日 0.25～1.5g,分 1～2 次服用。开始 1 日 0.25～0.5g,早餐前一次服,以后视病情增减药量。

【对血液及心血管系统影响】

有时引起腹胀,恶心,呕吐,腹泻,胆汁淤积,皮肤红斑,荨麻疹,粒细胞缺乏,白细胞及血小板减少,低血糖等。也可有乳房胀,局部疼痛。

3. 格列本脲

【适应证】

适用于单用饮食控制疗效不满意的轻、中度非胰岛素依赖型糖尿病,病人胰岛 B 细胞有一定的分泌胰岛素功能,并且无严重的并发症。由于它清除率长,最易发生低血糖反应,故临床使用要谨慎,可用于某些格列齐特、格列吡嗪降血糖药效果不明显的患者。

【用法用量】

口服开始 2.5mg,早餐前或早餐及午餐前各 1 次,轻症者 1.25mg,1 日 3 次,三餐前服,7 日后递增每日 2.5mg。一般用量为每日 5～10mg,最大用量每日不超过 15mg。

【对血液及心血管系统影响】

格列本脲可引起血小板减少性紫癜、过敏性血管炎。

4. 格列吡嗪

【适应证】

该品主要用于单用饮食控制治疗未能达到良好效果的轻、中度非胰岛素依赖型病人;无严重糖尿病并发症患者,过去虽用胰岛素治疗,但每日需要量在 30～40 单位以下者;无症状病人,在饮食控制基础上仍有显著高血糖;对胰岛素有抗药者可加用该品。本药治疗有效率约 87%。

【用法用量】

治疗成年型糖尿病的剂量因人而异,应根据定期测定尿糖和血糖调整剂量。一般 1 日 2.5～30mg,先从小量开始,餐前 30 分钟服用。1 日剂量超过 10mg 以上时,应分成 2～3 次,餐前服用,每日最高剂量不超过 30mg。

5. 格列齐特

【适应证】

适用于单用饮食控制疗效不满意的轻、中度非胰岛素依赖型糖尿病,病人胰岛 B 细胞有一定的分泌胰岛素功能,并且无严重的并发症。主要用于成年后发病单用饮食控制无效的,且无酮症倾向的轻、中型糖尿病。还能改善糖尿病人眼底病变以及代谢、血管功能的紊乱。可与双胍类口服降血糖药合用于单用不能控制的患者,与胰岛素合用治疗胰岛素依赖型糖尿病,可减少胰岛素用量。

【用法用量】

口服开始 80mg,早餐前或早餐前及午餐前各一次,也可 40mg,1 日 3 次,三餐前服,必要时 7 日后每日量增加 80mg。一般每日剂量 80～240mg,最大剂量每日不超过 320mg。可致血象改变。用药期间定期检查血象。幼年型糖尿病,伴有酮症糖尿病,糖尿病性昏迷等均需注射胰岛素,不能单用本品。

用胰岛素改用本品者,如原剂量较大(约 20～30IU)则第 1 日将胰岛素减半,加服本品,以后视病情逐步减量。服药期间宜定期复查血糖和尿糖,以便调整治疗方案。

6. 格列喹酮

【适应证】

降血糖药,用于非胰岛素依赖型糖尿病的治疗。

【用法用量】

胶囊:

餐前服用。根据患者个体情况,可适当调节剂量,一般日剂量为 15~180mg。日剂量 30mg 以内者可于早餐前一次服用。大于此剂量者可酌情分为早、晚或早、中、晚分次服用。开始治疗量应从 15~30mg 开始,根据血糖情况逐步加量,每次加量 15~30mg。如原已服用其他磺酰脲类药改用本品时,可按相同量开始,按上述量逐渐加量调整。日最大剂量一般不超过 180mg。

片剂:

口服一般应在餐前半小时服用。日剂量为 15~180mg,据个体情况而定。通常日剂量为 30mg 以内者于早晨一次服用,更大剂量应分三次,分别于餐前服用。

7. 格列美脲

【适应证】

单纯饮食控制和锻炼未能控制血糖的 2 型糖尿病患者。

【用法用量】

初始剂量为 1mg,1 日一次,早餐含服最好,根据血糖监测结果,每 1~2 周按 1,2,3,4,6mg 递增,个别患者日最大剂量可用至 8mg。

【对血液及心血管系统影响】

可能出现严重的血象改变:罕见有血小板减少症、极个别病例可发展为白细胞减少、溶血性贫血或红细胞减少、粒细胞缺乏症和全血细胞减少(由于骨髓抑制引起的)。

8. 二甲双胍

【适应证】

用于单纯饮食控制不满意的非胰岛素依赖型糖尿病人,尤其是肥胖者,用本类药物不但有降血糖作用,还可能有减轻体重的作用。对某些磺酰脲类无效的病例有效,如与磺酰脲类降血糖药合用,有协同作用,较各自单用的效果更好。

用于饮食疗法无效,特别是肥胖的非胰岛素依赖型糖尿病,可单用或与磺脲类降糖药合用。对胰岛素依赖型糖尿病,本品可作控制症状不满意的辅助药物。

适用于肥胖或非肥胖的 NIDDM 病人,特别是超重的 NIDDM 病人的首选,可单独用于单纯饮食控制不满意的 NIDDM 病人,也可与磺脲类合用于单用磺脲类控制不满意的病人,合用可以加强疗效。本品可与胰岛素合用可减少胰岛素的用量,90% 以上的病人都有效或可改善高血糖,原发失效者<10%,包括因胃肠反应而不能继续服药者;继发失效每年平均 5%~10%,失效标准是指空腹血糖>7.8mmol/L(>140mg/d)。

【用法用量】

开始一次服 0.25~0.5g,1 日 3 次,以后视病情增减药量,防止血糖过低。用法及用量:一般开始为 250mg,每日 2 次。餐时或餐后服用,以后视病情,逐渐调整剂量。每日最大量不宜超过 3g。与胰岛素合用,宜视病情适当减少胰岛素的用量。长期使用本品可降低人体对维生素 B_{12} 的吸收

9. 苯乙双胍

【适应证】

可用于成人非胰岛素依赖型糖尿病及部分胰岛素依赖型糖尿病。对于经磺酰脲类治疗无效的多数幼年型糖尿病、瘦型糖尿病,应用本品后亦可降低血糖,减少血糖波动性。治疗成年型及稳定型糖尿病,可与磺酰脲类合用,效果较两药单用为佳。对一些不稳定型或幼年型的糖尿病,可与胰岛素合用,较易控制血糖,可减少胰岛素用量。对肥胖型糖尿病者,尚可利用其抑制食欲及肠吸收葡萄糖而减轻体重。

【用法用量】

口服:常用量 1 日 50~200mg,分 3 次服。开始时 1 次 25mg,1 日 2~3 次,饭前服。可逐渐增至 1 日 50~100mg。一般于服药 1 周后血糖即降低,但欲达到正常血糖水平,尚需继续用药 3~4 周。如与胰岛素或磺脲类合用时,剂量应根据病情作适当调整。

10. 瑞格列奈(诺和龙)

【适应证】

饮食控制、降低体重及运动锻炼不能有效控制高血糖的 2 型糖尿病(非胰岛素依赖型)患者。瑞格列奈可与二甲双胍合用。与各自单独使用相比,二者合用对控制血糖有协同作用。

【用法用量】

瑞格列奈应在主餐前服用(即餐前服用)。在口服瑞格列奈 30 分钟内即出现促胰岛素分泌反应。通常在餐前 15 分钟内服用本药,服药时间也可掌握在餐前 0~30 分钟内。请遵医嘱服用诺和龙。剂量因人而异以个人血糖而定。推荐起始剂量为 0.5mg,以后如需要可每周或每两周作调整。接受其他口服降血糖药治疗的病人可直接转用瑞格列奈治疗。其推荐起始剂量为 1mg。最大的推荐单次剂量为 4mg,进餐时服用。但最大日剂量不应超过 16mg。对于衰弱和营养不良的患者,应谨慎调整剂量。如果与二甲双胍合用,应减少瑞格列奈的剂量。尽管瑞格列奈主要由胆汁排泄,但肾功能不全的患者仍应慎用。

11. 那格列奈

【适应证】

饮食、运动疗法和服用 α-葡萄糖苷酶抑制剂时不能控制的轻、中度非胰岛素依赖型(2型)糖尿病。

【用法用量】

口服,每次 90mg,每日 3 次,餐前 10 分钟内服用,以后根据病情需要逐渐增加剂量至每次 120mg,或遵医嘱。

12. 罗格列酮

【适应证】

单独使用或与磺酰脲类(Sulfonylurea)、二甲双胍(Metformin)类口服降血糖药同时使用,以控制 2 型糖尿病人的血糖。

【用法用量】

口服,单一疗法的起始剂量为每天 4mg,可一次或分 2 次服用。与 Metformin 同时使用,起始剂量为每天 4mg,可一次或分 2 次服用。与 Sulfonylurea 同时使用,起始剂量为每天 4mg,可一次或分 2 次服用。

【对血液及心血管系统影响】

贫血发生率约为 1%。本品可能会使血红蛋白和红细胞比容下降,可能与盐酸罗格列酮造成血浆容量增加有关。

13. 吡格列酮

【适应证】

2 型糖尿病(或非胰岛素依赖型糖尿病,NIDDM)。

【用法用量】

起始剂量 15 或 30mg,最大剂量为 45mg/d,每日 1 次。在早餐前服用,如漏服 1 次,第 2 天不可用双倍剂量。

【对血液及心血管系统影响】

可能引起血浆容积增加,终致前负荷诱导型心脏肥大。噻唑烷二酮类药物包含曲格列酮、罗格列酮、吡格列酮、恩格列酮和环格列酮。某些患者使用该类药后,有导致或加重充血性心力衰竭的危险,故不推荐有症状的心力衰竭患者使用本药。

14. 阿卡波糖

【适应证】

阿卡波糖是一种新型口服降糖药。在肠道内竞争性抑制葡萄糖苷水解酶。降低多糖及蔗糖分解成葡萄糖,使糖的吸收相应减缓,因此具有使饭后血糖降低的作用。一般单用,或与其他口服降血糖药,或与胰岛素合用。配合餐饮,治疗胰岛素依赖型或非依赖型糖尿病。

【用法用量】

阿卡波糖每片 50mg,初始量为 1 天 3 次,每次一片,以后可增加到一天 3 次每次 2 片。该药必须与饭同服,可从小剂量开始,每隔 1~2 周调整一次剂量。

15. 伏格列波糖

【适应证】

改善糖尿病患者的餐后高血糖。

【用法用量】

成人 200μg,一天 3 次,饭前口服。疗效不明显时,可将 1 次增量至 300μg。

16. 依帕司他

【适应证】

可用于预防、改善和治疗糖尿病并发的末梢神经障碍(麻木感、疼痛),振动感觉异常及心搏异常(显示糖化血红蛋白值高)。

【用法用量】

所有患者均先控制血糖,待血糖基本正常即进入治疗期。治疗组给予依帕司他 50mg 口服,1 日 3 次,同时用银杏达莫注射液 20ml,配入 0.9% 生理盐水 250ml 中每日 1 次;也可单独使用依帕司他 50mg 口服,1 日 3 次。

17. 艾塞那肽

【适应证】

适用于服用二甲双胍、磺脲类、噻唑烷二酮类、二甲双胍和磺脲类联用、二甲双胍和噻唑烷二酮类联用不能有效控制血糖的 2 型糖尿病患者的辅助治疗,以改善血糖控制。

【用法用量】

本品仅用于皮下注射。应在大腿、腹部或上臂皮下注射给药。本品推荐起始剂量为 $5\mu g$，每日两次，于早餐和晚餐（或每日 2 次正餐前，大约间隔 6 小时或更长时间）前 60 分钟内给药。餐后不可给药。治疗 1 个月后，可根据临床反应将剂量增加至每次 $10\mu g$。本品与二甲双胍或噻唑烷二酮类联用时，联用后如果低血糖则需调整二甲双胍或噻唑烷二酮类的剂量，如没有则可继续沿用原二甲双胍或噻唑烷二酮类的剂量。本品与磺脲类联用时，为降低低血糖的风险可考虑减少磺脲类的剂量。

18. 利拉鲁肽

【适应证】

本品用于成人 2 型糖尿病患者控制血糖：适用于单用二甲双胍或磺脲类药物最大可耐受剂量治疗后血糖仍控制不佳的患者，与二甲双胍或磺脲类药物联合应用。

【用法用量】

本品经皮下注射给药，利拉鲁肽的起始剂量为每天 0.6mg。至少 1 周后，剂量应增加至 1.2mg。预计一些患者在将剂量从 1.2mg 增加至 1.8mg 时可以获益，根据临床应答情况，为了进一步改善降糖效果，在至少一周后可将剂量增加至 1.8mg。推荐每日剂量不超过 1.8mg。

本品可用于与二甲双胍联合治疗，而无须改变二甲双胍的剂量。

本品可用于与磺脲类药物联合治疗。当本品与磺脲类药物联用时，应当考虑减少磺脲类药物的剂量以降低低血糖的风险。

调整本品的剂量时，无须进行自我血糖监测。然而，当本品与磺脲类药物联合治疗而调整磺脲类药物的剂量时，可能需要进行自我血糖监测。

19. 西格列汀

【适应证】

本品配合饮食控制和运动，用于改善 2 型糖尿病患者的血糖控制。当单独使用盐酸二甲双胍血糖控制不佳时，可与盐酸二甲双胍联合使用，在饮食和运动基础上改善 2 型糖尿病患者的血糖控制。

【用法用量】

本品单药或与二甲双胍联合治疗的推荐剂量为 100mg，每日 1 次。本品可与或不与食物同服。

轻度肾功能不全患者［肌酐清除率（CrCl）$\geqslant$50ml/min，相应的血清肌酐水平大约为男性$\leqslant$1.7mg/dl 和女性$\leqslant$1.5mg/dl］服用本品时，不需要调整剂量。中度肾功能不全的患者［肌酐清除率（CrCl）$\geqslant$30 至 <50ml/min，相应的血清肌酐水平大约为男性>1.7 至$\leqslant$3.0mg/dl 和女性>1.5 至$\leqslant$2.5mg/dl］服用本品时，剂量调整为 50mg，每日一次。严重肾功能不全的患者［肌酐清除率（CrCl）<30ml/min，相应的血清肌酐水平大约为男性>3.0mg/dl 和女性>2.5mg/dl］或需要血液透析或腹膜透析的终末期肾病（ESRD）患者服用本品时，剂量调整为 25mg，每日一次。服用本品不需要考虑透析的时间。由于需要根据患者肾功能调整剂量，因此开始使用本品治疗之前建议对患者肾功能进行评估，之后定期评估。

三、甲状腺激素类药物和抗甲状腺药物

（一）甲状腺激素类药物

1. 左甲状腺素

【适应证】

主要用于防治黏液性水肿、克汀病及其他甲状腺功能减退症(如基础代谢率过低的肥胖病及习惯性流产等),有时也用于粉刺、肢端动脉痉挛(雷诺病)和便秘的治疗。由于本品能抑制垂体促甲状腺素的释放,从而可用于治疗甲状腺癌,对乳腺癌、卵巢癌也有一定的疗效。

【用法用量】

开始剂量每天 $25\sim50\mu g$,每 2 周增加 $25\mu g$,增加至 $100\sim150\mu g$,或维持量 $75\sim125\mu g$。

黏液性水肿:每次口服 $0.1\sim0.2mg$,每日 3 次。对昏迷患者每日静注 $0.3\sim0.5mg$,醒后再改为口服。肥胖症:每次口服 $1\sim2mg$,每日 3 次。先天性甲状腺功能低下的儿童,$0\sim6$ 个月 $25\sim50\mu g(8\sim10\mu g/kg)$;$6\sim12$ 个月 $50\sim70\mu g(6\sim8\mu g/kg)$;$1\sim5$ 周岁 $75\sim100\mu g$ $(5\sim6\mu g/kg)$;12 岁以上 $150\sim200\mu g(2\sim3\mu g/kg)$。

【对血液及心血管系统影响】

甲状腺激素如用量适当无任何不良反应。使用过量则引起心动过速、心悸、心绞痛、心律失常、头痛、神经质、兴奋、不安、失眠、骨骼肌痉挛、肌无力、震颤、出汗、潮红、怕热、发热、腹泻、呕吐、体重减轻等类似甲状腺功能亢进的症状。T_3 过量时,不良反应的发生较 T_4 或甲状腺素快。减量或停药可使所有症状消失。T_4 过量所致者,症状消失较缓慢。

2. 甲状腺片

【适应证】

甲状腺功能减退症。

【用法用量】

(1)成人常用量:口服,开始为每日 $10\sim20mg$,逐渐增加,维持量一般为每日 $40\sim120mg$,少数病人需每日 $160mg$。

(2)婴儿及儿童完全替代量:1 岁以内 $8\sim15mg$;$1\sim2$ 岁 $20\sim45mg$;$2\sim7$ 岁 $45\sim60mg$;7 岁以上 $60\sim120mg$。开始剂量应为完全替代剂量的 $1/3$,逐渐加量。由于本品 T_3、T_4 的含量及二者比例不恒定,在治疗中应根据临床症状及 T_3、T_4、TSH 检查调整剂量。

【对血液及心血管系统影响】

甲状腺片如用量适当无任何不良反应。使用过量则引起心动过速、心悸、心绞痛、心律失常、头痛、神经质、兴奋、不安、失眠、骨骼肌痉挛、肌无力、震颤、出汗、潮红、怕热、腹泻、呕吐、体重减轻等类似甲状腺功能亢进症的症状。减量或停药可使所有症状消失。

3. 碘塞罗宁

【适应证】

适用于各种原因引起的甲状腺功能减退症。

【用法用量】

(1)口服:成人甲状腺功能减退,开始剂量每日 $10\sim25\mu g$,分 $2\sim3$ 次口服,每 $1\sim2$ 周递增 $10\sim25\mu g$,直至甲状腺功能恢复正常。维持量每天 $25\sim50\mu g$。对于年龄大、心功能不全或严重长期甲状腺功能减退病人,开始剂量应小,增加剂量时幅度应小,加量速度要慢。

诊断成人甲状腺功能亢进症,1 日 $80\mu g$,分 $3\sim4$ 次口服,连用 $7\sim8$ 天。服药前后进行放射性碘摄取试验,甲状腺功能亢进者,甲状腺对碘的摄取不被抑制,而正常人则受抑制。

(2)静脉注射:对黏液性水肿昏迷患者,首次剂量 $40\sim120\mu g$,以后每 6 小时 $5\sim15\mu g$,直到病人清醒改为口服。

【对血液及心血管系统影响】

甲状腺激素对机体的作用非常广泛，主要调节机体的生长和发育、刺激生热、影响代谢、对心脏具有正性频率和增加收缩力的作用。甲状腺素制剂之不良反应一般相当于甲状腺功能亢进的症状，包括心动过速、心悸、心绞痛、头痛、神经质、兴奋、失眠、肌无力、怕热、盗汗、潮红、发热、体重减轻、腹泻、呕吐和腹部疼挛。这些不良反应经减量或暂时停药后会消失。偶见由过量或慢性中毒引起的甲状腺危象，表现为心律失常、心衰、昏迷和死亡。发生急性药物过量时，可进行洗胃或诱导呕吐以减少胃肠道吸收。可进行对症治疗和支持治疗，普萘洛尔也许对控制全身过激反应有益。

4. 促甲状腺素

【适应证】

(1)用于 TSH 试验，以区别原发性或继发性甲状腺功能减退症。

(2)提高甲状腺癌转移病源吸放射性同位素碘率，再给予治疗量碘。

【用法用量】

(1)TSH 试验：肌注，每次 $10\mu g$，每日 2 次，共 3 日。注射前后测定甲状腺吸碘率或血浆蛋白结合碘。

(2)提高甲状腺癌转移病源放射性同位素碘：肌注，每日 $10\mu g$，共 7 日。使转移病源的吸放射性同位素碘率提高后，再给以治疗量碘。

(二) 抗甲状腺药

1. 丙硫氧嘧啶

【适应证】

用于各种类型的甲状腺功能亢进症，尤其适用于：①病情较轻，甲状腺轻至中度肿大患者；②青少年及儿童、老年患者；③甲状腺手术后复发，又不适于放射性[131]I 治疗者；④手术前准备；⑤作为[131]I 放疗的辅助治疗。

【用法用量】

用于治疗成人甲状腺功能亢进，开始剂量一般为每天 300mg，视病情轻重介于 150～400mg，分次口服，1 日最大量 600mg。病情控制后逐渐减量，维持量每天 50～150mg，视病情调整；小儿开始剂量每日按体重 4mg/kg，分次口服，维持量酌减。

【对血液及心血管系统影响】

严重副作用为血液系统异常，轻度白细胞减少较多见，严重的粒细胞缺乏症较少见，后者可无先兆症状即发生，有时可出现发热、咽痛。再生障碍性贫血也可能发生。因此，在治疗过程中，尤其首二月应定期检查血象。

2. 甲巯咪唑

【适应证】

用于各种类型的甲状腺功能亢进症，包括 Graves 病(伴自身免疫功能紊乱、甲状腺弥漫性肿大、可有突眼)、甲状腺腺瘤、结节性甲状腺肿及甲状腺癌所引起者。在 Graves 病中，尤其适用于：①病情较轻，甲状腺轻至中度肿大患者；②青少年及儿童、老年患者；③甲状腺手术后复发，又不适于用放射性[131]碘治疗者；④手术前准备；⑤作为[131]碘放疗的辅助治疗。

【用法用量】

(1)成人开始用量一般为每天 30mg，可按病情轻重调节为 15～40mg，1 日最大量

60mg,分次口服;病情控制后,逐渐减量,每日维持量按病情需要介于 5～15mg,疗程一般 12～18 个月。

(2)小儿开始时剂量为每天按体重 0.4mg/kg,分次口服。维持量约减半,按病情决定。用药剂量应个体化,根据病情、治疗反应及甲状腺功能检查结果随时调整。每日剂量分次口服,间隔时间尽可能平均。

(3)甲亢手术前 7～10 天应加用碘化物,以减轻甲状腺充血,便于手术。

(4)放射性碘治疗前 2～4 天应停用抗甲状腺药,以减少对放射性碘摄取的干扰。放射性碘治疗后 3～7 天可恢复用药,以促使甲状腺功能恢复正常。

(5)如出现甲减症状和体征,应减量或暂时停药,并辅以甲状腺激素制剂。

(6)如出现粒细胞缺乏或肝炎的症状和体征,应停止用药,并予以支持疗法。轻度白细胞减少不必停药,但应加强观察,复查血象。

(7)出现严重皮疹或颈淋巴结肿大时应停药观察。

(8)疗效观察及疗程:经适量抗甲状腺药物治疗约 2 周,症状开始好转,经 8～12 周后,病情可得到控制。此时应减量,否则会出现甲状腺功能减退症。减量期可历时约 8 周,先减至原用量的 2/3,然后减至 1/2,如病情稳定,可继续减至维持量。维持量应根据病情适当增减。

【对血液及心血管系统影响】

严重副作用为血液系统异常,轻度白细胞减少较多见,严重的粒细胞缺乏症较少见,后者可无先兆症状即发生,有时可出现发热、咽痛。再生障碍性贫血也可能发生。因此,在治疗过程中,尤其首 2 个月应定期检查血象。

3. 卡比马唑

【适应证】

适用于各种类型的甲状腺功能亢进症,尤其适用于:①病情较轻,甲状腺轻至中度肿大患者;②青少年及儿童、老年患者;③甲状腺手术后复发,又不适于用放射性^{131}I 治疗者;④手术前准备;⑤作为^{131}I 放疗的辅助治疗。

【用法用量】

成人:开始剂量一般为 1 日 30mg(6 片),可按病情轻重调节为 15～40mg(3～8 片),1 日最大量 60mg(12 片),分次口服;病情控制后,逐渐减量,每日维持量按病情需要介于 5～15mg(1～3 片),疗程一般 18～24 个月。

小儿:开始时用量为每日按体重 0.4mg/kg,分次口服。维持量按病情决定。

【对血液及心血管系统影响】

较多见皮疹或皮肤瘙痒及白细胞减少,较少见严重的粒细胞缺乏症,可能出现再生障碍性贫血,还可能致味觉减退、恶心、呕吐、上腹部不适、关节痛、头晕头痛、脉管炎、红斑狼疮样综合征。罕致肝炎、间质性肺炎、肾炎和累及肾脏的血管炎,少见致血小板减少、凝血酶原减少或凝血因子Ⅶ减少。

4. 碘和碘化物

【适应证】

大于 6mg/d 的碘化物可用于治疗甲状腺功能亢进,以减少甲状腺素(TH)从甲状腺释放出来。大剂量的碘化物会抑制甲状腺球蛋白的水解,因此 TH 只被合成并储存在 colloid

里,而不是释放到血液中。

该治疗方法现今已很少使用,因为碘化物的使用会导致 TH 大量积累,减缓硫代酰胺的作用。碘化物可作还原剂,还原体内过氧化氢之类的活性氧,以减少对机体的损害。

【用法用量】

(1)预防地方性甲状腺肿:口服,剂量根据缺碘而定,一般每天 $100\mu g$。

(2)治疗地方性甲状腺肿:早期患者口服碘化钾每天 15mg,20 天为一疗程,隔 3 个月再服一疗程;或口服复方碘溶液,每天 $0.1\sim0.5\mu g$,2 周为一疗程。

(3)治疗甲状腺功能亢进危象,每 6 小时 $30\sim45$ 滴(约 $1.5\sim2\mu g$)口服,应在服抗甲状腺药物 1 小时后给予。危象缓解后,及早手术治疗。

(4)甲状腺切除术术前用药:与抗甲状腺药物合用,术前 $10\sim14$ 天开始口服复方碘溶液,每天 3 次,一次 $3\sim5$ 滴(约 $0.1\sim0.3\mu g$),应涂于食物服用。

第六节　生物制品

此节介绍的生物制品种类虽少,但对血液及心血管系统影响较大,因此每一种生物制品都进行了详细阐述,希望对临床输血配伍有所帮助。

一、人血白蛋白

【适应证】

(1)休克:各种原因引起的休克如消化道大出血、严重创伤、肝脾破裂、手术中大出血、宫外孕等低血容量性休克以及感染中毒性休克等,都存在绝对或相对的有效循环血容量不足,抢救治疗的首要问题就是恢复有效循环血容量,保证组织灌流和维持氧释放,避免循环衰竭。白蛋白作为理想的胶体溶液,扩充血容量维持时间长,这是使用白蛋白的主要临床指征。掌握使用白蛋白的时机也非常重要,休克早期血容量丢失<20%时,可输注平衡盐液和血浆代用品,晶:胶液体比例按 3:1 输注即可;血容量丢失在 20%~50%之间时,宜加用红细胞悬液维持患者红细胞比容在 35%以上,以恢复携氧能力;当血容量丢失在 50%~80%时,需加输 5%白蛋白,使血浆蛋白总量维持在 52g/L 以上;如蛋白总量低于 52g/L,应输注 20%~25%的白蛋白,将血浆蛋白至少提升到 52g/L 的临界值,但必须同时补充适量的晶体液以防脱水。

(2)烧伤:大面积烧伤后,由于全身血管通透性增高导致大量血浆成分、白蛋白、盐类和水分丢失或进入组织间,造成血液浓缩,组织细胞水肿,出现低血容量性休克。24 小时内首先要根据科学的计算量给予患者足量的晶体盐溶液,或根据病情给予少量 5%白蛋白溶液,不宜输给胶体液。需要注意如果 24 小时内输入晶体溶液量超过 10000ml,有并发脑水肿、肺水肿的可能。24 小时后要开始输 20%~25%的白蛋白并逐渐减少晶体液量,维持胶体渗透压,保持适当的血容量和稳定的血流动力学状态。必要时可输入红细胞以保持血液的携氧能力。当毛细血管通透性恢复正常时,则应减少晶体溶液的补充量,增加白蛋白输注量,因为烧伤患者白蛋白分解率很高,创面流失量大,甚至每天可流失 30 克,而且还要从肾脏排出一部分。此时选用 20%~25%白蛋白制剂效果最好。待病情基本稳定后可口服氨基酸以促进蛋白合成。

(3)体外循环:在心肺分流术时,用白蛋白和晶体盐溶液作为灌注泵的底液,比用血液更安全,并可减少术后肾衰竭的危险。当有明显血液稀释情况时,要保证血浆胶体渗透压达到正常水平,需加用白蛋白。使用剂量控制在患者红细胞比容0.20,白蛋白25~30g/L为宜。可按以下公式估算白蛋白(g)输注剂量:

白蛋白(g)剂量=(25~30)g/L×体外循环总量(L)—术前白蛋白水平(g/L)×血浆总量(L)

(4)成人呼吸窘迫综合征:由于肺间质水肿造成缺氧所致。严重创伤大量失血或输入的库存血中含有大量微聚体等原因均可导致发生成人呼吸窘迫综合征(ARDS)。临床主要表现为低蛋白血症和体液潴留等征象,治疗应先予晶体液输注,在恢复血容量前提下,给予20%~25%白蛋白溶液输注,对纠正体液平衡失调状态有益。需要输血时应使用去白细胞输血器。

【相对适应证】

(1)新生儿高胆红素血症及某些中毒的解毒:在新生儿溶血病出现高胆红素血症时,利用白蛋白结合胆红素的功能,可降低患儿脑性核黄疸发生率。输注推荐剂量:25%的白蛋白溶液10~15ml(每公斤体重1g)。

(2)低白蛋白血症:当患者因疾病、手术或创伤等情况不能进食足够量的蛋白质时,可能会出现营养不良性低蛋白血症;或在病理状态下出现白蛋白丢失过多,如急性肾病、急性肝功能衰竭伴肝性脑病、肝硬化大量腹水、肠穿孔、急性胰腺炎等;或某些原因造成蛋白分解增加,如急性感染、癌症等情况,都有可能出现低蛋白血症。不论是摄入不足、丢失过多还是分解增加,均可以酌情在短期内输注白蛋白进行应急治疗改善症状。如急性、亚急性重型肝炎伴昏迷的患者,输注白蛋白治疗一方面可以维持机体胶体渗透压,另一方面可结合血浆中过多的胆红素。又如尿毒症患者,尤其是糖尿病伴肾衰竭患者,长期透析易发生低血压或休克,在透析后给予白蛋白治疗,是有助于保持体液平衡的一种支持疗法。

(3)血浆置换术:当患者对血浆有过敏现象时,可用白蛋白作为胶体置换液,速率不应超过30ml/min。

(4)脑水肿及颅脑损伤引起的颅压升高。

【用法用量】

用法:一般采用静脉滴注,也可静脉注射,但速度不宜过快。休克抢救时根据病情需要遵医嘱决定输注速度。一般情况下5%白蛋白输注速度1~2ml/min,25%白蛋白输注速度1ml/min,儿童是成人输注速度的1/4~1/2。在开始输注的15分钟内,应特别注意速度缓慢,逐渐加速至上述速度。例如:125ml的20g/dl白蛋白,平均输注时间2~2.5小时。输注白蛋白不需要作交叉配血试验,开启后应在4小时内一次性输注完毕,不要使用外观有絮状物或沉淀物的溶液。冻干制剂用5%葡萄糖液或灭菌注射用水溶解,按照瓶签标示的白蛋白量,根据病情需要加入适量溶液,一般配制成10%以内的白蛋白溶液,在15分钟内可溶解完毕;如配制20%~25%高浓度白蛋白时,溶解时间较长。用标准一次性输液器输注。

用量:由于白蛋白主要生理功能是维持胶体渗透压,正常人体血浆胶体渗透压为2.67kPa,相当于30g/L白蛋白或52g/L血浆总蛋白,这是一个临界值。低于此界限人体会发生水潴留,出现水肿或腹水等。当低于临界值时可给予白蛋白及利尿药等治疗,治疗目标达到临界值即可。可按以下公式估算白蛋白(g)输注剂量:

输注白蛋白(g)剂量＝(期望达到的白蛋白数值－现有白蛋白数值)g/L×血浆容量(L)×2。乘以2是考虑到血管外储存的白蛋白也处于缺乏状态,输入的白蛋白有50%以上进入组织中。公式中提及的是血浆容量而不是血容量,请注意正确计算补充白蛋白的量。以上公式仅供参考,还要结合患者临床症状和检验结果而定,补到临界值即可,防止循环超负荷。

规格、储存及运输:

规格:按白蛋白浓度分为:5%、10%、20%及25%

按实际每瓶(支)装量分为:2g、5g、10g、12.5g、20g、25g

冻干粉剂型每瓶装量分为:2g、5g、10g、12.5g、20g

【对血液及心血管系统影响】

静脉输入的人血白蛋白要经过体内分解代谢为氨基酸后,才能被机体利用,其体内半衰期过长,氨基酸释放缓慢,且缺乏某些人体必需氨基酸(如色氨酸),不适宜作为静脉补充蛋白营养用。代偿期肝硬化患者输注白蛋白并不能纠正低蛋白血症,一般亦无明显水肿,因此没有必要使用白蛋白,口服氨基酸促进肝细胞合成白蛋白更为适宜。慢性肾病综合征患者输入的白蛋白随即从尿液排出,因此出现更为明显的蛋白尿,补充蛋白的作用短暂,长期应用人血白蛋白对疾病本身无治疗价值。

因迅速影响循环血容量,以下情况慎用:

(1)严重贫血者;

(2)病情难以承受血容量迅速增加,如心力衰竭或心功能低下者、严重高血压患者;

(3)肺功能不全者;

(4)肾功能不全者;

(5)脱水状态尚未补足液体者。

【禁忌证】

(1)过敏或降压反应:对输注白蛋白有过敏者或降压反应者忌用;

(2)血浆白蛋白水平正常甚至偏高者,不必使用。

【注意事项】

(1)不要与氨基酸、含蛋白水解酶或乙醇的制剂混合输注,以避免发生蛋白沉淀;

(2)不要与红细胞等血液成分混合输注,以避免发生溶血;

(3)不要与血管收缩药合用;

(4)在营养不良性低蛋白血症输注白蛋白前,最好先补充足够的热卡,否则输入的白蛋白常被代谢燃烧,不能达到提高血中白蛋白水平之目的;

(5)输注浓度在20%以上的白蛋白可能引起血管内容量急剧增加,有引起肺水肿的危险;

(6)避免过量输注白蛋白,要经常仔细地评估病人,计算白蛋白替代治疗所需剂量;

(7)以补充白蛋白为治疗目的,最好选用5%的制剂;同时还需扩充血容量者,以20%～25%制剂为宜,并要配合输注适量的等渗晶体盐溶液等;对已存在脱水的患者,输注高浓度白蛋白溶液时应同时补充足够的液体,否则不宜使用;

(8)孕妇或可能怀孕妇女应谨慎用药,必需时应在医师指导和严密观察下使用;

(9)本品开启后,应一次性输注完毕,不得分次或给第二人输用;

(10)溶液出现混浊、沉淀、异物或瓶子有裂纹、瓶盖松动、过期失效等情况不能使用。

【不良反应】

白蛋白制品是目前血液制品中最为安全的制品，正规生产流程制备的白蛋白产品，不良反应发生率与血浆相比要低很多。

(1)偶有发生荨麻疹、寒战、发热、头痛等症状；

(2)快速输注可引起循环超负荷导致肺水肿；

(3)可引起心律失常；

(4)极少发生低血压、呼吸困难甚至休克等严重过敏性变态反应，一旦发生，立即停止输注，按照过敏性休克的治疗抢救原则紧急处理；

(5)白蛋白是很好的细菌培养介质，输注被污染的白蛋白，会出现菌血症、休克甚至败血症；

(6)制备白蛋白时加入的稳定剂辛酸钠，可干扰一些血浆中有脂肪酸依赖抗体患者的血型定型。这种脂肪酸依赖抗体在有辛酸盐存在条件下，可凝集所有人的红细胞。但是给这种人输注白蛋白并不引起不良反应；

轻微症状可对症处理；不良反应较轻者：可给予皮质类固醇药物或抗组胺药物，如口服异丙嗪、泼尼松、肌肉注射异丙嗪或静脉注射地塞米松等；严重甚至威胁生命的反应（如过敏性休克）：根据严重程度，可选择皮下注射或静脉注射 0.1％肾上腺素 0.3～0.5ml，必要时可重复注射；缓慢静脉注射皮质类固醇药物；必要时可给予吸氧、强心、利尿、抗生素及血浆置换等治疗。

二、免疫球蛋白制品

免疫球蛋白(Ig)普遍存在于人的血液、组织液及外分泌液等体液中。根据其重链稳定区的分子结构和抗原特异性的不同分为五类，分别命名为 IgG、IgA、IgM、IgD 和 IgE。人血清中以 IgG 含量最多，IgA 次之，IgM 较少，IgD 与 IgE 仅微量。IgG 是机体再次体液免疫反应时产生的主要抗体，在血清中含量最高，达 600～1600mg/100ml，约占血清免疫球蛋白总量的 75％～80％。IgG 多为单体，也有少量以多聚体形式存在。IgG 分子量较小，约150000(150kD)，主要由脾脏和淋巴结中浆细胞合成，半衰期约 23 天。IgG 分布于血管内外，在血浆和组织液中各占 50％左右，几乎身体的任何组织及体液，包括脑积液中都有 IgG分布。它能与补体结合，是唯一可以通过胎盘的抗体，对新生儿抗感染起重要作用，胎盘内 IgG 含量远高于血清中。正常人血清中的 IgG 有 4 个亚类，IgG1 含量最高，占 IgG 总量的70％；IgG2 次之，占 16％；IgG3 占 10％；IgG4 占 4％。IgG 各亚类的 Fc 段结构各异，因此在免疫原性及生物学功能上也不全同。例如：IgG1、2、4 的半寿期为 23 天，IgG3 只有 7 天；Rh 抗体常为 IgG1 和 IgG3，有时为 IgG4，但绝非 IgG2。当婴儿的 IgG3 水平降低时，易发生感染。

IgM 是初次体液免疫反应早期阶段产生的主要 Ig。IgM 不嗜细胞，但可结合补体。约占血浆免疫球蛋白总量的 10％，含量为 60～120mg/100ml，主要在脾脏和淋巴结中产生，半衰期 5 天，主要分布在血流中，不能通过胎盘，抗全身感染的作用较强。IgM 是最大的免疫球蛋白分子，通常为五聚体，分子量达 900 000(900kD)以上，五倍于 IgG，故又称巨球蛋白。它是由五个 IgM 单体经 J 链连接而成，如用二巯基乙醇处理，可分解为 7S、分子量 160kD

的亚单位,此时 IgM 失去凝集活性。在抗体检测中,可借此特点与其他 Ig 区别。理论上 IgM 的抗原结合价为 10 价,即一个 IgM 分子有 10 个抗原结合位点,但当与大分子抗原结合时,受到空间结构的限制,实际表现为 5 价有效,即一个 IgM 分子可以与 5 个抗原位点结合。由于 IgM 的抗原结合位点多,所以是高效价的抗微生物抗体,其杀菌、溶菌、溶血、促吞噬以及凝集作用比 IgG 高 500～1000 倍。天然血型抗体亦为 IgM 抗体,是输血时发生血型错误导致急性血管内溶血的主要原因。IgM 有两个亚类(IgM1 和 IgM2)。

IgA 分血清型和分泌型。血清型 IgA 主要由肠系膜淋巴组织中的浆细胞产生。血清中 IgA 含量约 200～500mg/100ml,约占血浆免疫球蛋白总量的 10%～20%,大多(85%)为单体,少数以双、三、四、五聚体形式存在。血清 IgA 中的 IgA1 约占 80%,IgA2 占 20%。血清 IgA 具有抗菌、抗毒、抗病毒、同种血凝素等多种抗体活性。若机体缺乏血清 IgA,可发生体内抗甲状腺球蛋白、肾上腺组织、DNA 等自身抗体水平升高。缺乏 IgA 的患者,多次输血可产生抗-IgA 抗体、亚特异性抗 IgA1 或 IgA2(抗-a1 或抗-a2)抗体或同种异型抗体(抗-A2m),而发生过敏反应,严重者可引起过敏性休克。分泌型 IgA(SIgA)是由呼吸道、消化道、泌尿生殖道等处的黏膜固有层中的浆细胞产生,主要存在于各种外分泌液(如眼泪、初乳以及消化道、呼吸道与泌尿道的分泌物)中,是局部黏膜抗感染的重要成分。IgA 半衰期 6 天。

IgD 和 IgE 在血浆中含量极少,每 100ml 血浆中仅含 IgD 3mg,IgE 0.3mg。IgD 的分子量 170～200kD,不能通过胎盘,半衰期 3 天。IgE 由呼吸道(鼻、咽、扁桃体和支气管)和消化道黏膜固有层中的浆细胞产生,分布在这些部位的黏膜组织、外分泌液和血流内。IgE 为单体,分子量 190kD,半寿期约 2 天。虽然在血浆中含量极微,却有很强的生物学活性,活化后可使肥大细胞和嗜碱性粒细胞释放多种血管活性物质,如组胺、5-羟色胺、白三烯等,是引起Ⅰ型速发型变态反应的主要抗体。例如患者在输血过程中无诱因突然发生的重度过敏反应,在短时间内迅速出现喉头水肿、严重呼吸困难、血压下降甚至休克,均属于此类。临床上常用盐酸肾上腺素注射液治疗速发型过敏反应,因为肾上腺素可以通过刺激肥大细胞的肾上腺素能 β-受体,抑制组胺等活性物质的释放而使症状缓解。

免疫球蛋白在体液免疫中起主要作用的是 IgG 和 IgM,而 IgA、IgD 和 IgE 也各自具有特别的和局部的作用。

免疫球蛋白的主要生理功能可概括为:①与抗原特异性结合;②激活补体;③组织结合;④调理作用;⑤通过胎盘。五种免疫球蛋白的特性见表 10-2。

表 10-2　各种免疫球蛋白的主要特性

	IgG	IgM	IgA	IgE	IgD
重链及其亚类	γ_1、γ_2、γ_3、γ_4	μ_1、μ_2、	α_1、α_2	ε	δ
轻链	κ、λ	κ、λ	κ、λ	κ、λ	κ、λ
多聚体	无	五聚体	二聚体及多聚体	无	无
分子量($\times 10^3$)	150	$(190)_5$	$(160)_n$	190	180
沉降系数	7S	19S	7S	8S	7S
糖含量(%)	3	10	7	10	13

续表

	IgG	IgM	IgA	IgE	IgD
抗原结合价	2	5～10	2	2	2
血浆含量(g/L)	9.5～15.5	0.8～1.8	1.5～2.9	0.0003	0.04
半寿期(天)	23	5	6	2	3
占 Ig 比例(%)	75～80	10	15	0.008	0.3
从血管内扩散到组织	++	—	+	++	—
通过胎盘	+	—	—	—	—

5 种免疫球蛋白主要区别在于重链的结构不同,IgG、IgM、IgA、IgE 和 IgD 的重链分别为 γ、μ、α、ε、δ。轻链为 κ、λ 链。每个 Ig 分子有两个 N-端,每个 N-端由一条重链和一条轻链的可变区(V 区)构成,可变区内有特异性抗原结合位点(也被称为 Ig 的 Fab 片段),所以一个单体的 Ig 分子有两个 Fab 片段,可以结合两分子抗原。可变区以外的功能区为恒定区(C 区),主要由重链的恒定区介导抗体的效应功能(也被称为 Ig 的 Fc 片段),一个 Ig 分子有一个 Fc 片段,通过激活补体或通过抗体的 Fc 片段与各种细胞膜表面 Fc 受体相互作用,杀伤靶细胞,促进免疫细胞吞噬,释放生物活性物质,引起炎症反应等一系列生物学效应,达到灭活或清除外来抗原以保护机体之目的。

人免疫球蛋白制品目前分为四类:①正常人免疫球蛋白(IMIG);②组织胺人免疫球蛋白;③静脉注射免疫球蛋白(IVIG);④特异性免疫球蛋白(HIG)。

1. 正常人免疫球蛋白(IMIG),又称丙种球蛋白

无色的疏松体,无融化迹象,溶解后溶液为无色或淡黄色澄清液体,可带乳光。

【用法用量】

本品仅供肌肉注射,严禁静脉注射。原因是低温乙醇法分离的正常人免疫球蛋白(IMIG)中含有高于 8% 的 IgG 聚合体,这些聚合体可以活化补体,如果静脉注射可导致过敏反应,引起血压下降,甚至危及生命。一般每次肌肉注射 2～5ml,3 周 1 次。肌肉注射后约 2～3 天血液循环内 IgG 水平达峰值,血清中 IgG 数量仅相当于静脉注射免疫球蛋白同样剂量的 30%。冻干人免疫球蛋白制剂用灭菌注射用水溶解。

(1)预防麻疹:为预防发病或减轻症状,可在与麻疹或水痘患者接触 48 小时内,按每 kg 体重注射 0.05～0.15ml,5 岁以下儿童注射 1.5～3.0ml,6 岁以上儿童最大注射量不超过 6ml。一次注射预防效果通常为 2～4 周;

(2)预防传染性肝炎:按每 kg 体重注射 0.05～0.1ml。或成人每次注射 3ml,儿童每次注射 1.5～3ml,一次注射预防效果通常为一个月左右;

(3)治疗丙种球蛋白缺乏症患者用量需遵医嘱。

【适应证】

(1)用于防治某些病毒和细菌感染:如麻疹、传染性肝炎、水痘、腮腺炎、带状疱疹等。若与抗生素合并使用,可提高对某些严重细菌和病毒性感染的疗效。

(2)代替异种血清制品:可避免不良反应发生,通常用于破伤风、白喉、带状疱疹、狂犬病和 CMV 感染等。

(3)替代治疗：免疫缺陷疾病(原发性低免疫球蛋白血症)和新生儿败血症,可使用本品。

【禁忌证】

(1)对人免疫球蛋白过敏或有其他严重过敏史者禁用；

(2)已产生 IgA 抗体的选择性 IgA 抗原缺乏者禁用。

【不良反应】

(1)局部反应：最常见的是注射部位红肿、疼痛和硬结等,可逐渐自行恢复；

(2)全身反应：可有荨麻疹、头痛、发热、喉头水肿,罕见过敏性休克,严重的全身性反应是少见的(约占 1/1000)。由制品中的稳定剂或防腐剂或蛋白本身引起均有可能；

(3)超敏反应：本制品是由上千份供浆者的混合血浆制成,内含很多同种异体基因性免疫球蛋白。免疫球蛋白上的抗原决定簇导致受者产生同种免疫,当以后再次输入含上述抗原的血制品(也包括 IMIG)时,有可能发生超敏反应,这种反应有时很严重,如过敏性休克。

2. 组织胺人免疫球蛋白

【用法用量】

用法：本品仅供皮下注射,严禁静脉注射。临用时将 20～25℃灭菌注射用水 2ml 注入本品安瓿内,充分溶解后皮下注射。

用量：每次用一支。每个疗程注射 3～5 次,通常成人每次间隔 4～7 天,儿童每次间隔 6～10 天,观察一个月,若疗效不显著时,可按上述用法重复 1～2 个疗程,为维持效果可每 3～4 个月皮下注射一次。

【适应证】

用于预防和治疗支气管哮喘、过敏性皮肤病、荨麻疹等过敏性疾病。

【禁忌证】

(1)使用激素类药物、哮喘严重发作期、荨麻疹伴发喉头水肿、月经期、极度衰弱的病人忌用；

(2)对人免疫球蛋白过敏者或有其他严重过敏史者忌用；

(3)孕妇及哺乳期妇女忌用。

【不良反应】

一般无不良反应,只有少数过敏体质病人,注射本品可能发生哮喘症状加剧、荨麻疹、变态反应性鼻炎等症状,这些症状是一过性的,第二次注射时可以减量继续治疗。若哮喘明显加剧则应停止使用。

3. 静脉注射免疫球蛋白(IVIG)

产品分类

(1)静脉注射用人免疫球蛋白(pH4)；

(2)冻干静脉注射用人免疫球蛋白(pH4)；

(3)静脉注射用人免疫球蛋白；

(4)冻干静脉注射用人免疫球蛋白。

【用法用量】

用法：静脉滴注或用 5% 葡萄糖溶液稀释 1～2 倍作静脉滴注。冻干粉制剂可用厂家附送的稀释液或用灭菌注射用水溶解至规定容积后(一般 IgG 含量为 5%),静脉输注方法与液体制剂相同。开始滴注速度为 1.0ml/min(约 20 滴/分钟),持续 15 分钟后若无不良反应,可逐渐加快速度,最快滴注速度不得超过 3.0ml/min(约 60 滴/分钟)。

用量:遵医嘱。推荐剂量:

(1)原发性免疫球蛋白缺乏或低下症,首次剂量:400mg/kg 体重;维持剂量:200～400mg/kg 体重,给药间隔时间视病人血清 IgG 水平和病情而定,一般每月一次。

(2)原发性血小板减少性紫癜:每日 400mg/kg 体重,连续 5 日。维持剂量每次 400mg/kg 体重,间隔时间视血小板计数和病情而定,一般每周一次。

(3)重症感染:每日 200～300mg/kg 体重,连续 2～3 日。

(4)川崎病:发病 10 日内应用,儿童治疗剂量 2.0g/kg 体重,一次输注。

【适应证】

(1)抗感染:属于被动免疫治疗,用于提高机体免疫力,预防细菌性感染和病毒性感染。

1)各种类型的原发性免疫缺陷性疾病:如联合免疫缺陷综合征、免疫球蛋白 G 亚型缺陷病等,常并发各种感染,每次注射 IVIg300～500mg/kg,将外周血 IgG 浓度维持在 4g/L 以上,可有效预防或控制感染。与抗生素联用,效果更佳。

2)继发性免疫缺陷:如骨髓移植、肾移植、肝移植后、接受放疗和化疗的患者、新生儿败血症、严重烧伤、白血病、多发性骨髓瘤、慢性淋巴细胞白血病、艾滋病等,可提高抗感染能力。在骨髓移植患者应用中还观察到预防和控制移植物抗宿主病(GVHD)的功效。特别是对使用各种抗生素无效的患者可用 IVIg。

3)巨细胞病毒(MCV)感染:免疫缺陷、器官移植、肝肾疾病患者常发生严重甚至致命的 MCV 感染。预防性使用 IVIg,可降低病死率。如与抗病毒药联合使用,效果更好。

4)川崎(Kawasaki)病:发生于幼儿期,由反转录病毒引起,主要造成心血管损害。1988 年美国儿科学会提出 IVIg 治疗川崎病常规方案:IVIg 400mg/(kg·d),连续注射 4 天,同时服用阿司匹林 80～100mg/kg 体重,连服 8 周。日本的方案为:IVIg 400mg/(kg·d),阿司匹林 30～50mg/kg 体重。

(2)免疫调节:近年来,越来越多的免疫性疾病应用 IVIg 治疗,取得一定的临床疗效。

1)特发性血小板减少性紫癜(ITP):ITP 为自身免疫性疾病,因血小板减少引起严重出血,常伴发病毒感染。以往用激素治疗或脾切除,不良反应明显且疗效欠佳。20 世纪 80 年代国外用 IVIg 成功治疗此病后,现已广泛应用。一般 1 个疗程 400mg/kg,连续注射 5 天。部分复发的儿童,还需进行维持量的注射治疗。对单用 IVIg 疗效欠佳者,可联合激素治疗。患有 ITP 的孕妇由于抗体可通过胎盘而导致新生儿血小板减少,且流产率可达7％～30％,大剂量 IVIg 治疗可明显减少母婴死亡率。

2)免疫性血小板减少:如系统性红斑狼疮、风湿性关节炎、慢性多发性肌炎、新生儿粒细胞减少症、血小板自身抗体引起的血小板减少、自身免疫性溶血性贫血、血小板输注无效、重症肌无力、再障、磷脂抗体性习惯性流产、血友病 A 抑制物等,均可大剂量注射 IVIg 作为辅助治疗,进行免疫封闭。

【禁忌证】

(1)严禁用含氯化钠的溶液溶解本品;

(2)对人免疫球蛋白过敏或有其他严重过敏史者禁用;

(3)已产生 IgA 抗体的选择性 IgA 抗原缺乏者禁用;

(4)透析阶段的肾衰竭患者禁用。

【注意事项】

(1)本品专供静脉输注使用;

(2)本品应单独输注,不得与其他药物混合输用;

(3)需要时可用5%葡萄糖溶液稀释本品,但糖尿病患者应慎用;

(4)液体制剂或冻干制剂溶解后发现混浊、沉淀、异物,或瓶子有裂纹、过期失效,不得使用;

(5)本品开启后应一次输注完毕,不得分次或给第二人输注使用;

(6)有严重酸碱代谢紊乱的病人应慎用;

(7)输注IVIg与疫苗(特别是活疫苗)接种至少间隔3~4个月,否则会影响主动免疫抗体的产生;

(8)免疫机制尚不健全的婴幼儿,应尽量避免使用IVIg,因其可能干扰婴幼儿建立正常的免疫功能,长期应用导致自身免疫抑制和免疫功能下降;

(9)孕妇及可能怀孕妇女用药应慎重,必须用药应在医师指导和严密观察下使用;

(10)没有明确应用指征,应避免滥用,防止产生同种免疫导致免疫球蛋白输注无效。

【不良反应】

(1)非过敏反应:大多在IVIg输注15~30分钟至一小时内发生,也可能在输注结束后发生,并持续数小时。轻者出现一过性头痛、心慌、恶心等症状,少数病例出现全身症状,发冷发热、肌肉痛、下背部疼痛、恶心呕吐、胸部压迫感、血压改变、心动过速、呼吸短促等。此类反应可能与输注速度过快,特别是开始时太快有关,降低输注速度可以防止发生,也可能与个体差异有关。还有可能是IgG聚合物或免疫复合物激活补体释放过敏素,或制品被炎性细胞因子以及内毒素等污染所致。

(2)过敏反应:IVIg引起过敏反应极为罕见,一旦出现则非常严重。典型表现为输注IVIg数秒至数分钟内,患者面部潮红、呼吸急促、胸闷、低血压,甚至休克或死亡。这种情况主要发生在选择性IgA缺乏者,其血清中存在IgA抗体。尤其是同种特异性IgE抗体,禁忌输注IVIg。按反应的严重程度可分为轻、中、重度,轻者出现于输注后30分钟内,腰背痛、皮肤潮红和畏寒,一般可自行缓解;中度表现为支气管痉挛和喘鸣;重度极少见如溶血性贫血等。由于这些潜在危险的存在,建议在输注全程中定期观察病人的一般情况及生命体征,必要时减慢或暂停输注。

4. 抗-D免疫球蛋白

目前在我国已获准上市的特异性免疫球蛋白制剂包括:人乙型肝炎免疫球蛋白、人狂犬病免疫球蛋白和人破伤风免疫球蛋白等。还有一些在国外已获准上市的特异性免疫球蛋白制剂,如抗-D免疫球蛋白、巨细胞病毒(CMV)免疫球蛋白、呼吸道合胞病毒(RSV)免疫球蛋白、水痘-带状疱疹(VZV)免疫球蛋白及甲型肝炎免疫球蛋白等。特异性免疫球蛋白制剂有肌肉注射和静脉注射两种给药途径,相比较而言,静脉给药可以在短时间内达到血液有效浓度,迅速中和进入血液的病毒或毒素,防止病毒大量繁殖或进入人体靶器官造成损害,其生物利用率明显高于肌肉注射。此处仅介绍抗-D免疫球蛋白。

抗D人免疫球蛋白系由经过乙型肝炎疫苗免疫的RhD阴性供浆者,再经过RhD抗原免疫产生高效价抗D后采集其血浆,经分离、提纯、病毒灭活后制成的高浓度的抗D人免疫球蛋白液体或冻干制剂。1支300μg(1500IU)的抗D人免疫球蛋白,足以抵消15ml RhD

抗原阳性红细胞(相当于 30ml 胎儿全血)所造成的免疫效应。制品中抗 D 人免疫球蛋白按 $1\mu g=5IU$ 换算即可。

【适应证】

对 RhD 阴性孕妇或分娩妇女,在其尚未产生 Rh 抗-D 抗体时注射本品,可以预防母体产生 IgG 抗-D 抗体。孕妇怀孕 22 周后就有可能发生胎-母间出血,但此时即便母血中有胎儿红细胞,母体并不会马上产生抗体,这时做血型抗体筛查一般为阴性结果。而大部分人是在 28 周以后发生胎-母间出血,因此常规选择这个时间给孕妇注射抗 D 人免疫球蛋白,目的是抑制母体产生抗体。抗 D 人免疫球蛋白提供的保护作用维持时间为 12 周,12 周后已到母亲预产期,产后尽快或在 72 小时内再注射 1 次抗 D 人免疫球蛋,来确保分娩过程中进入母体的胎儿血不会造成母体被免疫而产生抗体。也有的国家或医院不主张产前注射抗 D 人免疫球蛋,但无论怀孕期间有无使用抗 D 人免疫球蛋,产后 72 小时内须应尽早注射抗 D 人免疫球蛋,这点非常重要,不可忽略。即使由于各种原因未能如期注射,也应在产后 14～28 天内尽量给予补救注射。因为对 RhD 阴性母亲最重要的问题就是如何有效防止初次免疫。主要用于预防新生儿 RhD 溶血性疾病;RhD 阴性病人,在误输了 RhD 阳性的血液或被 RhD 阳性红细胞污染的血小板或白细胞制剂时,立即尽快注射抗 D 人免疫球蛋白预防抗体产生,需注意检查病人的血红蛋白和肾功能。

【用法用量】

一般采用肌肉注射。是否可以静脉注射要认真参照药品说明书操作。推荐方案:

(1)怀孕 28 周时注射抗 D 人免疫球蛋白 $300\mu g$。

(2)分娩 RhD 阳性子女后,72 小时内再注射抗 D 人免疫球蛋白 $120\sim300\mu g$。

(3)发生流产、宫外孕、产前出血或死胎时,抗 D 人免疫球蛋白推荐剂量:(1)孕周<13 周:$50\mu g$;(2)孕周 13 周至整个孕期:$300\mu g$。

(4)羊膜腔穿刺:羊膜腔穿刺会造成胎-母间出血,导致发生 Rh 免疫作用。抗 D 人免疫球蛋白推荐按以下原则使用:

1)Rh(－)孕妇,16～18 周行羊膜腔穿刺术,给 $300\mu g$ 抗 D 人免疫球蛋白。12 周后(或胎儿 28 周时),注射第二次,剂量同上。产后胎儿为 Rh(＋),注射第三次,剂量同上。

2)Rh(－)未免疫过的孕妇,2～3 周行羊膜腔穿刺术后,给 $300\mu g$ 抗 D 人免疫球蛋白。超过 21 天以上再行羊膜腔穿刺术者,再注射 $300\mu g$ 抗 D 人免疫球蛋白。

3)羊膜腔穿刺术后已注射抗 D 人免疫球蛋白 $300\mu g$,并于 21 天内生产者,产后不需再行注射,除非胎-母间有大量出血。

4)临产前行羊膜腔穿刺,且于 48 小时内生产者,应待确定胎儿为 Rh(＋)后再给予注射抗 D 人免疫球蛋白。

5)分娩前 48 小时以上行羊膜腔穿刺术者,术后应注射抗 D 人免疫球蛋白 $300\mu g$。若做完此项检查后,母亲在 21 天内生产者,不需要再注射抗 D 人免疫球蛋白。

(5)胎-母间出血的定性与定量检查

1)在有条件的医院,给母亲注射抗 D 人免疫球蛋白的同时,可以进行监测母亲血液中胎儿红细胞的定性及定量检查,用来估算胎-母血液输注量;

2)无论产前是否注射过抗 D 人免疫球蛋白,在生产过程中,当胎儿 Rh(＋)红细胞进入母体超过 30ml,就仍有被致敏的可能。通过胎盘的胎血>30ml 的几率约为 0.3%,但是胎-

母间的大量出血是免疫预防失败的重要原因。做胎-母间出血的定性及定量检查,意义在于对有大量胎-母输血情况的母亲,在计算注射抗 D 人免疫球蛋白剂量时有参考作用。

【禁忌证】

(1)RhD 阴性母亲,产下 RhD 阴性新生儿;

(2)RhD 阳性母亲;

(3)RhD 阴性母亲,已被 RhD 抗原免疫产生抗体者;

(4)婴儿;

(5)对人免疫球蛋白类制品有过敏史或有其他严重过敏史者禁用。

【注意事项】

(1)给母亲注射抗 D 人免疫球蛋白之前,应做以下检查:①ABO 血型;②Rh 血型:须为 Rh(一),Du(一);③抗 D 抗体鉴定:须为(一);④谱细胞抗体鉴定:RhD 阴性妇女如有 Anti-D 以外的抗体存在时,仍应给予抗 D 人免疫球蛋白治疗。

(2)冻干抗 D 人免疫球蛋白一般配有 1 瓶无菌稀释液 8~10ml,不必全部用来稀释药品,仔细按照使用说明书操作,用 2~3ml 即可。

(3)血型血清学实验室的工作人员要特别注意:注射抗 D 人免疫球蛋白可以影响血液抗体检测结果。在注射抗 D 人免疫球蛋白后,根据实验室所采用的不同检测方法的敏感度,可以在 6 周至 6 个月中检查出母体内的被动抗体。所以应该了解和掌握检查对象是否注射了抗 D 人免疫球蛋白以及注射日期及注射量,有助于正确解释报告结果。

(4)RhD 阴性妇女如果在产前接受过抗 D 人免疫球蛋白的注射治疗,在分娩后的血清学检查中,往往能发现血清中存在 IgG 抗-D 抗体。如果能排除此抗体是由于胎儿 Rh 阳性红细胞刺激母体主动免疫产生的抗-D 抗体,仍应接受抗 D 人免疫球蛋白的注射治疗。

(5)在血型血清学检测中,有些现象可供工作人员区分抗体性质时参考:有些人血清中的 Anti-D 表现为盐水反应性凝集,或以 2-巯基乙醇(2-ME)能使之失去活性,此类抗体可能来自被动免疫作用。被动免疫的 Anti-D 通常反应较弱,效价很少超过 4,而高效价的 Anti-D 似由母亲本身产生的多见。

(6)在给母亲注射抗 D 人免疫球蛋白后的 24~48 小时内,可以用间接抗球蛋白方法再次给母亲进行抗-D 抗体筛查。若仍能检测出抗-D 抗体,可以提示我们给母亲注射的抗 D 人免疫球蛋白剂量足以中和母体内的胎儿红细胞;若抗-D 抗体阴性,则要考虑是否需要继续追加注射抗 D 人免疫球蛋白,并于追加注射 24 小时后重复进行抗-D 抗体筛查试验。

(7)若妊娠母婴的血型同时存在 Rh 血型不合和 ABO 血型不合,可能会降低 Rh 新生儿溶血病的发生。

(8)建议结婚时男女双方应进行 ABO 及 Rh 血型检测。如果女方 RhD 抗原阴性而且抗-D 抗体亦阴性,而男方为 RhD 阳性时,应尽早到妇产科咨询备案,提前了解相关知识并做好防范工作。在女方怀孕后更要及时将以上情况报告医师,以便正确处理怀孕期间可能发生的各种情况,如(人工)流产、大量出血、进行羊膜腔穿刺或生产后 72 小时内,是否需要注射抗 D 人免疫球蛋白以及正确的注射剂量,并要定期进行抗-D 抗体检测。否则一旦母体产生抗-D 抗体后,再对 RhD 阳性胎儿或新生儿进行各种补救治疗或换血等治疗,对孩子而言就是一场生死存亡的风险和考验。换句话说,预防 Rh 血型不合的新生儿溶血病,最重要的是做好防止 Rh 阴性妇女初次免疫的工作。

【不良反应】

一般无不良反应,少数人会出现注射部位红肿、疼痛,无须特殊处理,可自行恢复。

三、凝血因子制品

各种凝血因子的主要特性见表 10-3。

表 10-3　各种凝血因子的主要特性

因子	中文名称	分子量(kDa)	合成部位	血浆中浓度(mg/L)	半寿期(h)	主要功能
Ⅰ	纤维蛋白原	340	肝	2000～4000	90	形成纤维蛋白
Ⅱ	凝血酶原	72	肝	150～200	60	凝血酶促进纤维蛋白原转变为纤维蛋白,激活 FⅤ、FⅧ、FⅪ、FⅩⅢ和血小板
Ⅲ	组织因子	45	所有组织	0	—	作为 FⅦa 的辅因子,是生理性凝血反应启动物;脑、肺、胎盘组织丰富
Ⅳ	钙离子(Ca^{2+})	—	消化吸收	0	—	辅因子
Ⅴ	易变因子	330	肝为主	5～10	12～15	加速 FⅩa 对凝血酶原的激活
Ⅶ	稳定因子	50	肝	0.5～2	6～8	与组织因子形成Ⅶa-组织因子复合物,激活 FⅩa
Ⅷ	抗血友病因子	330	肝为主	0.1	8～12	作为辅因子,加速 FⅨa 对 FⅩ 的激活
Ⅸ	血浆凝血活酶	56	肝(需 Vit. K)	3～4	12～24	FⅨa 与Ⅷa 形成酶复合物,激活 FⅩ 为 FⅩa
Ⅹ	Stuart-Prower	59	肝(需 Vit. K)	6～8	48～72	形成凝血酶原酶复合物,激活凝血酶原
Ⅺ	血浆凝血活酶	160	肝	4～6	48～84	激活 FⅨ 为 FⅨa
Ⅻ	接触因子	80	肝	3	48～52	激活 FⅪ 为 FⅪa
ⅩⅢ	纤维蛋白稳定因子	320	肝和血小板	25	72～120	使纤维蛋白单体相互交联,聚合形成纤维蛋白网
HK	高分子量激肽原	120	肝	7	144	辅因子,促进 FⅫa 对 FⅪ 和 PK 的激活,促进 PK 对 FⅫ 的激活
PK	前激肽释放酶	86	肝	1.5～5	35	激活 FⅫ 为 FⅫa
vWF	vW 因子	220(单体)	内皮细胞	10		Ⅷ因子的载体,有稳定 FⅧ 因子作用;介导血小板黏附到受损血管壁,促进血小板聚集

1. 冻干人凝血因子Ⅷ

【用法用量】

（1）用法

1）使用前先将装有冻干人凝血因子Ⅷ的制剂瓶、灭菌注射用水或 5％葡萄糖注射液的制剂瓶加温至 25～37℃（特别是在冬季温度较低时或制品刚从冰箱取出应特别注意加温后再进行溶解，否则易析出沉淀）；

2）配制溶液应使用塑料注射器，玻璃注射器表面可吸附 FⅧ。配制溶液时勿剧烈震摇以免产生泡沫及引起蛋白变性，轻柔转动配制好的Ⅷ因子制剂瓶，至完全溶解后静脉输注；

3）制品溶解后应立即输用，给药速度需个体化，一般为 2～4ml/min，≤每分钟 60 滴为宜，并在 1 小时内输完；

4）配制好的溶液不可再放入冰箱冷藏；

5）用于输注的输液器必须带有滤网装置以去除溶液中可能存在的微量细小颗粒；

6）用塑料注射器进行静脉注射的方法：将完全溶解的人凝血因子Ⅷ溶液，通过过滤针吸入塑料注射器。溶液中偶尔有的微量细小絮状物可被滤去而不会影响制剂效价。拔去过滤针，换上常规针头缓慢静脉注射。

（2）用量：患者用药应遵循"在实验监测下个体化用药"原则，用药剂量必须综合考虑患者以下因素决定

1）FⅧ:C 基础水平；

2）是否做外科手术及手术范围；

3）出血部位及严重程度；

4）是否存在抑制物抗体；

5）是否有其他止血问题存在；

6）计算体重及血浆容量；

7）所用 FⅧ制剂效价；

8）FⅧ的生物半寿期。按照输入 1IU/kgFⅧ制品可提高 2％FⅧ:C 水平计算，可参考下列公式计算：

所需因子Ⅷ单位（IU）/次＝0.5×患者体重（kg）×需增加达到的因子Ⅷ活性水平（正常的％）

对小儿患者宜采用公式中 0.67 的数值替代 0.5；对已有因子Ⅷ抗体者需考虑加大输注剂量。

举例：所需因子Ⅷ单位（IU）/次＝0.5×50（kg）×30（％）＝750IU

以下为可供参考的输注剂量：

1）轻度出血：如单纯的关节出血或软组织出血，一次 8～10IU/kg 体重，1 日 1～2 次，连用 1～4 日，使因子Ⅷ水平提高到正常人水平的 15％～20％；

2）中度出血：关节或肌肉出血量较大，或口腔出血及拔牙等，一次 15IU/kg 体重，1 日 2 次，需用 3～7 日，使因子Ⅷ水平提高到正常人水平的 30％；

3）重度出血：颅内出血或胸、腹腔重要器官及咽后壁出血等，首次剂量 40IU/kg 体重，然后每隔 8～12 小时给予维持剂量 20～25IU/kg 体重。至少用 7 天，使因子Ⅷ水平提高到正常人水平的 50％以上；

4)外科手术或严重外伤伴出血:只有当凝血因子Ⅷ抑制物水平无异常增高时,方可考虑择期手术。通常根据病人情况在术前 1～8 小时按 30～40IU/kg 体重给药,手术开始时血液中因子Ⅷ浓度需达到正常水平的 80%～120%。术后 4 天内因子Ⅷ最低应保持在正常人水平的 60%,接下去的 4～10 天减至 40%或维持至伤口愈合。

5)预防出血:对重型血友病 A 病人是否进行预防性治疗尚无定论。有专家主张应从 1～2 岁开始,20IU/kg,每周 3 次,可以有效预防出血和关节病变的发生。也有专家主张选择性对 FⅧ:C<1%的重型患儿进行预防治疗。当患儿出现 3 个或更多关节的出血,或者单个关节连续出血 2 次,就应该尽快开始 FⅧ替代治疗,以及制订今后的预防治疗方案。有专家推荐优先选择基因重组 FⅧ制品,因其不含有人及动物蛋白。

6)抗 FⅧ:C 抗体生成伴有出血:应给予大剂量的凝血因子Ⅷ,一般超过治疗血友病患者所需剂量一倍以上。首剂 5000～10 000IU/h,维持量 300～1000IU/h,使体内 FⅧ:C 水平维持在 30～50IU/ml。如联合应用血浆交换治疗,宜追加本药 40IU/kg 体重,以增强疗效。还可与免疫抑制剂如环磷酰胺联合使用。

另外,了解国外对治疗甲型血友病不同类型出血推荐使用的 FⅧ剂量,有助于我们开阔视野(表 10-4)。而国内医学专家结合我国实际情况,也推荐了在不同出血情况下 FⅧ:C(FⅧ活性)/或 FⅨ:C(FⅨ活性)应达到的有效血浆浓度,在达到有效止血的同时,可节约药物用量(表 10-5),在此一并列出供大家参考。

表 10-4　国外对甲型血友病不同类型出血使用 FⅧ治疗推荐剂量

出血部位	期望达到 FⅧ水平 (IU/kg)	需要 FⅧ剂量 (%)	输注间隔时间 (h)	持续时间 (d)
关节出血	30～50	25	24	1～2
肌肉出血	30～50	25	24	1～2
胃肠道出血	50	25	12	7～10
鼻出血	30～50	25	12	出血停止
口腔黏膜出血	30～50	25	12	出血停止
血尿	30～100	25～50	12	出血停止
中枢神经出血	50～100	50	12	7～10 或痊愈
咽后壁出血	50～100	50	12	7～10 或痊愈
腹膜后出血	50～100	50	12	7～10 或痊愈

表 10-5　国内对甲型/或乙型血友病手术要求
FⅧ:C 或 FⅨ:C 达到有效血浆浓度(%)

出血程度/手术类型	术前 1 天～术后 3 天	术后 4～6 天	术后 7～9 天
重度出血/大型手术	20～30	40～50	30～40
中度出血/中型手术	15～20	30～40	20～30
轻度出血/小型手术	10～15	20～30	15～20

注:①重度出血/大型手术:如中枢神经系统、腹腔、腰大肌出血,血尿等,或颅脑、开胸、剖腹手术等;②中度出血/中型手术:如关节、肌肉、胃肠道出血等,或阑尾切除、血肿清除、关节矫形手术等;③轻度出血/小型手术:如轻微损伤、表皮刀伤、牙龈出血、鼻出血等,或实施拔牙、包皮环切术、关节腔抽血手术等

【适应证】

(1)甲型血友病:本病约占先天性出血性疾病85%,冻干人凝血因子Ⅷ为首选制剂,及时恰当地用药可以迅速止血,甚至挽救病人的生命;

(2)甲型血友病围术期治疗:在围术期的正确用药,是保证此类病人手术成功的关键;

(3)获得性凝血因子Ⅷ缺乏所致的出血症状,可纠正凝血功能障碍;

(4)产生同种异体FⅧ因子抗体的病人,加大剂量进行治疗;

(5)血管性血友病患者出血或手术时的治疗。

【禁忌证】

(1)有血栓形成倾向或过去有栓塞性血管疾病的患者;

(2)对本品过敏者禁用。

【注意事项】

(1)定期监测血浆FⅧ浓度,掌握药物的有效浓度及维持剂量浓度;

(2)当大量多次输入本品时,应注意出现过敏反应、溶血反应和肺水肿,对心脏病患者尤应注意。1日输注量超过20IU/kg体重时可出现肺水肿,因此用药期间应监测脉搏。若用药后出现脉搏明显加快,应减慢给药速度或暂停给药,直至脉搏恢复正常。还应监测红细胞比容等血常规项目,以及时发现贫血;

(3)用药过程中应定期进行抗体测定。若出现抗体浓度低于10BU/ml时,须增加本品用量。若其浓度高于10BU/ml,即使增加剂量亦无效,此时必须更换治疗方案;

(4)本品对乙型血友病(Ⅸ因子缺乏)、丙型血友病(Ⅺ因子缺乏)无效。故在使用本品前应确诊患者确属Ⅷ因子缺乏,方可使用;

(5)本品不适用于血管性假性血友病的治疗;

(6)由于本品溶解后,允许有微细细小絮状物或蛋白颗粒存在,所以应使用带滤器针头注射器抽取药液或使用带滤网装置的标准输液器输注本药,以除去溶液中可能存在的微量细小颗粒。但如发现有大块不溶物时,则不可使用;

(7)本品不得用于静脉外的注射途径;

(8)本品溶解后应立即输用,应在一小时内用完,未用完部分必须弃去;

(9)本品应单独输注,不可与其他药物合用;

(10)如在配制时发现制剂瓶已失去真空度,不得使用;

(11)儿童、妊娠期和哺乳期妇女慎用。

【不良反应】

(1)寒战、发热、恶心、腹痛、腹泻、头痛、头晕、味觉障碍、血小板减少及出血等,以上症状通常是暂时的;

(2)注射速度过快,会出现发绀、心动过速、呼吸困难甚至血压下降;

(3)输液部位瘙痒或插管引起感染;

(4)有可能发生过敏反应。

2.冻干人凝血酶原复合物

【用法用量】

(1)用法:

1)用前应先将本品和灭菌注射用水或5%葡萄糖注射液的温度平衡至20~25℃,然后再进行溶解,否则易析出沉淀。按瓶签标示量注入预温的灭菌注射用水或 5％葡萄糖注射液,轻轻转动并于 15 分钟内完全溶解(勿使产生很多泡沫);

2)配制溶液应使用塑料注射器,因玻璃空针表面可吸附药液中的蛋白而影响实际输入的药量;

3)用带有滤网装置的标准输液器进行静脉滴注。滴注速度开始要缓慢,15 分钟后可稍加快滴注速度,一般每瓶 200 血浆当量单位(PE)在 30～60 分钟滴完;

4)滴注时,医护人员要随时注意观察病人情况,若发现有弥散性血管内凝血(DIC)或血栓的临床症状和体征,要立即终止使用。并用肝素拮抗。

(2)用量:使用剂量及间隔时间随所缺乏的凝血因子而异。剂量通常以国际单位(IU)或血浆当量单位(PE)进行计算。本品 1IU 或 1 个血浆当量单位(PE)相当于 1ml 新鲜血浆中 FⅡ、FⅦ、FⅨ和 FⅩ的含量(或平均活性)。如:注射Ⅸ因子 1IU(或 PE)/kg 体重,可提高患者血浆内Ⅸ因子浓度 1％;急性出血时常用参考剂量为 10～20IU(或 PE)/kg 体重,间隔 12～24 小时,重复注射此剂量。4 种凝血因子临床使用参考剂量见表 10-6。

表 10-6　冻干人凝血酶原复合物参考使用剂量

诊断	有效止血治疗剂量 (IU/kg)	维持剂量 (IU/kg)	使用间隔时间
Ⅸ因子缺乏症	30～60	5～10	12～24 小时
Ⅶ因子缺乏症	5～10	5	6 小时
Ⅹ因子缺乏症	10～15	10	每天或隔天
Ⅱ因子缺乏症	40	15～20	每天

具体用法参考如下:

1)预防乙型血友病自发性出血,一次 20～40IU/kg 体重,每周 2 次;

2)治疗乙型血友病自发性出血,对轻至中度出血,一次 25～55IU/kg 体重,或使用能将因子Ⅸ血浆浓度提高到正常浓度 20％～40％的剂量,每日 1 次,使用 1～2 日;严重出血时,一次 60～70IU/kg 体重,或使用能将因子Ⅸ血浆浓度提高到正常浓度 20％～60％的剂量,每 10～12 小时一次,连续 2～3 日。

3)乙型血友病围术期止血,拔牙前 1 小时给予 50～60IU/kg 体重,或使用能将因子Ⅸ血浆浓度提高到正常浓度 40％～60％的剂量;若术后仍有出血,可重复此剂量。其他手术前 1 小时给予 50～95IU/kg 体重,或使用能将因子Ⅸ血浆浓度提高到正常浓度的 25％～60％的剂量,术后每 12～24 小时重复此剂量,至少连续用 7 日。

由于Ⅸ因子在体内的分布血管外约为血管内的 1 倍,循环回收率仅 30％～50％,较Ⅷ因子低得多,所以在给乙型血友病计算输注剂量时使用 1.7 的常数。计算参考公式如下:

凝血酶原复合物用量＝体重(kg)×需要提高的因子Ⅸ血浆浓度(％)×1.7

4)对甲型血友病已产生因子Ⅷ抗体的患者,预防及控制出血可给予 75IU/kg 体重,必要时 12 小时后再重复此剂量;

5)对因子Ⅶ缺乏症患者,为控制围术期出血,术前可给予能将因子Ⅶ血浆浓度提高到正常浓度 25％的剂量。术后每 4～6 小时重复一次,必要时可连用 7 日。剂量计算参考公式如下：

凝血酶原复合物用量＝体重(kg)×需要提高的因子Ⅶ血浆浓度(％)×0.5IU/kg

6)对抗凝剂诱发的严重出血一次性给予1500IU,同时应用维生素K可提高疗效；

7)凝血酶原时间延长患者如拟做脾切除者要先于手术前用药,术中和术后根据病情决定是否用药以及给药剂量；

8)对在治疗中产生抗体的患者,或出血量较大或在大手术时,应视病情适当增加剂量。

【适应证】

(1)乙型血友病(先天性Ⅸ因子缺乏)；

(2)先天性和获得性单个或多个凝血因子Ⅱ、Ⅶ、Ⅸ、Ⅹ缺乏症；

(3)维生素K缺乏症；

(4)因肝病导致的凝血机制紊乱；

(5)各种原因所致的凝血酶原时间延长而拟做外科手术患者；

(6)治疗已产生凝血因子Ⅷ抑制性抗体的甲型血友病患者的出血症状；

(7)逆转香豆素类抗凝剂诱导的出血或输血过多时抗凝剂过量所致的出血。

【禁忌证】

(1)对本品过敏者禁用；

(2)在应用凝血酶原复合物之前及输注期间,禁忌使用6-氨基己酸、氨甲苯酸和氨甲环酸等抗纤溶药。因为这三种药与凝血酶原复合物联合使用可增强止血作用,但同时增加血栓形成危险。必须用时宜在输注凝血酶原复合物8小时后再使用。

【慎用】

(1)冠心病、心肌梗死、严重肝病、外科手术等患者如有血栓倾向或血栓形成,或有弥散性血管内凝血(DIC)倾向时,应慎用本品；

(2)妊娠期及哺乳期妇女慎用本品；

(3)婴幼儿由于体内清除活化凝血因子的功能尚不完善,更容易发生血栓性并发症,应慎用本品。病情确实需要时,建议首选新鲜冰冻血浆补充凝血因子；

(4)老年人体内清除活化凝血因子的功能下降,更易发生血栓性并发症。应视患者状态慎用。

【注意事项】

(1)除肝病导致出血的患者外,在用本药前应确诊患者出血症状系缺乏凝血因子Ⅱ、Ⅶ、Ⅸ、Ⅹ所致。

(2)用药前后及用药期间需定期监测的项目:活化部分凝血活酶时间(APTT)、纤维蛋白原、血小板及凝血酶原时间监测,以早期发现血管内凝血等并发症。应持续监测凝血因子Ⅱ、Ⅶ、Ⅸ和Ⅹ,乙型血友病患者用药期间应每日检测因子Ⅸ血浆浓度,并根据结果调整剂量。

(3)过量有引起血栓的危险性。静脉滴注时,应严密观察患者病情,若发现DIC或血栓的症状和体征,要立即终止使用本药,并用肝素进行拮抗治疗。本品每1个IU或1个血浆当量单位(PE)含肝素不超过1.3国际单位,可降低血栓形成的危险性。但是,一旦发现任何可疑情况,即使病情不允许完全停药,也要尽最大可能降低用量。

(4)本品专供静脉输注,不得用于静脉外的注射途径。

（5）使用带滤网装置的标准输液器静脉输注；滴注速度开始要慢，15分钟后可适当加快滴注速度，一般每瓶200IU(PE)在30～60分钟左右滴完。

（6）本品应单独输注，不可与其他药物合用。

（7）配制好的溶液应立即输用，不得分次使用，未用完部分必须弃去；不得再置入冰箱以免某些活化成分发生沉淀。

（8）如发现制剂瓶失真空或破裂、超过有效期、溶解后出现摇不散之沉淀等不可使用。

【不良反应】

（1）血栓栓塞：偶见血栓栓塞并发症，甚至诱发DIC。可能是由于制品中含有活化的F$_{II}$a、F$_{X}$a、F$_{IX}$a、F$_{VII}$a以及能促进血凝的磷脂，导致血液呈高凝状态，引起血栓栓塞。

（2）快速滴注可引起发热、潮红、头痛等不良反应，减慢或停止输注后，以上症状即可消失。

3. 冻干人纤维蛋白原

【用法用量】

用法：本品专供静脉输注，不得用于静脉外注射途径。

（1）使用前先将本品及灭菌注射用水预温至30～37℃；

（2）然后按瓶签标示量注入预温的灭菌注射用水；

（3）置30～37℃水浴中，轻轻摇动使之全部溶解（切勿剧烈振摇以免蛋白变性），应在30分钟内完全溶解；

（4）如发现有大量或大块不溶物时，不可使用；

（5）溶解后立即用带有滤网装置的输液器进行静脉滴注；

（6）滴注速度一般以每分钟60滴左右为宜。

用量：

应根据病情及临床检验结果决定，一般用量每次1～6g，首次用量1～2g，3～6g/d。如需要可遵照医嘱继续给药。过量有引起血栓的危险性。目前临床使用的纤维蛋白原浓缩剂每瓶含量为0.5～2.0g，相当于125～500ml血浆或250～1000ml全血中的含量。

治疗剂量可参考下列公式计算：

治疗剂量(g)＝血浆容量(L)×(期望达到的水平 g/L－现有的水平 g/L)

【适应证】

（1）先天性纤维蛋白原减少或缺乏症。

（2）获得性纤维蛋白原减少症：纤维蛋白原消耗增多可见于产科胎盘早期剥离、羊水栓塞、死胎滞留、产后大出血、胸科大手术或前列腺手术，外伤或内出血等。纤维蛋白原合成减少可见于严重肝脏损伤、肝硬化等。以上各种原因均可导致纤维蛋白原缺乏性凝血障碍。

（3）急性纤维蛋白溶解：可发生在以上两项中提到的各种情况中，特别像胸科大手术后，但有时也可见到血液中纤维蛋白原含量并不降低。这是由于活性溶解酶是从组织细胞或血浆球蛋白组分中无活性前体中释放所致。

（4）对于DIC伴有急性低纤维蛋白原血症患者，可在肝素配合下输注纤维蛋白原浓缩剂，输注剂量和次数应根据凝血实验指标决定。如未配合肝素治疗，则禁忌输用纤维蛋白原。一般可使用本品每次2～4克（每克可提高血中浓度0.25～0.5克/升），只有将血中纤维蛋白原提高到1克/升以上的浓度时，才有止血作用。达到所需浓度后无须再维持输注，因其半衰期较长。但要注意 DIC 过程仍在继续者不宜应用。如患者同时存在急性纤维蛋白溶解异常亢进情况,应首先治疗纤维蛋白溶解异常。此时合并使用纤维蛋白原浓缩剂和 6-氨基己酸(EACA)可能更有效。

【禁忌证】

(1)患有血栓性静脉炎、心肌梗死、动脉血栓形成、心功能不全者禁用;

(2)婴幼儿、孕妇及哺乳期妇女慎用;

(3)无尿者慎用。

【注意事项】

(1)配制溶液前,应先将本品及溶解液的温度平衡至 30～37℃后,再进行溶解。温度过低往往会造成溶解困难并导致蛋白变性;

(2)本品溶解时,切勿剧烈振摇以防蛋白变性,一旦溶解应尽快输用;

(3)本品溶解后允许有少量细小絮状物或蛋白颗粒存在,所以要用带有滤网装置的输液器进行静脉滴注。如发现有大量或大块不溶物时,不可使用;

(4)本品应单独输注,不可与其他药物同时合用。

【不良反应】

(1)可能发生发绀、心动过速等反应。

(2)快速滴注可引起发热、潮红、头痛等不良反应,减慢或停止输注后,以上症状即可消失;快速过量滴注,可引起血栓,造成血管内凝血。一般以每分钟 60 滴左右为宜。一旦发生凝血,立即停止使用,并用肝素拮抗。

第七节　药物与献血

一、对献血有影响的药物

1、服药者禁止献血标准　长期使用肾上腺皮质激素、免疫抑制剂、镇静催眠、精神类药物治疗的患者;既往或现有药物依赖、酒精依赖或药物滥用者,包括吸食、服食或经静脉、肌肉、皮下注射等途径使用类固醇、激素、镇静催眠或麻醉类药物者等。

2. 服药者暂缓献血的标准　口服抑制或损害血小板功能的药物(如含阿司匹林或阿司匹林类药物)停药后不满 5 天者,不能献单采血小板及制备血小板的成分用全血。

3. 接种疫苗对献血的影响

(1)无暴露史的预防接种:接受灭活疫苗、重组 DNA 疫苗、类毒素注射者,无病症或不良反应出现者,暂缓至接受疫苗 24 小时后献血,包括:伤寒疫苗、冻干乙型脑炎灭活疫苗、吸附百白破联合疫苗、甲型肝炎灭活疫苗、重组乙型肝炎疫苗、流感全病毒灭活疫苗等。

接受减毒活疫苗接种者,如接受麻疹、腮腺炎、脊髓灰质炎等活疫苗最后一次免疫接种 2 周后,或风疹活疫苗、人用狂犬病疫苗、乙型脑炎减毒活疫苗等最后一次免疫接种 4 周后方可献血。

(2)有暴露史的预防接种:被动物咬伤后接受狂犬病疫苗注射者,最后一次免疫接种 1 年后方可献血。

(3)接受生物制品治疗者:接受抗毒素及免疫血清注射者:于最后一次注射 4 周后方可

献血,包括破伤风抗毒素、抗狂犬病血清等。接受乙型肝炎人免疫球蛋白注射者1年后方可献血。

二、献血反应中常用急救药品

1. 解热、消炎、镇疼药类

(1)水杨酸类包括阿司匹林肠溶片(乙酰水杨酸)和水杨酸钠(去痛片)解热、镇痛、抗炎、抗血栓作用。阿司匹林每次0.3～0.6g,3次/日,饭后服。水杨酸钠,4～8g/d,分4～6次服,症状控制后逐渐减量。

(2)芳基丙酸类布洛芬缓释胶囊,每次0.2～0.4g,餐中服,有明显的抗炎、解热、镇痛作用,可缓解轻、深度的疼痛。

2. 镇定催眠、抗过敏药类

(1)镇定催眠长效类地西泮(安定片)抗焦虑、镇静。片剂,每次2.5～5mg,3次/日,注射剂:10mg/2ml。

(2)抗过敏及催眠药盐酸异丙嗪(非那根):抗过敏兼具镇定催眠作用。片剂或注射剂,口服:抗过敏每次12.5mg。镇静催眠每次25～50mg。肌肉注射:抗过敏每次25mg,2次/日。镇静催眠每次25～50mg。马来酸氯苯那敏片(扑尔敏):抗过敏药,片剂每次4mg,3次/天。

3. 口服补液类　口服补液盐、口服葡萄糖粉等,可补充因献血者献血后引起的低血容量、低血糖,用于献血反应的轻度症状。

4. 注射用补液类

(1)0.9%氯化钠注射液静脉注射,补充晶体渗透压、电解质离子。

(2)5%～10%葡萄糖注射液静脉注射,补充体内糖分、胶体液。治疗因献血引起急性失血低血糖症和体内胶体液缺少症。糖尿病患者忌用。

5. 维生素C　注射液(L-抗坏血酸注射剂):肌肉或静脉注射,每次100～250mg,2～3次/日。刺激凝血功能,加速血液凝固,抗过敏作用。

6. 强心、抗休克、抗炎、抗过敏类

(1)肾上腺素受体激动药:盐酸肾上腺素注射液,皮下或肌肉注射(0.25～0.5)mg/次。α,β受体激动药。强心剂,对心脏停搏,过敏性休克,局部止血作用。

(2)长效糖皮质激素类:地塞米松注射液,抗炎、抗休克、免疫抑制作用,肌肉或加入5%葡萄糖注射液500ml中静脉注射每次5～10mg,2次/日。

7. 补钙剂及抗惊厥药

(1)补钙剂:葡萄糖酸钙口服液,可用献血后引起的手足抽搐、痉挛。过敏患者慎用。

(2)硫酸镁注射液:镇静,抗惊厥,肌肉或静脉注射,每次1.25～2.5g,静脉滴注时以5%葡萄糖注射液将硫酸镁稀释成0.1%浓度进行滴注,直至惊厥停止。

8. 止血药

(1)维生素K:参与肝脏合成凝血因子的过程。治疗双香豆素或水杨酸过量引起的出血。维生素K_4片剂:2mg、4mg,口服,每次2～4mg,2～3次/日。

(2)氨甲苯酸(止血芳酸):阻断纤溶酶的作用,抑制纤维蛋白凝块的裂解而止血。注射剂:100mg/10ml。每次0.1～0.3g,静脉注射或静脉滴注。片剂:250mg。口服每次250～

500mg,2～3 次/日。

9. 止吐药　多潘立酮(吗丁林)：多巴胺受体阻断药,可用于各种原因引起的恶心、呕吐。

10. 外用药

(1)消肿药:50％硫酸镁溶液用纱布外敷兼有消肿、抗炎、止痛效果。可用于治疗献血后的皮下淤血、疼痛。

(2)消炎止痛:可的松软膏具抗炎、抗过敏,皮肤外敷用。消炎止痛膏:外敷用,具消炎止痛作用。

(师红梅　辛海莉　林　园)

第十一章

输血期间临床基本操作

第一节　生命体征的操作程序

一、准备

1. 操作者准备工作　衣帽整洁，洗手。

2. 用物准备工作　体温计、纸巾、血压计、听诊器、带秒针的表、记录本。

3. 评估工作

(1) 核对患者，了解患者病情测量部位有无异常情况，合作程度，能否自理，询问二便。

(2) 向患者做告知，解释，取得合作。

(3) 剧烈运动后应休息 30 分钟再进行测量。

二、取体位　根据患者病情协助其取安全舒适体位。

三、测量体温（腋下水银体温计测量法）

1. 解开纽扣，擦干腋下汗液，确认体温计完好并且水银柱在 35℃以下。

2. 放体温计紧贴皮肤，嘱患者屈臂过胸夹紧，不能合作者，协助患者夹紧体温计。

3. 10 分钟后取出体温计读数。

4. 腋下有创伤、手术、炎症，腋下出汗较多者禁测腋温。

四、测量脉搏

1. 使患者手臂放于舒适位置。

2. 用示、中、无名指指尖端按于桡动脉上，压力大小以能清楚触及脉搏为宜，计数 30 秒。

3. 异常脉搏，危重患者需测 1 分钟，脉搏细弱难以测量时，采用听诊器在心尖部测量心率。

4. 脉搏短绌者，应有两名护士同时测量心率、脉率。

5. 偏瘫患者测脉应选择健侧肢体。

五、测量呼吸

1. 观察胸腹起伏，计数 30 秒。

2. 呼吸不规则者应测 1 分钟。

六、测量血压（水银台式）

1. 卷衣袖至肩关节，衣袖不可过紧。露出一侧手臂，放置血压计，使被测肢体与心脏、血压计零点处于同一水平。

2. 打开血压计开关,驱尽袖带内空气,平整系上袖带(袖带下缘距肘窝 2～3cm),松紧以能插入一指为宜,置听诊器于肱动脉波动最明显处,以一手稍加固定。

3. 关闭充气球气门,缓缓充气至肱动脉搏动音消失后再升高 20～30mmHg。

4. 打开充气球气门,以每秒 4mmHg(0.5kPa)左右的速度放气,双眼平视水银柱所指刻度监听数值。

5. 驱尽袖带内空气,解开袖带,折放好,关闭血压计开关。

6. 重测时,需先将袖带内气体驱尽,使汞柱降至 0 点,稍等片刻再进行第二次测量。

7. 结果如有异常,应复测并告知医生,做相应的处理。

8. 偏瘫、外伤或手术的患者应选择健侧肢体。

9. 长期测血压者应做到四定:体位,部位,血压计,时间。

七、整理与记录

1. 协助患者取舒适体位,整理床单位及用物。

2. 用物分类,消毒。

3. 洗手,记录。

第二节　心电监测操作程序

一、准备

1. 操作者准备　衣帽整洁,洗手。

2. 评估

(1)核对医嘱,评估患者病情、意识状态、合作程度及局部皮肤状况。

(2)评估周围环境、光照情况及有无电磁波干扰等。

(3)对清醒患者,告知监测目的及方法,以取得合作。

3. 用物准备　心电监护仪、电极片数个,75%乙醇,棉签,检查检测仪功能及导线连接是否正常。

二、查对

1. 携用物至患者床旁,再次查对。

2. 协助患者取平卧位。

三、清洁皮肤

1. 松解衣扣,注意保护患者隐私,注意保暖。

2. 用 75%乙醇清洁患者局部皮肤。

四、连接电极片

1. 连接电极片至监测仪导联线上,按要求将电极片贴于患者胸部正确位置:白色(R)→右锁骨中线下 0.5cm,黑色(L)→左锁骨中线下 0.5cm,红色(F)→左侧肋弓处,绿色(N)→右侧肋弓处,橙色(C)→心前区 $V_{1\sim6}$ 任何位置。

2. 避开伤口,必要时应当避开除颤部位。

五、选择导联,设置报警界线

1. 打开电源开关,选择合适的导联,保证监测波形清晰。

2. 调节心电图波形振幅至标准。

3. 无干扰,设置相应合理的报警界线。

六、整理与记录

1. 为患者遮盖,保暖,协助其取舒适体位。

2. 整理床单位及用物。

3. 洗手,记录。

第三节 氧气吸入操作程序

一、准备

1. 操作者准备工作 衣帽整洁,洗手。

2. 用物准备工作 治疗碗(内盛冷开水)、鼻导管(检查包装及有效期)、纱布2块、弯盘、棉签、扳手、管道氧气装置(或氧气筒及氧气压力表)并检查性能。

3. 评估

(1)评估患者年龄、病情、意识、乏氧状态、呼吸状况等。

(2)评估患者鼻腔状况、合作程度,询问二便。

(3)评估环境是否安全,远离火源。

(4)向患者告知、解释,取得合作。

二、核对 携用物至患者床旁,核对医嘱,床号,姓名。

三、清洁鼻孔 检查鼻腔有无分泌物堵塞,用棉签蘸水,清洁双侧鼻腔。

四、安装吸氧装置

1. 墙壁氧 安装,调试管道氧气装置。

2. 氧气筒 打开总开关再关闭,安装氧气表。

五、连接,调节

1. 连接鼻导管,检查有无漏气,调节氧流量。

2. 将导管前端放于治疗碗内的水中湿润,同时检查鼻导管是否通畅。

六、插管 将鼻塞轻柔插入患者双侧鼻孔。

七、固定 将导管环绕患者耳部向下放置固定,根据情况调整松紧度。

八、整理

1. 协助患者取舒适卧位。

2. 整理用物及床单位。

3. 交代注意事项。

九、记录,观察

1. 洗手,记录。

2. 随时观察缺氧症状,实验室指标,氧气装置是否漏气及通畅,有无出现氧疗副作用等,如有异常及时处理。

十、停止吸氧

1. 准备

(1)操作者准备:衣帽整洁,洗手。

(2)用物准备:棉签,纱布,纸巾,扳手。

2. 告知 核对医嘱并做好解释告知。

3. 拔管

(1)松动固定,取下鼻导管,清洁患者面部。

(2)关闭流量开关(如为氧气筒吸氧,关闭总开关,打开流量表放出余气),取下导管,卸下吸氧装置(氧气表)。

4. 整理

(1)协助患者取舒适卧位。

(2)整理用物及床单位。

(3)用物按要求分类处理,消毒,妥善放置。

5. 记录 洗手,记录拔管时间和患者情况。

第四节 心肺复苏(CPR)操作程序

一、病情判断

1. 拍打,摇动患者肩部,并大声呼叫:喂!您怎么了? 确定无应答。

2. 以示、中指触摸患者气管正中旁开两指,胸锁乳突肌前缘凹陷处的颈动脉5～10秒,确定有无颈动脉波动(口述)。

3. 耳贴心尖部位听心音,确定有无心音(口述)。

4. 观察瞳孔,用拇指和示指分开眼睑查看双侧瞳孔,口述:患者双侧瞳孔散大。

二、呼救

1. 高声呼喊:患者心脏骤停快来抢救! 请求他人帮助,通知医生。

2. 如在院外,立即请人拨打120,请求援助抢救(口述)。

三、摆放体位

1. 就地使患者去枕仰卧于坚实平面,如硬板床或地面上。

2. 保持患者头、颈、躯干无扭曲,双上肢放置身体两侧,松开衣领,解开裤带。

四、开放气道

1. 迅速清理口腔内分泌物及异物,取下义齿。

2. 仰头抬颌法 一手放在患者前额,用手掌把额头用力向后推,使头部后仰;另一手的四肢放在患者的下颌骨处向上抬颌。判断患者呼吸停止:用脸贴近患者口鼻(感觉有无气流通过),双眼注视患者胸部(看胸廓有无起伏),耳听有无呼吸音(时间不少于5秒)。

3. 颈部有损伤者,采用托颌法:将双手置于患者头部两侧,肘部支撑于患者躺的平面上,握紧下颌角,用力向上托下颌,如患者紧闭双唇,可用拇指将口唇分开(口述)。

五、口对口人工呼吸(口部严重损伤或牙关紧闭者采用口对鼻人工呼吸法,注意将患者口唇紧闭,吹气要用力大,时间长)

1. 以按于前额一手的拇指与示指掐紧患者鼻翼下端。

2. 另一手使患者口张开,深吸一口气。双唇包绕封住患者的嘴外缘,形成一个封闭腔,用力向患者口内缓缓吹气,每次吹气应持续2秒以上,确保吹气时胸廓隆起(为防交叉感染,可在患者口鼻部盖一单层纱布)。

3. 吹气完毕,松开患者鼻翼,抢救者稍抬头侧脸换气,观察患者被动呼吸情况。吹气频率为 10~12 次/分。

4. 若患者有微弱的自主呼吸,人工呼吸应与患者自主呼吸同步进行。

六、胸外心脏按压(遇有严重的胸廓畸形、广泛性肋骨骨折、血气胸心脏压塞、心脏外伤等应禁忌胸外按压)。

1. 抢救者站或跪于患者一侧,以一手掌根部置于患者胸骨中、下 1/3 交界处或剑突上两横指,手指翘起不接触胸壁,另一手根部置于此手的手背上(同时口述)。

2. 两臂位于患者胸骨正上方,双肘关节伸直,双肩正对双手,利用上身的重量均匀垂直下压,成人约 3~5cm,儿童约 3~4cm,新生儿约 1.3~2.5cm。然后迅速放松,解除压力使胸骨自然复位,放松时手掌根部不离开胸壁,按压有效的主要指证:按压时可触及颈动脉或股动脉搏动,收缩压达到 60~80mmHg(同时口述)。

3. 反复进行 成人按压频率为 80~120 次/分,儿童为 100~120 次/分,新生儿为 140 次/分,按压与放松时间比为 1∶1(口述)。

4. 同时配合人工呼吸 胸外心脏按压与人工呼吸之比为 15∶2,抢救中换人中断实际不得超过 5~7 秒(口述)。

5. 复苏过程中要注意观察患者自主呼吸及心跳是否恢复,一般进行 4 个按压/通气周期后再次检查循环体征,仍无循环体征,继续进行 CPR(口述)。

七、除颤 尽早快速采用除颤器或自动体外除颤仪实施电除颤,是抢救心脏骤停患者生命的关键环节(口述)。

八、判断复苏结果(口述)。

(1)用示指、中指触摸颈动脉(时间不少于 5 秒),口述:患者颈动脉搏动恢复。

(2)用听、看、感觉来判断患者的呼吸情况。听:耳听患者的呼吸音;看:眼看患者的胸有无起伏;感觉:面部感觉患者有无气流通过,时间在 5 秒左右。口述:患者呼吸恢复。

(3)查看双侧瞳孔,口述:患者双侧瞳孔较前缩小。

第五节 静脉输血操作程序

一、准备

1. 核对取血

(1)核对医嘱,正确填写取血单。

(2)凭取血单取血(需与血库人员共同做好"三查八对",即查血液的有效期,质量及包装,对姓名、床号、住院号、血袋号或储血号、血型、交叉配血试验结果、血液的种类、血量)。

(3)取出库存血后注意事项:勿震荡,加温,需在室温下放置 15~20 分钟后再输入。

2. 操作者准备 衣帽整洁,洗手,戴口罩。

3. 用物准备 治疗车上层:血制品,生理盐水 1 瓶(袋),输血器(9 号头皮针),输液贴,皮肤消毒液,棉签。一次性手套。

治疗车下层:止血带、脉枕、治疗卡、输液巡视卡、污物桶、洗手液、锐器回收盒。

4. 输液准备

(1)检查生理盐水的有效期,是否浑浊、变质、瓶盖有无松动,瓶身有无裂痕。

(2)填写输液卡,并将填写好的输液卡贴于生理盐水瓶上。

(3)开启生理盐水瓶(袋)输入口的保护套,按要求消毒。

(4)检查输血器有效期及包装是否完好后取出。插入瓶塞至根部,关闭调节夹。

二、查对与评估

1. 至患者床旁,再次查对。

2. 了解患者病情及合作程度,询问两遍,做输血解释、告知。

3. 评估穿刺部位皮肤及浅表静脉情况。

4. 挂生理盐水瓶(袋),打开调节夹排气,将液体排至污物桶内,关闭调节夹。

三、选静脉扎止血带

1. 协助患者取舒适体位。

2. 选择合适的血管。

3. 在待输液的肢体下垫脉枕,在进针点上方10cm处扎止血带。

四、消毒

1. 用消毒液以穿刺点为中心,由内向外螺旋式消毒。

2. 消毒范围 8cm×10cm,待干。

3. 备输液贴。

五、查对与穿刺

1. 再次查对,二次排气于污物桶内。

2. 嘱患者握拳,左手绷紧皮肤,右手持柄,针尖斜面向上,与皮肤呈15°～30°角于静脉上方或侧方刺入皮肤下,再沿着静脉走向滑行刺入静脉,见回血,再顺势适当进针。

六、固定查对

1. 先以手固定针柄,松开止血带,打开调节器,嘱患者松拳,观察滴数。

2. 确定穿刺成功后,用胶布固定针柄。

3. 用无菌输液贴覆盖针眼。

4. 用胶布将头皮针软管环形固定。

5. 最后将近头皮针处的输液管贴于前臂上。

6. 再次查对,取出脉枕及止血带,协助患者取舒适体位。

七、双人核对 与另一护士再次核对并检查血液,以确保无误。

八、连接血袋

1. 输入少量生理盐水,确定静脉通路通畅。

2. 以手腕旋转动作将血袋内血液轻轻摇匀。

3. 戴手套,打开血袋封口,常规消毒输血接口。

九、调节滴速 开始输血时速度宜慢,观察15分钟左右无不良反应后,根据病情及年龄调节滴速。

十、整理和记录。

1. 协助患者取舒适体位,整理用物及床单。

2. 洗手、记录。

十一、健康教育、观察。

1. 向患者及家属交代输血注意事项,做输血知识的健康教育。

2. 将呼叫器置于患者易取处。

3. 整理用物,洗手。

4. 严密巡视,持续观察有无输血反应。

十二、续输血的处理(输 2 袋以上血液)

1. 在上一袋血液滴进时,将针头从血袋上拔出,插入经常规消毒后的生理盐水瓶中。

2. 输入适量的生理盐水(使生理盐水完全充满输血器及头皮针)。

3. 按连接第一袋血液的方法连接下一袋血液。

十三、输血后的处理

1. 输血完毕后,按上述方法输入生理盐水,直到输血器内的血液全部输入体内,按要求拔针。

2. 血袋按规定保留 24 小时。

第六节　通气护理操作

一、实行通气护理干预注意事项

1. 及时清理出呼吸道内存在的痰、血块等异物,确保气道通畅、顺利吸氧;

2. 定期监测动脉血气,以便于及时调节呼吸机的参数,做好详细的记录;

3. 密切关注救治中所用仪器的功能预警和各项参数的变化情况,及时排除异常情况,使仪器保持良好的同步效果;

4. 严密监测患者的病情变化,注意患者发绀和神智的变化,若有大汗、突然烦躁不安和严重缺氧等情况出现,要及时检查有无窒息、气管梗阻、漏气或者有无气囊脱落等事件发生;

5. 注意人工气道的适时湿化,以防感染。

二、机械通气要点

1. 掌握呼吸机应用相关理论知识;

2. 掌握呼吸机应用常用参数的合理设置;

3. 掌握呼吸机应用过程中报警原因分析与排除;

4. 呼吸机应用预见性问题的防范与处理;

5. 机械通气并发症的观察。

(欧阳锡林)

第十二章

临床输血会诊

第一节　临床输血会诊基本要求

一、临床输血会诊的目的和意义

临床输血会诊是根据卫生部《医疗机构临床用血管理办法》和《临床输血技术规范》规定,结合医院实际情况,保障临床输血安全科学有效进行。其意义主要包括以下几点。

1. 可适时进行输血相关知识宣传教育,阐明输血对医疗的重要性及其危险性;

2. 可严格控制输血适应证,降低不必要输血几率,开展自体输血,提倡无输血医学;

3. 可根据输血史及临床指标等确定输注方法、种类、剂量等相关标准;

4. 完善输血不良反应的监测、判定、治疗及诊疗评估,达到科学、规范、安全输血的总要求;

5. 加强输血医学整体专业水平的提高;

6. 随着输血医学的飞速发展及输血治疗工作的不断专一,医院输血服务已由交叉配血等转向临床提供与输血相关的医疗咨询、参与输血方案的制订、协助疑难疾病的诊断等,是保证医疗服务质量,满足患者医疗需求,及时使患者得到优质的诊疗措施的重要内容之一,也是满足现代医院综合管理的要求。

二、临床输血会诊内容

1. 需大量输血患者,输血总量大于 2000 毫升;

2. 器官移植的输血;

3. 大量储存及回收式自体输血;

4. 发生输血引起的不良输血反应,尤其是中度、重度反应,如迟发性溶血性输血反应及输血相关移植物抗宿主病等;

5. 合并血液系统疾病的手术输血

6. 稀有血型导致输血困难者;

7. 输血相容性检测出现疑难的复杂病例输血,如自身溶贫等;

8. 非同型血液输注;

9. 特殊血液成分输注,需要向血站或血液中心调配,如洗涤红细胞等;

10. 临床医师提出需要进行血细胞分离的单采治疗项目,如血细胞成分置换、血细胞成分去除等;

11. 产科及儿科的特殊及复杂输血,如新生儿溶血病等;

12. 复杂病情输血会诊,包括患者具有严重合并症、并发症、基础疾病的输血会诊。

三、临床输血会诊基本要求

1. 由各级领导及专家参与的医院输血管理委员会,负责医院各科室输血工作的监督、协调等,加强横向联合,定期组织检测考核,全面抓好输血各个环节的管理与发展。

2. 会诊应及时,输血医师要具备良好的业务素质。输血医师根据输血要求及患者体检指标,提出输血治疗方法及最佳成分血的种类、制备方法、输注标准等,阐明治疗可能达到的效果,并保证成分血质量及符合血液发放规则。

3. 临床医师应掌握现代输血技术及控制输血适应证,与输血医师共同协商并严格执行规章制度。

四、临床输血会诊基本形式

1. 科间会诊　由经治医师提出,上级医师同意,填写会诊单。应邀医师一般要在两天内完成,并写会诊记录。如需输血科会诊的轻病员,可到输血科进一步检查。疑难血型、疑难配血及特殊血液成分的使用可根据电子病例、输血科或血液中心、血站检查结果直接写会诊记录。

2. 急诊会诊　被邀请的人员,必须根据医院规定时间到位。

3. 科内会诊　由经治医师或主治医师提出,科主任召集有关医务人员参加。

4. 院内会诊　由科主任提出,经医务部同意,并确定会诊时间,通知有关人员参加。一般由申请科主任主持,医务部要有人参加。

5. 院外会诊　本院一时不能诊治的疑难病例,由科主任提出,经医务部同意,并与有关单位联系,确定会诊时间。应邀医院应指派输血科主任或主治医师以上职务前往会诊。会诊由申请科主任主持。必要时,携带病历,陪同病员到院外会诊。也可将病历资料寄发有关单位,进行书面会诊。

6. 科内、院内、院外的集体会诊　经治医师要详细介绍病史,做好会诊前的准备和会诊记录。会诊中,要详细检查,明确各自提出的会诊意见。主持人要进行小结,认真组织实施。

五、临床输血会诊医师要求

1. 科间会诊、急诊会诊、院内会诊由主治医师及其以上职务的人员承担。

2. 集体会诊、院外会诊原则上由副主任及其以上职务的人员承担。

六、临床输血会诊时间要求

患者情况分紧急、急、平三类。申请医师应按具体情况填写网络会诊申请并与输血科值班室联系会诊时间,输血科会诊医师按不同类别在规定的时间前去会诊,不得延迟;紧急会诊在电话通知后应立即前往;平会诊不超过 48 小时。

第二节　会诊细则

一、门诊会诊细则

1. 首诊医师应在以下情形请其他科医师对患者进行会诊

(1)首诊为经治医师,综合病史、查体、辅助检查,考虑排除本科疾病,或合并患有他科疾病,先请本科出诊的主治医师以上医师会诊,考虑非本专科疾病,请其他科会诊;

(2)首诊为主治医师以上医师,经问诊、查体或辅助检查后,考虑患者非本专科疾病,或合并他科疾病,可直接请他科医师会诊。

2. 会诊前,首诊医师应做好以下工作

(1)规范书写门诊病历,标明会诊的科室及会诊目的;

(2)必要的辅助检查;

(3)向患者或家属解释清楚,告知到他科会诊的程序,取得理解与配合;

(4)患者为慢诊,一般状态较好,可自行前往他科会诊;

(5)患者为慢诊,一般状态差,可由导诊员护送到他科会诊;

(6)患者为急诊,且可以转送,应陪送到急诊科,与接诊医师交代清楚再返回;

(7)患者为急危重患者,不宜立即转运,应请相关专科医师到场会诊,并实施救治,待病情稳定后交由相关专科医师。

3. 会诊医师应做好以下工作

(1)详细询问病史,认真查体,提出必要的检查,综合分析,明确诊断,予以治疗;

(2)接诊医师为经治医师,患者病情较复杂,应请本专科出诊的主治医师以上医师会诊;

(3)接到他科医师前往会诊请求时,会诊医师应为主治医师以上医师,应先向本科其他出诊医师交代工作,然后前往;

(4)到他科诊室会诊,患者病情均较复杂,以相关科疾病为主的,应收入院治疗,若病情危重,则先实施救治,待适于转运时,护送到病房。

4. 门诊多科会诊

(1)首诊科室报告门诊部,门诊部主任到场,或委派专人到场,组织会诊;

(2)门诊部主任或主任委托人向患者家属做好解释工作,取得理解与配合;

(3)对重危患者先实施救治,待病情稳定按主病收入相关科室住院治疗。

二、急诊科会诊细则

1. 急诊患者出现以下情形需要急诊室首诊医师请输血科医师会诊

(1)经过问病史、查体,初步明确与疑难输血相关疾病;

(2)依据病史、辅助检查基本明确患者病情,非常规输血能纠正贫血的疑难输血治疗;

(3)患者合并其他专科情况,需要综合治疗且需要大剂量输血治疗;

(4)患者病因难以明确,如发热、昏迷、腹痛等病症,需多学科共同探讨的情形;

(5)危重患者抢救需多学科医师共同完成的情形。

2. 首诊医师请他科医师会诊的同时要做好以下工作:

(1)依据患者或家属的主诉书写急诊病历,准确记录生命体征,包括体温、脉搏、呼吸、血压、意识等;

(2)为明确诊断,做必要急诊化验、影像检查(CT、MRI、超声等),为诊断提供参考依据;

(3)视病情做必要的紧急处置:外伤止血包扎,骨折简单固定,建立输血输液通路,心肺复苏等;

(4)视当时患者的综合情况和会诊目的,要求输血科医师会诊时间。

(5)向患者或家属做好解释说明工作,取得理解与配合。

3. 会诊医师接到会诊请求后应做好以下工作

(1)到达时限:会诊医师在输血科值班的,应在规定时间内到场;会诊医师在院内外开会或在进行输血治疗工作的通过会诊医师排班表及时协调其他医师前去会诊。

(2)综合首诊医师的病情介绍、患者或家属的陈述、专科查体、各种检查结果,做出初步诊断,给予正确输血治疗方案。

(3)出现以下情形,会诊医师要及时请上级医师到场解决问题

1)输血治疗范围仍不能明确输血治疗方案;

2)会诊后经过输血、用药及处置,患者贫血、凝血功能紊乱不能纠正;

3)产生严重输血不良反应。

三、科内会诊(疑难病例讨论)细则

1. 科内会诊,即全科会诊,每周或每月 1 次,固定时间进行。有急危重病例可随时进行全科会诊,由科主任或主任委托的主任医师或副主任医师主持,做好记录。

2. 会诊病例的提出

(1)会诊的主治医师或主治医师以上医师提出病例;

(2)疑难病例,通过目前对患者的检验和检查,输血治疗方案仍不明确;

(3)急、危、重病例,诊治不明确或治疗效果不好;

(4)外科系统的术前大量输血会诊和疑难输血会诊也属科内会诊的一种形式。

3. 会诊前准备

(1)发现问题,提出科内会诊的医师或技师准备病例资料,熟知患者病情,包括入院情况、诊治经过、目前存在的问题、各种检查结果异常情况,并进行科内会诊记录;

(2)主持会诊的医师提前查阅被会诊患者的病历,结合会诊目的查阅相关文献资料;

(3)其他医师也应获知即将会诊的患者的病情。

4. 会诊中

(1)医师或技师汇报病历,内容包括:患者的病史、症状、主要阳性体征、辅助检查、临床诊断、治疗方案、疗效、目前存在的问题;

(2)主治医师、主治医师以上医师补充诊治情况及进一步整治建议;

(3)主持会诊者听取汇报,翻阅病历;

(4)会诊讨论由查房者主持,常采用先民主后集中形式,首先是管床各级医师发表自己的意见,然后其他组医师发表意见,最后,主持人总结分析,补充或更正诊断,提出目前输血治疗方案;

(5)全科会诊也兼有教学查房的功能,是输血科实习生、进修生等各级医师、技师学习和

交流的机会,应大胆发言讨论,提出问题,解决问题。

5. 会诊后

(1)医师或技师认真书写会诊记录,真实完整地表达全科讨论情况;

(2)及时将会诊确定的输血诊疗方案反馈给临床相关科室,指导临床安全、有效开展输血治疗;

(3)科室建立全科会诊记录本,指定专人将每次全科会诊内容进行整理存档。

四、科间会诊(疑难病例讨论)细则

1. 会诊的提出

(1)涉及输血医学的诊治问题,在临床科室无法解决的病例,提出科间会诊;

(2)主治医师或主治医师以上医师同意,经治医师填写会诊单,内容应真实,便于输血科会诊医师充分掌握患者的信息,进行正确的分析;

(3)一般情况下提普通会诊,普通会诊的含义是

1)贫血、择期手术输血等情况为次要矛盾,可择期诊疗;

2)患者病情较轻,生命体征平稳。

(4)急会诊的条件

1)患者病情突然变化,疑似合并其他学科疾病,且需提出输血治疗方案;

2)患者已知合并他科疾病,现有加剧趋势,需紧急输血治疗或血液成分单采治疗;

3)危重症患者抢救,需要相关科室协助。

2. 会诊前准备

(1)经治医师及时记录病程,翔实反映患者病情变化,各种检查结果附于病历中;

(2)与患者或家属沟通,取得理解与配合。

3. 会诊到达时限

(1)普通会诊:一般情况下当天完成,最晚不超过48小时;

(2)急会诊:临床科室通知输血科值班室,值班人员通知会诊医师到场时间和地点。

4. 对会诊医师的要求

(1)必须为本院的主治医师或主治医师以上医师;

(2)如会诊医师对患者的诊治不明确,应请上级医师前来会诊,解决问题。

5. 会诊进行

(1)会诊医师到病房询问病史、查体,回到办公室翻阅病历,汇总信息,提出诊疗意见,在会诊单中详细记录;

(2)病房主治医师或以上医师应陪同会诊医师,并做必要的病史补充。如主治医师或以上医师有特殊医疗工作不能陪同,需经治医师陪同会诊医师工作。

6. 会诊后　经治医师及时记录会诊情况,向患者或家属告知会诊意见,管床医师执行会诊意见,特殊检查或治疗应征得知情同意后方可进行。

五、全院会诊(疑难病例讨论)细则

1. 会诊提出

(1)患者病情复杂,需三个或三个以上学科共同参与诊治;

（2）除急、危重症患者以外，至少提前1天，科室填写会诊申请单，送交医务部；会诊申请单内容包括

1）患者病情介绍，在诊治上需解决的问题；

2）拟会诊时间；

3）拟请会诊人员；

4）科室主任签字或盖章。

（3）医务部负责通知相关会诊医师。

2. 会诊前准备

（1）向患者及家属告知，取得理解与配合；

（2）经治医师完成各种记录，各项检查结果附于病历中，影像片收集齐全。

3. 会诊进行

（1）医务部委托人到达科室协调会诊，确认拟请的会诊医师均到场，及时联系未到场的医师，若有拟请会诊医师因故不能前来会诊，需立即落实，更改会诊医师；

（2）提请会诊的科室主任主持会诊，管床经治医师详细报告病历，提出拟解决的问题，主治医师和主治医师以上医师做补充；

（3）会诊医师到病房进一步询问病史，查体；

（4）各位会诊医师回会诊室，提出各专科诊治意见；

（5）科室主任总结发言。

4. 会诊后

（1）经治医师将会诊意见详细记录于病历中，并请上级医师审阅盖章；

（2）执行会诊意见，进一步提辅助检查，或更改治疗方案；

（3）主治医师或以上医师向患者或家属告知会诊结论，并签署知情同意书后方可进行特殊的检查及治疗。

六、院际会诊细则

1. 会诊提出

（1）疑难复杂病例经科内会诊、院内会诊后，诊断仍不明确，或治疗上仍存在困难的病例；

（2）患者存在本院未开设的学科范围的疾病；

（3）医疗组填写院际会诊申请单，经科主任同意，报医务部；

（4）医务部与拟邀请会诊医师所在医院的医务部电话联系，请求落实，并告知时间与地点，简介患者病史等资料，陈述会诊目的。

2. 会诊前准备

（1）向患者及家属告知会诊的目的，征得同意并签字；

（2）经治医师完成各种记录，各项检查结果附于病历中，影像片收集齐全。

3. 会诊进行

（1）医务部长或科长委托人协调并落实会诊人员；

（2）提请会诊的科室主任主持，管床主治医师详细报告病历，提出拟解决的问题，医疗组长做病情补充；

（3）会诊医师到病房查患者,进一步询问病史,查体;

（4）各位会诊医师回到会诊室讨论,提出各自的诊治意见;

（5）科室主任根据各位会诊医师的意见做总结发言;

（6）管床医师做好会诊记录。

4. 会诊后

（1）经治医师将会诊意见详细记录于病历中,并请上级医师审阅盖章;

（2）执行会诊意见,进一步提辅助检查,或更改治疗方案;

（3）管床主治医师或以上医师向患者或家属告知会诊结果,得到知情,并签署同意书后方可进行特殊的检查及治疗。

七、死亡病例讨论制度实施细则

（一）讨论时限

1. 一般情况下,患者死亡 1 周内进行;

2. 特殊情况（医疗纠纷、猝死病例）应及时讨论,形成初步意见,同时动员家属做尸检,凡同意尸检的家属必须在尸检志愿书签字,然后保留于病历中。

3. 凡死亡病例,医师均应询问死亡患者的家属是否同意尸检,如不同意尸检,死者亲属应在病历首页"是否同意尸检"栏内进行签字。

（二）参加人员

1. 一般死亡病例,由本组带组主任医师或副主任医师主持,本组全体医师参加,也可邀请其他组医师自愿参加;

2. 疑难病例或有纠纷病例,由科主任主持,科室所有医师和有关的医技、护理人员参加,特殊情况请医务部派人参加。

（三）讨论内容

讨论死亡原因、病理报告、死亡诊断和治疗抢救是否适当、应吸取的经验教训。

（四）讨论程序

1. 经治医师汇报病例,包括:入院情况、诊断及治疗方案、病情的演变、抢救经过等。

2. 管床主治医师,医疗组长补充入院后的诊治情况,对死亡原因进行分析。

3. 其他医师发表对死亡病例的分析意见。

4. 主持人对讨论意见进行总结。

（五）讨论内容

简要记载于"死亡病例讨论登记本"中,详细内容经整理后,以"死亡病例讨论记录"的形式置于病历中,带组主治医师、医疗组长或科主任及时审阅签章,出科归档。

第三节　临床输血会诊要点

一、临床输血会诊单书写要求

怀疑患者在住院期间对输血治疗不能做出正确判断时,由本科医师提出会诊原因、目的及时间,请求输血科有关医师会诊。

1. 会诊申请单由患者所在科室的医生填写,内容包括患者的姓名、性别、年龄、科别、病区号、床号、入院日期、住院号等一般项目及病史摘要、本科诊断、会诊目的、要求解决的问题等,若需主任或输血专家会诊者,应写清楚,经上级医师审阅签名后方可送出。填写、送出及收到会诊单时,均应注明时间并签名,以便稽查。

2. 输血科医师进行输血会诊时,内容应包括患者是否具有输血适应证,并明确输血成分、用血量及输血时间和输血注意事项等,并提出处理意见。对确需输血的疑难输血患者由会诊医师签字同意,并由输血科主任核实后方可用血,对不符合输血规定的,应提出必要的建议,并指导临床科学、安全、规范用血。

3. 会诊医师会诊后要认真填写会诊记录单,然后按顺序置病历之中,会诊单上要填写检查情况、诊断及诊疗意见或建议等,并要签署姓名及会诊时间。

4. 院外会诊,应先由主管医师写好病情摘要,经科主任同意后交医务部报业务院长同意后向有关单位送(寄)出,会诊时由本院或专科指定专人记录,内容与要求同临床病例讨论,编入病程记录之中,记录者应签名,其前若有未用完的空白页时应用蓝色水笔斜线划去。

5. 患者所在科室将会诊过程及会诊情况按时间顺序在病程记录中详细记载。

二、大剂量输血手术会诊流程

根据患者大剂量出血的时期,机体血液成分、血液容量、血液凝集功能紊乱的诊断与评估,尽可能获知与疾病相关的医疗信息,进行针对性会诊。

(一)会诊获知信息

1. 获知过去有无输血史,有输血史者应询问有无输血并发症;

2. 获知有无先天性或获得性血液疾病;

3. 获知有无凝血功能异常;

4. 是否服用影响凝血功能的药物,如阿司匹林、华法林等;

5. 获知有无活动性出血或急、慢性贫血情况;

6. 一般体格检查;

7. 获知实验室检查结果,包括血常规、凝血功能检查、肝功能、血型鉴定(包括ABO血型和Rh血型)、乙肝和丙肝相关检查、梅毒抗体以及HIV抗体等;

8. 术前重要脏器功能评估;

9. 告知患者及家属输血的风险及益处。

(二)会诊实施要点

1. 床旁核对患者基本信息,如姓名、血型、输血史、过敏史等;

2. 核实与患者相关的输血前检查是否完善;

3. 核实输血申请的程序是否正确,包括患者相关"临床输血申请单"的填写是否合适,"输血治疗同意书"签订情况;

4. 根据患者诊疗经过、临床表现和实验室检查明确患者输血成分和配比方式;

5. 计算患者全身血容量,根据术中预计失血量计算备血量;

6. 提出血液成分输注时间、输注顺序;

7. 提出输血期间可能出现的输血反应及监测方法;

8. 对使用抗凝药物的心血管疾病患者停止或调整抗凝药物,可预防性给药改善凝血功

能(如氨甲环酸和 6-氨基己酸等)。择期手术患者可推迟手术直至抗凝药物的效力消失;

9. 如患者条件许可时,建议患者首先选择自体输血,可在术前采集自体血;

10. Rh 阴性和其他稀有血型患者术前应签订稀有血型用血协议书,便于输血科与血站、血液中心协调备血。

三、疑难血型与疑难配血会诊要点

(一) 会诊获知信息

1. 获知过去有无输血史,有输血史者应询问有无输血并发症;

2. 获知有无先天性或获得性血液疾病;

3. 是否服用某种药物,该药物在体内代谢后对现行的血型鉴定或交叉配血方法或试剂具有干扰作用;

4. 获知急、慢性贫血程度,患者是否需要通过输血救治生命;

5. 一般体格检查;

6. 获知输血相容性检测结果,包括血型鉴定(包括 ABO 血型和其他稀有血型)、输血相关不规则抗体、交叉配血结果等;

7. 免疫系统疾病相关阳性抗体检测结果;

8. 器官移植或干细胞移植患者的供体、受体血型和转型时间;

9. 告知患者及家属疑难输血的风险和需签署的知情同意。

(二) 会诊实施要点

1. 床旁核对患者基本信息,如姓名、血型、输血史、过敏史等;

2. 核实与患者相关的输血前检查是否完善,是否需要进一步的与输血相关的检测与鉴定;

3. 核实输血申请的程序是否正确,包括患者相关"临床输血申请单"的填写是否合适,"输血治疗同意书"签订情况;

4. 患者血液标本是否需要外送其他医院、研究所、血站或血液中心进行进一步检测;

5. 判定患者是否能输血以及输血时期;

6. 针对血型明确、未检测出输血相关不规则抗体的疑难配血,判定患者是否需要先进行药物治疗(如丙种球蛋白),再重新抽取血液样本进行输血相容性检测;

7. 针对免疫系统产生的干扰配血的自身抗体,判断是否需要进行血浆置换治疗;

8. 提出针对疑难血型或疑难配血的输血存在的风险;

9. 提出针对疑难血型或疑难配血的急救输血原则、注意事项和监测指标;

10. 针对择期手术患者,如患者条件许可时,建议患者首先选择自体输血,可在术前采集自体血进行手术,或术前稀释性自体输血,术中手术野回收式自体输血。

11. Rh 阴性和其他稀有血型患者术前应签订稀有血型用血协议书,便于输血科与血站、血液中心协调备血。

(刘景汉)

参 考 文 献

1. Morse EE,Carbon e PP,Freireich EJ,et al. Repeated leukoapheresis of patients with chronic myelocytic leukemia[J]. Transfusion,1966,6(3):175-182.

2. Buckner D,Graw RG Jr Eisel RJ,et al. Leukoapheresis by continuous flow centrifugation (CFC)in patients with chronic myelocytic leukemia(CML)[J]. Blood,1969,33(2):353-369.

3. Curtis JE,Hersh EM,Freireich EJ. Leukoapheresis therapy of chronic lymphocytic leukemia[J]. Blood,1972,39(2):163-175.

4. Pearson CM,Pauus HE,Mach leder HI. The role of lymphocyte and its products in the propagation of joint disease[J]. Ann NY Acad Sci 1975,256:150-168.

5. Shibata H,Kuriyama T. Yamawaki N Cellsorba[J]. Therapeutic Apheresis Dial 2003,7(1):44-47.

6. Hidaka T,Suzuki K,Kawakam iM,et al. Dynamic changes in cytokine levels in serum and synovial fluid following filtration leukocyte apheresis therapy in patients with rheum atoid arthritis [J]. J C l in Apher,2001,16(2):74-81.

7. Boerbooms AMT,Derooy D J,Geerd ink PJ,et al. Lymphapheresis as Compared with res t period in treatment of severe rheum atoid arthritis[J]. Clinical rheum otology,1984,3(1):21-27.

8. Hidaka T,Suzuki K,Matsuki Y,et al. Filtration leukocytapheres is therapy in rheum atoid arthritis:a randomiazed,double blind,placebo controlled trial[J]. Arthritis Rheum,1999,42(3):431-437.

9. Onuma S,Yam K,Kemp K,et al. Investigation of the clinical effect of large volume leukocytapheres is on methotrexate resistant rheumatoid arthritis[J]. Therapeutic Apheresis Dial 2006,10(5):404-411.

10. Sato T,HagiwaraK,Kobayashi S,et al. Effectiveness of leukocytapheresis for refractory foot ulceration in rheum atoid arthritis[J]. Intern Med,2008,47(19):1763-1764.

11. Wallace DJ,Gold finger D,Thompson Breton R,et al. Advances in the use of therapeutic apheresis for them anagemen t of rheum aticd is eases[J]. Sem in Arthrit is Rheum,1980,10(2):81-91.

12. Liumbruno GM,Centoni PE,Molfett in iP,et al. Lymphocytapheres is in the treatment of psoriasis vulgaris[J]. J C linApher,2006,21(3):158-164.

13. Ueo T,Kobori K,Okumura H,et al. Effectiveness of lymphocytapheresis in a patient with ankylosing spondylitis[J]. Transfusion Sci,1990,11(1):97-101.

14. Soerensen H,Schneidew and Mueller JM,Lange D,et al. Pilot clinical study of Adacolumn cytapheres is in patients with system iclupus erythem atosus[J]. Rheumatol Int,2006,26(5):409-415.

15. Miler FW,Leitman SF,Cronin ME,et al. Controlled trial of plasma exchange and leukapheresis in poymyosit is and dermatomyosit is[J]. N Eng l JM ed,1992,326:1380-1384.

16. Couser GW. Rapidly progressive glomerulonephritis:classification,Pathogenetic mechanisms and therapy[J]. Am J kidney Dis,1988,11(6):449-464.

17. Booth AD,Almond MK,Burns A,et al. Outcome of ANCA associated renal vascular it is:a 5years retrospective study[J]. Am J Kidney D is,2003,41(4):776-784.

18. Hogan SL,Nachm an PH,Wilkm an AS,et al. Prognostic markers in Patients with an tin eutrophil cyto-

plasmic auto antibody associated m I croscopic polyang it is and glom erulonephr it is[J]. J Am Soc Nephrol,1996,7(1):23-32.

19. Falk RJ,Nachm an PH,Hogen SL,et al. ANCA glom erulonephrit is and vasculit is:a Chapel Hill perspective[J]. Sem in Nephro,l 2000,20(3):233-243.

20. Franssen CF,Stegeman CA,Kallenberg CG,et al. Antiprote inase 3 and antim yeloperoxidase associated vasculitis[J]. Kidney Int,2000,57(6):2195-2206.

21. Hu W,Liu C,XieH,et al. Mycophenolate mofetil versus cyclophosphamide for inducing remiss ion of ANCA vasculit is with moderate renal involvement[J]. Nephrol Dial Transplant,2008,23(4):1307-1312.

22. Koukoulaki M,Jayne DR. Mycophenolate mofetil in an t in eutrophil cytoplasm antibodies associated systemic vasculitis[J]. Nephron ClinPract,2006,102(3-4):c100-107.

23. Joy MS,Hogan SL,Jennette JC,et al. A pilot study using mycophenolate mofetil in relapsing or resistant ANCA small vessel vasculitis[J]. Nephrol Dial Transplant,2005,20(12):2725-2732.

24. Booth A,Harper L,Hammad T,et al. Prospective study of TNF alphablockade with in flixim abinant in-eutrophil cytoplasmic antibody associated systemic vasculitis[J]. J Am Soc Nephrol,2004,15(3):717-721.

25. Flossmann O, Jayne DR. Long term treatment of relapsing Wegeners granulomatosis with 15deoxyspergualin[J]. Rheumatology(oxford),2010,49(3):556-562.

26. Fort in PM,Te janiAM,Bassett K,et al. Intravenous immunoglobulin as adjuvant therapy for Wegeners granulomatos is[J]. Cochrane Database Syst Rev,2009,1(3):CD007-057.

27. MartinesV,Cohen P,Pagnoux C,et al. In travenous immunoglobulins for relapses of system icvasculiti-des associated with antin eutrophil cytoplasm icautoantibodies:results of a multicenter,prospective,open label study of twenty two patients[J]. Arthrit is Rheum,2008,58(1):308-317.

28. Furuta T,Hotta O,Yusa N,et al. Lymphocytaphere is to treat rapidly progressive glom erulonephr it is:a randomised comparison with steroid pulse treatment[J]. Lancet,1998,352(9123):203-204.

29. Hotta O,Ishida A,K imura T,et al. Improvements in treatment strategies for patients with antineutro-phil cytoplasmic antibody associated rap idly progressive glom erulonephritis[J]. Ther Apher Dial,2006,10(5):390-395.

30. Hasegawa M,Kawamura N,Murase M,et al. Efficacy of Granulo cytapheresis and Leukocytapheresis for the Treatment of Microscopic Polyaniitis[J]. Therapeutic Apheresis Dial,2004,8(3):212-216.

31. 坎宁汉. 威廉姆斯产科学. 第21版. 段涛,译. 济南:山东科学技术出版社,2006.

32. 谢幸,苟文丽. 妇产科学. 北京:人民卫生出版社,2013.

33. 曹泽毅. 中华妇产科学(临床版). 北京:人民卫生出版社,2010.

34. 中华医学会妇产科学分会产科学组. 产后出血预防与处理指南(草案). 中华妇产科杂志. 2009.44(7):554-557.

35. 段涛. 高危妊娠. 北京:人民卫生出版社,2008.

36. Wedisinghe L,Macleod M,Murphy DJ. Use of oxytocin to prevent haemorrhage at caesarean section—a survey of practice in the United Kingdom,Eur[J]. Obstet Gynecol Reprod Biol. 2008,137(1):27-30.

37. 仇艺,谢涵. 卡贝缩宫素对阴道分娩产后出血的预防作用. 复旦学报(医学版). 2014,41(1):102-105.

38. Amsalem H,Aldrich CJ,Oskamp M,Windrim R,Farine D. Postpartum uterine response to oxytocin and carbetocin[J]. Reprod Med,2014,59(3-4):167-73.

39. Lamont RF,Morgan DJ,Logue M,Gordon H. A prospective randomised trial to compare the efficacy and safety of hemabate and syntometrine for the prevention of primary postpartum haemorrhage[J].

Prostaglandins Other Lipid Mediat,2001,66(3):203-10.

40. Milchev N,Amaliev G,Amaliev I,Zh A,Mladenova M. The use of carboprost tromethamole for preven-tion and treatment of postpartal haemorrhage[J]. Akush Ginekol Sofiia,2011,50(2):6-10.

41. Gulmezoglu AM,Forna F,Villar J,Hofmeyr GJ. Prostaglandins for preventing postpartum haemorrhage [J]. Cochrane Database Syst Rev,2007,(3):CD000494.

42. Tuncalp O,Hofmeyr GJ,Gulmezoglu AM. Prostaglandins for preventing postpartum haemorrhage[J]. Cochrane Database Syst Rev,2012,8:CD000494.

43. El-Hamamy E,B-Lynch C. A worldwide review of the uses of the uterine compression suture techniques as alternative to hysterectomy in the management of severe post-partum haemorrhage[J]. Obstet Gynae-co,2005,25(2):143-149.

44. Bowdle TA. Complications of invasive monitoring[J]. Anesthesiol Clin North America,2002,20(3): 571-588.

45. Osman D,Ridel C,Ray P,et al. Cardiac filling pressures are not appropriate to predict hemodynamic re-sponse to volume challenge[J]. Crit Care Med,2007,35(1):64-68.

46. Kumar A,Anel R,Bunnell E,et al. Pulmonary artery occlusion pressure and central venous pressure fail to predict ventricular filling volume,cardiac performance,or the response to volume infusion in normal subjects[J]. Crit Care Med,2004,32(3):691-699.

47. Marx G,Cope T,McCrossan L,et al. Assessing fluid responsiveness by stroke volume variation in me-chanically ventilated patients with severe sepsis[J]. Eur J Anaesthesiol,2004,21(2):132-138.

48. Manecke GR,Auger WR. Cardiac output determination from the arterial pressure wave:clinical testing of a novel algorithm that does not require calibration[J]. JCardiothorac Vasc Anesth,2007,21(1):3-7.

49. Li J,Ji FH,Yang JP. Evaluation of stroke volume variation obtained by the FloTrac/Vigileo system to guide preoperative fluid therapy in patients undergoing brain surgery[J]. Int Med Res,2012,40(3): 1175-1181.

50. Michard F,Teboul JL. Using heart-lung interactions to assess fluid responsiveness during mechanical ventilation[J]. Crit Care,2000,4(5):282-289.

51. Hanley JA,McNeil BJ. The meaning and use of the area under a receiver operating characteristic(ROC) curve[J]. Radiology,1982,143(1):29-36.

52. Wajima Z,Shiga T,Imanaga K,et al. Do induced hypertension and hypotension affect stroke volume var-iation in man[J]. J Clin Anesth,2012,24(3):207-211.

53. Strunden MS,Heckel K,Goetz AE,et al. Perioperative fluid and volume management:physiological ba-sis,tools and strategies[J]. Ann Intensive Care,2011,1(1):2-6.

54. Buettner M,Schummer W,Huettemann E,et al. Influence of systolic pressure variation guided intraop-erative fluid management on organ function and oxygen transport[J]. Br J Anaesth,2008,101(2): 194-199.

55. Hamilton MA. Perioperative fluid management:progress despite lingering controversies [J]. Cleve Clin J Med,2009,76(4):S28-S31.

56. Woods I. Perioperative optimisation of fluid management improves outcome[J]. Minerva Anestesiol, 2000,66(5):285-287.

57. 张忠涛,孙益红. 外科液体治疗进展[J]. 中国实用外科杂志,2010,30(6):452-456.

58. Hiltebrand LB,Kimberger O,Arnberger M,et al. Crystalloids versus colloids for goal-directed fluid therapy in major surgery[J]. Crit Care,2009,13(2):R40.

59. Cohn SM,Pearl RG,Acosta SM,et al. A prospective randomized pilot study of near-infrared spectrosco-

py-directed restricted fluid therapy versus standard fluid therapy in patients undergoing elective colorectal surgery[J]. Am Surg,2010,76(12):1384-1392.

60. Wenkui Y,Ning L,Jianfeng G,et al. Restricted perioperative fluid administration adjusted by serum lactate level improved outcome after major elective surgery for gastrointestinal malignancy[J]. Surgery, 2010,147(4):542-552.

61. Fujita Y,Takeuchi A,Sugiura T,et al. Before-after study of a restricted fluid infusion strategy for management of donor hepatectomy for living-donor liver transplantation[J]. J Anesth,2009,23(1):67-74.

62. Fischer M,Matsuo K,Gonen M,et al. Relationship between intraoperative fluid administration and perioperative outcome after pancreaticoduodenectomy:results of a prospective randomized trial of acute normovolemic hemodilution compared with standard intra operative Management[J]. Ann Surg,2010,252 (6):952-958.

63. Shoemaker WC,Appel PL,Kram HB,et al. Prospective trial of supernormal values of survivors as therapeutic goals in high-risk surgical patients[J]. Chest,1988,94(6):1176-1186.

64. Bundgaard-Nielsen M,Holte K,Secher NH,et al. Monitoring of Peri-operative fluid administration by individualized goal-directed therapy[J]. Acta Anesthesiology Scand,2007,51(3):331-340.

65. Soni N. British Consensus Guidelines on Intravenous Fluid Therapy for Adult Surgical Patients(GIFTA-SUP):Cassandra's view[J]. Anaesthesia,2009,64(3):235-238.

66. Bamboat ZM,Bordeianou L. Preoperative fluid management[J]. Clin Colon Rectal Surg,2009,22(1):28-33.

67. Abbas SM,Hill AG. Systematic review of the literature for the use of oesophageal Doppler monitor for fluid replacement in major abdominal surgery[J]. Anaesthesia,2008,63(1):44-51.

68. Grocott MP,Mythen MG,Gan T J. Preoperative fluid management and clinical outcomes in adults[J]. Anesth Analg,2005,100(4):1093-1106.

69. Gan TJ,Soppitt A,Maroof M,et al. Goal-directed intra operative fluid administration reduces length of hospital stay after major surgery[J]. Anesthesiology,2002,97(4):820-826.

70. Shields CJ. Towards a new standard of preoperative fluid management[J]. Ther Clin Risk Manag,2008, 4(2):569-571.

71. Yeager MP,Spence BC. Preoperative fluid management:current consensus and controversies[J]. Semin Dial,2006,19(6):472-479.

72. Leitman SF, Holland PV. Irradiation of blood products:indications and guidelines[J]. Transfusion, 1985,25(4):293-303.

73. Henderson E S, et al. 2002. Leukemia. 7`" ed. Health Science Asia. Elsevier Science Hoffman Retal. 2000.

74. Ganguly S,Bradley JP,Patel JS,et al. Role of transfusion in stem cell transplantation:a freedom-from-transfusion(FFT),cost and survival analysis[J]. Med Econ,2010,13(1):55-62.

75. Zumberg MS,del Rosario ML,Nejame CF,et al. A prospective randomized trial of prophylactic platelet transfusion and bleeding incidence in hematopoietic stem cell transplant recipients:10,000/L versus 20, 000/microL trigger[J]. Biol Blood Marrow Transplant,2002,8(10):569-576.

76. Nevo S,Fuller AK,Hartley E,et al. Acute bleeding complications in patients after hematopoietic stem cell transplantation with prophylactic platelet transfusion triggers of 10 x 10(9)and 20 x 10(9)per L [J]. Transfusion,2007,47(5):801-812.

77. Atkinson K,et al. 2004. Clinical Bone Marrow and Blood Stem Cell Transplantation. 3rd ed. Cambridge: Cam-bridge University Press.

78. Oziel TS,Fauche DC,Faucher-Barbey C,et al. Early and fatal immune heamolysis after so-called minor ABO-incompatible peripheral blood stem cell allo-transplantation[J]. Bone Marrow Transplant,1997,19(11):1155-1156.

79. 徐丽娟,卓海龙,刘斌杰,等. 血小板输注无效的临床分析[J]. 临床输血与检验,2008,10:59-60.

80. Rebulla P. Refractoriness to platelet transfusion[J]. Curr Opin Hematol,2002,9:516-520.

81. Boylan B,Chen H,Rathore V,et al. Anti-GPVI-associated ITP:an acquired platelet disorder caused by autoantibody-mediated clearance of the GPVI/FcRgamma-chain complex from the human platelet surface[J]. Blood,2004,104:1350-1355.

82. Chockalingam P,Sacher RA. Management of patients refractory to platelet transfusion[J]Infus Nurs,2007,30:220-225.

83. 林国连,詹奕荣,刘红杏,等. 血小板输注无效的三种处理方法[J]. 河北医学,2010,1:60-62.

84. Goodman M,Webert KE,Arnold DM,et al. Proceedings of a cons ensus conference:towards an understanding of TRALI[J]. TransfusMed Rev,2005,19:2-31.

85. Toy P,Popovsky MA,Abraham E,et al. Transfusion-related acute lung injury:definition and review[J]. Crit Care Med,2005,33:721-726.

86. Chapman J,Finney RD,Forman K,et al. Guidelines on gamma irradiation of blood components for the prevention of transfusion-associated graft-versus-host disease. Transfusion Medline,1996,6(3):261-271.

87. 徐丽昕,曹永彬,王志红,等. 单倍体相合造血干细胞联合脐带血间充质干细胞移植治疗急性重型再生障碍性贫血的疗效观察[J]. 中国实验血液学杂志,2011,19(5):1241-1245.

88. 陈新谦,金有豫,汤光. 新编药物学. 北京:人民卫生出版社,2010.

89. 李文硕,王国林,于永浩. 临床液体治疗. 北京:化学工业出版社,2006.

90. 杨晓梅,王革. 血液透析中心培训手册. 北京:人民卫生出版社,2012.

91. 岳云. 生命机能监测. 北京:人民卫生出版社,2011.

92. 朱蕾. 体液代谢的平衡与紊乱. 北京:人民卫生出版社,2011.

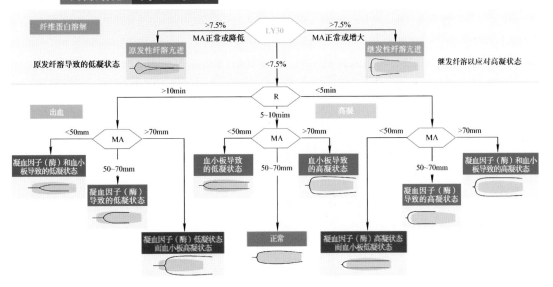

图 2-1　TEG 高岭土检测的诊断图形

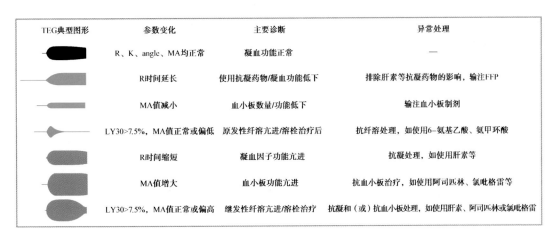

图 2-2　TEG 高岭土检测的典型图形